Frank Jude Boccio

Achtsamkeits-Yoga

Frank Jude Boccio

Achtsamkeits-Yoga

Die erwachte Einheit von Atem, Körper und Geist

Mit einem Vorwort von Georg Feuerstein, Ph. D.
Aus dem Amerikanischen übersetzt von Bernd Bender

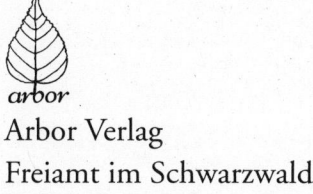

Arbor Verlag
Freiamt im Schwarzwald

Gemeinsam mit Atem, Körper und Geist
Schicke ich mein Herz mit diesen Worten auf den Weg.
Mögen alle, die sie lesen, aus der Unachtsamkeit erwachen,
Die wahre Natur des nicht getrennten Selbst erkennen
Und den Pfad der Furcht, des Leidens und der Angst überwinden.
Mögen alle Wesen frei sein.

Inhalt

Vorwort

Mir ist sehr daran gelegen, mich über meine verschiedenen Interessengebiete auf dem Laufenden zu halten, insbesondere über die Yoga-Tradition, doch von den Hunderten von Publikationen, die jedes Jahr über meinen Schreibtisch wandern, finden nur wenige über längere Zeit mein Interesse. Ab und zu ist in der wöchentlichen Flut von Büchern und Manuskripten jedoch ein Werk, das sich zu lesen lohnt und mich fesseln kann. Frank Jude Boccios *Achtsamkeits-Yoga* gehört zu diesen Werken.

Aus zwei Gründen freue ich mich darüber. Erstens war es an der Zeit, dass ein Buch zu diesem wichtigen Thema erschien, und zweitens ist es ein Vergnügen gewesen, Frank Jude Boccio als Teilnehmer bei der ersten Lehrerausbildung des *Yoga Research and Education Center*, die 700 Stunden umfasste, zu erleben. Mit stiller Präsenz, unaufdringlichem Einsatz und durchdachten Anmerkungen leistete er einen wichtigen Beitrag zu unserem Programm, und ich habe ihn seither als einen liebevollen Dharma-Bruder schätzen gelernt. Sehr gerne komme ich seiner Bitte nach, dieses Vorwort zu schreiben.

Es scheint mir sinnvoll, das Vorwort zu einem solchen Buch mit einigen persönlichen Bemerkungen zu beginnen. Als ich mit 14 Jahren die unglaublich reiche Welt des Yoga entdeckte, wusste ich, dass ich meine spirituelle Heimat gefunden hatte. Drei oder vier Jahre später wurde mir klar, dass ich mein persönliches und professionelles Leben der Erforschung des uralten Erbes des Yoga widmen würde. Mit 19 schrieb ich mein erstes Buch – natürlich über Yoga –, und inzwischen habe viele weitere zu diesem und verwandten Themen verfasst. Damals lernte ich auch den Buddhismus kennen, der mich mit der eindrucksvollen Klarheit und Weitsicht des Buddhadharma beeindruckte. Seitdem hege ich großen Respekt vor Buddha und seinen Lehren. In meiner eigenen Praxis und in meinen Studien wendete ich mich jedoch dem Hindu-Yoga zu, da er einem angehenden Forscher/Schreiber/Praktizierenden wie mir zugänglicher zu sein schien.

In den frühen 70er Jahren, nachdem ich mich intensiv mit dem Hindu-Yoga befasst hatte, übersetzte ich einige Bücher über den Buddhismus aus dem Englischen ins Deutsche und umgekehrt. Doch erst

1994 hatte ich eine einschneidende Begegnung mit der Welt des buddhistischen Yoga – und zwar in Form der Theorie und Praxis des Vajrayana-Buddhismus. Seitdem habe ich viel über die Verbindung zwischen hinduistischer und buddhistischer Spiritualität nachgedacht, ein Aspekt, der auch im Zentrum von Boccios Werk steht.

In meinen Augen sind Hinduismus und Buddhismus nicht so sehr eine Religion, sondern große, auf dem indischen Subkontinent entstandene kulturelle Gebilde, deren Kern aus einer yogischen (spirituellen) Praxis besteht. So bezeichnet sich etwa der Vajrayana-Buddhismus explizit als eine Form des Yoga und nennt seine männlichen Schüler wie im Hinduismus *yogins* oder, auf Tibetisch, *naljor*. Die gegenwärtige Unterscheidung zwischen Yoga (der im Allgemeinen auf die Praxis der Haltungen reduziert wird) und Buddhismus ist demnach eine falsche und unkonstruktive Zweiteilung. Ohne dadurch die Unterschiede zwischen hinduistischer und buddhistischer Spiritualität zu verwischen, ist es sinnvoll, beide als „Yoga" zu bezeichnen. Dies hat den Vorteil, auf die gemeinsame Grundlage beider Traditionen hinweisen zu können: nicht nur auf dem Gebiet der ethischen Praxis, sondern auch auf den höheren Stufen des Pfades. Es freut mich festzustellen, dass Frank Jude Boccio, buddhistischer Yoga-Praktizierender wie ich selbst, die gleiche Anschauung vertritt.

Seit mehr als 35 Jahren bemühe ich mich darum, Brücken zu bauen zwischen Indien und dem Westen – Brücken, die Gefährten aus dem Westen überqueren können, um einen besseren Zugang zu den wunderbaren Weisheitslehren Indiens zu erhalten. Nur wenige wissen, dass der Yoga bereits zur Zeit der alten Griechen die Gestade des Westens erreicht hat und der Zuzug indischer Weisheit nach Europa, Amerika, aber auch nach Australien und Neuseeland seit der richtungsweisenden Präsentation Swami Vivekanandas im „Parlament der Religionen" 1893 in Chicago ständig größer geworden ist. Heutzutage haben wir das merkwürdige Phänomen, dass hoch qualifizierte westliche Lehrer der indischen Mittelschicht das Geschenk des Yoga zurückerstatten (zumindest in Form der Haltungen des Hatha-Yoga) – ein Zeichen des immer stärkeren Zusammenwachsens der beiden Hemisphären.

Im „Parlament der Religionen" war mit den ehrenwerten Persönlichkeiten des feurigen Ceylonesen Anagarika Dharmapala, des japanischen Zen-Meisters Soyen Shaku und anderen auch der buddhistische Yoga vertreten. Übersetzt wurde Soyen Shaku von dem jungen D. T. Suzuki, der dazu ausersehen war, einer der spirituellen Helden Mitte des 20. Jahrhunderts zu werden. Beide Meister scharten anschließend eine beachtliche amerikanische Gefolgschaft um sich und legten so die Grundlage für die offene Aufnahme des tibetischen Buddhismus in Amerika und anderen westlichen Ländern, nachdem China Tibet 1950 besetzt hatte. Heute geht man davon aus, dass es allein in den USA zwei bis drei Millionen aktive Buddhisten und fünfzehn bis zwanzig Millionen Menschen gibt, die Yoga praktizieren. Was Letztere betrifft, so praktizieren die meisten Yoga als Gesundheits- und Fitness-Programm und nicht so sehr, um innerlich zu wachsen und sich spirituell zu entwickeln.

Es gibt jedoch eine ermutigende Entwicklung, Yoga ernsthafter zu betreiben, sozusagen als einen Lebensstil, der sich die hohen spirituellen Ideale der Selbst-Transzendierung und des spirituellen Erwachens zu Eigen macht. Yoga ist eine Disziplin der kraftvollen Transformation, die, wenn sie authentisch und mit der entsprechenden Hingabe praktiziert wird, schon auf der untersten Ebene – der Praxis der Haltungen, auf die sich die Mehrheit der westlichen Praktizierenden konzentriert – eine innere Verwandlung bewirken kann. Indem sie das parasympathische Nervensystem aktivieren, können die Haltungen des Hatha-Yoga *(asanas)*, ihrer Aufgabe traditionsgemäß folgend, als Tor zu den spirituellen Seiten des yogischen Prozesses dienen. Sie machen Praktizierende mit der Erfahrung der Tiefenentspannung vertraut, von wo aus, insbesondere in Verbindung mit bewusstem Atmen, es nur ein kleiner Schritt in die Meditation ist. Der meditative Geist wiederum kann im Einzelnen sehr tiefgreifende Veränderungen des Selbstbildes und Weltverständnisses sowie der gesamten Beziehung zum Leben bewirken. Deshalb ist die Meditation das Herz fast aller yogischen Pfade.

Die großen yogischen Traditionen Indiens können als das kostbare Konzentrat von Jahrtausenden der Meditation und des spirituellen Bemühens betrachtet werden. Sie haben uns wirklich viel zu lehren, weshalb das genaue Studium *(svadhyaya)* der Yoga-Lehren schon immer ein wesentlicher Aspekt der Yoga-Praxis gewesen ist. Natürlich ist es möglich, sich selbst über einen langen Zeitraum durch eigene Versuche etwas beizubringen, aber wieso sollten wir es riskieren, enttäuscht zu sein und letztendlich zu scheitern, wenn wir vom Wissen und von der Weisheit früherer Praktizierender, deren Bemühungen Früchte getragen haben, profitieren können? Wenn wir uns auf unserer spirituellen Reise von Anfang an die große Bedeutung der „vollkommenen Ansicht" bewusst machen, können wir uns viele Enttäuschungen ersparen. Wenn wir in eine unbekannte Stadt fahren, ist es sicherlich hilfreich, einen guten Straßenatlas zur Hand zu haben. Anfangs haben wir vielleicht noch nicht einmal eine genaue Vorstellung von unserem Ziel, da uns unsere tiefsten Empfindungen und Motive oftmals verborgen bleiben. Ein gewissenhaftes Studium der traditionellen Yoga-Lehren kann nicht nur unsere spirituelle Motivation wecken, sondern uns auch in die richtige Richtung weisen.

Frank Jude Boccios *Achtsamkeits-Yoga* ist solch ein wertvoller Straßenatlas, ein Studienführer für alle, die in das volle Potenzial des Yoga eintauchen und sich die inneren Quellen erschließen wollen, die notwendig sind, um ein sinnvolles und glückliches Leben zu führen. *Achtsamkeits-Yoga* ist auch der bewundernswerte Versuch, die jetzt noch künstlich getrennten Fraktionen des Hindu-Yoga und des buddhistischen Yoga in Ost und West zusammenzubringen. Dieses wichtige Praxishandbuch führt uns deutlich vor Augen, in wie vielen Bereichen sich beide Traditionen überschneiden, ohne die umfangreichen theoretischen und praktischen Unterschiede, die zweifelsohne bestehen, zu verwischen. Damit steht das Buch im sensiblen Zentrum eines ökumenischen, interreligiösen oder, wie ich es ausdrücken würde, „intertraditionellen" Dialogs und trägt zum gegenseitigen Verständnis und zur Toleranz zwischen Hinduismus und Buddhismus bei. Dieses Buch ist so wertvoll, weil die Sicht des Autors auf der Sachkenntnis einer aufrichtigen persönlichen Praxis des buddhistischen Yoga (vor allem Achtsamkeits-Praxis) und des Hindu-Yoga (insbesondere Asana-Praxis und Atem-Übungen) beruht. Welche Konflikte zwischen diesen beiden großen yogischen Ansätzen sich Einzelne auch vorstellen mögen, Boccios Leben und seine Werke zeigen, dass es möglich ist, sie zu integrieren und von ihrer gemeinsamen Kraft zu profitieren.

Achtsamkeits-Yoga beseitigt eine ganze Reihe falscher Vorstellungen über buddhistischen und hinduistischen Yoga und enthält praktische Ratschläge für Praktizierende beider Traditionen. Indem er zeigt, dass Achtsamkeit auf alle yogischen Praktiken, auch auf die Haltungen des Hatha-Yoga, angewendet werden kann (und soll), hat Frank Jude Boccio mit Erfolg eine Brücke zwischen der „kopfbetonten" Meditationspraxis und dem „körperfixierten" Hatha-Yoga geschlagen. Er weiß, dass wir weder körperlose Geister sind, die über einem physischen Körper schweben, noch seelenlose materielle Maschinen, sondern uns in einer wunderbaren Dynamik zwischen beiden Ebenen der Wirklichkeit befinden. Es ist erfrischend, dass er in seine Überlegungen die weithin missverstandene, aber lebendige Dimension der Gefühle mit einbezieht. Weder das buddhistische noch das hinduistische Yoga wollen, wie so oft fälschlich behauptet wird, die Gefühle ausschalten und Praktizierende zu leblosen Robotern machen. Vielmehr zielen beide Traditionen darauf ab, den Geist zu befreien, einschließlich der Gefühle, indem sie den Betrachter in uns zum Leben erwecken. Mircea Eliade, der große Religionswissenschaftler des 20. Jahrhunderts, bemerkte in seinem grundlegenden Werk über den Yoga, dass die Idee des Betrachters Indiens größte Entdeckung sei. Ich stimme dem zu, möchte jedoch hinzufügen, dass die yogische Lehre vom Mitgefühl für alle Wesen mindestens genauso wichtig und zentral ist. Der Ruf nach Mitgefühl erklingt sowohl im Buddhismus als auch im Hinduismus.

Durch Boccios Buch zieht sich – manchmal ausdrücklich, manchmal eher im Hintergrund – das Thema des kreativen Zusammenspiels zwischen Betrachter (der in der Praxis der Achtsamkeit deutlich wird) und Mitgefühl. Das betrachtende Bewusstsein und ein mitfühlendes Herz sind Grundelemente aller integrierter Formen eines authentischen Yoga. Gemeinsam lassen sie uns ganz werden.

Abschließend sei gesagt, dass dieses Buch von Praktizierenden des Hatha-Yoga, insbesondere jenen, denen körperliche Fitness, Kraft und Schönheit allzu wichtig sind, und Praktizierenden des buddhistischen Yoga, vor allem, wenn sie sich in ihren Körpern und in der materiellen Welt unwohl fühlen, sorgfältig gelesen werden sollte. Eigentlich sollte *Achtsamkeits-Yoga* von jedem angehenden Yoga-Praktizierenden gelesen werden.

Georg Feuerstein, Ph. D.
Manton, Kalifornien
Herbst 2003

Zu diesem Buch

Selbst wenn Sie bereits Yoga oder Achtsamkeits-Meditation praktizieren, sollten Sie zuerst die Einführung und den gesamten ersten und zweiten Teil lesen.

Im ersten Teil skizziere ich den historischen und philosophischen Kontext, in dem Buddha lebte und lehrte, und gebe einen kurzen Überblick über seine Lehren und ihre Verbindung zum klassischen Yoga Patanjalis.

Im zweiten Teil werden die von Buddha gelehrten grundlegenden Meditationstechniken, die allgemein als Achtsamkeits-Meditation bekannt sind, vorgestellt. Einigen allgemeinen Instruktionen folgen Vorschläge, wie man eine eigene Praxis entwickeln kann (sie könnten selbst für erfahrene Praktizierende hilfreich sein). Schließlich gebe ich eine kurze Einführung in die beiden *suttas* (der Pali-Begriff für das, was auf Sanskrit *sutra* heißt), die Buddhas Unterweisungen zur Achtsamkeitspraxis enthalten. Dabei konzentriere ich mich vor allem auf das *Anapanasati-Sutta (Sutra des Bewussten Atmens)*, dem unsere Herangehensweise an die yogische Praxis der Asanas im dritten Teil zugrunde liegt.

Das Herz des Achtsamkeits-Yoga findet sich im dritten Teil. Darin befassen sich vier Kapitel mit einer Analyse der Vier Verankerungen der Achtsamkeit und stellen Abfolgen von Asanas vor, mit denen wir praktizieren können.

Der Anhang umfasst einen Aufsatz über die Sieben Faktoren des Erwachens, das vollständige *Anapanasati-Sutta* sowie eine Beschreibung der Haltungen für die Sitzmeditation. Schließlich finden sich in den Anmerkungen Hinweise auf die Quellen, auf denen dieses Buch und mein Ansatz beruhen. Eine abschließende Liste von Materialien enthält Vorschläge und Anregungen für weiterführende Studien.

Zu den Asanas

Die Übungsreihen im dritten Teil wurden so konzipiert, dass sie von Praktizierenden mit unterschiedlichen Erfahrungen ausgeführt werden können. Einige Asanas (Haltungen) werden für manche Anfänger eine Herausforderung darstellen. Wenn sie Ihnen körperliche Probleme bereiten, sollten Sie entweder die angegebenen Variationen praktizieren oder bestimmte Asanas so lange auslassen, bis Sie sich in Ihrer Praxis weiterentwickelt haben. Erfahrene Praktizierende können die Asanas länger halten oder mehr Energie einsetzen, sie können jedoch auch weiterführende Asanas aufnehmen, solange sie dem Ansatz der Vier Verankerungen der Achtsamkeit folgen.

In den Übungsreihen wird jede einzelne Yoga-Asana in Text und Bild genau beschrieben, und immer wieder sind Variationen angegeben. Dabei handelt es sich natürlich nur um einige der vielen tausend Haltungen, die praktiziert werden, doch unter ihnen befinden sich viele wesentliche und grundlegende Asanas, die von Yogis und Yoginis ein Leben lang erforscht und ausgeführt werden. Ich habe die DREIECKSHALTUNG in meinem Leben sicherlich schon unzählige Male praktiziert, aber jedes Mal, wenn ich sie einnehme, lerne ich etwas Neues über mich – meinen Körper, meinen Geist und ihre Beziehung untereinander. Einer meiner ersten Yoga-Lehrer wies uns darauf hin, dass es jedes Mal, wenn wir uns in eine Haltung begeben, wie das erste Mal sein kann, wenn wir wirklich Yoga praktizieren – die Praxis, in diesem Moment gegenwärtig zu sein.

Wenn Sie weiterführende Haltungen praktizieren wollen, können Sie einige der Bücher und Videos zu Rate ziehen, die ich unter Materialien empfohlen habe; ich schlage Ihnen jedoch vor, eine Yoga-Klasse zu besuchen und von erfahrenen Lehrern zu lernen. Doch bitte denken Sie daran, dass die einzigen Gründe, warum Sie weiterführende Haltungen praktizieren sollten, darin bestehen, dass Sie sich körperlich etwas mehr fordern wollen und dies aus einem Gefühl der Neugierde und Freude heraus tun. Sie werden merken, dass viele der fortgeschrittenen Haltungen auf den grundlegenden, hier beschriebenen Asanas aufbauen und diese weiterentwickeln. Selbst für viele erfahrene und geschickte Yogis sind diese grundlegenden Haltungen eine Herausforderung, wenn sie als Meditationen im Sinne der Unterweisungen des *Anapanasati-Sutta* praktiziert werden.

Natürlich ist die richtige Ausführung wichtig, aber dies ist kein Buch über die Feinheiten der Ausführung, sondern Sie finden hier allgemeine Beschreibungen der grundlegenden Bewegungsabfolgen, mit denen Sie arbeiten und die Sie erforschen können. In meinem Ansatz geht es nicht so sehr um die Ausarbeitung oder Form der Asanas, sondern um die Erforschung der Erfahrung, also um den Inhalt, die Eigenschaften und die Aktivität dessen, was wir erleben. Lassen Sie die Asana Form annehmen, indem Sie auf sich selbst vertrauen, und versuchen Sie nicht, sich in das Ideal einer Struktur zu zwingen. Im Laufe Ihrer Praxis werden Sie immer mehr über die Asana und sich selbst entdecken. Viele Bücher und Videos behandeln die Asanas aus einem detaillierteren physiologischen Ansatz heraus; einige davon sind unter den Materialien zu finden.

Viele Yoga-Haltungen sind asymmetrisch. Wenn ich Ihnen rate, sie auf der anderen Seite zu wiederholen, können Sie die Begriffe „links" und „rechts" in den Beschreibungen gern austauschen. Die Länge gebe ich meist durch Atemzüge an, doch da wir alle unterschiedliche Atemrhythmen haben, werden Ihnen in den vorgeschlagenen Angaben große Unterschiede auffallen. Wichtig ist vor allem, dass Sie sich bei den asymmetrischen Haltungen jeder Seite etwa gleich lang widmen und die Vorschläge nur als Richtlinie dafür betrachten, wie lange Sie die verschiedenen Asanas ungefähr halten sollten.

Ich ermuntere Sie dazu, so mit den Haltungen zu arbeiten oder, besser gesagt, zu *spielen* und sich ihnen *hinzugeben*, wie ein neugieriges Kind seine Umgebung erforscht. Manchmal haben wir Schmerzen, wenn wir die Haltungen praktizieren. Schmerz kann, wie jede andere Empfindung auch, ein Lehrer sein. Auch da sollten Sie sich dem Schmerz mit Respekt und einer fragenden Haltung nähern. Ein Großteil unseres Leidens rührt daher, dass wir den Schmerz meiden. Doch in dieser Praxis können wir verstehen, dass viele Schmerzen einfach nur aus einem Ungenügen über die Dinge, so wie sie sind, resultieren. Eine Sache, die wir in der Praxis lernen können, ist ein genaues Empfinden dafür, was wirklicher Schmerz und was nur Unbequemlichkeit ist.

Selbstverständlich hat Yoga nichts mit Masochismus oder stoischem Ertragen zu tun, und wir sollten achtsam gegenüber Schmerzen sein, die zu Verletzungen führen könnten. Mit wachsender Erfahrung werden Sie den Unterschied zwischen unbequemen oder unangenehmen Empfindungen und Schmerzen, die Verletzungen nach sich ziehen könnten, besser erkennen. Lösen Sie sich aus einer Haltung, wenn Sie darüber im Zweifel sind, und erforschen Sie danach ganz vorsichtig erneut Ihre Grenzen. Selbst wenn Sie dann eine Haltung beenden, tun Sie es nicht mehr aufgrund eines eingefahrenen Verhaltensmusters, sondern aus Achtsamkeit.

Zu den Begriffen

Die Sprache des Yoga ist Sanskrit, und die Sprachen des Buddhadharma sind in erster Linie Pali und Sanskrit. Pali ist ein indischer Dialekt, der sich aus dem Sanskrit entwickelt hat; in ihm wurden die kanonischen Texte der Theravada-Schule des Buddhismus abgefasst. Einige Wissenschaftler sind der Ansicht, dass dieser Dialekt in der Hauptstadt von Magadha gesprochen wurde und die Sprache Buddhas war. Aufgefundene Inschriften in Magadhi zeigen jedoch erhebliche Unterschiede zu Pali auf.

Wie dem auch sei, die beiden *suttas*, auf denen dieses Werk basiert, wurden ursprünglich in Pali geschrieben und bilden die zentralen Lehren der buddhistischen Theravada-Schule. Kompliziert wird die Sache dadurch, dass die meisten Begriffe des Buddhadharma, die im Westen bekannt sind, aus dem Sanskrit stammen, wie *sutra*, *dharma* und *nirvana*, während andere geläufige Bezeichnungen wie *vipassana* und *metta* aus dem Pali kommen.

Manchmal, wenn ich auf einen Begriff aus dem Sanskrit oder Pali verweise, gebe ich das entsprechende Wort aus der anderen Sprache an. Im Text benutze ich die Begriffe, die im Westen gängiger sind, es sei denn, ich verweise auf eine bestimmte Schrift. Da dies kein wissenschaftliches Werk ist, habe ich auf diakritische Zeichen verzichtet. Wer Interesse daran hat, diesen Aspekt des Studiums und der Praxis weiterzuverfolgen, findet unter den Materialien eine Zusammenstellung wissenschaftlicher Werke.

Einführung

1976 war ich 20 Jahre alt, meine Tochter war zwei, und in meiner Ehe zeigten sich bereits die ersten Probleme. Ich hasste meine Arbeit. Jemand, den ich kannte, schlug mir vor, eine Yoga-Klasse zu besuchen, um zu entspannen und abzuschalten.

Als ich aus meiner ersten Yoga-Klasse kam, war ich ruhiger, mehr im Gleichgewicht und entspannter, als ich mich erinnern konnte, es je gewesen zu sein. Ich fühlte mich offen, weit und leicht. Der Raum wirkte wie ein Schoß, in dem man sich behütet fühlte. Die Räucherstäbchen, das gedämpfte Licht, der alte Teppich (immerhin waren es die 70er Jahre) und die indische Musik schufen eine Atmosphäre, in der ich mich niederlassen und meine Rüstung ablegen konnte. Die Yoga-Lehrerin war eine schöne Hippie-Frau, die eine Aura ausstrahlte von Erdmutter und Sexgöttin zugleich. Ich war mir sicher, den Himmel auf Erden gefunden zu haben.

Ich begann, zwei Klassen in der Woche zu besuchen, manchmal auch mehr. Nachmittags um vier nahm ich nach der Arbeit den Zug von Südmanhattan und fuhr stadtaufwärts. Später fuhr ich dann mit der Linie 7 nach Flushings in Queens, wo ich mit meiner Familie lebte. Schon ein paar Wochen nachdem ich mit diesem Programm begonnen hatte, merkte ich, dass ich zwar nach den Klassen himmlische Freuden empfand, doch sobald ich den Zug in Flushing verließ, war ich bereits wieder in meine eigene, private Hölle gefallen. Schlimmer noch: Die Ekstasen, die ich in den Yoga-Klassen erlebte, kamen mir in meinem sonstigen Leben immer fern und fremd vor. Auch nachdem ich zu Hause damit angefangen hatte, Yogahaltungen und Atemübungen zu praktizieren, fand ich, dass der Frieden, den ich verspürte, wenn ich „Yoga machte", sich mir vorher und nachher entzog. Zu jener Zeit stöberte ich durch einen örtlichen Buchladen und entdeckte Shunryu Suzukis *Zen-Geist, Anfänger-Geist.* Bereits auf der Highschool hatte ich mich ein wenig mit dem Buddhismus beschäftigt, vor allem mit den Werken von Alan Watts, D. T. Suzuki und Christmas Humphreys. Die Direktheit, Einfachheit und die fast schon wissenschaftliche, empirische Sichtweise des Buddhismus sprachen mich intellektuell an.

Als jemand, der Naturwissenschaften studiert hatte und sich für einen Atheisten hielt, konnte ich mich mit dem Buddhismus anfreunden. Seine Religion war nichttheistisch, psychologisch durchdacht und erfrischend undogmatisch. Vor allem gefiel mir aber, dass Buddha seinen Anhängerinnen und Anhängern ausdrücklich empfahl, nichts einfach nur deshalb zu akzeptieren, weil Lehrer (einschließlich er selbst) es ihnen gesagt hatten, oder etwas nur zu glauben, weil es in den Schriften stand, solange sie es nicht selbst überprüft hatten. Stattdessen riet er ihnen, gewisse „geschickte Mittel" zu praktizieren und selbst darauf zu achten, ob sie funktionierten. Wenn das, was sie dabei herausfanden, mit dem übereinstimmte, was die Weisen lehrten, wenn es zu einem harmonischen Leben beitrug, das frei von Leiden war, dann sollten sie diese Wahrheit annehmen und in Übereinstimmung mit ihr leben. Falls die Praktiken, die Buddha lehrte, in ihrer Erfahrung das Leiden linderten, sollten sie dabei bleiben. Wenn sie jedoch entdeckten, dass bestimmte Verhaltensweisen zu Unheil und Ungemach führten, dann sollten sie von diesem Verhalten ablassen.

Doch erst als ich *Zen-Geist, Anfänger-Geist* entdeckte, als ich Suzuki Roshis offenes, direktes und warmherzig-ehrliches Gesicht auf dem Buchumschlag sah und mir seine klaren Worte begegneten, wurde ich dazu angeregt, mit der Dharma-Praxis zu beginnen. Meine ersten Studien des Buddhadharma fanden in der japanischen Soto-Tradition statt. Was ich im Zendo lernte, anfangs durch Vorträge und Dharma-Unterweisungen, später in meiner eigenen Zazen-Praxis, leitete allmählich einen Prozess der Verwandlung ein, der mir heute fast wie ein Wunder vorkommt.

Damals befand ich mich jedoch in einer zwiespältigen Situation. Meine Mitschüler im Ashram, in dem ich Yoga studierte und praktizierte, waren über meiner Begeisterung für den Buddhismus verwundert, denn „diese sauertöpfischen Buddhisten reden doch über nichts anderes als das Leiden", während meine Dharma-Brüder und -Schwestern misstrauisch meine Yoga-Praxis beäugten und alle Yogis und Yoginis als „Ekstase-Süchtige" und „Rauschköpfe" bezeichneten oder mit anderen abschätzigen Begriffen belegten.

Ich konnte sehen, wieso jede Gruppe die andere so beurteilte, wie sie es tat, aber das war nicht die ganze Wahrheit. In meinem Innern verstand ich, dass beide Traditionen einander nicht nur ergänzten, sondern dass sie sich auf einer grundlegenden Ebene gar nicht so sehr voneinander unterschieden.

Dreizehn Jahre lang war ich einfach nur ein Dilettant. Aber dann, nach all dem Schmerz und Leiden, als schon wieder eine Beziehung an ihr schreckliches Ende gekommen war, ließ ich mich erneut und tiefer auf die Praxis und das Studium des Yoga und Dharma ein. Nach weiteren sechs Jahren machte ich meinen Abschluss als Yoga-Lehrer und -therapeut, und im selben Jahr nahm ich bei dem vietnamesischen Zen-Meister Thich Nhat Hanh formal Zuflucht zu den fünf Gelübden.

Um 1995 hatte ich andere buddhistische Praktizierende kennen gelernt, die „Yoga machten", und zugleich blickten damals viele in der Yoga-Welt auf den Buddhismus, dessen Meditationslehren und -praktiken sie interessierten. Mir schien es jedoch, als würde etwas mit dem Bild, das die meisten von der Praxis hatten, nicht stimmen. Anstatt zu erkennen, dass beide Traditionen in eine umfassende Praxis integriert werden können, wurden Yoga und Buddhadharma von vielen als getrennte Bereiche betrachtet. Sie meinten, Yoga sei nichts weiter als eine Vorbereitung auf die „wirkliche Arbeit" der Meditation, oder aber, dass es in der Meditation nur um den Geist gehe und sie keinerlei Bedeutung dafür habe, wie wir im Yoga mit dem Körper arbeiten.

Das Problem lag natürlich in dem weit verbreiteten Missverständnis darüber, was Yoga eigentlich ist. Im Westen verbinden wir Yoga mit der Praxis der Haltungen (Asanas), die in den Yoga-Klassen gelehrt werden. Haltungen sind jedoch nur ein Teil der Yoga-Tradition – und ironischerweise nur ein sehr kleiner! Selbst Gemeinschaften, von denen man annehmen könnte, dass sie es besser wüssten, tragen zur Verbreitung dieses Missverständnisses bei. Kürzlich erhielt ich das Programm eines großen und bekannten Yogazentrums. Unter den Angeboten fand ich Kurse, die „Yoga und Zen" und „Yoga und Meditation" hießen. Zwar mag es noch angehen, einen Kurs „Yoga und Zen" zu nennen, da es sich dabei um zwei unterschiedliche kulturelle Traditionen handelt (obwohl Zazen nach meinem Verständnis eine Form des buddhistischen Yoga ist), doch wenn man einen Unterschied zwischen Yoga und Meditation macht, wird verkannt, was Yoga in Wirklichkeit ist. In den Kursangaben wurde Yoga schlicht und einfach als Asana-Praxis beschrieben, die „den Körper öffnet und stärkt", während die meditative Aufmerksamkeit „Ihre Yoga-Praxis verbessern kann". Nach meiner Ansicht, die auf meinen direkten Erfahrungen und Studien beruht, wird ohne meditative Achtsamkeit vielleicht der Körper trainiert, aber es handelt sich dabei nicht um die wirkliche Praxis des Yoga. Ich würde sogar so weit gehen zu sagen, dass wir in Wirklichkeit, dass wir letztendlich niemals „Yoga machen", sondern dass wir Yoga *sind* oder *in* Yoga *sind* – oder eben nicht.

Aus diesem Grund gebe ich im ersten Kapitel, „Buddhas Yoga", einen kurzen Abriss über den historischen Kontext, in dem Yoga und Buddhadharma sich entwickelt haben. An dieser Stelle möchte ich aber schon zwei zentrale Punkte erwähnen. Erstens meine Auffassung, derzufolge buddhistische Praxis selbst eine Form oder kulturelle Tradition des Yoga ist. Zweitens meine Darstellung eines buddhistisch-meditativen Ansatzes für die Praxis der Yoga-Asanas.

Lassen Sie uns zu Beginn einen Blick auf das Wort „Yoga" werfen. Wie so viele Begriffe aus dem Sanskrit ist es reich an Bedeutungen und Assoziationen. Seine Wurzel ist *yuj*, was „aufzäumen" oder „ins Joch einspannen" bedeutet. Tatsächlich geht das deutsche Wort „Joch" auf das Sanskrit zurück, wobei die mit ihm assoziierte „Verbundenheit" auch in der Bedeutung des Wortes „Yoga" existiert. „Yoga" wurde benutzt, um eine Verbindung oder Einheit zu bezeichnen, und es bedeutet „Summe" und „Zusammentreffen" im Sinne eines Zusammenfügens. In einer Bedeutungserweiterung wurde „Yoga" schließlich zu einem Begriff, der das spirituelle Streben, insbesondere als eine Disziplinierung des Geistes und der Sinne, bezeichnete. Diese spezielle Bedeutung reicht bis in das 2. Jahrtausend v. u. Z. zurück.

Bereits nach dieser etymologischen Betrachtung können wir vorläufig feststellen, dass Yoga ein spirituelles Bemühen bezeichnet, in dem etwas zur Einheit zusammengefügt wird, und es bezeichnet zugleich diesen Zustand der Einheit selbst. Das führt uns zu der offensichtlichen und vielleicht grundlegenderen Frage: Die Einheit von was und mit wem? Was ist es, das vereint werden muss?

Laut einigen der frühesten yogischen Texte sind es das bewusste Subjekt und seine geistigen Objekte, die vereint werden. Dieses (anscheinende) Zusammenführen von Subjekt und Objekt wird in der yogischen Literatur (aber auch in den Schriften des Buddhismus) als Zustand des *samadhi* bezeichnet, ein Begriff, der im wörtlichen Sinne selbst wiederum „zusammenführen, zusammenlegen" bedeutet. Wenn wir diese Erklärung tief auf uns wirken lassen, werden wir erkennen, dass es im Yoga oder Samadhi letztlich um die Transzendierung der (wahrgenommenen) Trennung von Subjekt und Objekt geht. Yoga ist beides zugleich: die Technik und der Zustand der Selbst-Transzendierung. Wie diese Transzendierung im Einzelnen gedeutet wird und welche Techniken zu ihrer Verwirklichung eingesetzt werden, hat zu der Vielfalt von Schulen, Übertragungslinien und Formen geführt, die es in der Yoga-Tradition als Ganzes gibt.

Im letzten Absatz habe ich die Wörter „anscheinend" und „wahrgenommen" in Klammern gesetzt, um damit auf meine spezielle Interpretation des Yoga und Samadhi hinzuweisen. Einige philosophische Schulen betrachten Yoga als die „reale" Vereinigung eines individuellen Selbst mit der absoluten Wirklichkeit, der es zuvor entfremdet war. Andere verstehen das Selbst und alle Phänomene als *maya* oder Illusion. Wieder andere lehren, dass es keine reale Vereinigung gibt, die verwirklicht werden müsse, da die Trennung selbst nichts weiter als eine Täuschung sei und wir im Yoga einfach nur zu dem erwachen, was von Anfang an unsere wahre Natur gewesen ist. Selbstverständlich wurde dem, was diese wahre Natur *ist*, eine Reihe von Namen verliehen, vom offenkundig widersprüchlichen *atman*, der als ein „transzendentes Selbst" jenseits des Geistes und der Sinne aufgefasst wird, über *brahman*, ein Begriff, der „unermessliche Weite" bedeutet und als „das Absolute" verstanden wird, das mit Atman identisch ist, bis hin zur Buddhanatur *(buddhata)*, der „wahren, unveränderlichen und ewigen" Natur aller Wesen. Sie soll das Gleiche wie *shunyata* sein, ein Begriff aus dem Sanskrit, der die unser Verständnis herausfordernde Bedeutung von „Leerheit" oder „Leere" hat. Interessanterweise wird von der Buddhanatur behauptet, dass sie jenseits von Konzepten und Vorstellungen sei.

Aus diesem weiten Bedeutungsfeld heraus können wir Yoga als einen allgemeinen Begriff verstehen, der die enorme Fülle spiritueller Lehren und Techniken bezeichnet, die in Indien in den vergangenen fünf Jahrtausenden entstanden sind. In diesem Sinne lassen sich die Lehren Buddhas zu Recht als Yoga bezeichnen. Buddha lehrte, dass die irrtümliche Identifikation mit unserem wahrgenommenen Selbst die Quelle unserer Leiden und Schmerzen ist, dass wir diese wahrgenommene Trennung durch eine Reihe von Praktiken überwinden und so die Beendigung des Leidens oder *nirvana* (*nibbana* auf Pali) verwirklichen können. In diesem Zusammenhang mag es von Interesse sein, dass jene buddhistischen Traditionen, die den indischen Quellen am nächsten stehen, nämlich die Theravada- und die tibetischen Schulen, ihre Praktizierenden häufig als *yogis* und *yoginis* (männliche und weibliche Yoga-Praktizierende) bezeichnen. Doch auch wer Zen und anderen buddhistischen Praktiken folgt, kann sich gleichermaßen und mit Recht als Yoga-Praktizierender betrachten.

Verwirrung entsteht, sobald wir Yoga im engeren Sinne als eine der sechs orthodoxen Traditionen oder Systeme der „Philosophie" begreifen. *Darshana*, das Wort aus dem Sanskrit, das ich hier mit „Philosophie" übersetze, bedeutet eigentlich „direkte Wahrnehmung" oder „Sicht". Damit wird deutlich, dass die Betonung in Indien immer auf dem direkten Erfassen der Wirklichkeit lag, im Gegensatz zu einer rein intellektuellen Auseinandersetzung. Als orthodoxe „Standpunkte" berufen sich diese sechs philosophischen Systeme auf die Autorität der alten vedischen Literatur Indiens.

Wenn wir von Yoga in diesem Sinne als einem der Darshanas sprechen, meinen wir das, was formal als klassischer Yoga bezeichnet wird, den der große Weise Patanjali ungefähr im 2. Jahrhundert u. Z. im *Yoga-Sutra* dargelegt hat (wobei einige Forscher von einem früheren Zeitpunkt, ungefähr 200 v. u. Z., ausgehen). Der klassische Yoga wird auch als *ashtanga* (achtgliedriger)-Yoga oder *raja* (königlicher)-Yoga bezeichnet.

Während die meisten Formen des Yoga (prä- und postklassische) in einem nichtdualistischen Denken verankert sind, ist Patanjalis klassischer Yoga, der mit der dualistischen philosophischen Schule des Samkhya verbunden ist, durchaus dualistisch. Patanjali geht von einer strikten Trennung von Geist *(purusha)* und Natur oder Materie *(prakriti)* aus. In seinem System werden unzählige Purushas angenommen, wobei es in den Lehren und Praktiken, die sich im *Yoga-Sutra* finden, darum geht, dass die Praktizierenden eine Einsicht *(viveka)* entwickeln, in der sie zwischen dem transzendenten Purusha und allem, was „Nicht-Selbst" *(anatman)* ist, unterscheiden; Letzteres umfasst auch den gesamten psychophysischen Organismus, der dem Bereich des Prakriti zugerechnet wird. (Es sollte bedacht werden, dass Patanjali Anatman etwas anders versteht, als er in buddhistischen Texten aufgefasst wird.)

Ironischerweise wird Yoga in dieser Vorstellung zu einer Abtrennung und einem Rückzug von der phänomenalen oder relativen Wirklichkeit, bis die Yogini ihr wahres Selbst wiederentdeckt. Tatsächlich behaupten einige Kommentare zum *Yoga-Sutra*, dass Yoga *„viyoga"* sei, also: „Einheit ist Trennung" – was fälschlicherweise wie ein Zen-Koan klingt!

Ob wir uns nun dazu entscheiden, der Metaphysik Patanjalis zu folgen oder nicht, der Prozess der Einsicht, Viveka, spielt selbst in nichtdualistischen philosophischen Schulen des Yoga, Vedanta und Buddhismus eine Rolle. Deshalb kann es auch für nichtdualistische Buddhisten durchaus von Gewinn sein, sich mit Patanjalis dualistischem *Yoga-Sutra* zu beschäftigen. Außerdem sind viele Praktizierende der vedantischen und tantrischen Tradition der Ansicht, Patanjali habe eher ein Modell für die Praxis und Lehre vorgelegt als eine eigenständige Ontologie.

Durchlässige Interpretationen und die Akzeptanz von Widersprüchen und Paradoxien sind Eigenschaften, die alle Yogalehren auszeichnen.

Nach allem, was hier gesagt wurde, fragen Sie sich vielleicht, wie die Haltungen in dieses Bild passen. Wie ich bereits erwähnt habe, spielten die Haltungen, die wir heute kennen und praktizieren, im Lauf der Geschichte keine so große bis gar keine Rolle. Selbst im *Yoga-Sutra* beziehen sich nur drei der 195 Aphorismen auf die Asanas, die Patanjali als „stabil und angenehm" charakterisiert. Sie werden in einem „entspannten Bemühen" praktiziert und führen zu einer „Befreiung von Gegensätzen" wie Hitze und Kälte, Lust und Schmerz.

In diesem und anderen frühen Texten wird deutlich, dass die Asanas, um die es dort geht, die Haltungen der Sitzmeditation sind. Für Patanjali sind die Asanas ein Hilfsmittel, das den Rückzug der Sinne unterstützt und zu einer tiefen Konzentration führt, die in der Meditation gipfelt. Tatsächlich bedeutet das Wort „Asana" wörtlich „Sitz" und bezeichnete ursprünglich den Platz, auf dem der Yogi sich niederließ. Wenn Sie sich in Meditation setzen, praktizieren Sie also im buchstäblichen Sinne Yoga!

Mit der Zeit entwickelte sich unter dem Einfluss tantrischer Lehren – die den Körper eher als ein Werkzeug der Befreiung und nicht mehr nur als Hindernis auf dem Weg zum Erwachen betrachteten – eine Form des Yoga, die das Arbeiten mit dem Körper betonte, der als Grundlage der Selbsterkenntnis perfektioniert werden sollte. Dieser *hatha*-Yoga (wörtlich: „kraftvoller Yoga", da er Disziplin und eine dynamische Qualität der Praxis betont und daran interessiert ist, *kundalini-shakti* zu erwecken, die göttlich-weibliche Lebenskraft, die eingerollt an der Basis der Wirbelsäule ruhen soll) entwickelte die unzähligen Haltungen, die im Westen so populär geworden sind.

Doch von Anfang an hat es Weise gegeben, die vor einer Überbetonung der Haltungen auf Kosten der Meditation gewarnt haben, da dies zu einer noch stärkeren Identifikation mit dem physischen Körper und der Entwicklung von maßlosem Stolz, Eifersucht und Frustration führen könnte. Leider veranlasste diese Tendenz, die Praxis der Asanas – bereits bevor sie in den Westen kam – zu übertreiben, einige Weise, davor zu warnen, dass „die Techniken der Haltung für den Yoga nicht förderlich sind. Obwohl sie als wesentlich beschrieben werden, hemmen sie das eigene Fortschreiten", wie es ein Zitat aus dem *Garuda-Purana*, einem Text aus dem 10. Jahrhundert u. Z., dessen Autor unbekannt ist, formuliert.

Heutzutage wird der Yoga in Amerika und anderen westlichen Ländern nur allzu oft auf die Asanas reduziert. In den meisten Yoga-Klassen, die Sie besuchen, werden Sie nur wenig oder gar keine Meditation finden, ganz zu schweigen von einer Diskussion des Kontextes, in den die Praxis der Asanas eingebettet ist. Als ich mit dem Studium des Yoga begann, gab es keine wirkliche Meditationsunterweisung. Obwohl die Asanas angeblich eine Vorbereitung auf die Meditation sein sollten, schienen wir nie zum Meditieren zu kommen.

Wie Buddha lehrte, sollten wir in jeder der vier Positionen oder „Haltungen", die alle Aktivitäten des Lebens repräsentieren – Sitzen, Stehen, Gehen und Liegen – meditative Aufmerksamkeit entwickeln. Das können wir auch, wenn wir allem, was wir tun, und allem, was auftaucht, achtsam begegnen. Dann leben wir im „ewigen Jetzt" und halten „unsere Verabredung mit dem Leben" ein, wie Thich Nhat Hanh es sagt, die immer im gegenwärtigen Moment stattfindet.

Buddhas ausführliche Unterweisungen zur Achtsamkeits-Meditation finden sich in zwei wichtigen Lehrreden, im *Anapanasati-Sutta (Sutra des Bewussten Atmens)* und im *Satipatthana-Sutta (Sutra der Vier Verankerungen der Achtsamkeit)*. Im sechsten Kapitel, „Eine Einführung in die Sutras", werde ich diese vorstellen und aufzeigen, wie sie sich gegenseitig ergänzen. Es wird darum gehen, wie wir durch spezielle Übungen, die Buddha lehrt, die Asanas als Achtsamkeits-Meditation praktizieren können.

Wenn wir uns in dieser Weise, wie es im dritten Teil beschrieben wird, mit den Yoga-Asanas beschäftigen, können wir Einsichten erlangen, die uns verwandeln und heilen und uns sogar von vielen unserer begrenzenden und zerstörerischen Denk- und Verhaltensmuster befreien. Buddha versichert uns, dass die Übung des bewussten Atmens uns mit Erfolg die Vier Verankerungen der Achtsamkeit praktizieren lässt. Diese wiederum, wenn sie beständig entfaltet und geübt werden, lassen uns in den Sieben Faktoren des Erwachens verweilen, die zu tiefer Einsicht und vollständiger Befreiung des Geistes führen.

Aber nehmen Sie mich (oder ihn) nicht beim Wort. Praktizieren Sie, und finden Sie es selbst heraus!

Intermezzo

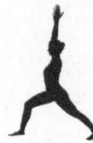

Die Wurzeln des Yoga finden sich bereits in den *Veden*, den ältesten indischen Überlieferungen, die von gläubigen Hindus als offenbarte Schriften betrachtet werden. Die *Veden*, die bis in das 4. Jahrtausend v. u. Z. zurückreichen, werden als ewig, ungeschaffen und unanfechtbar angesehen – auch wenn sie Gegenstand vielfältiger Interpretationen sind. Seit seinen frühesten Anfängen ist es schon immer das Ziel des Yoga gewesen, eine Praxis der disziplinierten Introspektion oder meditativen Betrachtung zu entwickeln, die auf eine Transzendierung des egozentrischen Selbst ausgerichtet ist. Anfangs bestanden diese meditativen Praktiken hauptsächlich im Abhalten von Opferritualen. Mit dem Entstehen der *Upanischaden* und einer upanischadischen Yoga-Praxis, die sich über mehrere Jahrhunderte entwickelte, richteten sich die meditativen Praktiken immer stärker nach Innen, und das Opfer verwandelte sich von einer direkten, äußeren Handlung in einen metaphorischen und inneren Prozess.

Ironischerweise ist die Tradition des Yoga, wenn man an die Bedeutung des Begriffs im Sinne von „Einheit" denkt, nie sonderlich einheitlich gewesen. Von Anfang an hat es unterschiedliche Schulen und Ansätze gegeben. Selbst Lehrer einer bestimmten Schule vertreten oft unterschiedliche Ansichten und Praktiken. Manchmal widersprechen sich die verschiedenen Lehren sogar. Wenn wir von Yoga sprechen, meinen wir deshalb eine ganze Reihe yogischer Pfade und Anschauungen – ja sogar Ziele, die auf den ersten Blick unterschiedlich erscheinen, obwohl alle davon sprechen, dass ihr Ziel die Befreiung sei. Und das ist auch gut so, denn es gibt ganz unterschiedliche Persönlichkeiten mit vielfältigen Neigungen und in verschiedenen Lebensabschnitten, die sich zur Yoga-Praxis hingezogen fühlen. Buddha selbst soll gesagt haben, dass es 84 000 Dharma-Tore gebe – Praktiken, die zur Befreiung führen.

Trotz dieser inneren Vielfalt der Yoga-Tradition stimmen alle zumindest in einem Punkt überein: Die Welt ist nicht das, was sie zu sein scheint, und es gibt ein ganz reales Bedürfnis nach „Selbst-Transzendierung", also danach, die begrenzte menschliche Persönlichkeit mit ihren einschränkenden gewohnheitsmäßigen Handlungsmustern zu überschreiten, um zu der Wahrheit der Wirklichkeit, so wie sie ist, zu erwachen. Es ist also nur der Weg, auf dem diese Transzendierung, dieses Erwachen erreicht und wie er beschrieben wird, der sich in den einzelnen Schulen und Traditionen unterscheidet.

Innerhalb der weitläufigen Yoga-Tradition, die aus meiner Sicht auch die Lehren Buddhas, der Jainas (wie die Praktizierenden des Jainismus richtig genannt werden) und ihres Begründers, des Weisen

Mahavira, sowie die verschiedenen yogischen Ansätze in der Kultur des Hinduismus umfassen, können wir diverse Hauptformen des Yoga erkennen, die sich verbreitet haben: *bhakti*-Yoga, *karma*-Yoga, *jnana*-Yoga, *raja*-Yoga, *mantra*-Yoga und *tantra*-Yoga. Außerdem zählen dazu auch *hatha*-Yoga, *kundalini*-Yoga und *laya*-Yoga, die alle sehr eng miteinander verwandt sind, auch wenn sie immer wieder als unterschiedliche Schulen bezeichnet werden. Alle drei sind vom Tantra-Yoga beeinflusst, von dem sie möglicherweise auch abstammen.

Bhakti-Yoga wird häufig als Pfad der Verehrung bezeichnet, dessen Anhänger das Transzendent-Absolute in einer persönlichen Gottheit erkennen. Einige Praktizierende folgen dabei einem dualistischen Ansatz und betrachten das Göttliche als das Andere. Wieder andere versuchen, das Selbst mit dem Göttlichen zu vereinen, indem sie die Illusion einer unabhängigen Ich-Persönlichkeit solange auszulöschen versuchen, bis das Göttliche als die einzig existierende Wirklichkeit erkannt wird. Es wird behauptet, dass dies ein Pfad für eher emotional geprägte Menschen sei, dessen hauptsächliche Praxis aus *kirtan* besteht, der Rezitation von Gesängen, die das Göttliche verehren.

Karma-Yoga ist der Yoga des Handelns, womit vor allem ein Tun gemeint ist, das einer bestimmten inneren Haltung entspringt – der Haltung der selbstlosen Hingabe –, die wiederum selbst eine geistige Handlung darstellt. („Karma" bedeutet ganz einfach „Handlung".) Zu handeln, seine Pflichten zu erfüllen, ohne dabei an einem Resultat festzuhalten, ist die Praxis eines Karma-Yogi. Dieses selbstlose Tun entspricht dem „nicht handelnden Handeln" des Daoismus und wird von Krishna in der *Bhagavad-Gita* hoch gerühmt. In einem ganz wirklichen Sinne ist diese geistige „Haltung" die grundlegende Asana-Praxis der Karma-Yogis.

Jnana-Yoga ist der Yoga des Wissens, der fast schon zu einem Synonym für Vedanta geworden ist, jene nichtdualistische Hindu-Tradition, in der die Verwirklichung durch die Erkenntnis des Wirklichen gegenüber dem Unwirklichen gesucht wird. Der Geist wird eingesetzt, sagt man in dieser Richtung, um über den Geist hinauszugehen. Ein moderner Vertreter dieser Tradition ist der große Weise Ramana Maharishi, der seinen Schülerinnen und Schülern lehrt, sich beständig zu fragen: „Wer bin ich?" Diese Technik ähnelt der Koan-Praxis des Rinzai-Zen.

Raja-Yoga oder königlicher Yoga steht insbesondere für das Yoga-System Patanjalis. Ursprünglich unterschied man damit Patanjalis achtfachen Pfad, der die Meditation betont, vom relativ jüngeren Hatha-Yoga. Über diesen Yoga werde ich an anderer Stelle in diesem Buch mehr sagen.

Mantra-Yoga nutzt die Kraft des Klangs, um das Bewusstsein zu beeinflussen. Die esoterische Bedeutung von *mantra* ist „das, was den Geist [vor sich selbst] schützt", indem die Befreiung durch die Konzentration des Geistes auf eine kraftgeladene Silbe verwirklicht wird. In einem der heiligsten Texte dieser Schule werden sechzehn „Glieder" der Praxis beschrieben, darunter Hingabe, Haltungen, Meditation und Samadhi. Tantra-Yoga war anfangs eine panindische Bewegung, die als Antwort auf die welt- und lebensverneinenden Tendenzen, die sich in den yogischen Praktiken des Hinduismus und Buddhismus entwickelt hatten, entstanden war. Denn trotz der nichtdualistischen Lehren Buddhas und der *Upanischaden* hatte die Gewohnheit des dualistischen Denkens zu einer Abwertung dieser Welt gegenüber dem Absoluten geführt. Tantrische Praktizierende fragen sich, warum es, da es in Wahrheit nur eine Wirklichkeit gibt, ein Kampf sein muss, sie zu erkennen? Wieso muss spirituelle Praxis immer in Begriffen des Kampfes formuliert werden? Wieso müssen wir uns von den Freuden des Körpers und der Welt abwenden, um das Absolute zu erkennen?

Hatha-Yoga hat sich als unabhängige Schule aus dem tantrischen Ansatz entwickelt und konzentriert sich auf die Perfektionierung des Körpers, um das Glücksgefühl der transzendenten Erkenntnis vollständiger genießen zu können. Erleuchtung wird dabei als ein Ereignis aufgefasst, das den gesamten Körper betrifft, weshalb der Hatha-Yoga in seinen Praktiken das Ideal des Tantra ausdrückt: Aus der Fülle der Erkenntnis leben seine Praktizierenden in der Welt und ziehen sich nicht um der Erleuchtung willen aus ihr zurück. Obwohl die psychospirituellen Praktiken von *pranayama* (Atemkontrolle) und Asanas im Kontext der Erkenntnis des Absoluten gesehen werden müssen, vergessen manche Praktizierende ihr spirituelles Bestreben und verfallen einer ego-getriebenen Praxis. In den Augen mancher Wissenschaftler hat Hatha-Yoga einen schlechten Ruf, weil sich einige seiner Yogis in der Falle der Narzissmus verfangen haben. Leider ist ego-getriebene Praxis eine Falle, in die man nur allzu leicht gehen kann – besonders in unserer körperorientierten Gesellschaft. Der Wert des Hatha-Yoga sollten jedoch nicht unterschätzt werden.

Viele Hathas

Im Hatha-Yoga, der beliebtesten Form des Yoga im Westen, spielen die Haltungen, die im Denken vieler Menschen zu einem Synonym für Yoga geworden sind, eine wichtige Rolle. In der esoterischen Bedeutung von „Hatha" steht *ha* für die Sonne und *tha* für den Mond. Hatha ist demnach ein Yoga, der die Kräfte von Sonne und Mond vereinigt – die männlichen und weiblichen Energien, die in uns allen existieren.

Alle bekannten Yoga-Traditionen, die mit den Haltungen arbeiten, sind eine Form oder ein Stil des Hatha-Yoga. Iyengar-Yoga ist eine Form des Hatha-Yoga, die von der großen Persönlichkeit B. K. S.

Iyengars geprägt ist. Power-Yoga, Ashtanga-Yoga, Kripalu-Yoga, Anusara-Yoga, Integraler Yoga, Yoga nach Sivananda und viele andere sind einfach nur unterschiedliche stilistische Ansätze innerhalb des Hatha-Yoga. Eine Form des Hatha-Yoga, die sich nach Buddhas Unterweisungen zur Achtsamkeit richtet, könnte ganz einfach Achtsamkeits-Yoga oder Buddha-Yoga genannt werden.

Die Praktiken des Hatha-Yoga sind von großem Wert und wurden ausführlich beschrieben. Kurz gesagt wirken die Asanas auf allen Ebenen und in allen Systemen des Körpers; sie stärken ihn und bewirken zugleich eine größere Flexibilität und Leichtigkeit der Bewegung. Asana-Praxis kann den Körper entschlacken und reinigen, die Verdauung und Entsorgung unterstützen, den Hormonhaushalt ins Gleichgewicht bringen und die Nerven beruhigen. Wenn wir die Haltungen zusätzlich mit unserer konzentrierten Aufmerksamkeit verbinden, können tiefe emotionale und geistige Verhaltensweisen erkannt werden, und wir entwickeln Einsicht und Verwandlung unseres Selbst.

Erster Teil

Der Kontext

Kapitel eins

Buddhas Yoga

Die Indus/Sarasvati-Zivilisation war im Nordwesten des Subkontinents angesiedelt, der das heutige Indien umfasst. Archäologische Funde weisen immer deutlicher darauf hin, dass sie sich bereits um 6500 v. u. Z. entfaltete und zwischen 3100 und 1900 ihre Blütezeit erlebte. Es handelte sich zweifellos um eine komplexe Kultur: Sie war technisch ausgereift, benutzte radgetriebene Karren und Boote, und sie kannte Maße, die auf dem Dezimalsystem beruhten. Dies verweist, neben anderen Leistungen, auf eine erstaunliche Fähigkeit, Gewichte exakt zu bestimmen. Die meisten Häuser hatten Bäder, die an ein öffentliches Abwassersystem angeschlossen waren, das aus gemauerten Kanälen bestand, die durch Schächte betreten werden konnten. Nur die Römer hatten 2000 Jahre später ein vergleichbares System. Die geordnete geometrische Anlage der Städte (die sich alle glichen, obwohl sie über eine Fläche verteilt waren, die größer war als die der alten Zivilisationen der Sumer, Assyrer und Ägypter zusammen, nämlich mehr als 775 000 Quadratkilometer) lässt vermuten, dass diese indische Zivilisation von einer konservativen Priesterelite regiert wurde.

Die kulturellen Hinterlassenschaften dieser bedeutenden Kultur – unter anderem Tonsiegel mit einer Reihe von Figuren, die an den späteren Hinduismus erinnern – legen nahe, dass bereits eine rudimentäre Form des Yoga, wie wir ihn heute kennen, ausgeübt wurde. Die Abbildung einer männlichen Gottheit, die von Tieren umgeben ist, wird als frühe Darstellung Shivas gedeutet, des archetypischen Yogi, der auch als „Schützer des Tierreichs" bekannt ist. Anscheinend beteten die alten Inder auch zu einer Großen Mutter oder Erdgöttin. Dies beweist ein Tongefäß, auf dem eine weibliche Figur zu sehen ist, aus deren Unterleib eine Pflanze sprießt. Andere Objekte zeigen Abbildungen der männlichen und weiblichen Fruchtbarkeitssymbole, wie sie auch heute noch in tantrischen Ritualen bekannt sind. Bestimmte Bäume und Tiere waren den Indern heilig. Von besonderer Bedeutung war der Pippala-Baum, der viele Jahre später als der Bodhi-Baum verehrt werden sollte, unter dem Siddharta Gautama saß und zum Buddha wurde, als er die Erleuchtung erlangte.

Die religiösen und philosophischen Lehren dieser Kultur wurden in den *Veden* (wörtlich: „Wissen") mündlich überliefert. Bis heute betrachten gläubige Hindus sie als offenbarte Schriften. Jüngste Forschungen deuten darauf hin, dass die frühesten *Veden* aus dem 5. und 4. Jahrtausend v. u. Z. stammen.

Um 1900 v. u. Z. trocknete der breite Sarasvati-Strom aus, und viele Städte, die an seinen Ufern lagen, wurden verlassen. Das Zentrum der vedischen Zivilisation verlagerte sich nach Osten an die fruchtbaren Ufer des Ganges. Dieser Umbruch und die Umsiedelung führten zu großen sozialen Veränderungen, unter anderem zur Entwicklung eines Berufspriestertums. Diese Brahmanen und ihre Kommentare zu den Veden, die *brahmanas* genannt werden (ein Begriff, der auch die Brahmanen selbst kennzeichnet), ließen eine Religion entstehen, die, was sicherlich nicht weiter überrascht, als Brahmanismus bezeichnet wird.

Mit der Zeit bildete sich ein Kastensystem heraus, das vermutlich als ein Versuch der Priesterschaft verstanden werden kann, ihre herausragende gesellschaftliche Position zu festigen. In diesem System nahmen sie, zusammen mit den hohen Würdenträgern und Beratern des Königs, die höchste Stellung in der sozialen Hierarchie ein. Eine Stufe tiefer befand sich die Gruppe der *kshatriyas*, die Regierungsbeamte und Krieger umfasste, unter der wiederum die *vaisyas* standen, die Mitglieder der im Entstehen begriffenen Klasse der Händler. Die niedrigste Klasse, die *sudras*, setzte sich aus einfachen Arbeitern zusammen, die die Stellung von Dienstleuten innehatten. Schließlich gab es noch die *panchamas*, die sogenannten Unberührbaren, eine Gruppe, die so gering geachtet wurde, dass sie außerhalb des Kastenwesens stand.

Als Konsequenz des Kastensystems, in dem die Praktiken der Brahmanen immer spezialisierter und ritualisierter wurden, entfremdeten sich viele Menschen, die am unteren Ende der sozialen Leiter standen, vom brahmanischen Glauben als gelebte religiöse Erfahrung. Bereits zwischen 1500 und 1000 verwandelte sich deshalb der nach außen orientierte ritualisierte Brahmanismus, mit seiner Betonung auf Feuerzeremonien und Tieropfern, in eine eher nach innen gerichtete Form der spirituellen Praxis. Aus dieser Gegenbewegung stammen die ersten *Upanischaden*.

Das Wort *upanishad* bedeutet „nahe bei jemandem sitzen" (etwa zu Füßen eines Lehrers), was darauf hindeutet, dass die Belehrungen der *Upanischaden* direkt von Lehrern zu Schülern weitergegeben wurden. Obwohl ihre Lehren sehr unterschiedlich sind, worauf Georg Feuerstein in seinem wunderbaren Buch

The Yoga Tradition hingewiesen hat, können wir vier Themen erkennen, die eng miteinander verknüpft sind: (1) Der transzendente Kern der eigenen Existenz, Atman. Er ist mit dem transzendenten Grund des Seins, Brahman, identisch. (2) Die Lehre von der Reinkarnation, die manchmal auch als „wiederholte Verkörperung" *(punar-janman)* oder, in den frühen *Upanischaden*, als „wiederholter Tod" *(punar-mrityu)* bezeichnet wird. (3) Die Lehre vom Karma, ein Begriff, der „Handlung" bedeutet und auf die moralische Qualität des eigenen Tuns und der eigenen Absichten, Gedanken und Äußerungen verweist. Dabei handelt es sich um eine Lehre der moralischen Kausalität, in der die auf Ursache und Wirkung beruhenden Konsequenzen einen ähnlichen Stellenwert haben wie die Naturgesetze in der modernen Wissenschaft. (4) Die Vorstellung, dass die karmischen Gesetze nicht fatalistisch sind: Durch spirituelle Praktiken, Entsagung und Meditation zum Beispiel, kann Karma transzendiert und die Wiedergeburt überwunden werden. Als die nach Patanjali verfassten *Yoga-Upanischaden* entstanden – viele von ihnen erst im 14. und 15. Jahrhundert u. Z. –, war Yoga zu einem Synonym für einen praktischen Ansatz zur Befreiung geworden.

Als Buddha zur Welt kam – sein Geburtsjahr wird meist mit 563 v. u. Z. angegeben –, war die brahmanische Priesterschaft bereits eine erstarrte, zumeist korrupte und abgesonderte Klasse. Zum Zeitpunkt von Buddhas Geburt hatten die Kasten, die ursprünglich nicht erblich gewesen waren, eine religiöse Überhöhung und Begründung erfahren. Jetzt wurden sie als Spiegel der kosmischen Ordnung betrachtet und galten deshalb als unveränderbar. Es gab keine soziale Mobilität. Den Menschen am unteren Ende der sozialen Leiter, die sich zweifelsohne nach spirituellen Lehren sehnten, die sie direkt ansprachen, wurde der Zugang zu den brahmanischen Unterweisungen verweigert und sie wurden von den höheren Kasten isoliert. Dadurch wurde die Verbindung zwischen dem brahmanischen Glauben und ihrer Lebenserfahrung abgeschnitten. Zur selben Zeit verbreiteten sich die Vorstellungen der *Upanischaden* in den intellektuellen Kreisen der Gesellschaft. Als Alternative zum strengen Ritualismus der Brahmanen entwickelte sich eine Bewegung umherziehender Asketen. Einige dieser Wanderasketen waren sogar brahmanischen Ursprungs. Sie wurden *paribbajakas* oder „Wanderer" genannt, ganz gleich, ob ihre Praktiken orthodox waren – also auf den Veden beruhten – oder nicht. Eine weitaus größere Gruppe, die *shramanas* (Pali: *samanas*), was auf Deutsch „Suchende" heißt, setzte sich aus den Angehörigen anderer Kasten zusammen, die unterschiedlichsten heterodoxen Praktiken folgten.

Die Shramanas, die ein asketisches Leben führten, zogen durch Städte und Dörfer und lebten außerhalb familiärer Bindungen von den Almosen, die man ihnen gab. Sie übten sich in Kontemplation und verbreiteten ihre Theorien, die sie untereinander und mit anderen Gruppen untersuchten und diskutierten. Die Jainas, die noch heute in Indien existieren, sind als religiöse Gemeinschaft aus den Shramanas hervorgegangen. Es gibt jedoch eine weitere Religion, die größer ist und ein weltweites Ansehen genießt, die ihren Anfang in einer Gruppe von Shramanas hatte: der Buddhismus.

Siddharta Gautama wurde als Sohn eines *raja*, eines Königs, in die Kaste der Kshatriyas geboren und genoß eine privilegierte Stellung. Trotz seines luxuriösen Lebenswandels fühlte sich der junge Siddharta unzufrieden. Das Wissen um die Unbeständigkeit des Lebens, die Tatsache, dass er Alter, Krankheit und Tod nicht entgehen würde, ließen ihn keinen geistigen Frieden finden. Doch dann sah er eines Tages einen Shramana. Diese Begegnung inspirierte ihn, einem spirituellen Pfad zu folgen. Als er die innere Ruhe, Stille und Zufriedenheit des Shramana bemerkte, überlegte der junge Prinz: „Vielleicht weiß er etwas. Vielleicht ist das der Weg. Vielleicht finde ich so eine Antwort auf die Fragen, die mich quälen."

Von dieser Einsicht ermutigt, unternahm Siddhartha einen Schritt, den man später als die „Große Entsagung" bezeichnen würde. Er ließ seine Familie und das luxuriöse Dasein im Palast hinter sich und brach zu einem Leben in der Hauslosigkeit auf. Der Bodhisattva (wie der Buddha vor seiner Erleuchtung genannt wurde) suchte in seinem Wunsch, die Befreiung zu finden, zuerst den Shramana-Heiligen Alara Kalama auf. Siddhartha war ein wissbegieriger Schüler, der die intellektuellen Lehren Alara Kalamas schnell begriff. Er war damit jedoch nicht zufrieden und fragte ihn nach den Meditationszuständen, in denen diese Lehren gründeten. Ihm wurde gesagt, diese seien die „Sphäre des Nichts", ein tiefer Zustand, den man durch yogische Konzentration erreichen könne, in dem der Geist alle Objekte hinter sich lasse und im „Gedanken" des Nichts verweile. Siddhartha lernte diesen Zustand sehr schnell zu verwirklichen, woraufhin Alara Kalama ihm anbot, seine Gemeinschaft gemeinsam zu leiten. Doch Siddhartha lehnte ab. Obwohl er einen hohen Grad an innerer Ruhe erreicht hatte, empfand er, dass dies noch nicht die Erleuchtung war, nach der er suchte; er fand, dass er das Leiden noch nicht überwunden hatte:

„Da kam mir der Gedanke: Diese Lehre führt nicht zur Befriedung der Leidenschaft, nicht zur Freiheit vom Begehren, nicht zum Verlöschen, nicht zum Frieden, nicht zur unmittelbaren Einsicht, nicht zur Erleuchtung, nicht zu Nibbana, sondern nur zum Grund des Nichts. Diese Lehre befriedigte mich nicht. So zog ich weiter, um meine Suche fortzusetzen."

Gautama suchte einen zweiten Lehrer auf, Uddaka Ramaputta. Von dessen Lehren war er jedoch ebenfalls enttäuscht, außer dass er von Uddaka die noch höhere yogische Verwirklichung der „Sphäre, die weder Wahrnehmung noch Nichtwahrnehmung ist" erlernte. Darüber sagte er später:

Selbst in der Sphäre, die weder Wahrnehmung noch Nichtwahrnehmung ist, in der die Befreiung von Form und Formlosigkeit verwirklicht wird, bleibt noch etwas – und zwar das, was von ihnen befreit wurde, der Betrachter „der Sphäre, die weder Wahrnehmung noch Nichtwahrnehmung ist". Solange es diesen Betrachter gibt, den einige als die Seele bezeichnen, ist er der Samen der Wiedergeburt, auch wenn er für einige Momente vor dem Kreislauf des Leidens geschützt war. Sobald die Situation sich verändert, wird die Wiedergeburt ganz leicht von Neuem stattfinden. Dies geschieht in dem Moment, in dem ich mich aus der Meditation erhebe. Ganz gleich, wie tief meine Versenkung war, schon nach kurzer Zeit verstricke ich mich bereits wieder in die Welt der Sinneseindrücke. Die grundlegenden Ursachen und Bedingungen der Wiedergeburt wurden nämlich noch nicht ausgelöscht. Die vollständige Befreiung wurde noch nicht verwirklicht. Nach der Erleuchtung muss noch gesucht werden.

Aus zwei Gründen können diese Versenkungen, wie tief und subtil die darin erfahrenen Bewusstseinszustände auch sein mögen, nicht das Nirvana sein: Wenn Siddhartha aus diesen Versenkungen auftauchte, erkannte er, dass er trotzdem immer noch der Gier, der Abneigung und der Verblendung unterworfen war. Die meditative Erfahrung hatte zu keiner permanenten Verwandlung geführt, und er hatte durch sie keinen dauerhaften Frieden gefunden. Doch Nirvana wurde nicht als eine vorübergehende Erfahrung definiert; es sollte ewig sein.

Er bezweifelte auch, dass diese höheren Bewusstseinszustände dem „Ungeborenen, Unbedingten und Ungeschaffenen" des Nirvana entsprechen sollten, denn ihm war deutlich bewusst, dass er diese Erfahrungen mit Hilfe seiner yogischen Kräfte gemacht hatte.

Viele, die diese Worte Buddhas gelesen haben, sind zu dem Schluss gelangt, dass er den Yoga und seine Mittel aufgrund seiner Erfahrungen mit seinen beiden Lehrern – die ihm offensichtlich Samkhya-Yoga und upanischadisches Denken gelehrt hatten – verworfen habe. Tatsächlich integrierte er diese meditativen Versenkungen und andere yogische Techniken jedoch in seine eigene Lehre und praktizierte sie ein Leben lang. In der oben zitierten Passage wird allerdings deutlich, dass er die metaphysischen Interpretationen der meditativen Erfahrung, die seine Lehrer gegeben hatten, nicht akzeptieren konnte. Seine eigene Integrität und Wahrheitsliebe, aber auch der Skeptizismus gegenüber metaphysischen Anschauungen, der sein Lehren ein Leben lang auszeichnete, erlaubten es ihm nicht, eine Deutung zu akzeptieren, die nicht von der Erfahrung bestätigt wurde. Wir können also festhalten, dass Buddha zwar die traditionelle Metaphysik des Yoga verwarf, doch in seinem unerschütterlichen Vertrauen auf eine direkte Verwirklichung erweist er sich als einer der größten Yogis Indiens.

Als ich zum ersten Mal von Buddhas Enttäuschung über die erhaltenen Lehren las, wurde ich sofort an meine eigene Erfahrung erinnert: Wie wunderbar ruhig und friedvoll ich mich nach der „Yoga-Praxis" fühlte, und wie schnell ich in das Leiden der Anhaftung und Abneigung – Begierde und Zorn – zurückfiel. Als ich schließlich Yoga-Lehrer wurde, spürte ich immer deutlicher, dass viele Schülerinnen und Schüler ähnliche Erfahrungen zu machen schienen. Glücklich verließen sie den Unterricht, aber sobald sie sich wieder in der „Welt der Sinneseindrücke verfingen", fanden sie sich in ihrem bedrückenden Leben wieder – aus der Glückseligkeit kehrten sie auf direktem Weg in den Alltagsstress zurück. Demnach stellt sich eine Frage: Wie können wir diesen offenbar endlosen Kreislauf anhalten, dieses ununterbrochene emotionale und psychische Auf und Ab? Ganz allgemein können wir in unserem Leben, insbesondere jedoch in unserer Yoga-Praxis, die Bewegungen von *samsara* verfolgen. Dieser zyklische Prozess von „Geburt und Tod" ereignet sich immer wieder, von Moment zu Moment! Wie sollen wir damit umgehen?

Nachdem Siddhartha Uddaka Ramaputta verlassen hatte, beschritt er den Pfad der Askese. Viele Einsiedler, die in den Wäldern lebten, waren der Ansicht, dass sie so ihr Karma zum Stillstand bringen und die Befreiung erlangen könnten. Sechs Jahre lang nahm Gautama extreme Entbehrungen auf sich, bis er schließlich dem Tod näher war als der Befreiung, die er gesucht hatte. Trotz Askese und Selbstkasteiung spürte er, wie sein Körper nach Aufmerksamkeit verlangte und ihn auch weiterhin Anhaftungen und Abneigungen quälten. Tatsächlich schienen die Selbstkasteiungen seine Obsession mit dem Körper nur noch zu verstärken, etwa so, wie ein magersüchtiger Mensch vom Körper besessen ist, den er zu verleugnen sucht.

Er fragte sich, ob es nicht noch einen anderen Weg gebe. Als er darüber nachdachte, erinnerte er sich an ein Erlebnis aus seiner Kindheit, als er als Neunjähriger spontan zu meditieren begann. Es war während des Rituals des ersten Pflügens der Felder gewesen. Der junge Siddhartha beobachtete, wie ein Wasserbüffel unter der heißen Sonne den Pflug hinter sich herzerrte und dabei die Erde umgrub und die zuckenden Würmer zerschnitt, auf die sich die Vögel herabstürzten, die sie mit ihren Schnäbeln aufpickten. Mit dem Samen des Mitgefühls im Herzen setzte sich der Junge in den kühlenden Schatten eines Rosenapfelbaums. Dort, „weit entfernt von sinnlichen Begierden und unheilsamen Dingen", verweilte er, „in dem Glück und der Zufriedenheit, die aus der Abgeschiedenheit kommen", in einer ersten Meditation, die noch von Nachdenken und Erforschen begleitet war.

Daran erinnerte sich Siddhartha nun, viele Jahre später, und fragte sich: „Ist dies vielleicht der Weg, der zur Erleuchtung führt?" In diesem Moment tauchte tief aus seinem Inneren eine Antwort auf: „Ja! Das ist ganz sicher der Weg, der zur Erleuchtung führt!"

Das sind gute Neuigkeiten für uns alle: Wir müssen uns nicht quälen, um Befreiung zu finden, denn Nirvana existiert auf natürliche Weise in allen Menschen. Es ist mit der Textur unserer menschlichen Existenz verwoben. Als Kind, ohne Meditationsunterweisungen, hatte Siddhartha den Geschmack des Nirvana spontan empfunden.

Nehmen Sie sich jetzt bitte einen Moment Zeit, schließen Sie die Augen, und erinnern Sie sich an die Religion, die Sie als Kind praktizierten. Nicht die Religion, in der Sie erzogen wurden, sondern die Religion, die noch *vor* der Religion lag, als der weite Himmel und die wunderbare Erde noch wirklich eins waren. Vielleicht lagen Sie damals auf dem Rücken und betrachteten die Wolken, vielleicht waren Sie vollkommen vom Kommen und Gehen der Wellen am Strand verzaubert oder aber Ihr Blick drang tief in das Adergeflecht eines Blattes ein. Ich kann mich an Zeiten erinnern, als es regnete und ich ganz und gar in das Wunder eines Regentropfens versunken war, der die Scheibe herabfloss. Ein anderes Mal beobachtete ich so konzentriert einen Käfer, der über eine Erdbeerpflanze krabbelte, dass seine Perspektive zu meiner eigenen wurde.

Erinnern Sie sich daran, wie es war, durch eine Welt der Wunder zu laufen? Können Sie sich darauf besinnen, je durch eine Welt der reinen Freude gereist zu sein, mit einem Glücksgefühl, das noch nicht von Anhaftung oder Abneigung befleckt war? Was ist aus dieser Welt geworden? Yoga, einschließlich Buddhas Yoga, wird oft „der Pfad der Umkehr" genannt – eine Umkehr zurück zu unserem wahren Zuhause, von dem wir schließlich erkennen werden, dass wir es nie verlassen haben.

Als Buddha sich an seine Kindheit erinnerte, verstand er, dass wir durch einen Yoga des Mitgefühls und der Einsicht ein inneres Potenzial entwickeln können, das wir alle bereits miteinander teilen. Dieses Potenzial kann uns zu *ceto-vimutti* führen, ein Begriff aus dem Pali, der „Befreiung des Geistes" bedeutet und ein Synonym für Erleuchtung ist. Wir können einen Yoga praktizieren, der zur Befreiung des Geistes von seinen Konditionierungen und erlernten Verhaltensweisen führt, weg von seiner Tendenz, sich der von Moment zu Moment gelebten Erfahrung unserer Existenz zu entziehen.

Wir müssen dies *mit* unserer menschlichen Natur tun und nicht, indem wir gegen sie ankämpfen oder sie unterdrücken. Buddhas zukünftige Praxis entwickelte und unterstützte heilsame Geisteszustände, wie zum Beispiel Mitgefühl und liebevollen Gleichmut, die er in seiner spontanen Meditation unter dem Rosenapfelbaum erfahren hatte. Er erkannte, dass er sich nicht davor schützen musste, die reine Freude zuzulassen, die er als Kind erfahren hatte, da sie frei von Anhaftung und Abneigung gewesen war. Ihm begann das deutlich zu werden, was er nach seiner Erleuchtung den „Mittleren Weg" nennen sollte, der zwischen Sinnenlust und Askese liegt.

Die spezielle Technik, die er entwickelte, um mit seiner menschlichen Natur zu arbeiten, bezeichnete er als die Entwicklung von „Achtsamkeit" (Pali: *sati*; Skrt.: *smriti*). Dazu bedarf es einer absichtslosen, wertfreien Betrachtung des physischen und geistigen Verhaltens von Moment zu Moment. Mit achtsamer Aufmerksamkeit betrachtete er einfach nur seinen Körper – seine Positionen und Bewegungen, seine einzelnen Teile, seine Empfindungen und seine Unbeständigkeit; er betrachtete seine Gefühle und emotionalen Prozesse sowie die Art und Weise, wie seine Sinne, Wahrnehmungen und Gedanken mit der äußeren Welt verbunden sind.

Siddhartha bediente sich der Konzentration, die er bei seinen Yoga-Lehrern kennen gelernt hatte, und richtete sie auf die Betrachtung seines Körpers und Geistes, um sich dadurch vollkommen bewusst zu machen, wie sie funktionieren und von welchen Bedingungen sie abhängen. Einerseits tat er dies, um seinen Körper und Geist unbeschränkt positiv einsetzen zu können, andererseits konnte er sich dadurch vollständig von seinen vorgefassten Ansichten über die Funktionsweise von Körper und Geist befreien. Noch wichtiger ist jedoch, dass er sich so von seiner *Unbewusstheit* über die Funktionsweise von Körper und Geist und ihrem Bezug zur Welt befreite. Er war zu der Überzeugung gelangt, dass die Lösung für das Problem des Leidens, das ihn zu seiner Suche veranlasst hatte, in ihm selbst lag oder, wie er es ausdrückte, „in diesem sechs Fuß langen Körper". Es ist sicherlich interessant, dass ganz am Anfang von Buddhas Yoga bereits der Samen zu finden ist, der 1000 Jahre später überall in Indien die tantrische Bewegung entstehen ließ: In der Zwischenzeit hatten sich nämlich viele Praktizierende des buddhistischen und hinduistischen Yoga in der Vorstellung verfangen, dass der Körper nicht so sehr das Werkzeug der Befreiung, sondern vielmehr ein Hindernis zu ihrer Verwirklichung darstellt.

In der Praxis der Achtsamkeit wurde ihm das Ausmaß des Leidens (Pali: *dukkha*; Skrt.: *duhkha*) immer deutlicher, und sie zeigte ihm, wie die Aktivität des Anhaftens, der Abneigung und der Unwissenheit dieses Leiden schüren. Indem er diese Geisteszustände betrachtete, ohne sich mit ihnen zu identifizieren, ohne dem stark empfundenen Wunsch nachzugeben, sie auszudrücken, aber auch – was genauso wichtig ist –, ohne sie zu unterdrücken, sondern indem er stattdessen immer nur vertrauter mit ihnen wurde, begriff er, dass *alles* unbeständig ist. Alles ist im Fluss und verändert sich beständig. Nichts ist von Dauer – weder das Anhaften noch das, was es ergreift, und auch nicht das Glücksgefühl der Meditation selbst.

Durch diese Beschreibung können wir verstehen, dass Buddhas Achtsamkeits-Meditation „analytischer" ist als einige andere Meditationsformen, die uns vielleicht bekannt sind, wie zum Beispiel innere Mantra-Rezitationen und Visualisierungen. Der Prozess, den Buddha lehrte, besteht jedoch nicht einfach nur aus Nachdenken. Achtsamkeits-Meditation ist kein rein diskursives Denken, sondern – was ich immer wieder betonen werde – eine Art von Yoga, die uns ein anschaulicheres, unmittelbar *gelebtes* Verständnis vermittelt, als rein rationale Prozesse dies tun können.

Neben der Praxis der Achtsamkeit entwickelte Buddha gewisse hilfreiche Geisteszustände, die er die „Vier Unermesslichen" nannte und als *brahma viharas* (wörtlich: „Wohnorte Brahmas" oder „göttliche Verweilzustände") bereits in den alten yogischen Lehren kennen gelernt hatte. Die erste dieser Unermesslichkeiten ist eine Praxis, die zur Entwicklung eines offenen Gefühls der Liebe (Pali: *metta*; Skrt.: *maitri*) ermutigt, einer Liebe ohne Hass gegenüber allen Wesen, sichtbaren und unsichtbaren, großen und kleinen, in dieser und in allen weiteren Welten. Bei der zweiten handelt es sich um unterstützendes Mitgefühl *(karuna)*, in dem es kein Gefühl der Trennung zwischen Meditierendem und jenen, die leiden, gibt. Die dritte ist die Entwicklung von Mitfreude *(mudita)*, die sich am Glück anderer erfreut, ohne dabei an sich selbst zu denken. Die vierte schließlich ist ein Zustand des Gleichmuts (Pali: *upekkha*; Skrt.: *upeksha*), der ein Loslassen der Ich-Zentriertheit erfordert, aus der heraus wir andere Dinge und Menschen als Objekte betrachten, die uns entweder zum Vorteil oder zum Nachteil gereichen. Gleichmut ist weder Desinteresse noch Gleichgültigkeit, sondern die Qualität eines Geistes, der alle Wesen als gleich betrachtet und keines dem anderen vorzieht.

Die Erleuchtung Buddhas wird in vielen Lehrreden aus unterschiedlichen Perspektiven geschildert. Die ältesten Berichte beschreiben sein Erwachen alle in eher nüchternen psychologischen Formulierungen. Zumeist ist in ihnen von vier Meditationszuständen die Rede, die *jhanas* (Skrt.: *dhyanas*) genannt werden und in der Erkenntnis des Leidens, seiner Ursache, seiner Beendigung und des Pfades, der zu seiner Beendigung führt, gipfelt.

In den Worten Buddhas, die im Pali-Kanon überliefert sind, „neigte oder richtete er seinen Geist" auf verschiedene Meditationsobjekte, unter anderem auf die Erinnerung an frühere Leben, die Funktionsweise des Karmas und die Untersuchung des Leidens, seiner Ursachen und wie es beendet werden kann. Dem Pali-Kanon zufolge erstreckte sich sein Erwachen über die Spanne von drei „Nachtwachen" (zirka neun Stunden), doch dabei handelt es sich wohl eher um einen verdichteten mythischen Zeitrahmen. Wahrscheinlich dauerte es Tage oder sogar Wochen ab dem Zeitpunkt, an dem er seine Selbstkasteiungen aufgab.

Trotz Buddhas eigener, präziser Beschreibungen, die uns in den Pali-Sutras vorliegen, wurde sein Erwachen immer mehr als etwas ganz anderes dargestellt und als mystische Erfahrung einer transzendenten Offenbarung der Wahrheit verschleiert. Unglücklicherweise haben viele Autoren seine Erleuchtung mit dem Aufleuchten eines Blitzes verglichen. Selbstverständlich gibt es solche blitzartigen Einsichten, doch dabei handelt es sich nicht um das vollständige Erwachen, das Buddha beschrieben hat.

Buddhas Erwachen nahm also mindestens neun Stunden in Anspruch. Er selbst warnte davor, „dass der Fortschritt schrittweise erfolgt und es keine plötzliche, spontane Erkenntnis gibt". Außerdem wurde der Prozess des Erwachens offenkundig von der Vernunft gesteuert. Darauf weist in den Texten die dreimal wiederholte Formulierung „Ich richtete meinen Geist auf die Erkenntnis des ..." hin. Siddhartha richtete seinen Geist auf eine tiefere Erkenntnis der upanischadischen Lehren über die Reinkarnation (die Buddha als „Wiedergeburt" umformulieren sollte – was nicht dasselbe ist wie die traditionelle brahmanische Anschauung) und des Karma. Seine „Vier Edlen Wahrheiten" (die ich im nächsten Kapitel beschreiben werde) basieren auf dem vedischen Modell des *ayurveda*, jenes alten indischen Heilsystems, das bis heute praktiziert wird und im Westen immer populärer wird.

Buddha hat nie behauptet, dass seine Lehren eigene Schöpfungen sind. Seine ersten drei Edlen Wahrheiten hätten bei den Shramanas Nordindiens und den upanischadischen Heiligen keinen Widerspruch hervorgerufen. Die vierte Wahrheit, der Pfad, wurde von Buddha als ein uralter Weg beschrieben, den bereits andere in einer fernen Vergangenheit beschritten hatten, der jedoch in Vergessenheit geraten war und durch ihn einfach nur wiederentdeckt wurde. Er sprach von seiner Einsicht in die Dinge „wie sie wirklich sind": Seine Lehre beruhte nicht auf philosophischen Konzepten, sondern der Pfad war der Struktur der Wirklichkeit eingeschrieben. Falls es überhaupt ein „Aufleuchten eines Blitzes" gegeben hat, dann vielleicht als plötzliche Einsicht in die Verbundenheit dieser vier Wahrheiten und in die Erkenntnis, dass es sich dabei um eine Methode handelt, die, angewendet, tatsächlich zur Befreiung führt.

Wieso Buddhas eigene Schilderung in den Mystizismus einer reinen Offenbarung der Wahrheit umgedeutet wurde, lässt sich vielleicht mit der historischen Verwandlung der Lehren Buddhas in eine Religion erklären. Buddha war kein „Buddhist" – und seine ursprünglichen Anhänger und Anhängerinnen auch nicht. Buddha entdeckte den Dharma (im Gegensatz zu erfinden oder entwickeln) und lehrte daraufhin den Dharma. Seine Anhänger waren Praktizierende des Dharma. Nach seinem Tod wurden die grundlegenden Lehren und Instruktionen im Laufe der Zeit von religiösen Interpretationen überlagert. Komplexität wurde, wie so oft, auf Einheitlichkeit reduziert. Anstatt den verflochtenen Komplex von Wahrheiten, den Buddha gelehrt hatte, als Methode der Betrachtung und Praxis hervorzuheben, verlagerte sich die Betonung – möglicherweise unter dem Einfluss vedantischer und upanischadischer Lehren – auf eine einzige, absolute Wahrheit. Dadurch verwandelte sich eine soteriologische (d. h. Befreiungs-) Lehre und Methode der Praxis in eine metaphysische Epistemologie oder ein Glaubenssystem.

Selbstverständlich war Buddhas Erwachen nicht einfach nur ein analytischer oder rationaler Vorgang. Es war zugleich etwas zutiefst Existenzielles, Psychologisches. Die „Aha!"-Erfahrung des analytischen Prozesses wurde von der „Oh!"-Erfahrung der intuitiven Einsicht begleitet. Oder, wie es der zeitgenössische Vipassana-Lehrer S. N. Goenka ausgedrückt hat: Buddha erfuhr ganz direkt, was Physiker heutzutage über das Universum herausfinden – die Insubstantialität (das Nicht-Selbst) der Materie. Buddha wurde durch diese Einsicht befreit, Physiker jedoch, die einfach nur nach Außen blicken, die Wirklichkeit vermessen und sich nur auf der Ebene des intellektuellen Verständnisses bewegen, ohne ihre Erkenntnisse in einer direkten Realisierung zu verinnerlichen, leiden auch weiterhin.

Immer wieder unterstrich Buddha, dass der Dharma nicht allein durch Nachdenken, wie tief auch immer es sein mag, verstanden werden kann. Der Dharma offenbart seine wahre Bedeutung, wenn er direkt erfasst wird, was nur durch yogische Methoden und innerhalb eines moralischen Zusammenhangs möglich ist. Die Vier Edlen Wahrheiten sind, wie wir sehen werden, logisch absolut sinnvoll, doch als Glaubenssätze oder Tatsachenbehauptungen sind sie nicht sonderlich beeindruckend. Um wirklich zu beeindrucken, zu verwandeln und zu heilen, müssen sie in das eigene Leben integriert werden. Wir müssen ihnen gemäß *handeln*!

Um uns auf die Vier Edlen Wahrheiten einzulassen, sollten wir sie nicht als Dogma oder Glaubenssatz begreifen, sie nicht in eine Religion verwandeln (obwohl an sich nichts falsch daran ist, dem Buddhismus als Religion zu folgen), sondern wir müssen sie verinnerlichen und als unsere Dharma-Praxis leben – als unser *Leben*. In der ersten Edlen Wahrheit ermutigt uns Buddha, in aller Kürze gesagt, Dukkha zu *erkennen* und uns nicht von ihm abzuwenden. Wir müssen selbst begreifen, wie wir leiden, und, ohne das Leiden zu verleugnen oder uns von ihm abzulenken, uns dafür öffnen, es zu erfahren und zu verstehen.

Was die zweite Wahrheit, die Ursachen des Leidens, betrifft, müssen wir *verstehen*, dass Ursachen und Leiden letztendlich nicht zwei sind. Wenn wir erkennen, dass Ursachen und Leiden nicht getrennt sind, liegt es an uns, die Ursachen loszulassen. In diesem Loslassen berühren wir die zeitlose Wirklichkeit, die „Leerheit", von der immer wieder die Rede ist, obwohl es vielleicht besser ist, je weniger man von ihr spricht. Die dritte Wahrheit ermutigt uns, dieses Loslassen zu *verwirklichen* – die Beendigung des Leidens.

Viele von uns – vielleicht die meisten oder sogar wir alle – verwirklichen hin und wieder, zumeist spontan, diese Beendigung des Leidens. Selbst wenn wir nie von Buddha oder Dharma gehört haben, berühren wir ab und zu diese Dimension. Wir erfahren sie als eine momentane Lücke zwischen den Wolken, als einen erhellenden Blitz. Viele von uns verwechseln diese Erfahrung mit dem vollkommenen Erwachen. Doch die vierte Wahrheit – und Buddhas gesamtes Leben nach der Erleuchtung – zeigt, dass wir den Pfad entwickeln müssen. Erwachen können wir nicht in einer weit entfernten Zukunft verwirklichen – in irgendeinem zukünftigen Leben. Erwachen oder Erleuchtung darf nicht zu einem Ding gemacht werden, da es keine konkrete Sache ist, sondern ein Prozess. Dieser Prozess ist jedoch nichts anderes als der Pfad, der letztendlich nicht von unserem Leben getrennt ist. Thich Nhat Hanh sagt dazu: „Erleuchtet zu werden heißt, über etwas erleuchtet zu werden."

In der buddhistischen Gemeinschaft und unter den Praktizierenden des Yoga-Vedanta herrschte über Jahrhunderte eine leidenschaftliche Debatte darüber, ob Erleuchtung nah oder fern, direkt oder stufenweise, einfach erreichbar oder nur durch größte Anstrengungen erreichbar sei. Ich musste oft lächeln, wenn ich an diese dualistische Entweder-Oder-Debatte dachte, da es sich doch eigentlich um eine Lehre handelt, die, in meinen Augen, den Inbegriff der höchsten Lehren der Nichtdualität verkörpert. Vielleicht ist es, mit Nagarjuna gesprochen, zugleich beides und weder das eine noch das andere. Wir können in diesem Zusammenhang auch über Shunryu Suzukis enigmatische Bemerkung nachdenken: „Jeder von euch ist vollkommen, so wie er ist ... und zugleich könnt ihr ein klein wenig Verbesserung gebrauchen."

Kapitel zwei

Die Yoga-Praxis der Vier Edlen Wahrheiten

Nach seinem Erwachen war Buddha der Ansicht, dass er nicht versuchen sollte, andere in den Einsichten zu unterweisen, die er erkannt hatte, denn er empfand, dass der von ihm entdeckte Dharma „tief und schwer zu sehen, schwer zu entdecken ... nicht durch Nachdenken zu erreichen und subtil ist". Daher würde es für alle, die noch in ihren Anhaftungen gefangen waren, schwer sein, die Wahrheit des abhängigen Entstehens zu erkennen. Nach traditionellen Texten ersuchte der Gott Brahma Sahampati Buddha persönlich, den Menschen den Dharma zu lehren. Spätere Texte betonen jedoch das innere Ringen, das dieser Konflikt in Buddhas Leben darstellte. Schließlich entschied Buddha jedoch, dass einige Menschen stark genug litten, um nach einer Lösung der „Großen Frage von Leben und Tod" zu suchen. Unter ihnen gäbe es sicherlich einige, die zur Einsicht fähig wären, obwohl es in der Tat sehr schwierig sein würde, den Dharma zu lehren und die meisten Menschen seine Lehren nicht verstehen könnten.

Die ersten Menschen, von denen Buddha glaubte, er könne sie den Dharma lehren, waren seine beiden Yoga-Lehrer, doch diese waren mittlerweile gestorben. Daraufhin entschloss er sich, die fünf Shramanas in Benares zu unterweisen, mit denen er sich den Großteil der sechs Jahre, die er anfangs auf dem Pfad verbrachte, in Askese geübt hatte. Sie hatten Buddha gemeinsam als Gruppe verlassen, nachdem er wieder angefangen hatte, zu essen und sich um seinen Körper zu kümmern, da sie fanden, dass er in die Sinnenfreude zurückgefallen war. Als sie ihn näher kommen sahen, waren sie deshalb nicht sehr erfreut und einigten sich darauf, ihm keine Ehrerbietung zu erweisen.

Doch sobald Buddha ihnen begegnete, waren sie so beeindruckt, dass sie sich erhoben, ihm einen Sitz herrichteten, Wasser, einen Schemel und ein Handtuch bereitlegten und sich vor ihm verneigten. Sie alle waren von seiner Ausstrahlung und tiefen Ruhe berührt. Dennoch fiel es ihnen schwer, seiner Erklärung Glauben zu schenken, dass er „die Todlosigkeit gefunden habe und vollständig erleuchtet wurde", nachdem er die Selbstkasteiungen aufgegeben und sich unter den Bodhi-Baum gesetzt hatte. Auf ihren Skeptizismus erwiderte er schließlich, ob er sie jemals belogen habe. Die fünf mussten zugeben, dass dies nie der Fall gewesen war, und sie entschlossen sich, Buddha zuzuhören.

Was er dann berichtete, ist uns als eines der berühmtesten Sutras überliefert: *Die erste Umdrehung des Dharma-Rades*. In dieser Lehrrede beschreibt Buddha seine Erkenntnisse als den Mittleren Weg zwischen den Extremen der sinnlichen Vergnügungen und der Askese. Diesen Weg nannte er den „Edlen Achtfachen Pfad". Er besteht aus vollkommener Ansicht (Verständnis), vollkommenem Denken (Absicht, Entschluss, Ziel, Streben, Motivation), vollkommener Rede, vollkommenem Handeln (ethisches Verhalten), vollkommener Lebensweise, vollkommenem Bemühen, vollkommener Achtsamkeit (Aufmerksamkeit) und vollkommener Konzentration (Meditation, Kontemplation).

Danach lehrte Buddha, was mit Recht seine zentrale Lehre genannt werden kann, mit der alle Schulen des Buddhismus, worin auch immer ihre Unterschiede bestehen, übereinstimmen: die Vier Edlen Wahrheiten. Und doch, das habe ich bereits erwähnt, basieren diese Wahrheiten auf dem diagnostischen Modell des Aryuveda, das auf die Veden zurückgeht. Es umfasst vier Abschnitte: (1) Diagnose, (2) Ätiologie (Lehre von den Krankheitsursachen), (3) Prognose und (4) Behandlung.

Am Anfang steht die Diagnose einer „Erkrankung", die Buddha als Dukkha bezeichnete. Danach müssen die Ursachen der Krankheit, *samudaya*, bestimmt werden. Sobald die Diagnose abgeschlossen ist, muss der Arzt dem Patienten eine Prognose stellen, und in diesem Fall hat Buddha eine positive Prognose für unsere menschliche Grundsituation anzubieten: *nirodha* (Befreiung). Dukkha kann geheilt werden. Schließlich verordnet der Arzt eine Behandlung – Buddha schlägt den Achtfachen Pfad (Pali: *magga*; Skrt.: *marga*) zur Behandlung vor. Lassen Sie uns diese Edlen Wahrheiten etwas genauer betrachten, um herauszufinden, welche Bedeutung sie für unsere Yoga-Praxis haben.

Die erste Edle Wahrheit beschreibt Dukkha. Meist wird dieser Begriff aus dem Sanskrit mit „Leiden" übersetzt, doch wenn wir hören, dass Buddha gesagt haben soll, „Alles Leben ist Leiden", fühlen wir uns verständlicherweise etwas entmutigt. Wir wollen jedoch einen Blick auf die ursprüngliche Bedeutung des Wortes werfen, darauf, wie es in der Zeit Buddhas benutzt wurde. Dukkha heißt „schlechte" oder

„falsche Position" und bezeichnete eine Achse, die vom Zentrum eines Rades abweicht. Sie war nicht zentriert, also buchstäblich in einer falschen Position. Wenn es sich dabei um das Rad eines Karrens handelt, können wir uns die holprige, uns irritierende Fahrt vorstellen, die wir darin unternehmen würden. Falls das Rad die Drehscheibe eines Töpfers ist, wäre es sehr schwierig, der Form, die wir hervorbringen wollen, eine schöne, ausgewogene Gestalt zu verleihen. Wenn wir jetzt an die Form unseres eigenen Lebens und unserer Gesellschaft denken, spüren wir vielleicht, dass Buddha uns auf etwas hinweisen wollte.

Wenn wir ehrlich sind, müssen wir zugeben, dass das Leben für viele von uns immer wieder unausgewogen, aus dem Gleichgewicht gekommen und zumindest ein wenig unbefriedigend ist. „Leiden" ist ein schweres Wort, und vielen von uns mag das Leiden nicht so allumfassend erscheinen. Doch wenn wir Dukkha im ursprünglichen Sinne verstehen, nämlich dass unser Leben nicht ganz im Gleichgewicht ist – dass etwas mit unserer Lebensweise und unseren Beziehungen zu anderen und zu unserer Umwelt nicht ausgewogen ist –, dann werden sicherlich nicht viele widersprechen. Selbstverständlich bezieht sich Dukkha auch auf alles, was wir normalerweise unter Leiden verstehen.

Dukkha kann uns als körperliches Ungleichgewicht entgegentreten. Alles, von einem leichten Unwohlsein im Magen, nachdem wir etwas gegessen haben, was uns nicht bekommen ist, über starke Zahnschmerzen oder ein gebrochenes Bein, über die unangenehme Kälte einer Winternacht bis zu den verheerenden Auswirkungen von Krebs und Herzkrankheiten ist Dukkha. Dukkha kann auch als geistiges Ungleichgewicht erscheinen, als Depression, Zorn, Einsamkeit oder eine der unzähligen Arten psychischer Schmerzen. Es kann die eindeutige Enttäuschung sein, die wir empfinden, wenn wir etwas nicht bekommen, womit wir gerechnet haben, oder aber wenn wir etwas bekommen, was wir lieber nicht hätten. Es kann aber auch das eher unterschwellige Gefühl einer existenziellen Leere sein, einer Entfremdung oder Angst, wie auch die deutliche Langeweile und Unzufriedenheit, die sich immer dann einstellen, wenn wir uns nicht ablenken.

In der Praxis des Achtsamkeits-Yoga, die ich später in diesem Buch vorstellen werde, kann Dukkha als Selbstkritik und Beurteilung erscheinen, mit der wir auf unsere Praxis reagieren, wenn wir in der Vorbeuge eigentlich tiefer gehen wollen oder länger im Kopfstand bleiben möchten – so wie die Frau auf der anderen Seite der Übungsraums! Dukkha ist auch die Angst davor, in die Rückbeuge zu gehen, oder der Ärger, wenn wir in einer Haltung das Gleichgewicht verlieren. Die Praxis der *asanas* ist so wunderbar, weil sie uns diese Herausforderungen stellt, denn in der Praxis der ersten Edlen Wahrheit müssen wir zuallererst erkennen, *wo* wir leiden – in unserem Körper, in unseren Beziehungen, in unserem Verhalten, in unserem Leben – und *wie* wir in einer bestimmten Weise leiden. Wenn wir mit dieser Wahrheit arbeiten, beginnen wir bereits, unsere Konditionierungen zu erkennen – die gewohnten Muster unseres Verhaltens und Denkens.

Buddha zufolge ist Dukkha, das nicht erkannt wird, oder, anders gesagt, unsere Unaufmerksamkeit gegenüber der Existenz von Dukkha ein noch schlimmerer Zustand, ein weitaus schlimmeres Dukkha als Dukkha selbst. Wie jeder gute Arzt müssen wir unser Dukkha identifizieren. Wir müssen wissen, was uns bedrängt und festnagelt. Sobald Dukkha auftaucht, versuchen wir meist, es zu ignorieren, oder aber wir maskieren es durch irgendeine Unterhaltung und Ablenkung oder versuchen, es mit Gewalt wegzudrängen. Auf dem Yoga-Weg erkennen, identifizieren und gestehen wir es uns mit Freundlichkeit und ohne Aggressionen ein. Wir müssen Dukkha anerkennen und würdigen. Immer wieder schämen wir uns, Dukkha zu erfahren – und fügen dem ursprünglichen Dukkha damit weiteres Dukkha hinzu; doch es gibt einen Grund, wieso Buddha von der Edlen Wahrheit des Dukkha sprach. Denn nur durch unser Dukkha, indem wir uns ihm öffnen, können wir beginnen, wirklich zu erwachen. Sobald Dukkha erkannt wird, müssen wir tief in seine wahre Natur schauen und seine Ursachen verstehen. Wenn wir sie verstanden haben, wird Dukkha bereits verwandelt sein.

Die zweite Edle Wahrheit befasst sich mit dem Entstehen von Dukkha. Eine verbreitete Interpretation der Lehre Buddhas besagt, dass Gier die Ursache von Dukkha sei. Gier steht üblicherweise an erster Stelle der Liste der Bedrängnisse (Pali: *kilesas*; Skrt.: *kleshas*), die außerdem Zorn, Angst, Stolz, falsche Ansichten und viele weitere Geisteszustände umfasst. Die zweite Edle Wahrheit ermutigt uns dazu, so klar wie möglich zu erkennen, was die Ursache des Dukkha unserer gelebten Erfahrung ist. In der *Lehrrede über die vollkommene Ansicht (Sammaditthi-Sutta)* bestärkt Buddha uns darin, unser Dukkha tief zu betrachten und herauszufinden, welche Arten von „Nahrung" es entstehen lässt und weiterhin nährt.

Die erste und offensichtlichste Nahrung, die er erwähnt, sind Lebensmittel. Später werde ich etwas über die yogische Ernährungsweise sagen, doch an dieser Stelle mag es genügen, darauf hinzuweisen, dass bestimmte Lebensmittel der Gesundheit des Körpers und der geistigen Zufriedenheit zuträglicher sind als andere; wir müssen wissen, welche dies sind. Die zweite Art von Nahrung setzt sich aus unseren verschiedenen Sinneseindrücken zusammen. Wir nehmen alle Sinneseindrücke durch unsere sechs Sinnesorgane (Augen, Ohren, Nase, Zunge, Haut und Geist) auf, und diese Eindrücke stellen die Nahrung unseres Bewusstseins dar. Die dritte Art der Nahrung ist Absicht oder Wille und bildet die Basis all unserer Handlungen. Wir müssen unsere Absichten und unser Wollen betrachten, einschließlich unserer Absicht, Yoga, Meditation oder Achtsamkeit zu praktizieren, damit uns deutlich wird, ob sie uns in Richtung Freiheit und Glück oder in die Richtung von Dukkha führen. Wenn zum Beispiel unsere Motivation in der Praxis der Asanas darin besteht, „der Beste" zu sein, überanstrengen und verletzen wir uns vielleicht und stärken unseren Stolz und Egoismus.

Das Bewusstsein ist die vierte Nahrung. Unser Bewusstsein setzt sich aus allen unseren vergangenen Handlungen sowie den vergangenen Handlungen unserer Vorfahren und der Gesellschaft zusammen.

Unser Bewusstsein erschafft unseren Körper, unseren Geist und unsere Welt. Im *Dhammapada* heißt es dazu:

> Den Dingen geht der Geist voran; der Geist entscheidet:
> Kommt aus getrübtem Geist dein Wort und dein Betragen,
> so folgt dir Unheil *(dukkha)*, wie dem Zugtier folgt der Wagen.

> Den Dingen geht der Geist voran; der Geist entscheidet:
> Entspringen reinem Geist dein Wort und deine Taten,
> folgt das Glück *(sukha)* dir nach, unfehlbar wie dein Schatten.

Die Herausforderung der zweiten Edlen Wahrheit besteht darin, klar zu erkennen, dass unser Dukkha sich nicht wirklich von der Nahrung unterscheidet, die seine Ursache bildet. Wir selbst müssen begreifen – und nicht nur intellektuell verstehen –, dass Freiheit möglich ist, wenn wir einfach nur damit aufhören, die Nahrung zu uns zu nehmen, die die Ursache von Dukkha bildet. Sobald wir Dukkha deutlich erkennen und den Weg, der aus ihm herausführt, wirklich verstehen, entwickeln wir den starken Wunsch, seine Ursachen *loszulassen*. Wenn wir ganz deutlich begreifen, dass ein bestimmtes Denkmuster, ein Verhalten oder dass gewisse Lebensmittel unser Dukkha verursachen, so wie wir wissen, dass es Schmerzen verursacht, wenn wir ein heißes Schüreisen anfassen, werden wir diese Denkmuster, Verhaltensweisen oder Lebensmittel auf der Stelle loslassen – mit so wenig Bedauern und Konflikt, wie wir sie empfinden würden, wenn wir das heiße Schüreisen fallen ließen.

Wenn unsere Handlungen von Aufmerksamkeit begleitet werden, sind sie befreiend und kreativ. Sobald wir unachtsam sind, verwickeln wir uns in unsere Konditionierungen und bekannten Verhaltensmuster. Es sind diese konditionierten Handlungsmuster, die uns an den Kreislauf von Dukkha binden. In der Praxis der Asanas können wir anfangen, unsere Muster zu erkennen. Wenn wir tiefer in eine Beuge gehen und die Körperempfindungen intensiver werden – einfach nur, weil sie verschieden von denen sind, die wir kennen –, bemerken wir vielleicht, wie wir unsere Muskeln anspannen, den Atem anhalten und unser Geist sich in Abneigung verengt. Oder wir fangen an zu sehen, wie schnell wir angenehme Empfindungen festhalten, wie wir wollen, dass sie andauern, und wie wir darum ringen, sie zurückzugewinnen, nachdem sie verschwunden sind. All diese konditionierten Verhaltensmuster sind Ursachen von Dukkha, und in unserer Praxis können wir lernen, sie loszulassen.

Die dritte Edle Wahrheit besagt, dass die Überwindung oder Beendigung von Dukkha tatsächlich möglich ist. Selbstverständlich hilft es uns nicht weiter, dies einfach nur zu glauben. Diese Wahrheit (oder jede der Vier Edlen Wahrheiten) nur als Glaubenssatz anzunehmen, wäre so, als würden wir denken, dass es ausreicht, die Medizin, die der Arzt uns gegeben hat, einfach nur ins Regal zu stellen, anstatt sie auch zu nehmen! Die Herausforderung der dritten Wahrheit besteht darin, dass wir die Befreiung *verwirklichen*.

Wenn wir anfangen, mit der dritten Edlen Wahrheit zu arbeiten, besteht unser erster Schritt darin, ein Verständnis davon zu entwickeln, dass die Beendigung oder Eindämmung von Dukkha – und damit Wohlergehen (Sukha) – möglich ist. Wir müssen in der Lage sein, Dukkha zu erkennen, wenn es sich zeigt und uns an den wertvollen Gaben zu erfreuen, über die wir bereits verfügen. Thich Nhat Hanh erinnert uns daran, dass die dritte Edle Wahrheit uns sagen will, dass es nicht genügt, zu leiden. Wir sollten unsere gegenwärtige Situation tief betrachten und die Gründe für unser Glück, die bereits da sind, erkennen und sie dann unterstützen.

Obwohl Buddha die Wahrheit von Dukkha als erste Edle Wahrheit lehrte, handelt seine zentrale Lehre, die in der dritten Edlen Wahrheit zu finden ist, davon, „glücklich in den Dingen zu verweilen, so wie sie sind" *(drishta dharma sukha viharin)*. Glück *ist* möglich. Wenn wir die Dinge berühren, die Freude und Frieden bringen, werden wir erkennen, dass einfach nur zu sitzen, zu gehen, den Abwasch zu machen, dass einfach nur zu atmen ein Wunder ist, über das wir uns freuen sollten. Damit will ich jedoch nicht sagen, dass wir vor den unangenehmen Erfahrungen davonlaufen und nur die angenehmen begrüßen sollten. Wir sollten Buddhas eigener Praxis nacheifern und unserem Dukkha direkt ins Auge sehen.

Das führt uns in die tiefere Praxis der dritten Edlen Wahrheit: Wir wehren uns nicht mehr gegen unser Dukkha, wenn wir ihm direkt begegnen. Wenn wir versuchen, es wegzudrängen, genügt bereits unser Widerstand, um es stärker werden zu lassen. Stattdessen betrachten wir unser Dukkha, nehmen es an und erkennen so, dass Leiden und Glück nicht zwei sind. Dann wird unsere Freude wahrhaftige Freude sein und nicht einfach nur ein konditioniertes Reagieren auf die sich permanent ändernden Umstände.

In unserer Praxis der Asanas erhalten wir einen Geschmack der Befreiung, indem wir Dukkha loslassen und uns mit der Freude verbinden, die einfach gegenwärtig ist: die Freude, die darin liegt, einfach am Leben zu sein und in diesem Moment zu atmen. Wir können wirkliche Freude erfahren, die entsteht, wenn wir schließlich loslassen und unser Dukkha annehmen, anstatt so viel Energie mit dem Versuch zu verschwenden, es zu unterdrücken, zu verleugnen oder vor ihm weglaufen zu wollen. Glücklich in den Dingen zu verweilen, so wie sie sind, bedeutet auch, uns unseren Ängsten, unserer Traurigkeit und unseren Beurteilungen zu öffnen, ohne Widerstand in ihnen zu sein und uns ihretwegen nicht zu quälen. Ohne die Aggression gegen uns selbst zu richten, öffnen wir uns der gelebten Erfahrung des gegenwärtigen Moments, denn letztendlich handelt es sich immer um eine Aggression, die wir gegen uns selbst richten, wenn wir uns gegen irgendeinen Aspekt irgendeines Moments zur Wehr setzen. Dies ist eine Praxis der vorbehaltlosen Annahme und Nicht-Abwehr.

Die vierte Edle Wahrheit ist die äußerst pragmatische und kreative Antwort auf unser Dukkha. Sobald wir erkennen, dass dieser Pfad für uns der richtige ist, werden wir ihn *praktizieren*. Sobald wir die Freude der Befreiung von Dukkha berühren, werden wir diese Freiheit und diese Freude pflegen und nähren. Wenn ich an meine Dharma-Praxis denke, stelle ich mir keinen Pianisten vor, der Tonleitern übt. Ich denke viel eher an den Arzt, der Medizin praktiziert, oder an den Anwalt, der sich mit dem Recht befasst. Ihre Praxis ist eine Berufung. In dieser Weise kann auch unsere Yoga-Dharma-Praxis unsere Berufung sein. Die ursprüngliche Bedeutung von Berufung lautet, „seinen Ruf, seine Stimme [in der Welt] erklingen zu lassen". Was für eine wunderbare Art und Weise, unsere Praxis zu betrachten! Wenn wir uns dieser Praxis widmen, lassen wir unsere Stimme in der Welt erklingen; wir legen unsere Werte und Absichten bezüglich unserer Beziehung zum Leben selbst dar. Das ist damit gemeint, dass unsere Praxis unser Leben ist.

Wenn wir die Vier Edlen Wahrheiten betrachten, werden wir das erkennen, was Buddha in folgende Worte fasste:

> Jeder, der Dukkha sieht, sieht das Entstehen von Dukkha, die Beendigung von Dukkha und den Pfad, der zur Beendigung von Dukkha führt. Jeder, der das Entstehen von Dukkha sieht, sieht Dukkha, die Beendigung von Dukkha und den Pfad. Jeder, der die Beendigung von Dukkha sieht, sieht Dukkha, das Entstehen von Dukkha und den Pfad. Jeder, der den Pfad, der zur Beendigung von Dukkha führt, sieht, sieht Dukkha, das Entstehen von Dukkha und die Beendigung von Dukkha.

Wenn wir nur tief genug in eine dieser Wahrheiten blicken, sehen wir die anderen drei. Wir brauchen Dukkha, um den Pfad zu erkennen. Wenn wir uns von Dukkha abwenden, wenden wir uns von dem Pfad ab, der uns aus Dukkha herausführt. In dem Moment, in dem wir verstehen, wie unser Dukkha entstanden ist, sagt Buddha, befinden wir uns bereits auf dem Pfad der Befreiung. Aufmerksamkeit und Befreiung sind eng miteinander verknüpft. Deshalb sagt man auch, dass der Pfad bereits vollendet ist, sobald der erste Schritt auf ihn gesetzt wurde. Wir tun dies, Schritt für Schritt, Moment für Moment, einen Atemzug nach dem anderen.

Kapitel drei

Die Achtfachen Pfade

Als Buddha im Sterben lag, nahm er noch einen weiteren Schüler an, Subhadda, der neben ihm nieder-
kniete und ihn fragte, ob die anderen bekannten Lehrer aus der Gegend ebenfalls vollkommen erleuchtet
seien. Buddha antwortete, es sei unwichtig, ob einer dieser Lehrer vollkommen erleuchtet sei und sagte:
„Die Frage ist, ob *du* dich selbst befreien willst." „Falls du dies wünschst", fuhr Buddha fort, „solltest du
den Edlen Achtfachen Pfad praktizieren. Dort, wo der Achtfache Pfad praktiziert wird, herrschen Freude,
Friede und Einsicht." Von seiner ersten Dharma-Unterweisung bis zur letzten lehrte Buddha den Edlen
Achtfachen Pfad als einen Weg, der aus Dukkha herausführt.

Achthundert Jahre später verfasste Patanjali das *Yoga-Sutra* und kodifizierte damit eine zentrale Praxis
als *ashtanga*-Yoga („achtgliedriger Yoga"). Dies entsprang seinem Wunsch, die unterschiedlichen Lehren
des Yoga zu einer einheitlichen, systematischen Schule und Praxis zusammenzufassen, was möglicherweise unter dem Einfluss des Buddhismus geschah, der damals in Indien eine wichtige Rolle spielte. Ein
weiterer Ansatz, der im *Yoga-Sutra* zu finden ist, ist *kriya*-Yoga, das aus den drei Praktiken der Askese und
Disziplin *(tapas)*, des Studiums *(svadhyaya)* und der Verehrung Gottes *(ishvara-pranidhana)* besteht.

Damit er besser verstanden und gelehrt werden kann, wird Buddhas Achtfacher Pfad in drei Bereiche
der Praxis unterteilt: *shila* (Moral oder Ethik), *samadhi* (Konzentration oder Meditation) und *prajna*

(Weisheit). Diese drei Zweige sind jedoch keine spirituelle Leiter, auf der man sich anfangs in Moral und ethischem Verhalten übt, um dadurch die Konzentration und die meditativen Fähigkeiten zu erwerben, durch die man zu Einsicht und Weisheit gelangen kann. Eher sind sie wie die drei Beine eines Schemels – jedes einzelne ist gleichermaßen notwendig, damit der Hocker seinen Zweck erfüllen kann.

Wir könnten auch sagen, dass die Weisheit ganz am Anfang des Edlen Achtfachen Pfades steht, was sicherlich viele überraschen mag. Einer meiner Lehrer verglich den Pfad mit einer achtspurigen Megaautobahn. Ein geübter Fahrer wird alle acht Spuren benutzen, sie permanent im Blick behalten und dann die Spur wechseln, wenn er es für nötig hält. Außerdem beruht die verwandelnde Kraft dieses Pfades – vor allem im Zusammenhang damit, dass es in Wirklichkeit nichts zu erreichen gibt – darauf, dass wir uns auf den Weg machen und zur vollkommenen Ansicht zurückkehren. Anfangs bedarf es einer „relativ vollkommenen Ansicht" – also der Erkenntnis, dass es Menschen gegeben hat, die ihr Leiden verwandeln konnten –, damit wir uns überhaupt auf diese Reise begeben. Dazu ist es auch notwendig, von Anfang an zwischen heilsamen und unheilsamen Handlungen zu unterscheiden – doch dann, nachdem wir den Pfad betreten haben, entwickeln wir eine absolut vollkommene Sichtweise, also die Erkenntnis, dass alle Ansichten falsche Ansichten sind. Aus der „Perspektive" der absoluten Wirklichkeit stellt vollkommene Ansicht die Abwesenheit aller Ansichten dar! Obwohl es vielleicht paradox erscheinen mag, ist die Stimmigkeit dieser Logik äußerst beeindruckend.

Bevor wir uns einem kurzen Überblick über die acht Glieder des edlen Pfades zuwenden, möchte ich etwas zu dem Begriff sagen, der häufig noch mit „recht", also zum Beispiel mit „rechter Sichtweise", übersetzt wird. *Samma* (Skrt.: *samyak*) bedeutet „dasselbe" oder „gleich" und verweist im weiteren Sinne auf Vollkommenheit, Perfektion und Ganzheit. Samma bedeutet also ganz und gar nicht „recht" im Gegensatz zu „falsch", „schlecht" oder gar „böse".

Man kann Samma allerdings auch im Sinne von „geschickt" verstehen, als das, „was einer Situation angemessen ist"; dann bezieht sich der Begriff darauf, dass „etwas funktioniert" oder „in Harmonie mit der Wirklichkeit ist". Es gibt viele Wege, um von Brooklyn nach Manhattan zu gelangen. Einige sind vielleicht direkter als andere, doch wenn sie Sie dorthin bringen, wo Sie hinwollen, sind alle Wege „richtig". Wenn Sie jedoch nach Osten fahren, um von Manhattan nach Brooklyn zu kommen, werden Sie dort nie eintreffen, egal, welche Straße Sie nehmen. Die Straßen, die nach Osten führen, sind nicht notwendigerweise schlecht oder gar „böse" (obwohl manche New Yorker das sicherlich so sehen würden), sondern es sind einfach nicht die „richtigen" Straßen, um dahin zu gelangen, wo Sie hinmöchten.

Wir brauchen demnach auf jeden Fall eine Prise Weisheit, um mit der spirituellen Praxis überhaupt anzufangen. *Vollkommene Ansicht* ist das erste Glied, weil wir die Dinge so sehen müssen, wie sie sind. Wir müssen frei sein von einer konzeptuellen Sicht der Wirklichkeit, die nur unsere Meinungen und Ansichten reflektiert, und *wirklich* sehen, wie die Dinge sind. Vollkommene Ansicht, die manchmal auch *vollkommenes Verständnis* genannt wird, bedeutet, dass wir ein tieferes Verständnis der Vier Edlen Wahrheiten entwickeln. Vollkommene Ansicht heißt zu sehen, wie wir leiden, wie unser Leben nicht im Gleichgewicht ist, und zu begreifen, dass wir dagegen etwas tun können. Vollkommene Ansicht wird manchmal auch als die „Mutter aller Buddhas" bezeichnet, da sie uns von allen engen, eingeschränkten konzeptuellen Ansichten befreit.

Das zweite Glied, *vollkommenes Denken* (das manchmal auch vollkommene Absicht oder vollkommener Entschluss genannt wird), ist eine Praxis der Überprüfung unserer Motive, Gedanken und Gewohnheiten, die mit dem Entschluss verknüpft ist, sich in Richtung weniger Leiden, weniger Unheil für uns selbst und alle Wesen zu bewegen. Vollkommenes Denken entspringt der vollkommenen Ansicht und stimmt mit ihr überein. Wenn Sie die Wurzel Ihres Dukkha verstehen, werden Sie mit Sicherheit die vollkommene Absicht entwickeln, sich von ihr zu befreien. Solange wir der Ansicht sind, dass wir ganz und gar unabhängige, monadische Wesen sind, werden wir, da diese Sicht nicht mit der Wirklichkeit harmoniert, uns selbst und anderen auch weiterhin Leiden zufügen. Vollkommenes Denken reflektiert das Verständnis des „Interseins". Vollkommenes Denken ist in Harmonie mit vollkommener Ansicht.

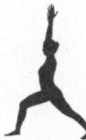

Intermezzo

Die Praktiken des Achtsamkeits-Yoga

Vier Praktiken, die sich auf vollkommenes Denken beziehen, können wir auf unsere Praxis der Yoga-Asanas anwenden:

Sind Sie sich sicher? Fehleinschätzungen sind eine Hauptursache von Dukkha. Während wir praktizieren, können wir uns fragen, ob unsere Einschätzungen wirklich stimmen, ob sie der Wirklichkeit entsprechen oder ob sie auf Fehleinschätzungen, Meinungen und ungeübtem Denken beruhen. Ist es tatsächlich unsere körperliche Inflexibilität, die uns davon abhält, eine bestimmte Asana einzunehmen, oder handelt es sich eher um eine Fehleinschätzung unserer Fähigkeiten. So beteiligte sich zum Beispiel eine meiner Schülerinnen einmal nicht an einer Variation von MARICHYASANA A (eine Haltung, in der es eine Bindung gibt – dabei werden die Hände hinter dem Rücken verschränkt), die ich mit denjenigen Schülern übe, die über weniger Flexibilität verfügen, da sie ohne Bindung eingenommen wird. Als ich zu ihr ging, um ihr zu helfen, die volle Haltung einzunehmen, lachte sie. Sie wusste nicht, dass sie ihre Hände auf dem Rücken verschränken konnte und hatte es deshalb nie versucht!

Auf der anderen Seite begegnen mir in fast jeder Klasse Schülerinnen und Schüler, die sich ihrer Sache *zu sicher* zu sein scheinen und sich in kaum noch erkennbare Versionen einer Haltung verbiegen. Sie strengen sich maßlos an, schnaufen, und sind sich nicht bewusst, dass sie sich dadurch buchstäblich in eine gefährliche Position bringen können!

Was mache ich? Wenn wir immer wieder innehalten und uns diese Frage stellen, wird sie zu einer Glocke der Achtsamkeit, die uns in den gegenwärtigen Moment zurückruft – in den einzigen Moment, den wir haben. Wenn wir praktizieren, wird sich unser Geist immer wieder in Gedanken an die Gegenwart und Zukunft verlieren – was Ihr Freund letzte Nacht zu Ihnen gesagt hat oder wo Sie nach dem Yoga zu Mittag essen werden. Vielleicht denken Sie auch so intensiv über eine Haltung nach, dass Ihnen gar nicht mehr bewusst ist, was Sie gerade tun. Diese Praxis der Aufmerksamkeit können wir auch anwenden, wenn wir feststellen, dass wir uns in einer Haltung zu sehr anstrengen, weil wir der eigentlichen Situation gegenüber nicht achtsam sind. „Was mache ich?" bedeutet, diese Art des Denkens aufzugeben und sich mit vollkommenem Denken zu verbinden.

Wenn ich Schülerinnen und Schüler sehe, die sich in einer Haltung zu sehr anstrengen, frage ich sie ganz einfach: „Was machen Sie da?" Das gibt ihnen die Zeit und den Raum, erneut darüber nachzudenken, was sie eigentlich tun und wieso. Diese Unterbrechung lässt sie in vielen Fällen erkennen, dass sie nicht sonderlich achtsam gewesen sind, sondern sich in ihre Ideen, Vorstellungen, Erwartungen und Wünsche verstrickt haben, anstatt darauf zu achten, was in ihren Körpern gerade geschieht.

Hallo Verhaltensmuster! Unser Verhalten in der Welt, wie es sich in unserer Yoga-Praxis widerspiegelt, beruht auf unserem Denken, das wiederum der Kraft unserer Gewohnheiten entspringt – den Verhaltensmustern unserer Konditionierungen, die uns nur allzu oft diktieren, wie wir mit uns und unserer Umgebung in Beziehung treten. Unsere Gewohnheiten sind so hartnäckig, dass sie an uns zu kleben scheinen, selbst dann, wenn wir unter ihnen leiden. Die Macht, die sie über uns haben, wird bereits kleiner, wenn wir sie wahrnehmen, sobald sie auftauchen, sie anerkennen und begrüßen, anstatt uns ihretwegen schuldig zu fühlen. Falls wir Perfektionisten sind und merken, dass unsere superkritischen Neigungen unsere Praxis bestimmen, kann die Bedrängnis durch unser zwanghaftes Denken bereits gelockert werden, wenn wir ihm mit „Hallo Verhaltensmuster!" begegnen.

Immer wieder bitte ich Schülerinnen und Schüler, darauf zu achten, ob sie beim AUFROLLEN IN DEN STAND ihre Arme anspannen und den Rücken aus den Schultern heraus aufrichten. Dafür sind Verspannungen des Rückens verantwortlich, die aus unseren Verhaltensmustern stammen; deshalb bitte ich sie, die Augen offen zu halten, sodass sie die Anspannung in ihren Armen erkennen können, sobald sie sich versteifen, als wären sie Boris Karloff in *Frankenstein*. Sie „lassen dann los", doch ein, zwei Momente später spannen sie ihre Arme erneut an. Anfangs sind sie dann oft sehr frustriert. Dann ist „Hallo Verhaltensmuster!" eine Möglichkeit, durch die sie akzeptieren können, dass die Dinge im Moment eben so sind. Indem sie dies einfach nur wahrnehmen, werden die Muster mit der Zeit schwächer werden.

Wenn wir gegenüber unseren Verhaltensmustern eine freundlichere Haltung einnehmen, wird das, was uns an uns selbst nicht bewusst ist, zu unserem Lehrer werden. Dadurch, dass wir sie als alte Freunde begrüssen, anstatt sie abzulehnen, verlieren sie ihren Stachel. Sie machen uns dann das Geschenk der Achtsamkeit.

Bodhichitta. Dabei handelt es sich um den tiefen Wunsch, in uns ein Verständnis zu erwecken, mit dem wir uns für die Befreiung aller Wesen einsetzen. Letztendlich liegt darin die eigentliche Motivation für unsere Praxis eines achtsamen Lebens. Jeden Morgen mache ich Bodhichitta zu einer Praxis des vollkommenen Denkens. Wenn ich mich auf meinen ersten SONNENGRUSS vorbereite, widme ich die Verdienste oder den Nutzen meiner Praxis allen Wesen, insbesondere all jenen, die nicht das Glück und die Möglichkeit haben zu praktizieren. Was auch immer der Nutzen sein mag – Entspannung, Flexibilität, ein besserer Gesundheitszustand, tiefere Konzentration, Geduld, Stressbewältigung oder Erleuchtung –, anfangs beginnen wir mit unserer Praxis, weil wir selbst einen Nutzen aus ihr ziehen wollen. Mit der Zeit werden wir jedoch erkennen, dass es gar nicht möglich ist, einfach nur für sich selbst zu praktizieren, da wir in Wirklichkeit mit allen Wesen in einem „Intersein" verbunden sind. In unserer Praxis erwecken wir immer mehr diese Einsicht und können ihre Früchte bewusst mit allen Wesen teilen. Durch die Integration von vollkommener Ansicht und vollkommenem Denken können wir ganz aus dem gegenwärtigen Moment heraus leben. Dadurch nähren wir die Saat der Befreiung und heilen die Wunden des Leidens.

Die nächsten drei Glieder des Achtfachen Pfades befassen sich mit Shila, den moralischen Praktiken der fünf Gelübde, denen wir uns später zuwenden werden. Das erste ist *vollkommene Rede*, die der Tradition zufolge darin besteht, nicht zu lügen, anderen nicht übel nachzureden, nicht schwatzhaft zu sein oder die Sprache in irgendeiner anderen Form zu missbrauchen. Positiv ausgedrückt geht es um die heilsame Praxis der Stille. Es ist sicherlich klar, wie diese Praxis auf andere angewendet wird, doch wir sollten verstehen, dass sie auch für unser eigenes inneres Plappern relevant ist. Achten Sie auf die Stimmen in Ihrem Kopf, wenn Sie praktizieren. Sie kommentieren nämlich fortlaufend ihre Praxis, wie ein Sportreporter, der ein Baseballspiel verfolgt. Manchmal wirkt das innere Plappern so, als würden wir uns in einer Disco befinden! Wie oft sind die Worte, die Ihnen durch den Kopf gehen, hart und verletzend, wie oft setzen Sie sich durch sie herab oder reiten auf Ihrer Inflexibilität herum? Oder aber Sie tun das Gegenteil. Möglicherweise brüsten sich Ihre Kommentatoren mit Ihrem wunderbaren Kopfstand! Doch auch das ist nutzloses Geschwätz, demgegenüber Patanjali den Yoga in seinem *Yoga-Sutra* als Praxis der inneren Stille definiert.

Vollkommenes Handeln beruht natürlich auf vollkommenem Denken oder Absicht. Vollkommenes Handeln ist ganz einfach jede Aktivität, die Leiden verhindert oder lindert. Patanjali sagt, Dukkha, das noch entstehen wird, muss verhindert werden. Vollkommenes Handeln ist vollständig erblühtes Bodhichitta.

Vollkommene Lebensweise ist jede Art von Leben, das darauf verzichtet, andere oder sich selbst Schaden zuzufügen. Dies betrifft alle unsere Aktivitäten, einschließlich unserer Freizeitbeschäftigungen und Vergnügungen. In unserer Praxis der Yoga-Asanas müssen wir uns dieser Lehre bewusst sein.

Vollkommenes Bemühen (manchmal ist auch von vollkommener Strebsamkeit die Rede) bildet in vielerlei Hinsicht das Herz der eigentlichen Praxis, und es ist der erste von drei Aspekten des Samadhi (Konzentration). Es gibt vier höchste Bemühungen, denen wir uns Buddha zufolge widmen sollten:

1. Keinen unheilsamen Gedanken aufkommen lassen, der noch nicht entstanden ist.

2. Keinen unheilsamen Gedanken weiterverfolgen, der bereits entstanden ist.

3. Einen heilsamen Gedanken aufkommen lassen, der noch nicht entstanden ist.

4. Einen heilsamen Gedanken weiterverfolgen, der bereits entstanden ist.

Diese Praktiken werden als die „höchsten" betrachtet, weil sie höchst schwierig und höchst vorteilhaft sind. Um die vier Bemühungen zu praktizieren, braucht es einen starken Entschluss oder Absicht, aber auch vollkommene Ansicht. Wenn wir in einer Art und Weise praktizieren, die unserem Körper und Geist schadet, wenn wir uns von denen, die wir lieben, distanzieren, oder wenn wir vor unserem Dukkha davonlaufen, dann praktizieren wir kein vollkommenes Bemühen.

Das Herz der Lehre Buddhas, *vollkommene Achtsamkeit,* ist eng verknüpft mit vollkommenem Bemühen. Das Sanskrit-Wort Smriti und der Pali-Begriff Sati, die mit „Achtsamkeit" übersetzt werden, bedeuten „sich erinnern" und „aufmerksam sein". Unser Bemühen besteht darin, sich zu erinnern, dass wir uns erinnern wollen! Durch die Praxis der Achtsamkeit machen wir uns beständig damit vertraut, wie wir von Moment zu Moment mit den verschiedenen Geisteszuständen, die auftauchen, umgehen und wie wir mit der Welt tatsächlich in Beziehung treten. Dazu müssen wir achtsam sein für alles, was auftaucht – also nicht nur für das, was wir uns wünschen –, und begegnen jedem Aspekt unserer gelebten Erfahrung in einer nicht urteilenden, annehmenden Art und Weise. Was für ein gewaltiges Unterfangen! – eines, das wir in den folgenden Kapiteln genauer betrachten werden.

Das letzte Glied des Achtfachen Pfades ist *vollkommenes Samadhi (sama + dhi,* „perfekte/vollendete Sicht"), was zumeist als „vollkommene Konzentration" und manchmal als „vollkommene Meditation" übersetzt wird. Damit ist die Entwicklung eines „einsgerichteten" Geistes gemeint, der gesammelt und konzentriert, ruhig und entspannt ist. Es gibt zwei Arten der Konzentration – aktive und selektive. Die aktive Konzentration verweilt bei allem, was im gegenwärtigen Moment geschieht, selbst dann, wenn es sich verändert. Dies kann als eine Vertiefung der Achtsamkeit verstanden werden, als die Weiterführung meditativer Achtsamkeit in einen Zustand der Versenkung (dies ist eine weitere Bedeutung von Samadhi). Bei der selektiven Konzentration wählen wir ein Objekt, auf das wir uns vollständig konzentrieren. Konzentration ist eine Kraft, die es uns erlaubt, alle Ablenkungen loszulassen und zum Objekt der Aufmerksamkeit zurückzukehren.

Buddha bezog sich auf die konzentrierten Versenkungszustände, die in der Yoga-Tradition bereits seit langer Zeit praktiziert wurden – vier im Bereich der Form und vier im „Bereich der Formlosigkeit", überweltliche Sphären jenseits aller Wahrnehmungen und Formen. Obwohl diese Versenkungen uns unterstützen können und zu Freude und Zufriedenheit führen, sind sie nicht das Ziel der Praxis. Allzu schnell kann man an diesen angenehmen Zuständen anhaften. Ich habe bereits darauf hingewiesen, dass Buddha, als er sich bei seinen Yoga-Lehrern aufhielt, die siebte und achte Stufe des Samadhi (die man auch die siebte und achte *jhana* oder *dhyana* nennt) erfuhr, die „Sphäre des Nichts" und die „Sphäre, die weder Wahrnehmung noch Nichtwahrnehmung ist". Doch er fand, dass diese Erfahrung ihn seinem Ziel, der vollkommenen Befreiung, nicht wirklich näher brachte.

Wenn Samadhi also nicht das Ziel der Praxis ist, welche Bedeutung hat es dann? Wie wir gesehen haben, besteht der erste notwendige Schritt in einer relativen vollkommenen Ansicht, ohne die wir die Motivation für unsere Praxis nicht entwickeln könnten. Stattdessen wären wir weiterhin in Unwissenheit und Verblendung gefangen. Vollkommene Konzentration steht am Ende des Pfades, weil sie von allen anderen sieben Gliedern abhängt. Wie können wir hoffen, einen konzentrierten Geist zu entwickeln, wenn wir nicht in vollkommenem Handeln, Bemühen und Achtsamkeit leben? Sie alle basieren auf einer vorausgehenden vollkommenen Ansicht. Doch zugleich entsteht vollkommene Ansicht als Frucht der vollkommenen Konzentration. Deshalb wird der Pfad immer wieder auch „Pfad der Umkehr" genannt.

Doch wenn wir schließlich zur vollkommenen Ansicht zurückkehren, wird es eine „absolute" vollkommene Ansicht sein – ein Blick aus der Sicht der vollkommenen Befreiung.

Wir beginnen mit der vollkommenen Ansicht, dass das Leiden und die Möglichkeit, das Leiden zu beenden, existieren. Wir beginnen mit dem Verständnis der Vier Edlen Wahrheiten. Doch schließlich gelangen wir in dieser Praxis der Selbstbetrachtung zu der Einsicht, dass es kein getrenntes Selbst gibt, kein Leiden und keine Beendigung des Leidens. Hierzu sagte der große Zen-Meister Dogen: „Sich selbst studieren heißt sich selbst vergessen. Sich selbst vergessen heißt im Einklang sein mit den Zehntausend Dingen." Die „Zehntausend Dinge" ist ein Ausdruck für alles, was existiert.

Lassen Sie uns das bisher Gesagte mit dem Achtfachen Pfad Patanjalis vergleichen. Am Anfang seines Modells steht die zweigliedrige Praxis von *yama* und *niyama*. Diese beiden Glieder bilden das Fundament der klassischen Yoga-Praxis. Als solche handeln sie von unseren Beziehungen zu anderen und zu uns selbst. Während beide Wörter immer wieder mit „Kontrolle" übersetzt werden, geht es bei den Yamas eigentlich darum, unsere sozialen Beziehungen harmonisch zu gestalten. Sie können demnach als moralische Disziplinen verstanden werden, während die Niyamas unsere innere Haltung und unsere spirituelle Orientierung betreffen, was sie zu einer „Selbstkontrolle" oder zu Verhaltensregeln macht, mit denen wir unsere Beziehung zur absoluten Wirklichkeit harmonisch gestalten.

Die Yamas sind die „Kontrollen" von:

1. *Ahimsa:* Gewaltlosigkeit im Handeln, im Denken und in der Sprache. Obwohl wir uns allen Wesen widmen, dürfen wir darüber nicht vergessen, dass auch wir selbst gemeint sind, und sollten sicherstellen, dass unsere Praxis uns kein Leiden verursacht – körperlich, emotional oder geistig.

2. *Satya:* Wahrhaftigkeit, die alle Aspekte der vollkommenen Rede umfasst, wie sie von Buddha gelehrt wurde: nicht zu lügen, nicht schwatzhaft zu sein, anderen nicht übel nachzureden oder die Sprache in irgendeiner anderen Form zu missbrauchen.

3. *Asteya:* Nicht-Stehlen, das heißt, nichts zu nehmen, was nicht freiwillig gegeben wird.

4. *Brahmacharya:* sich mit oder in Brahman bewegen. Brahman bezeichnet die „höhere" oder absolute Wirklichkeit. Wir können dies als ein Leben in Harmonie mit dem Dharma, dem Dao, dem Weg oder, in judäisch-christlichen und islamischen Vorstellungen, mit dem Willen Gottes auffasssen. Brahmacharya kann auch als „brahmanisches Verhalten" verstanden werden, als Verhaltensweisen, die mit den Regeln für Priester übereinstimmen, aber auch als ein Verhalten, das Brahman, das asexuell ist, nachahmt. In diesem Sinne wird Brahmacharya auch als Keuschheit verstanden oder als sexuell verantwortliches Handeln, das frei von Ausbeutung, Unterdrückung und Aggression ist.

5. *Aparigraha:* wörtlich bedeutet es „Nicht-Ergreifen", wird aber meist als „Gierlosigkeit" oder „Nicht-Begehren" übersetzt. Immer wieder wird Aparigraha als der Verzicht auf Geschenke beschrieben; wir könnten jedoch sagen, dass es sich dabei eher darum handelt, die Geschenke des Lebens, so wie sie sich präsentieren, anzunehmen. Es ist eine Art von Gleichmut, der eng mit *samtosha* (Zufriedenheit), einer der Niyamas, verbunden ist.

Die Niyamas umfassen die fünf Verhaltensregeln, die von Yoga-Praktizierenden befolgt werden:

1. *Shauca:* wird meist mit „Reinheit" übersetzt, bedeutet jedoch wörtlich „scheinen, klar sein", aber auch „sauber". Sie umfasst körperliche Hygiene und eine innere, geistige Reinigung durch meditative Aufmerksamkeit. Die vier höchste Bemühungen eines Buddha sind eine Praxis des inneren Shauca.

2. *Samtosha:* Zufriedenheit des Gleichmuts; eine Leichtigkeit des Geistes unter allen Umständen. Buddha erwähnte gegenüber einem Fragesteller, dass er beständig in diesem Geisteszustand verweile, frei von Zorn, Begehren, Gier und Enttäuschung.

3. *Tapas:* von tap, „brennen, glühen" oder „Hitze". Dieser Begriff wird immer wieder mit Askese übersetzt, es handelt sich dabei jedoch eher um „Selbstdisziplin". Buddha wies darauf hin, dass Tapas nur in Maßen praktiziert werden darf, sonst verwandelt es sich in einen Missbrauch oder eine Vernachlässigung des eigenen Lebens. Yoga will das Leiden und den Schmerz aufheben, nicht ihn vergrößern.

4. *Svadhyaya:* abgeleitet von *sva + adhi + aya,* „an etwas nahe herangehen". Svadhyaya ist demnach Selbsterforschung und umfasst sowohl das Studium und die Rezitation von Texten als auch die

Betrachtung und Erforschung des inneren Selbst. Darüber hinaus geht es dabei auch um die Anerkennung und Auseinandersetzung mit dem Denken, das unsere Zivilisation auf den Gebieten von Wissenschaft, Kunst und Politik prägt.

5. *Ishvara-pranidhana:* „Die Hinwendung zu Gott." Wörtlich bedeutet „Ishvara" „Gott", doch es ist bezeichnend für die indische Philosophie, dass unterschiedliche Schulen des Denkens Unterschiedliches damit meinen. Immer ist damit jedoch eine transzendente Wirklichkeit gemeint. Für viele Buddhisten mag eine solche Verehrung ein schwieriger Punkt sein, der Begriff muss jedoch nicht zwingend in einem rein theistischen Sinne gedeutet werden. Die Gottesvorstellung in Patanjalis *Yoga-Sutra* entspricht nicht unserem westlichen Gottesbegriff. Für Patanjali ist Ishvara kein Schöpfergott, sondern eine besondere Form des *purusha* (ein transzendentes Selbst, das dem Atman entspricht), das frei ist von der uns eigenen Unwissenheit über unsere „Wahre Natur". Eine Möglichkeit, Ishvara-Pranidhana zu verstehen, besteht darin, die Praxis als ein radikales Sich-Öffnen für das, was größer zu sein scheint als wir selbst, aufzufassen. Begrifflich können wir dies als Gott, Göttin, Dharma, Dao, Buddhanatur, *dharmakaya* (die einheitliche, wahre Essenz der Wirklichkeit), *shunyata* (Leerheit) oder als Gesamtheit des Kosmos fassen. In vielerlei Hinsicht ist damit genau das gemeint, worauf Zen-Meister Dogen aufmerksam machte, als er sagte: „Sich selbst studieren heißt sich selbst vergessen. Sich selbst vergessen heißt im Einklang sein mit den Zehntausend Dingen."

Die Asanas bilden das dritte Glied von Patanjalis achtgliedrigem Pfad. Dieser Begriff, der meist mit „Haltung" übersetzt wird, bedeutet wörtlich „Sitz" und bezeichnete ursprünglich den Platz, auf dem der Yogi sich niederließ. Er sollte stabil sein, weder zu hoch noch zu niedrig, eben, sauber und, ganz allgemein, angenehm.

Im gesamten *Yoga-Sutra* hat Patanjali über die Asanas nur drei Dinge zu sagen: Anfangs definiert er die Asanas als „stabil und angenehm (oder leicht)". Wie wir bereits gesehen haben, ist das Wort *sukham*, das mit „Leichtigkeit" und „Zufriedenheit" übersetzt wird, das Gegenteil von Dukkha. Ursprünglich bezeichnete es eine Achse, die „wirklich" oder zentriert in der Radnabe saß. In seinem folgenden Aphorismus (es ist vielleicht verwirrend, dass Patanjalis Aphorismen immer wieder als einzelne Sutras bezeichnet werden) sagt Patanjali, dass die Asanas durch eine „Entspannung des Bemühens" stabil und angenehm werden, aber auch durch *samapatti*, eine „kognitive Vereinigung", die durch die harmonische Betrachtung der Reaktionen des Körpers und des Atems auf die Asanas erzielt wird. Im folgenden Aphorismus bemerkt er schließlich, dass der Yogi in diesem Prozess die „Befreiung von Gegensätzen", von Lust und Schmerz, Hitze und Kälte und so weiter, erfahren wird. Das Wohlbefinden, das sich auf diese Weise einstellt, kann dem Praktizierenden zu einer tieferen Einsicht in das eigene Sein verhelfen.

Daraus können wir ableiten, dass es bei den Asanas ursprünglich darum ging, sich an einem angenehmen Platz niederzulassen, um körperliches Unwohlsein zu vermeiden, das die Praxis der Meditation behindern könnte. In vielen der frühesten Texte finden sich Beschreibungen von Asanas, die als stabile Haltungen für eine längere Sitzmeditation dienen. Mit der Zeit entwickelte sich aus ihnen die große Vielfalt der Haltungen, denen therapeutische Funktionen zugeschrieben wurden und die im Hatha-Yoga gipfelten.

In Patanjalis Modell widmet man sich nach den Asanas dem nächsten Glied der Praxis, *pranayama*. Patanjali definiert Pranayama als „Regulation des Atems" durch „das Unterbrechen der Bewegen der Ein- und Ausatmung". Wörtlich bedeutet Pranayama „die Ausweitung von Prana", von Lebenskraft oder Atem. Indem wir uns einfach nur entspannt auf einem stabilen Sitz niederlassen, werden wir eine tiefe Veränderung in unserem Atemverhalten bemerken. In der Yoga-Praxis geht es um die Aufdeckung unserer unbewussten Atemmuster, die unsere Energie begrenzen und verschiedene Blockierungen verursachen, und die Unterstützung eines gesünderen Atemverhaltens.

In Buddhas Yoga wird Pranayama, das als eine Manipulation des Atems verstanden werden kann, nicht praktiziert. Viele buddhistische Lehrer raten sogar von dieser Praxis ab. Dennoch habe ich in meiner eigenen Erfahrung festgestellt, dass bestimmte Pranayama-Übungen eine wertvolle Hilfe sein können, um einen sehr aktiven Geist zu beruhigen, die Aufmerksamkeit zu sammeln und zu konzentrieren und den Geist, wenn er schwer und trübe ist, zu klären. Pranayama kann jedoch tatsächlich falsch eingesetzt werden, und ich glaube, dass Buddhas eigene negative Erfahrung mit dem Zurückziehen und Bündeln des Atems eindeutig auf diese Möglichkeit verweist. Ganz sicher hat die Manipulation des Atems keinen Platz in der Praxis von *anapanasati* (der Aufmerksamkeit auf das Ein- und Ausatmen), der zentralen, von Buddha gelehrten Meditationspraxis, durch die wir die Grundlage für Achtsamkeit schaffen und sie weiterentwickeln. Denn in der Praxis der Achtsamkeit auf den Atem versuchen wir nicht, das, was geschieht, bewusst zu verändern oder eine bestimmte Erfahrung herbeizuführen, sondern wir üben uns darin, mit einem gelassenen Geist das wahrzunehmen, was ist.

Das fünfte Glied des klassischen Yoga ist *pratyahara*, was zumeist mit „Zurückziehen der Sinne" übersetzt wird. Damit wird ein Sich-Abwenden der verschiedenen Bereiche des Sinnesbewusstseins (Augen, Ohren, Nase, Zunge, Haut) von den Objekten beschrieben. Wie eine Schildkröte, die ihre Körperteile in den Panzer zurückzieht, so wird gesagt, „zieht [ein Yogi] seine Sinne in sich selbst zurück". Mit zurückgezogenen Sinnen, so wird weiter behauptet, kann der Geist ruhig werden. Vyasa, der im 5. Jahrhundert u. Z. das *Yoga-Bhashya (Auseinandersetzung mit Yoga)*, den ältesten Kommentar zum *Yoga-Sutra*, verfasste, sagte: „So wie die Bienen sich niederlassen, nachdem die Bienenkönigin ihren Platz eingenommen hat, so sind auch die Sinne unter Kontrolle, wenn das Bewusstsein unter Kontrolle ist." Wenn Yoga der Zustand der Einheit ist – darauf verweist dieses Argument –, der in der Meditation erfahren wird (der Essenz der Yoga-Praxis), dann müssen mögliche Hindernisse für diese Einheit angesprochen werden.

Wir könnten sagen, dass die ersten fünf Glieder dazu entwickelt wurden, diese Hindernisse im Yoga zu beseitigen. Die Yamas und Niyamas befassen sich mit den möglichen Verwirrungen, die unser Bewusstsein verursachen kann. Die Asanas lassen uns die Hindernisse unseres Körpers überwinden, wenn wir bereit sind, länger in Meditation zu sitzen. Pranayana stellt uns Energie zur Verfügung und erlaubt es uns, frei und entspannt zu atmen, sodass unser Atem einen stabilen Geist trägt. Pratyahara schließlich verhindert, dass unsere Sinne Amok laufen und wir damit unsere Konzentration verlieren.

Auf der Grundlage dieser vorläufigen Praktiken können wir schließlich den sechsten Zweig entwickeln, *dharana* oder Konzentration (das Wort hat dieselbe Wurzel, *dhri*, „halten, tragen", wie in den Begriffen Dharma oder *dharani*). Dabei handelt es sich um die Entwicklung eines einsgerichteten Geistes, der dadurch erzielt wird, dass die Aufmerksamkeit auf ein einzelnes Objekt gelenkt wird. Dharana ist eine Vorstufe der Meditation und bedient sich einer Vielzahl unterschiedlicher geistiger Objekte, auf die man sich konzentriert – vom Atem bis hin zu inneren Visualisierungen und Klängen.

Eine vertiefte Konzentration führt zum sechsten Glied, *dhyana* oder Meditation, die von Patanjali als „die Bündelung eines aufsteigenden Gedankens, die den Geist auf ein einziges Objekt der Konzentration ausrichtet" definiert wird. Diese Einsgerichtetheit, in der der Geist vollkommen auf ein einziges Objekt gelenkt wird, lässt abweichende Gedanken nicht mehr eindringen.

(Als interessante Zwischenbemerkung möchte ich erwähnen, dass der Sanskrit-Begriff „Dhyana" und das Pali-Wort „Jhana", das ihm entspricht, die Wurzel des chinesischen Begriffs *chan* sind, einer Form des chinesischen Buddhismus, der die Meditationspraxis betont und die direkte Erkenntnis über gelehrtes Wissen stellt. Als das Chan sich in Korea und Vietnam verbreitete, wurde es von den Koreanern *son* und von den Vietnamesen *thien* genannt. Als Chan Japan erreichte, sprachen die Japaner das Wort als *zen* aus. Der Zen-Buddhismus ist also buchstäblich ein „Meditations-Buddhismus".)

Samadhi schließlich ist das letzte Glied, das Patanjali als die „kognitive Versenkung des Geistes" bezeichnet, „als ob dieser seiner eigenen Form entleert wäre und allein das Objekt der Meditation reflektiert". Es handelt sich also um einen Zustand, in dem sich die wahrgenommene Trennung von Subjekt und Objekt auflöst. Doch wir können Samadhi auch als eine weitere Definition von Yoga auffassen, da Yoga beides ist: das spirituelle Bestreben, die Einheit zu verwirklichen, und der Zustand der Einheit selbst. Vyasa hebt dies in der Einleitung zu seinem *Yoga-Bhashya* mit folgenden Worten hervor: „Yoga ist Samadhi."

Dies ist auch das Erleben, das der daoistische Dichter Li Po beschreibt:

Die Vögel sind im Himmel verschwunden,
und nun lösen sich auch noch die letzten Wolken auf.
Wir sitzen beieinander, die Berge und ich,
bis nur noch die Berge übrig sind.

Patanjali bezeichnet die ersten fünf Komponenten als „äußere Glieder" und die letzten drei – die als ein zusammenhängender Prozess praktiziert und dann *sanyama* (wörtlich: „Kontrolle" oder „Selbstbeschränkung") genannt werden, was zumeist als „vollkommene Beherrschung des Geistes" verstanden wird – als „innere Glieder". Viele Yoga-Schülerinnen und -Schüler sind der Ansicht, Samadhi sei das höchste Ziel in Patanjalis Yoga, doch er geht noch einen Schritt weiter und sagt, dass dieses innere Glied (Sanyama) selbst nur ein äußeres Glied des *nirbija-samadhi* („saatloses" oder objektloses Samadhi) darstelle, eines noch fortgeschritteneren Zustandes als das Samadhi einer objektgebundenen Versenkung. Über diesen Zustand, der letztendlich nicht beschrieben werden kann, sagt Patanjali: „Nachdem dieses (das objektgebundene Samadhi) sich auflöst, ist der Geist von allen Eindrücken befreit, vollkommen offen, ganz klar und ohne Saat." Man nennt diesen Zustand „saatlos", weil die Ursachen der Bedrängnisse (Kleshas) in ihm nicht mehr existieren. Diese sind: Unwissenheit *(avidya)*, Ich-Denken *(asmita)*, Anhaftung *(raga)*, Abneigung *(dvesga)* und der Lebenswille *(abhinivesha)*.

In einer genaueren Beschäftigung mit Patanjalis *Yoga-Sutra* lassen sich viele Parallelen mit dem buddhistischen Denken aufzeigen. Ob dies auf der gleichzeitigen Entwicklung des Yoga mit den beiden großen Traditionen des Hinduismus und Buddhismus beruht oder ob es einen direkten Einfluss gegeben hat, können wir nicht wissen – obwohl viele dies behaupten. Sollte Patanjali das *Yoga-Sutra* jedoch tatsächlich im 2. Jahrhundert u. Z. geschrieben haben, als der Einfluss des Buddhismus sehr stark war, mag dieser tatsächlich eine Wirkung ausgeübt haben.

Dennoch gibt es auch deutliche Unterschiede zwischen Buddhas Yoga und dem von Patanjali. Der wichtigste, den ich bereits erwähnt habe: Patanjalis Yoga ist dualistisch. Als Konsequenz dieses Dualismus besteht die höchste Befreiung nach Patanjali in *kaivalyam* (Isolation), die sich einstellt, sobald der Yogi stirbt und seinen endlichen Körper und Geist ablegt. Damit durchtrennt der Yogi seine Verbindung mit der Natur *(prakriti)* und verweilt in einer transzendenten Sphäre reiner Aufmerksamkeit, ein Selbst (Purusha) neben vielen anderen Purushas.

Die meisten Schulen des Vedanta, die eher nichtdualistisch sind, verkörpern das Ideal von *jivan-mukti*, der „Befreiung im Leben". Ein weiteres Modell der Befreiung oder Erleuchtung, das Jivan-mukti sehr ähnlich ist, ist *sahaja-samadhi*. Sahaja bedeutet „natürlich" oder „spontan", und ein Samadhi, das so bezeichnet wird, soll in der Verwirklichung eines ununterbrochenen, transkonzeptuellen Samadhi bestehen, während man sich in den äußeren Dingen des täglichen Lebens bewegt. Möglicherweise war diese Vorstellung des Vedanta eine Antwort auf die tantrische und buddhistische Kritik an einem Samadhi, das auf dem Rückzug aus dem Körper in ein inneres, transzendentes Bewusstsein, also in eine Art von Trance, beruhte – das Syndrom eines „Stein-Buddhas". Im Sahaja-Samadhi wird die konzentrierte Aufmerksamkeit des Samadhi auf den Körper und auf die Welt gerichtet. Der erwachte Weise lebt vollkommen frei in der Welt, ohne jedoch sein Bewusstsein des unkonditionierten Bereichs der Wirklichkeit zu verlieren. Buddhas eigene Berichte über seine Erfahrungen scheinen dem Sahaja-Samadhi zu entsprechen.

Die Gelübde leben

Vor einiger Zeit nahm ich an einem Seminar über „die moralischen Grundlagen der Yoga-Praxis" teil. Wie in vielen Retreats, die ich besucht oder geleitet habe, rief die Diskussion der Yamas, Niyamas und der fünf ethischen Gelübde starke emotionale Reaktionen hervor: Viele ereifern sich, wenn ihnen einfach nur vorgeschlagen wird, dass sie in einer bestimmten Weise leben „sollten". Aber wenn wir unseren Widerstand gegen die ethischen Lehren des Yoga genau betrachten, werden wir erkennen, dass wir uns nicht gegen das wehren, was auf dem yogischen Übungsweg wirklich gesagt wird, sondern gegen etwas, das wir uns selbst ausdenken, etwas, das an die Gelübde und Yamas nur erinnert, und nicht gegen die Gelübde und Yamas selbst. Der eigentliche Widerstand gilt einer Tradition moralischer Gesetze, wie sie zum Beispiel in den Zehn Geboten festgeschrieben ist. Der *scheinbare* Absolutismus dieser Lehren weckt eine typisch moderne Auflehnung gegen Autoritäten, vor allem unter Menschen, die schlechte Erfahrungen mit einer Tradition gemacht haben, deren Moralvorstellungen auf autoritären Vorschriften und der Androhung von Strafe beruhen. Aufgrund dieser Geschichte scheint es eine „Gelübde-Allergie" zu geben. Dennoch darf die Bedeutung von Shila, ethischem Verhalten, für jeden Pfad der Befreiung nicht unterschätzt werden.

Selbst Menschen, für die Yoga ein spiritueller Weg darstellt, übersehen immer wieder den moralischen Aspekt der Praxis, vielleicht weil sie die „tieferen" Erfahrungen des Samadhi mit einer wirklichen, tiefen Transformation verwechseln. Einmal hörte ich, wie Georg Feuerstein sagte: „Wir wollen auf das Dach klettern (Samadhi oder sogar Befreiung), aber wir wollen uns nicht die Zeit nehmen, eine Leiter zu bauen und zu gebrauchen, ganz zu schweigen davon, dass wir dann auch den Boden ebnen müssten, damit sie darauf stehen kann!" Danach sagte er, dass das „Ebnen des Bodens" – das Legen der Grundlage – achtzig Prozent der spirituellen Arbeit ausmache und dies bis zu unserem vollständigen Erwachen auch so sein würde, dann jedoch stelle sich eine Weisheit ein, die alle spontanen Handlungen vollkommen mache.

Es ist die Praxis von Shila, so wie sie in den Yamas und Gelübden zum Tragen kommt, die es uns erlaubt, uns und unsere Handlungen mit den „Dingen, so wie sie sind" zu harmonisieren. „Erst Dharma, dann *moksha* (Befreiung)" ist eine wunderbare Maxime, die es in diesem Zusammenhang zu beherzigen gilt. Vollkommenes Handeln und vollkommenes Bemühen sind die Arbeit der Praxis. *Abhyasa* oder „Praxis" ist die praktische Umsetzung der Lehren, die von *vairagya*, „Leidenschaftslosigkeit" oder „Gleichmut", begleitet und ausgeglichen werden muss. Wenn die Praxis nur auf unserer Willensanstrengung beruht und nicht von Leidenschaftslosigkeit begleitet wird, besteht die Gefahr, dass wir die Illusion eines getrennten Selbst (oder Ego) verfestigen, anstatt sie zu durchbrechen – was letztendlich das Ziel des Yoga ist.

Shila, was zumeist mit „Veranlagung" oder „Verhalten" übersetzt wird, ist das ethische Zentrum auf dem Pfad des Yoga der Achtsamkeit und umfasst vollkommene Rede, vollkommenes Handeln und vollkommene Lebensweise. *Shiksa* ist ein weiterer Begriff für diesen Aspekt des Pfades, in dem der Gedanke der Übung anklingt. Der Pfad verlangt von uns die Entwicklung eines vollkommenen oder angemessenen Bemühens, um eine starke Achtsamkeit und Konzentration hervorzubringen – den beiden Gliedern des Pfades, die gemeinsam den Aspekt des Geistestrainings oder *bhavana* ausmachen, der als Samadhi bezeichnet wird. Die Einsicht schließlich, die in der Praxis entwickelt wird, zeigt sich in vollkommener Ansicht oder Verstehen und im vollkommenen Denken, in Prajna, Weisheit. Wenn wir diese Dreiteilung des Pfades betrachten, werden wir natürlich erkennen, dass es sich dabei einfach nur um eine theoretische Klassifizierung handelt – die vielleicht das Auswendiglernen und die Formulierung der Lehren vereinfacht –, aber nicht um die Art und Weise, wie die Dinge tatsächlich funktionieren. Die unterschiedlichen Glieder und Einteilungen des Pfades sind keine getrennten Stufen auf dem Weg, sondern sie bilden die Glieder, aus denen sich der Körper des Dharma-Pfades zusammensetzt. Dies scheint der oben erwähnten Idee zu widersprechen, dass die ethischen Lehren die Grundlage bilden – „Erst Dharma, dann Moksha" –, doch in Wirklichkeit gibt es da keinen Widerspruch.

Shila, wie es in den fünf Yamas und den fünf Gelübden verkörpert ist, bleibt im besten Falle oberflächlich, wenn es nicht aus einem tiefen Verständnis (Prajna) und tiefer Konzentration (Samadhi) hervorgeht. Achtsamkeit, Bemühen und Konzentration, die auf das Studium von Shila gerichtet sind, damit es gelebt werden kann, bringen tiefe und umfassende Einsicht (Prajna) hervor. Alle, die ein gewisses Maß an Weisheit und Einsicht verwirklicht haben, drücken dieses Verständnis in ihrem Verhalten aus.

Während wir unsere Praxis in den ethischen Lehren fest verankern müssen, sollten wir zugleich verstehen, dass „Shila-Praxis" nicht einfach nur ein Gerüst ist, das wir nicht mehr brauchen, sobald Prajna verwirklicht ist. In diesem Zusammenhang wurde der Dalai Lama mit folgendem Satz zitiert: „Wenn ein Lehrer behauptet, dass ein erleuchteter Mensch jenseits der Gelübde lebt, dass seine oder ihre Handlungen nicht von Shila „begrenzt" sind, dann hat dieser Lehrer nicht richtig praktiziert. Das Leben eines erleuchteten Menschen verkörpert sich als ein Leben in Shila." Diese Übungen sind demnach nicht einfach nur vorbereitende Praktiken und auch keine Beschreibungen des Ziels; sie sind ein wesentlicher Aspekt des Weges.

Wir reagieren mit Ablehnung auf die Yamas und Gelübde, weil wir uns Moral als einen unnachgiebigen Kodex von Verhaltensvorschriften vorstellen. Wir wollen gegen alle Vorschriften rebellieren, weil es unsere Art ist, in Vorstellungen von „frei sein, etwas zu tun", anstatt von „frei sein von etwas" zu denken.

Uns wurde beigebracht, unser Glück beruhe darauf, das zu tun, was wir wollen, doch wenn wir einen Moment innehalten und wirklich betrachten, wie wir leben, müssen wir zugeben, dass wir bereits unser Leben lang das getan haben, was wir wollen, und uns dies nicht das dauerhafte Glück bescherte, von dem wir geträumt haben! Jede wirkliche Yoga-Praxis ist der Mittlere Weg zwischen sinnlichen Vergnügungen und unnachgiebigen Vorschriften.

Diejenigen unter uns, die von dem buddhistischen Lehrer Thich Nhat Hanh zur Praxis angeregt wurden, folgen seinen sogenannten „Fünf Übungen der Achtsamkeit". An ihrem Anfang steht jedoch nicht das, was wir lassen sollen, sondern die Verpflichtung, bestimmte positive Eigenschaften zu entwickeln.

Die fünf Übungen der Achtsamkeit

Die erste Übung: Achtung vor dem Leben
Im Bewusstsein des Leides, das durch die Zerstörung von Leben entsteht, gelobe ich, Mitgefühl zu entwickeln und Wege zu lernen, das Leben von Menschen, Tieren, Pflanzen und Mineralien zu schützen. Ich bin entschlossen, nicht zu töten, das Töten durch andere zu verhindern und keine Form des Tötens zu dulden, sei es in der Realität, in meinen Gedanken oder in meiner Lebensführung.

Die zweite Übung: Großzügigkeit
Im Bewusstsein des Leides, das durch Ausbeutung, soziale Ungerechtigkeit, Diebstahl und Unterdrückung entsteht, gelobe ich, liebevolle Güte zu entwickeln und Wege zu lernen, die dem Wohlergehen der Menschen, Tiere, Pflanzen und Mineralien dienen. Ich gelobe, Großzügigkeit zu üben, indem ich meine Zeit, Energie und materiellen Mittel mit denen teile, die sie wirklich brauchen. Ich bin entschlossen, nicht zu stehlen und mir nichts anzueignen, was anderen zusteht. Ich will das Eigentum anderer achten, aber auch andere davon abhalten, sich durch menschliches Leid oder durch das Leid anderer Lebensformen zu bereichern.

Die dritte Übung: Sexuelle Verantwortung
Im Bewusstsein des Leides, das durch sexuelles Fehlverhalten entsteht, gelobe ich, Verantwortungsbewusstsein zu entwickeln und Wege zu lernen, die Sicherheit und Integrität von Individuen, Paaren, Familien und der Gesellschaft zu schützen. Ich bin entschlossen, keine sexuelle Beziehung aufzunehmen ohne Liebe und die Absicht einer dauerhaften Bindung. Um mein eigenes Glück und das der anderen zu be-

wahren, will ich die von mir und anderen eingegangenen Bindungen achten. Ich will alles mir Mögliche tun, um Kinder vor sexuellem Missbrauch zu schützen und um zu verhindern, dass Paare und Familien infolge sexuellen Fehlverhaltens auseinander brechen.

Die vierte Übung: Aufmerksames Zuhören und einfühlsames Reden
Im Bewusstsein des Leides, das durch unachtsame Rede und durch die Unfähigkeit, anderen zuzuhören, entsteht, gelobe ich, liebevolles Sprechen und aufmerksames, mitfühlendes Zuhören zu entwickeln, um meinen Mitmenschen Freude und Glück zu bereiten und ihre Sorgen lindern zu helfen. In dem Wissen, dass Worte sowohl Glück als auch Schmerz hervorrufen können, gelobe ich, wahrhaftig und einfühlsam reden zu lernen und Worte zu gebrauchen, die Selbstvertrauen, Freude und Hoffnung fördern. Ich bin entschlossen, keine Information weiterzugeben, ohne ganz sicher zu sein, dass sie der Wahrheit entspricht, und nichts zu kritisieren oder zu verurteilen, worüber ich nichts Genaues weiß. Ich will keine Worte gebrauchen, die Hass oder Zwietracht säen oder zum Zerbrechen von Familien und Gemeinschaften führen können. Ich will mich stets um Versöhnung und um die Lösung von Konflikten bemühen – so klein diese auch sein mögen.

Die fünfte Übung: Achtsamer Umgang mit Konsumgütern
Im Bewusstsein des Leides, das durch unachtsamen Umgang mit Konsumgütern entsteht, gelobe ich, auf körperliche und geistige Gesundheit zu achten, bei mir selber, bei meiner Familie und meiner Gesellschaft, indem ich achtsames Essen, Trinken und Konsumieren übe. Ich will nur das zu mir nehmen, was das Wohl, den Frieden und das Glück meines Körpers und meines Geistes fördert und ebenso der allgemeinen körperlichen und geistigen Gesundheit dient. Ich bin entschlossen, auf Alkohol und andere Rauschmittel zu verzichten sowie auf alles, was eine zerrüttende Wirkung hat, wie zum Beispiel bestimmte Fernsehprogramme, Zeitschriften, Bücher, Filme und Gespräche. Ich bin mir bewusst, dass ich meinen Vorfahren, meinen Eltern, der Gesellschaft und den zukünftigen Generationen Unrecht tue, wenn ich meinen Körper und mein Bewusstsein derart schädigenden Einflüssen aussetze. Ich will an der Überwindung und Transformation von Gewalt, Angst, Ärger und Verwirrung in mir selbst und in der Gesellschaft arbeiten, indem ich versuche, maßvoll zu leben. Mir ist bewusst, dass eine solche maßvolle Lebensführung für die Veränderung meiner selbst ebenso entscheidend ist wie für die Veränderung der Gesellschaft.

Diese Übungen verkörpern eine Lebensweise, die zu Zufriedenheit und Ausgeglichenheit in unseren individuellen und kollektiven Körpern und in unserem Geist führt. Wir praktizieren Shila nicht, weil uns gesagt wurde, dass wir es tun sollen, sondern weil wir alles andere versucht haben und es für uns nicht funktioniert hat. Wir haben verstanden, dass ein Leben, das sich nach diesen Übungen und den Yamas richtet, uns darin unterstützt, unseren Geist zu befrieden und unsere Herzen zu öffnen. Wir halten uns nicht davon ab, uns selbst und andere zu verletzen, weil wir dann bestraft werden oder weil uns gesagt wurde, dass es falsch sei. Wir halten uns davon ab, absichtlich Verletzungen zuzufügen, da wir wissen, dass dies unseren Geist – bewusst oder unbewusst – verstört. Denn als Praktizierende, die den Wunsch haben, ihren Geist und Einsicht zu entwickeln, wollen wir alles tun, was uns darin unterstützt, unseren Geist zu beruhigen. Wir können nicht in die Tiefe blicken, wenn das Wasser unseres Geistes aufgewühlt ist.

Ein Leben mit den Gelübden ist wirklich ein Trainingsprozess in Achtsamkeit. Man sagt, sie dienen uns, wie der Polarstern den Seefahrern schon seit Jahrtausenden dient – sie orientieren uns auf unserer Lebensreise und weisen uns die Richtung –, doch wenn wir dem Polarstern folgen, erwarten wir nicht, ihn je zu erreichen. Gelübde und Yamas sind eine Landkarte, aber nicht das Land selbst; das Land besteht aus unserer gelebten Erfahrung, Moment für Moment, Atemzug für Atemzug.

Je mehr wir uns auf die Gelübde einlassen, umso stärker erkennen wir, wie befreiend sie sind. Das Ziel der Dharma-Praxis besteht darin, aufzuwachen, frei zu werden. Die Gelübde erlauben es uns, in die Wirklichkeit zu erwachen, um uns dann zu entscheiden, wie wir engagierter und kreativer auf das Leben reagieren wollen. Die Alternative ist ein achtloses Reagieren, das von den Sinneseindrücken unseres Körpers, den Gefühlen, Wahrnehmungen und psychischen Aspekten bestimmt wird. Ironischerweise beschreiben wir solch ein konditioniertes Verhalten gern als spontane Aktivität! Tatsächlich haben wir nicht den Hauch einer Chance, spontan zu handeln, wenn wir achtlos gegenüber dem sind, worauf wir reagieren!

Intermezzo

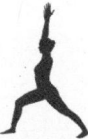

Meine eigene Erfahrung mit den Gelübden

Kurz nachdem mir Thich Nhat Hanh die Gelübde formal übertragen hatte, aß ich in einem englischen Pub-Restaurant eine vegetarische Pastete. Schon als ich den ersten Bissen zu mir nahm, schmeckte ich die Butter im Teig. Sofort tauchte in meinem Geist der Gedanke daran auf, wo die Milch, die später zur

Butter wurde, herstammte. Mir war seit langem bewusst, dass die kommerzielle Milchindustrie für viele Qualen von Tieren verantwortlich ist, doch jetzt hatte ich das als ein tiefes, leibliches Wissen verinnerlicht. Ganz deutlich spürte ich das Leiden, das in die Produktion der Butter, die ich gerade aß, eingegangen war. Ich wurde zutiefst darauf aufmerksam, dass ich mit dem namenlosen Leiden unzähliger Wesen in dieser Welt verbunden war.

Zu dieser Zeit meines Lebens aß ich manchmal noch Fisch und das Fleisch anderer Tiere. Doch nach diesem Erlebnis wurde ich Vegetarier. Selbstverständlich hatte ich die Argumente für eine vegetarische Ernährung schon oft gehört, von ihrem gesundheitlichen Nutzen bis zu den Vorteilen für die Umwelt und ethischen Überlegungen. Vieles davon schien mir durchaus sinnvoll zu sein. Doch erst mit der Achtsamkeit, die ich durch die Gelübde in mir entwickeln konnte, spürte ich das Leiden, das der Konsum von Fleisch verursacht, und dadurch wurde es schmerzlicher, Fleisch zu essen, als es zu lassen. Ich halte es nicht für einen besonderen Verdienst, Vegetarier zu sein. Die meisten Yoga-Schulen ermutigen zu einer vegetarischen Lebensweise – ich werde auf dieses Thema noch zu sprechen kommen –, doch an dieser Stelle möchte ich darauf hinweisen, dass alle, die die Gelübde annehmen, ganz gleich, ob formell oder informell, sich letztendlich ihrer eigenen Praxis moralisch verpflichtet fühlen müssen. Dann arbeiten wir wirklich mit unserer Praxis aufgrund unserer eigenen Einsichten, unseres Gewissens und unserer Überzeugungen. Wenn meine vegetarische Lebensweise mich selbstgerecht macht, betrüge ich in einer sehr direkten Weise meine Praxis.

Ein letzter Punkt, auf den ich im Zusammenhang meiner Erfahrungen mit der Übertragung und Praxis der Gelübde aufmerksam machen möchte, besteht darin, wie stark mir ihre gegenseitige Abhängigkeit bewusst geworden ist. Wenn wir ein Gelübde umfassend befolgen, befolgen wir alle Gelübde. Selbst wenn Praktizierende die Wahl haben, welches Gelübde sie annehmen, ist es in meinen Augen ganz und gar unmöglich, die anderen, die nicht angenommen wurden, außer Acht zu lassen.

Wenn wir zum Beispiel nur das erste Gelübde annehmen, glauben wir vielleicht, dass es recht einfach sei, nicht zu töten und das Leben anderer zu schützen. Vielleicht verstehen wir schon, wie ich zuvor gesagt habe, dass wir diese Praxis niemals absolut erfüllen können, da wir bereits töten, wenn wir Wasser kochen. Auch das Gemüse, das wir essen, hat einmal gelebt. Vielleicht waren nicht wir diejenigen, die es aus der Erde gezogen haben, und doch haben wir daran Anteil. Die meisten von uns sind wahrscheinlich der Ansicht, dass dies das Ausmaß unseres Tötens darstellt. Doch stimmt das wirklich? Sobald wir dieses Gelübde wirklich als unsere Praxis annehmen (und nicht nur als ein nettes Ideal auffassen), fangen wir an zu begreifen, dass wir die Stimmung eines Menschen durch niederträchtiges, boshaftes Reden (das vierte Gelübde) töten können und einen Teil von uns selbst durch falsche Ernährungsweise (das fünfte) umbringen können. Tatsächlich ist es so: Sobald wir den Geist eines einzigen Gelübdes tief betrachten, erkennen wir den Geist der anderen vier.

Ein Gelöbnis ist die Bekundung einer Absicht. Es sind unsere Absichten, die unser Verhalten und unser Karma hervorbringen. Das Gelöbnis gibt uns die Kraft, in unserer Praxis zu bestehen. Wir können uns verpflichten, einen Menschen zu ernähren oder wir können uns verpflichten, zehntausend Menschen zu ernähren. Vielleicht werden wir nicht in der Lage sein, alle zehntausend mit Nahrung zu versorgen, aber unsere Absicht gibt uns die Kraft, es zu versuchen. In diesem Geist habe ich mich verpflichtet, mein Leben nach den fünf Übungen der Achtsamkeit auszurichten und sie zu praktizieren. Jeden Tag meines Lebens verleiht mir diese Praxis die Kraft, so ehrenhaft – so „edel" – zu leben, wie es mir möglich ist. Die Gelübde sind wie eine Glocke der Achtsamkeit, die mich aus den Verstrickungen meines manchmal geschäftigen und bedrängten Lebens herausreißen. Sie retten mich davor, mich ganz und gar in Gedankenlosigkeit zu verlieren, in Vergesslichkeit und Achtlosigkeit. Deshalb fühle ich immer noch, dass die fünf Gelübde das größte Geschenk sind, das ich je erhalten habe.

Achtsamer Umgang mit Konsumgütern

Das erste Gelübde, das von Buddha gelehrt wurde, *ahimsa* oder „Nicht-Verletzen", wird traditionellerweise meist mit „Nicht-Töten" oder „das Leben bejahen" umschrieben, das fünfte mit „auf berauschende Getränke und Mittel verzichten" oder darauf, „den Geist mit berauschenden Mitteln zu verdunkeln". Die Tatsache, dass die Gelübde eher als Leitfaden denn als Gebote verstanden werden, hat unterschiedliche Meinungen darüber hervorgebracht, wie diese Gelübde befolgt werden können.

Einige Schulen, Lehrer oder Praktizierende deuten das erste Gelübde als Aufforderung zu einer vegetarischen Lebensweise. Andere sind der Ansicht, dass der Verzehr von Fleisch gestattet ist, solange er achtsam erfolgt. Wieder andere behaupten, dass der Mittlere Weg des Konsums von Nahrungsmitteln – im Gegensatz zum Weg der Askese – darin besteht, Fleisch in Maßen zu sich zu nehmen.

In der nichtbuddhistischen Tradition des Yoga herrscht größere Übereinstimmung über den Vorzug der vegetarischen Lebensweise. Im Grunde genommen wird sie als die bessere betrachtet, auch wenn einige Tantriker rohes Fleisch als Teil ihrer rituellen Praxis verspeisen. Im weiteren Umfeld der Yoga-Tradition wurde viel über Fragen der Ernährung nachgedacht. In der *Bhagavad-Gita* zum Beispiel wird den Vorzügen unterschiedlicher Ernährungsweisen breiter Raum gegeben. Dort, wie in den meisten Yoga-Texten, werden die Nahrungsmittel nach den drei *gunas*, den grundlegenden Qualitäten der Natur, eingeteilt: *sattva*, *rajas* und *tamas*.

Im Kontext der Gunas beschreibt Sattva einen Zustand der Stille, der Ausgeglichenheit, Klarheit und Harmonie. Die Oberfläche eines Gewässers an einem windstillen Tag, die klar und spiegelnd ist, sich nicht kräuselt oder von Wellen bewegt wird, ist eine gute Metapher für Sattva. Rajas hingegen charakterisiert einen aktiven, aufgewühlten Zustand. Er könnte mit dem Bild desselben Gewässers an einem sehr windigen Tag beschrieben werden, wenn seine Oberfläche von Wellen und Strömungen bewegt wird und das, was sich darin spiegelt, nur verzerrt erscheint. Tamas ist der Zustand der Trägheit, der Abgestumpftheit und Schwere. Dazu können wir uns ein stagnierendes Gewässer vorstellen, das mit Schaum und Algen bedeckt ist und nichts mehr reflektiert. Jetzt vergegenwärtigen Sie sich Ihren Geist als dieses Gewässer. Jede ernsthafte Yoga-Praxis wurde entwickelt, um einen ruhigen, stillen, klaren und wirklich reflektierenden Geist hervorzubringen, der den geschäftigen und verzerrten Geisteszustand von Rajas und die abgestumpfte Schwere von Tamas vermeidet.

Nahrungsmittel verfügen über die gleichen Qualitäten. Deshalb geht es in den traditionellen Lehren des Yoga immer auch darum, Nahrungsmittel (und andere Praktiken) auszuwählen, die zu mehr Sattva verhelfen und uns darin unterstützen, eine yogische Lebensweise zu führen. Es wird gelehrt, dass die Nahrung den Geist darin unterstützen soll, innere Ruhe zu entwickeln; sie darf den Körper nicht durch Giftstoffe versteifen und verhärten und sollte leicht verdaulich sein, ohne allzu viel Energie zu verschwenden.

Sattvische Nahrungsmittel sind natürlich, vorzugsweise organisch, unbehandelt, unbearbeitet und nicht zu intensiv gewürzt. Zu ihnen zählen Vollkornprodukte, Hülsenfrüchte, frische Nüsse und Körner, frisches Gemüse und, solange leicht verdaulich, Milch sowie Milchprodukte wie *paneer*, der ungesalzene Weichkäse, der häufig in der indischen Küche verwendet wird. Diese Produkte sind frei von chemischen Zusätzen und Lebensmittelfarben. Wenn diese sattvischen Lebensmittel mit vielen Gewürzen zubereitet werden oder ihnen eine stark saure, scharfe oder salzige Note verliehen wird, werden sie rajasisch. Dann geht man davon aus, dass sie zu einer Rastlosigkeit in Körper und Geist führen. Ein weiteres rajasisches Lebensmittel ist das Fleisch frisch geschlachteter Tiere. Alle Nahrungsmittel, die alt und vertrocknet sind, die zu lange gekocht oder aufgewärmt werden, gelten als tamasisch. Das gilt auch für das Fleisch von Tieren, die vor mehr als ein oder zwei Tagen geschlachtet wurden.

Neben der Qualität der Nahrungsmittel wird in der Tradition darauf hingewiesen, dass das Essen in einer angenehmen, ruhigen, stillen und gut durchlüfteten Umgebung eingenommen werden sollte. Langsam und nicht übermäßig zu essen ist so wichtig, dass immer wieder betont wird, es sei besser zu fasten, als zu viel zu essen! Trinkwasser sollte rein sein und Zimmertemperatur haben (also immer ohne Eis getrunken werden), und es sollte vor und nach, nie jedoch während der Mahlzeiten getrunken werden.

In der buddhistischen Yoga-Tradition wird hin und wieder die Auffassung vertreten, dass es angemessen sei, Fleisch zu essen, da es in den Schriften Hinweise darauf gibt, dass auch Buddha das Fleisch von Tieren gegessen habe. Häufig wurde gelehrt, dass Buddha an einer Vergiftung gestorben sei, nachdem er Fleisch vom Wildschwein gegessen hatte (sicherlich kein gutes Argument für den Verzehr von Fleisch!). Mittlerweile stimmen die meisten Forscher jedoch darin überein, dass sich der Genitiv des Begriffs, der üblicherweise mit „Wildschwein-Fleisch" übersetzt wird, wohl eher auf das Objekt bezieht und es deshalb „Nahrung, die von Schweinen geliebt wird" oder „Schweinsfreude" heißen muss; in anderen Worten: ein Baumpilz oder Trüffel, den die Schweine lieben.

Immer wieder wird gelehrt, Buddha habe den Fleischverzehr gestattet, wenn das Tier nicht direkt für diesen Zweck geschlachtet worden sei, doch wir müssen uns fragen, wie plausibel es ist, dass Buddha den Fleischkonsum unter allen Umständen gebilligt haben soll, außer wenn jemand Grund zu der Annahme hatte, dass das Tier speziell für ihn oder sie geschlachtet wurde. Sollte Buddha dies tatsächlich gesagt haben, bedeutet das, dass jeder, ohne Einschränkung, Fleisch essen kann, bis auf die wenigen Menschen, für die ein Tier speziell geschlachtet wurde und natürlich Jäger, Schlächter und Fischer! Dies widerspricht jedoch ganz offensichtlich der Lehre des Nicht-Verletzens, die einen Menschen, der einen anderen veranlasst, Leben zu töten, ebenfalls schuldig sein lässt. Außerdem wird damit stillschweigend unterstellt, dass Buddha das Schlachten gebilligt habe, obwohl im Pali-Kanon klar zum Ausdruck kommt, dass dieses Gewerbe allen Buddhisten untersagt ist.

Einige Lehrer und Praktizierende des Mahayana behaupten, dass auch Pflanzen fühlende Wesen sind. Deshalb sei es kein Ausdruck des Mitgefühls oder gar verdienstvoller, Vegetarier zu sein, sondern man schaffe so eine im unterscheidenden Denken verwurzelte falsche Bewertung. Darauf möchte ich einfach nur antworten, dass uns das erste Gelübde tatsächlich zur Ehrfurcht vor *allen* Lebensformen anhält. Natürlich stimmt es, dass auch Pflanzen fühlende Wesen sind. Ich würde sogar noch einen Schritt weitergehen und sagen, dass ich mir sehr bewusst bin, dass ich unzählige Wesen töte, wenn ich Wasser für einen Tee aufkoche. Doch zu behaupten, dass es keinen Sinn habe, sich für eine vegetarische Lebensweise zu entscheiden, weil auch Pflanzen Lebewesen sind (und wir deshalb weiterhin unsere Hamburger genießen sollten), ist in meinen Augen ein törichtes Argument.

Ein letztes Argument, das gerade für uns Menschen im Westen für eine vegetarische Lebensweise spricht und nicht einfach ignoriert werden darf, ist die immense Grausamkeit, der Tiere durch die industrielle Produktion von „Nahrungsmitteln" ausgesetzt sind. Infolge artfremder Haltung und der angewendeten Schlachtmethoden leben die Tiere in Furcht, Schmerz und Leid. Wenn wir das Fleisch ihrer Körper zu uns nehmen, sind wir für ihre Schmerzen mit verantwortlich – wie auch für die Ursachen und Bedingungen ihrer entsetzlichen Situation.

Was das fünfte Gelübde betrifft, so deuten viele Lehrer und Schulen auch dieses im Sinne einer absoluten Enthaltsamkeit von Alkohol und anderen bewusstseinsverändernden Drogen, während andere meinen, dass ein maßvoller Konsum durchaus gestattet sei, solange man nicht berauscht und geistig unklar wird.

Thich Nhat Hanhs Formulierung der fünften Übung der Achtsamkeit weist darauf hin, dass wir diesem Gelübde einen weiten Rahmen geben und es auf viele Formen der geistigen Betäubung beziehen müssen. Es gibt viele Drogen, zu denen eben auch das Fernsehen, Filme, Bücher, Computerspiele und Unterhaltungen gehören können. Wir können uns sogar an Dharma-Büchern berauschen! Wichtig ist, dass wir nichts so benutzen sollten, dass es uns dafür desensibilisiert, was im gegenwärtigen Moment geschieht.

Bitte beachten Sie, dass uns die fünfte Übung nicht sagt, welche Bücher, Filme oder Nahrungsmittel für unseren Körper und Geist schädlich sind. Es liegt an uns, Achtsamkeit gegenüber den Auswirkungen der unterschiedlichen Medien zu entwickeln und uns dann für das zu entscheiden, was Klarheit und Harmonie unterstützt, und auf alles zu verzichten, was Körper und Geist abstumpft. Damit sind wir wieder da angelangt, wo wir sattvischen Mitteln vor rajastischen und tamasischen den Vorzug geben.

Zweiter Teil

Entwicklung von Achtsamkeit: Erinnerung an die Gegenwart

Kapitel vier

Was ist Achtsamkeit?

Die Entwicklung und Pflege von Achtsamkeit ist ein so wichtiger – eigentlich sogar der zentrale – Aspekt buddhistischer Praxis, dass Buddha ihn nicht nur zum vorletzten Glied seines Achtfachen Pfades machte, sondern auch zum ersten der „Sieben Faktoren des Erwachens", die wir noch besprechen werden.

Die wörtliche Bedeutung des Sanskrit-Begriffs *smriti* (Pali: *sati*), der meist mit „Achtsamkeit" übersetzt wird, ist „Erinnerung". Ich weise meine Schülerinnen und Schüler immer wieder gern darauf hin, dass die englischen Begriffe für Erinnerung, *remembering* (oder auch *to recollect,* „sich auf etwas besinnen, sich sammeln"), ein Synonym für Yoga sind: Indem wir uns erinnern, sammeln wir die (anscheinend) auseinander strebenden Bereiche unserer Erfahrung in einem integrierten Ganzen.

Wenn wir uns erinnern, achten wir auf das, was geschieht. Achtsamkeit entsteht immer im Zusammenhang einer Beziehung – der zu uns selbst und zu anderen Menschen und Dingen. Sie ist keine Technik, kein Werkzeug, sondern eine uns innewohnende Kraft, eine Fähigkeit, die wir pflegen müssen. Wenn wir zum Beispiel auf der Straße einer Freundin begegnen, „erinnern" wir uns an sie. Wir setzen die Erinnerung nicht bewusst ein, um zu wissen, dass sie es ist, die wir sehen, sondern die Erinnerung ergibt sich ganz spontan im Kontext der Situation. Buddha lehrte, dass unser Atem, unsere Haltung, unsere Bewegungen, Gefühle, Gedanken sowie alle Phänomene, die uns umgeben, Teil eines Beziehungsgeflechts sind, innerhalb dessen wir uns in Achtsamkeit üben, sodass diese Geisteskraft schließlich spontan entsteht. Mit einer gewissen Übung wird sich Achtsamkeit an allen Orten und zu allen Zeiten einstellen.

Zwei frühe Sutras, die Buddhas Meditationsunterweisungen enthalten, sind das *Anapanasati-Sutta (Sutra des Bewussten Atmens)* und das *Satipatthana-Sutta (Sutra der Vier Verankerungen der Achtsamkeit)*. In der südlichen (Theravada-)Tradition des Buddhismus sind diese Sutras bis heute die zentralen Texte der Meditationspraxis. Ihr Geist ist auch in der nördlichen (Mahayana-)Tradition äußerst lebendig, aber die Texte selbst sind nicht allzu bekannt – ich hoffe, dass sich dies mit der Zeit ändern wird. Thich Nhat Hanh sagt dazu: „Wenn wir die Bedeutung dieser beiden Sutras verstanden haben, wird sich uns eine tiefere Sicht und ein umfassenderes Verständnis jener Schriften eröffnen, die dem Mahayana zugerechnet werden – so wie wir die Blätter und Äste eines Baumes besser zu würdigen verstehen, nachdem wir seine Wurzel und seinen Stamm betrachtet haben." Es ist an der Zeit, dass wir diesen Lehren wieder ihren angestammten Platz innerhalb der Tradition der Meditationspraxis einräumen. Seit ich zum ersten Mal in diese Sutras eingeweiht wurde, ist mir ihre unglaubliche Bedeutung für die Asana-Praxis bewusst geworden – sie verleihen der physischen Praxis der Asanas, die zumeist auf eine rein vorbereitende Rolle für die Meditation beschränkt bleibt, einen neuen Stellenwert als eigenständige, wahre und tiefe Meditationspraxis.

„Aufmerksamkeit" und „Gewahrsein" sind weitere Synonyme für Achtsamkeit. Bücher, viele Bücher sind über Achtsamkeit, Aufmerksamkeit oder „reines Gewahrsein" geschrieben worden, und einige lassen es schwieriger erscheinen, als es in Wirklichkeit ist. Tatsächlich wissen Sie bereits, was Achtsamkeit ist; das Problem ist nur, dass Sie vielleicht nicht glauben, es zu wissen oder dass es so einfach ist. Als ich die theologische Hochschule besuchte, hielt ich ein Referat über die grundlegenden buddhistischen Lehren der Achtsamkeitspraxis. Ich erinnere mich noch genau, wie einer meiner Kommilitonen mich danach ansprach und sagte: „Sag mir die Wahrheit. So einfach kann das doch nicht sein, oder? Was verheimlicht ihr Buddhisten uns?"

Ironischerweise liegt die Schwierigkeit darin, dass es gerade so einfach ist. Gerade weil wir den Wunsch haben, in unserem spirituellen Leben etwas ganz Besonderes und Aufregendes zu erleben, aber auch weil wir nicht verstehen, was schwierig und was leicht ist, wird die ganze Sache so kompliziert. Doch wir selbst sind es (insbesondere unser Geist), die alles kompliziert machen.

Ein Schüler fragte den alten Zen-Meister Ichu: „Schreibt bitte etwas von großer Weisheit für mich." Meister Ichu nahm seinen Pinsel und schrieb: „Gewahrsein." Der Schüler, offensichtlich enttäuscht, fragte: „Ist das alles?" Ichu schrieb: „Gewahrsein; Gewahrsein." Nun war der Schüler vollends verwirrt und sogar ein bisschen ärgerlich. „Das scheint mir nicht sonderlich tiefgründig zu sein", sagte er. Als

Antwort schrieb Ichu: „Gewahrsein; Gewahrsein; Gewahrsein." Schließlich machte der Schüler seiner Enttäuschung Luft: „Was soll denn dieses Wort ‚Gewahrsein' eigentlich bedeuten?" Meister Ichu antwortete: „Gewahrsein bedeutet Gewahrsein."

Es wird gesagt, dass Gewahrsein weder eine Technik ist noch etwas, das erst noch entwickelt werden muss. Die Fähigkeit zur Achtsamkeit besitzen Sie bereits, und Sie praktizieren sie pausenlos – auf die eine oder andere Weise. Den Lehren des *abhidharma* zufolge, der buddhistischen Psychologie, ist der geistige Faktor der Aufmerksamkeit allgegenwärtig, das heißt, Aufmerksamkeit ist ein Aspekt jeder Wahrnehmung. Unsere Aufmerksamkeit kann jedoch „angemessen" *(yoniso)* sein – wie zum Beispiel in der vollständigen Aufmerksamkeit, dem „reinen Gewahrsein" des gegenwärtigen Moments – oder sie kann „unangemessen" *(ayoniso)* sein, nämlich dann, wenn wir unsere Aufmerksamkeit auf etwas richten, was uns davon abhält, im Hier und Jetzt wirklich gegenwärtig zu sein.

Wieso halten die Lehren es für so wichtig, im gegenwärtigen Moment vollständig aufmerksam zu sein? *Weil das alles ist, was wir haben!* Jemand, der an Gott glaubt, würde dazu vielleicht sagen: „Gott steckt im Detail." Oder wie es der Zen-Lehrer Taizan Maezumi formulierte: „Einzelheiten sind alles, was es gibt." Wenn Sie *diese* verpassen, verpassen Sie alles. Unsere Verabredung mit dem Leben findet immer im gegenwärtigen Moment statt. Wenn Sie dann nicht anwesend sind, verpassen Sie Ihr Leben. Und fühlt es sich nicht die meiste Zeit genauso an? Wir können nicht in der Vergangenheit leben. Sie ist vorbei. Wir können nicht in der Zukunft leben. Sie existiert noch nicht. Wenn wir dem, was gerade geschieht, keine Aufmerksamkeit schenken, reißt uns die Gegenwart mit sich fort, und wir verlieren unser Leben, genau hier, genau jetzt.

Im *Bhaddekaratta-Sutta (Sutra über die Kenntnis vom besseren Weg, allein zu leben)* lehrte Buddha:

> Laufe nicht der Vergangenheit nach.
> Verliere dich nicht in der Zukunft.
> Die Vergangenheit ist nicht mehr.
> Die Zukunft ist noch nicht gekommen.
> Das Leben, wie es hier und jetzt ist,
> eingehend betrachtend,
> weilt der Übende
> in Festigkeit und Freiheit.
> Es gilt, uns heute zu bemühen.
> Morgen ist es schon zu spät.
> Der Tod kommt unerwartet.

Wie könnten wir mit ihm handeln?
Der Weise nennt jemanden, der es versteht,
Tag und Nacht in Achtsamkeit zu weilen,
‚jemanden, der den besseren Weg kennt, allein zu leben'.

Jemand, der „allein lebt", ist in diesem Zusammenhang kein Mönch, der sich zurückgezogen in den Wäldern aufhält, sondern derjenige, der in der Gesellschaft leben kann, ohne sich in selbstsüchtigen Gedanken, Wünschen, Projektionen und Urteilen zu verlieren. Beachten Sie bitte den bereits erwähnten Zustand von „Stabilität und Frieden", der uns an Patanjalis Definition der Asanas erinnert, die „stabil und angenehm" sind.

Achtsamkeit – die Geistesqualität des „reinen Gewahrseins" – ist die Betrachtung der Dinge, so wie sie sind, ohne aus ihnen auszuwählen, ohne zu vergleichen und zu beurteilen, ohne zu werten und ohne das, was geschieht, mit unseren Projektionen und Erwartungen zu überlagern. Es ist die Fähigkeit, „einfach nur dieses" zu sehen. Der Himmel ist ein gutes Bild für diese Art von Aufmerksamkeit. Alle Gedanken, Gefühle und Empfindungen, ja unsere gesamten physischen und psychischen Erfahrungen sind wie Wolken, die am Himmel vorbeiziehen. Wir sind es gewohnt, uns mit diesen Wolken des Denkens, unseren Projektionen, Anhaftungen und Abneigungen zu identifizieren und vergessen darüber den Himmel. In unserer Praxis bringen wir einen „Geist des weiten Himmels" hervor, und wir gestatten es den Phänomenen, durch unsere Aufmerksamkeit zu ziehen, ohne dass wir von ihnen fortgerissen werden oder uns in sie verstricken.

Bhavana, Meditation oder „Geistesentfaltung", ist die Entwicklung dieser Kraft, die dem Geist selbst innewohnt, in eine starke, stabile, angenehme, nicht wählende und nicht eingreifende Aufmerksamkeit. Alle Techniken und Praktiken, die normalerweise als Meditation gelehrt werden, sind nichts anderes als Hilfen, um die Entwicklung dieser annehmenden, offenen und weiten Geistesqualität zu unterstützen. Deshalb ist der „Zustand" der Meditation nicht etwas, was Sie *tun*, sondern etwas, was Sie einfach nur *sind*. Anfangs fällt diese „einfache" Praxis natürlich sehr schwer. Anfangs merken wir, dass wir uns beständig daran erinnern müssen, dass wir uns erinnern wollen! Es ist wirklich nicht so leicht. Doch mit der Zeit wird es natürlich und mühelos sein.

Zu Beginn bedarf es großer Bemühungen, und es wird viele Lücken in unserer Achtsamkeit geben. Doch wie mit jeder Geschicklichkeit, wie mit dem Erlernen eines Musikinstruments zum Beispiel, werden wir irgendwann so erfahren sein, dass der Gedanke „Ich bin achtsam" verschwindet und es nur noch Achtsamkeit gibt. Wie ein Klaviervirtuose, für den keine Trennung zwischen seiner Person und seinem Spiel besteht – Üben und Spielen sind für ihn ein und dasselbe geworden, und seine Finger bewegen sich mit unangestrengter Gelassenheit und Natürlichkeit –, werden wir schließlich einfacher, gelassener und natürlicher leben, da unsere gesamten Handlungen aus dieser mühelosen und offenen Aufmerksamkeit entstehen, die einfach nur *ist*.

Traditionellerweise wird gesagt, dass buddhistische Meditation oder Bhavana aus zwei Aspekten besteht, wobei dem zweiten in der buddhistischen Meditation größere Bedeutung zukommt, wodurch sie sich von anderen Meditationsformen unterscheidet. Diese beiden Element sind *shamata* und *vipashyana* (Pali: *samatha* und *vipassana*). Da vor allem das zweite Element betont wird, ist buddhistische Meditation im Westen meist als Vipassana bekannt – Einsichts- oder Achtsamkeits-Meditation. Doch selbst Zen-Meditation umfasst beide Elemente von Bhavana, obwohl diese Begriffe nicht benutzt werden (außer in der vietnamesischen Tradition).

Wörtlich bedeutet Shamata „ruhiges Verweilen" und wird manchmal als Synonym für Konzentration benutzt, da Konzentration – oder „Einsgerichtetheit" des Geistes – zu innerer Ruhe, Stille und Zufriedenheit führt. Thich Nhat Hanh nennt Shamata oft ein „Anhalten" und erzählt in diesem Zusammenhang gern die folgende Geschichte über einen Mann und ein Pferd: „Ein Pferd galoppiert geschwind vorbei, und der Mann, der auf ihm sitzt, scheint ein wichtiges Ziel erreichen zu wollen. Ein anderer Mann, der an der Straße steht, ruft ihm zu: ,Wohin willst du?', und der Reiter antwortet: ,Weiß ich nicht! Frag das Pferd!'" Das ist natürlich *unsere* Situation. Ständig sind wir in Eile, und die Macht der Gewohnheit trägt uns von einer Erfahrung zur nächsten. Deshalb besteht unsere erste Praxis darin, dass wir lernen, *anzuhalten*. Um eine klare Sicht zu entwickeln, müssen wir den Geist zuerst anhalten und beruhigen – wir müssen unsere gewohnten Muster und unsere Unachtsamkeit unterbrechen und Halt! sagen, damit wir nicht mehr einer Sache nach der nächsten hinterherrennen.

Vipashyana, was meist mit „besondere Einsicht" oder „Klares Sehen" der wahren Natur der Dinge übersetzt wird, ist die Einsicht, die zu Erwachen, Freiheit oder Befreiung führt. Jetzt können wir verstehen, dass Achtsamkeit und Konzentration, die letzten zwei Glieder des buddhistischen Yoga-Pfades, die beiden Aspekte sind, die in der buddhistischen Meditation entwickelt werden. Wir könnten vielleicht sagen, dass unsere Praxis einfach darin besteht, *anzuhalten und zu sehen*.

In Wirklichkeit besteht jede Meditation aus beiden Elementen zugleich, aber es macht einen Unterschied in der Gewichtung und letztendlich im Ergebnis, ob man eher die Konzentration oder die Achtsamkeit betont. Wenn wir meditieren, ist es Achtsamkeit, die sich der Objekte, auf die wir uns mit unserer Aufmerksamkeit konzentrieren, einfach nur bewusst ist. Konzentration hingegen ist eine Aufmerksamkeit, die unabgelenkt auf ein gewähltes Meditationsobjekt gerichtet ist. Achtsamkeit ist es auch, wenn wir bemerken, dass unsere Konzentration nachlässt und unsere Aufmerksamkeit abgelenkt wird.

Konzentration ist ausschließlich, das heißt, sie schließt alles aus, was nicht zum Objekt unserer Aufmerksamkeit gehört und richtet sich uneingeschränkt auf das Meditationsobjekt, egal, ob es sich dabei um ein Mantra, eine Visualisierung oder den Atem handelt. Sie hat die Qualität eines starken Lasers, der auf ein Ziel gerichtet ist, und wird deshalb auch als „Einsgerichtetheit des Geistes" bezeichnet. Um wirklich tiefe Konzentration zu entwickeln, ist es wichtig, die Umgebung so zu gestalten, dass es so wenig Ablenkungen wie möglich gibt. Sehr tiefe Konzentrationszustände sind die verschiedenen Jhanas oder Samadhis, die in den hinduistischen und buddhistischen yogischen Schriften diskutiert werden.

Diese hochkonzentrierten Zustände können jedoch – was Buddha durchaus erkannt hat – problematisch sein, wenn sie nur praktiziert werden, um dem Leiden zu entgehen, und nicht, um die vollkommene Befreiung zu verwirklichen, die in wahrer Einsicht gründet. Dabei sind es durchaus friedvolle, beglückende Zustände, doch selbst sie beruhen auf Ursachen und sind deshalb unbeständig. Sobald wir an ihnen haften, werden sie zu einer Quelle für Dukkha. Nachdem Buddha in der ersten Zeit seiner Praxis aus diesen hochkonzentrierten Zuständen auftauchte, so berichtet er, zeigten die Samen von Lust, Abneigung und Verblendung erneut ihre Wirkung, sobald er durch seine Sinne wieder in Kontakt trat. Wir können diese konzentrierten Geisteszustände natürlich einsetzen, um Ruhe und Stille zu finden. Aber wir tun dies nur, um uns zu erholen und kehren danach in unser Dukkha zurück, betrachten es, und entwickeln die tiefe Einsicht und das Verständnis, das wir brauchen, um Freiheit zu verwirklichen.

Achtsamkeit ist umfassend. Sie schließt nichts aus. Sie ist die Eigenschaft eines nicht wählenden, reinen Gewahrseins. Wenn Sie sich in Konzentration üben und vor Ihrem Fenster die Alarmanlage eines Autos losgeht, würden Sie versuchen, das Geräusch innerlich auszuschalten und zu Ihrem Meditationsobjekt zurückkehren. Wenn Sie sich jedoch im reinen Gewahrsein der Achtsamkeit üben, würden Sie die Alarmanlage einfach wahrnehmen – aber auch jede Spur von Irritation und Ärger, die aufgetaucht wäre. Achtsamkeit betrachtet ganz genau den Wandel – die unterschiedlichen Tonlagen der Alarmanlage, ihr Abbrechen sowie alle Gedanken, die in diesem Zusammenhang entstehen.

Wenn Konzentration wie ein Laser ist, dann ist Achtsamkeit ein Flutlicht, das alles ausleuchtet, was es in seiner Reichweite zu sehen gibt. Achtsamkeit ist der schwierigere der beiden Aspekte, die wir entwickeln müssen, da sie weder reagiert noch urteilt. Alles, was auftaucht, wird betrachtet und angenommen, ohne es zu interpretieren, zu werten, zu beurteilen oder zu verwerfen. Achtsamkeit ist die vollkommene Praxis der Aggressionslosigkeit, denn sie ermutigt uns dazu, keinen Bereich unserer Erfahrung zurückzuweisen – einschließlich der häßlichen, ekligen und geschmacklosen Dinge, die wir lieber übersehen oder ignorieren würden. Sie lädt uns ein, uns so zu akzeptieren, wie wir sind. Nicht uns zu verändern, zu rechtfertigen oder zu erklären, sondern uns einfach nur zu betrachten – und dies, ohne uns dabei Schuld zuzuweisen. Für viele von uns ist das eine große Herausforderung. Doch wenn wir mit unserer Praxis weitermachen, entwickeln wir neben Weisheit auch Mitgefühl – *karuna* zusammen mit Prajna –, die Zwillingspfeiler des Buddhismus.

Wie ich schon gesagt habe, setzt sich jede Meditation aus Konzentration und Achtsamkeit zusammen. Ein hohes Maß an Konzentration wird Sie vielleicht sehr ruhig und gelassen machen, aber Sie könnten dann ebenso aus Stein sein. Doch ohne Ruhe, ohne die verankernde Kraft der Konzentration könnte zu viel Aufmerksamkeit zu einem überreizten Zustand führen, ähnlich wie bei Menschen, die sehr empfindlich auf Umwelteinflüsse reagieren. In der Meditation wäre eine solche Übersensibilität nicht sehr förderlich für eine tiefe, durchdringende Einsicht.

In allen buddhistischen Traditionen werden wir am Anfang unserer Meditationspraxis in Shamata unterwiesen, damit wir eine tiefe Konzentration entwickeln und unseren Geist zur Ruhe bringen können. Viele Anfänger und Anfängerinnen empfinden, dass alles „nur noch schlechter wird", nachdem sie angefangen haben zu meditieren, denn sobald sie sich zu Beginn auf ein Objekt, das ihr Lehrer ihnen vorgeschlagen hat, konzentrieren (zumeist der Atem), machen sie die Erfahrung, dass ihr Geist sehr aktiv ist und überall umherspringt.

In den buddhistischen Lehren und in den Upanischaden des Yoga nennt man diese Eigenschaft des Bewusstseins „Affen-Geist" – und es kann sehr entmutigend sein, unserem eigenen Affen-Geist zum ersten Mal wirklich zu begegnen. Dennoch: Wenn wir den Affen-Geist einfach nur sehen, so wie er ist, können wir dies als erste Frucht unserer Praxis betrachten.

Wenn wir versuchen würden, Achtsamkeit zu praktizieren, ohne zuvor eine gewisse Konzentration entwickelt zu haben, wäre es unmöglich, das, was auftaucht, zu betrachten, ohne uns dabei in unser Denken zu verstricken. Wenn wir zum Beispiel plötzlich bemerkten, dass wir wütend sind, würden wir, solange unsere Achtsamkeit nicht in Konzentration verankert ist, sehr wahrscheinlich darüber nachdenken, *was* uns wütend macht und *wer* uns wütend macht. Doch dadurch würden wir unserer Wut nur neue Nahrung geben, anstatt sie einfach nur zu betrachten und ihr nachzuspüren, ohne uns in ihr zu verfangen, uns mit ihr zu identifizieren oder sie zu unterdrücken. Sobald wir ein gewisses Maß an Konzentration entwickelt haben, können wir uns stärker der Aufmerksamkeit und Achtsamkeit zuwenden. Am Ende erfüllt sich Achtsamkeit in einer tiefen Einsicht in die Wirklichkeit, und dies ist gleichbedeutend mit Befreiung, Ceto-Vimutti, der „Befreiung des Geistes".

Intermezzo

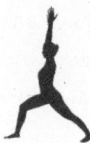

Der Dharma der Alarmanlage

Es geschah während des Abschlussabends eines achtwöchigen Kurses in Achtsamkeits-Meditation, gerade nachdem ich die Glocke geschlagen hatte, um den Beginn unserer Sitzmeditation zu signalisieren. Während die Glocke noch nachhallte, ging vor dem Fenster des Raumes, in dem wir saßen, die Alarmanlage eines Autos los. Ein Autoalarm ist in Brooklyn nichts Ungewöhnliches, und deshalb nahm ich einfach nur aufmerksam das Geräusch wahr und folgte meinem Atem.

Nach einigen Minuten tauchten in meinem Geist jedoch Sorgen um meine Schülerinnen und Schüler auf. Ich dachte: „Na großartig! Das ist die letzte Klasse, und jetzt muss auch noch *das* passieren." Die Minuten vergingen, meine Gedanken wurden unruhiger, und ich befürchtete, dass die Teilnehmer enttäuscht und frustriert sein könnten. Wir hatten in den einzelnen Treffen noch nie länger als zwanzig Minuten gesessen, doch jetzt, am letzten Tag, saßen wir fünfunddreißig Minuten, und die Alarmanlage wollte einfach nicht aufhören.

Doch plötzlich erkannte ich, was ich tat. Ich malte mir alle möglichen Szenarien aus und zerbrach mir den Kopf darüber, welche Erfahrung die Teilnehmer machten oder machen könnten. Meine Aufmerksamkeit war ganz und gar nicht bei dem, was gerade geschah. Ich saß in der Falle. Daraufhin ließ ich meine Gedanken los und lauschte in den verbleibenden zwanzig Minuten den Schwankungen der Töne, während die Batterie langsam leer wurde. Der Klang war unbeständig, Tonhöhe und Lautstärke änderten sich in jedem Augenblick. Während ich dies verfolgte, wurde mein Geist ruhig, und Leichtigkeit breitete sich in mir aus.

Drei Minuten vor dem Ende der Meditation gab die Batterie schließlich ihren Geist auf, und der Alarm verstummte. Die Stille, die sich daraufhin ausbreitete, war ohrenbetäubend. Als der Klang aufgehört hatte, gab es plötzlich eine Stille, die das ganze Universum auszufüllen schien. Es kam mir vor, als würde der Geist schweben, vollkommen offen und empfänglich, ohne Inhalt und ohne Form.

Nachdem ich die Meditation mit einem Glockenschlag beendet hatte, lernte ich etwas von meinen Schülerinnen und Schülern. Alle hatten ähnliche Erfahrungen gemacht. Als die Alarmanlage losging, hatten sie sich ein wenig geärgert und gestört gefühlt. Als der Alarm jedoch nicht aufhörte, empfanden manche starke Wut und entwarfen Szenarien über den schrecklichen und sicherlich unausstehlichen Besitzer des Wagens und seine soziale Verantwortungslosigkeit. Ihnen gingen lange Geschichten durch den Kopf, die sich damit befassten, was für ein Mann (interessanterweise vermuteten alle, dass nur ein Mann dafür verantwortlich sein konnte) so ignorant war. Andere Schüler waren von ihrer eigenen Verärgerung besessen; sie stachelten ihre eigenen Erfahrungen mit Ablehnung an, bis sie sich machtlos und als Opfer der Verhältnisse fühlten.

Irgendwann während des Sitzens wurde jedoch allen klar, was sie taten, und es gelang ihnen, ihre Gedanken und Gefühle loszulassen. Alle erinnerten sich daran, dass „Achtsamkeit keine Bedingungen braucht. Wir sind einfach nur achtsam gegenüber allem, was geschieht." Danach hörten sie den Klang, der jetzt frei von ihren Beurteilungen war, und verstanden, dass er sich nicht außerhalb von ihnen befand. Sie hatten gehört, was auch ich gehört hatte, und sie spürten die gleiche Leichtigkeit des Geistes, eine stille und tiefe Ruhe inmitten des „Schall und Wahns", wie es jemand formulierte. Sie hatten den Geschmack der Freiheit gespürt. Freiheit von ihren erlernten Verhaltensmustern. Die meisten waren erstaunt über ihre eigene Entdeckung – alle waren als komplette Anfänger in den Kurs gekommen und hatten jede Ablenkung als eigenen Misserfolg aufgefasst. Mehr als eine Schülerin sagte, sie habe nie geglaubt, dass so viel innere Ruhe und Akzeptanz wirklich möglich sei. Da dieses Erlebnis zu bestätigen schien, worüber ich während des Kurses gesprochen hatte – dass es möglich ist, unsere erlernten Verhaltensmuster loszulassen und genau da, wo wir gerade sind, frei zu sein –, unterstellten mir viele scherzhaft, ich hätte die ganze Sache inszeniert!

In diesem Zusammenhang möchte ich noch erwähnen, dass einige Yogis in der Lage sind, so tiefe Konzentrationszustände zu entwickeln, dass sie die Alarmanlage gar nicht gehört hätten. Ihre Aufmerksamkeit wäre so konzentriert und eingegrenzt, dass der Alarm für sie einfach nicht existiert hätte. So ein konzentrierter Zustand, wie beeindruckend er auch sein mag, endet jedoch, sobald der Yogi sich von seinem Sitz erhebt. Diese begrenzte Aufmerksamkeit kann man nicht in den Alltag hineinnehmen. Sie hilft uns auch nicht, dort frei zu sein, wo wir gerade sind – inmitten von Alarmanlagen, dröhnenden Lastern, Berufsverkehr, Steuern, Rechnungen und dem ganzen Rest.

Kapitel fünf

Wie beginnen wir mit der Achtsamkeits-Meditation?

Viele Schülerinnen und Schüler sagen mir, dass sie versucht haben zu meditieren, aber es „hat nicht funktioniert" oder sie „konnten es einfach nicht tun". Natürlich ist es nicht so, dass mit ihnen irgendetwas nicht stimmen würde, sondern das eigentliche Problem beruht auf ihrem Missverständnis darüber, was Meditation ist. Viele wissen einfach nicht, dass es ganz unterschiedliche Meditationsansätze gibt, hinter denen eine Vielzahl philosophischer und religiöser Traditionen stehen. Entweder wird ihnen das nicht gesagt, oder, was noch schlimmer ist, ihnen wird zu verstehen gegeben, dass es sich bei der speziellen Tradition oder Schule, mit der sie in Kontakt sind, um die beste bzw. um die einzig wahre Lehre handelt.

Es gibt immer wieder Verwirrung, weil einige Lehrer und Autoren von Meditationstexten sich nicht die Zeit nehmen, auf diesen Punkt hinzuweisen. Dadurch werden bestimmte Äußerungen, die sich auf besondere Praktiken innerhalb einer Tradition oder Schule beziehen, für allgemein gültige Bemerkungen über die Meditation gehalten. Wenn die Schüler dann etwas anderes hören – meist eine weitere allgemeine Bemerkung eines Vertreters einer anderen Schule oder Tradition –, wächst ihre Verwirrung. Wenn sie dann eine Zeit lang immer wieder solche Äußerungen von Vertretern verschiedener Traditionen vernehmen müssen und ihnen dabei gesagt wird, wie einzigartig und besonders eine bestimmte Praxis sei, werden sie noch verwirrter.

Eine Schule richtet die Aufmerksamkeit auf die Nasenlöcher, während man dem Atem folgt; eine andere konzentriert sich eher auf den Unterbauch oder auf eine Stelle unterhalb des Nabels. Einige Schulen halten dazu an, anfangs die Atemzüge zu zählen, während andere sagen, dass man sich seine Erfahrung „bewusst machen" und sie „benennen" soll. Daneben gibt es natürlich auch solche, die von all dem abraten. Es gibt Traditionen, in denen Mantras eine wichtige Rolle spielen, und andere, die sie ablehnen.

Ich vertrete hier keine spezielle Tradition oder Denkrichtung, außer dass ich die Bedeutung der Achtsamkeit betone – die keine einzelne Tradition für sich beanspruchen kann. Ich habe in japanischen, vietnamesischen und koreanischen Zen-Traditionen praktiziert und mit chinesischen Zen(Chan)-Lehrern gesessen. Ich habe aber auch in der Vipassana-Tradition, wie sie von S. N. Goenka vertreten und von den Lehrern der „Insight Meditation Society" gelehrt wird, praktiziert. Von verschiedenen tibetisch-buddhistischen Lehrern habe ich viel gelernt, auch wenn ich in dieser Tradition nie formal praktiziert habe. Allen Lehrerinnen und Lehrern, von denen ich gelernt und mit denen ich praktiziert habe, bin ich sehr dankbar – doch das Mark des Dharma hat einen einzigen Geschmack. Etwas von diesem Geschmack würde ich gern weitergeben und mich dabei jeder Parteilichkeit enthalten.

Buddha lehrte, dass Achtsamkeit im Sitzen, Stehen, Liegen und Gehen praktiziert werden kann und sollte. Er lehrte auch, dass wir uns vollkommen bewusst sein sollten, wenn wir „unsere Glieder strecken" oder uns „nach vorn beugen". Damit wird deutlich, dass die Asana-Praxis des Hatha-Yoga durchaus im Zentrum unserer Praxis der Achtsamkeits-Meditation stehen kann. Wenn Sie sich jedoch bis jetzt noch nicht in Sitzmeditation geübt haben, könnte es schwierig sein, eine entwickelte, stabile und entspannte Aufmerksamkeit aufrechtzuerhalten, während Sie die DREIECKSHALTUNG oder die KRIEGERHALTUNG einnehmen (im dritten Teil finden Sie eine genaue Beschreibung). Denjenigen unter Ihnen, die noch keine regelmäßige Meditationspraxis haben, möchte ich die folgenden grundlegenden Unterweisungen anbieten.

Sitzmeditation

In buddhistischen Kreisen wird immer wieder zwischen „formaler Praxis" und „informeller Praxis" unterschieden. Formale Praxis ist die Zeit, die wir uns nehmen, um uns in Sitzmeditation zu üben, oder auch in Praktiken wie Rezitationen, Niederwerfungen, die Glocke zu schlagen und Kerzen zu entzünden sowie verschiedene Opfergaben darzubringen. Das Herz der formalen Praxis besteht jedoch darin, die Verpflichtung einzugehen, regelmäßig und konsequent jeden Tag zu sitzen. Wir sitzen, um unsere Achtsamkeit zu entwickeln, sodass wir mit Aufmerksamkeit durch unseren Tag gehen können. „Informelle Praxis", so könnte man sagen, wäre dann nichts anderes als der gesamte Rest unseres Lebens!

Wo soll ich sitzen?

Zuerst sollten Sie bei sich zu Hause einen guten Platz zum Sitzen auswählen. Er sollte relativ ruhig und abgeschieden sein. Natürlich wäre es ein Segen, wenn man Häuser mit einem „Atemraum", wie Thich Nhat Hanh es nennt, konzipieren würde, doch die meisten von uns werden sicherlich nicht in der Lage sein, für die Meditationspraxis einen eigenen Raum freizuhalten. Aber selbst eine Ecke Ihres Schlafzimmers, die Sie für diesen Zweck abtrennen, reicht vollkommen aus. Eine meiner Schülerinnen, die im East Village von Manhattan ein winziges Apartment bewohnte, saß zwischen ihrem Bett und ihrer Kommode. Unter dem Bett zog sie einen Schuhkarton hervor, in dem sich eine kleine Kerze, Räucherstäbchen und ein Tuch befanden. Mit dem Tuch bedeckte sie den Karton und verwandelte ihn in einen kleinen Altar. Die Kerze und die Räucherstäbchen halfen ihr dabei, eine warme, einladende Umgebung zu schaffen, die sie bei ihrer Meditation unterstützte.

Wichtig ist, dass Sie einen bestimmten Platz haben, an den Sie sich jeden Tag für Ihre Meditation zurückziehen. Irgendwann wird die Verbindung zwischen diesem Platz und Ihrer Praxis so stark werden, dass Sie sich schneller in Ihre Übung hineinfinden können. Sie können dies als eine pawlowsche Konditionierung betrachten, oder als die Entwicklung eines besonderen energetischen oder heiligen Raums – auf jeden Fall wird es Sie unterstützen, jeden Tag am gleichen Platz zu sitzen.

Wann soll ich sitzen?

Probieren Sie anfangs einfach aus, was für Sie am besten ist. Dann sollten Sie einen Zeitplan aufstellen und ihn entschlossen einhalten – ohne dabei allzu starr zu sein. Sobald Sie feststellen, dass Sie sich nicht mehr auf Ihre Meditationsübung freuen, sondern Sie Ihnen zur Belastung geworden ist, zu einer weiteren Sache, „die getan werden muss", stimmt etwas nicht, und Sie sollten etwas verändern. Natürlich ist Meditation eine hochpsychische und existenzielle Erfahrung, in der schwieriges „Material" auftauchen kann, aber trotzdem sollte sie sich nie wie eine lästige Pflicht oder stumpfsinnige Plackerei anfühlen.

Lange Jahre habe ich die Übungen vieler Menschen begleitet und kann sagen, dass der frühe Morgen, direkt nach dem Aufstehen, für die meisten Praktizierenden die beste Zeit ist, um zu meditieren. Dann ist der Geist noch relativ ruhig und noch nicht vom Trubel des Alltags verwirrt. Ich selbst halte die Phase des Übergangs vom Schlaf zu den Tagesaktivitäten für einen guten Zeitpunkt, um zu meditieren. Vor dem Sitzen mache ich ein paar Körperübungen, um mich zu lockern und Atem und Kreislauf „einsatzbereit" zu machen. Dem Sitzen räume ich höchste Priorität ein, denn ich weiß, dass es mit fortschreitender Stunde schwieriger sein wird zu meditieren, wenn ich mich bereits jetzt von meinem Tagespensum ablenken lasse.

Auch am Abend kann es gut sein, zu sitzen. Wir können dadurch unseren Arbeitstag hinter uns lassen und unseren Geist von allem, was sich im Lauf des Tages angesammelt hat, entlasten. Abends zu sitzen kann wirklich ein Stärkungsmittel für die Seele sein. Für manche Menschen kann es aber auch ein Problem sein, wach zu bleiben, wenn die Meditation zu nahe an ihrer Schlafenszeit liegt. Noch einmal: Finden Sie heraus, was für Sie funktioniert. Probieren Sie zu Beginn mehrere Tageszeiten aus, und schauen Sie, welche für eine konstante, tiefe und entspannte Praxis förderlich ist.

Anfangs sollten Sie sich darauf einlassen, einmal am Tag zu sitzen. Nach und nach werden Sie dann vielleicht den Wunsch verspüren, mehr als einmal am Tag zu praktizieren. Bitte denken Sie daran, dass Sie Ihre Meditationspraxis nicht erzwingen können. Erlauben Sie ihr, sich organisch zu entfalten und zu wachsen. Wenn Sie sich Ihren Übungen mit zu viel Intensität widmen, werden Sie sie irgendwann vielleicht ganz aufgeben, weil es Ihnen so vorkommt, als würde sie Ihnen die Zeit stehlen. Doch wenn Ihre Praxis sich entwickelt hat, werden Sie sogar an Tagen, an denen Sie noch mehr Stress als gewöhnlich haben, länger meditieren wollen.

Hierzu gibt eine Geschichte von Mahatma Gandhi. Er soll, nachdem er erfahren hatte, dass er an einem bestimmten Tag Begegnungen mit drei verschiedenen internationalen Führern haben werde, gesagt haben: „Dann meditiere ich heute Morgen am besten doppelt so lange."

Wie lange soll ich sitzen?

Dafür gibt es natürlich keine Zauberformel. Anfangs sitzen die meisten zwanzig bis dreißig Minuten, doch für andere mag es bereits eine große Herausforderung sein, fünf oder zehn Minuten zu meditieren. Es ist sehr wichtig, sich daran zu erinnern, dass die Praxis der Achtsamkeit nichts mit Masochismus zu tun hat. Natürlich werden sich gewisse Schwierigkeiten physischer und psychischer Art einstellen, aber das heißt nicht, dass wir tatsächlich körperliche Schmerzen erleiden müssen. Für manche Menschen scheint Meditation ein Ausdauertest zu sein, den sie bestehen wollen. Mir scheint das eher ein selbstbezogenes Tun zu sein, das wenig mit Mitgefühl und Weisheit zu tun hat. Zwei Punkte halte ich für wichtig, um zu entscheiden, wie lange wir sitzen. Finden Sie erstens heraus, wie lange Sie im Moment bequem sitzen können, und bleiben Sie dann ein paar Minuten, vielleicht fünf, länger sitzen, um den Bereich, in dem Sie sich wohl fühlen, auszuweiten. Das wird Sie dabei unterstützen, sich auf harmonische Weise Ihren Schwierigkeiten zu nähern, ohne sich dabei zu sehr anzustrengen. Verordnen Sie sich zweitens eine Mindestzeit, und halten Sie diese ein. An Tagen, an denen selbst das nicht möglich ist, sollten Sie zumindest versuchen, ein paar Minuten zu sitzen. Wichtig ist die Regelmäßigkeit, mit der Sie Ihr Kissen (Ihren Stuhl oder Ihren Hocker) aufsuchen. Ich möchte hier, wenn auch zögernd, etwas hinzufügen. Einer meiner ersten Meditationslehrer sagte einmal zu mir: „Wenn du die Meditation an einem Tag verpasst, dann verpasse sie einfach." Anders ausgedrückt, quälen Sie sich bitte nicht mit dem Schuldgefühl, etwas verpasst zu haben. Und am nächsten Tag gilt erneut: „Einfach nur sitzen."

Was Sie jedoch wirklich vermeiden sollten, ist Sprunghaftigkeit – aufs Geratewohl zu sitzen, wenn Ihnen danach ist, und so lange, wie es Ihnen gefällt. Stattdessen sollten Sie, bevor Sie sich hinsetzen, mit sich selbst einen Vertrag abschließen und sich verpflichten, x Minuten zu sitzen. Sie sollten diese Zeit als ein Minimum betrachten. Selbstverständlich können Sie länger sitzen, wenn Sie sich danach fühlen. Wenn Sie jedoch immer nur so lange sitzen, wie es Ihnen gefällt, werden sich ziemlich schnell Rastlosigkeit und Langeweile breitmachen, und Sie beschränken Ihre Meditation. Dieses Vorgehen wird Ihre eingespielten Verhaltensmuster – das Festhalten an dem, was angenehm ist, und das Abweisen all dessen, was unangenehm ist – einfach nur verstärken. Um mehr Selbsterkenntnis zu erlangen, sollten Sie als Experiment vielleicht wirklich einmal eine Woche lang willkürlich sitzen, aber bitte nicht als reguläre Praxis!

Damit Sie während Ihrer Meditation die Zeit im Auge behalten, sollten Sie sich die Uhr oder einen Timer stellen. Sie können sie natürlich auch so hinlegen, dass Sie ab und zu einen Blick darauf werfen können. Achten Sie aber darauf, nicht ständig auf die Uhr zu schauen und die verbleibenden Minuten zu zählen. Kontrollieren Sie die Zeit nur kurz und kehren Sie sofort zu Ihrer Meditationspraxis zurück.

Was soll ich während des Sitzens tun?

Das Wichtigste, was es in der Meditation zu entwickeln gilt, ist eine Haltung, die zugleich stabil und bequem ist. In Anhang C finden Sie ausführliche Beschreibungen und Abbildungen der verschiedenen Haltungen für die Sitzmeditation. Achten Sie, wie bei allen Haltungen, auf einen geraden Rücken. Ich sollte vielleicht darauf hinweisen, dass ein „gerader" Rücken ganz natürlich gekrümmt ist – einwärts im unteren Rückenbereich, auswärts im mittleren und oberen Rückenbereich und wiederum einwärts im Bereich des Nackens.

Damit die Unversehrtheit dieser natürlichen Krümmung erhalten bleibt, empfehle ich Ihnen – ganz gleich, ob Sie auf dem Boden oder auf einem Stuhl sitzen –, ein Kissen zu benutzen, sodass Sie das Becken ein wenig nach vorn und nach unten beugen können. Das Kissen hilft Ihnen auch, Ihr Hüfte oberhalb der Knie ruhen zu lassen, was sehr wichtig ist. Die Schultern sollten vollständig entspannt sein; dazu liegen die Schulterblätter flach am oberen Rücken an und wölben sich nicht nach vorn. Das hilft, das Herz zu öffnen und den Atem tiefer fließen zu lassen.

Den Scheitelpunkt Ihres Kopfes sollten Sie nach oben ziehen, als wollten Sie den Himmel erreichen. Denken Sie dabei an die Eleganz afrikanischer und asiatischer Frauen, die schwere Lasten auf ihrem Kopf balancieren. Das Kinn wird ein klein wenig eingezogen, damit der Nacken entspannt und die Kehle offen bleibt. Stellen Sie sich eine Kraftlinie vor, die sich vom Damm durch das Zentrum des Oberkörpers nach oben erstreckt und im Scheitelpunkt austritt.

Die Augen können Sie geschlossen oder leicht geöffnet halten. Im zweiten Fall richten Sie Ihren Blick bitte auf den Boden, auf einen Punkt etwa dreißig bis sechzig Zentimeter vor Ihnen oder in einem anderen Abstand, mit dem Sie sich wohl fühlen. Starren Sie nicht, sondern entspannen Sie den Blick, als würden Sie etwas betrachten, das vor oder jenseits des Fußbodens liegt. Einige Schulen empfehlen, die Augen vollständig zu öffnen, aber tun Sie dies erst, nachdem Sie eine gewisse Zeit mit halb geschlossenen Augen meditiert haben.

Interessanterweise ermutigen einige Traditionen die Meditierenden dazu, die Augen offen zu lassen, damit sie mit ihrer Umgebung in Verbindung bleiben und nicht zu schnell müde werden oder in Tagträumen versinken, während andere Traditionen die Meditierenden dazu anhalten, die Augen zu schließen, damit sie von ihrer Umgebung nicht abgelenkt werden! Nachdem ich jahrelang mit offenen Augen gesessen hatte und nie sonderlich abgelenkt war, auch wenn ich manchmal müde wurde und immer wieder wilde Visionen oder Halluzinationen vor meinen offenen Augen vorbeizogen, begann ich, in der Vipassana-Tradition zu sitzen, in der man angehalten wird, die Augen zu schließen. Ich wurde dadurch nicht schläfriger, als ich es mit offenen Augen auch hin und wieder gewesen war; mich quälten auch keine inneren Bilder – doch manchmal spürte ich, dass ich abgelenkt war. Für mich besteht die Moral dieser Geschichte darin, dass ich, egal, was ich tue, manchmal einfach müde werde, mich in Fantasien verliere oder abgelenkt bin. So ist eben die Natur des Geistes. Probieren Sie einfach beides aus, und schauen Sie, was besser für Sie ist. Und dann fordern Sie sich bitte ab und zu heraus und tun genau das, was für Sie schwieriger ist. Die Hände können Sie im Schoß ruhen lassen, oder Sie legen sie entspannt auf den Knien ab. Sie können auch eine der vielen *mudras* (Handhaltungen) einnehmen, die seit unvordenklichen Zeiten bekannt sind. Einige davon werden im Anhang C beschrieben. Ich sitze meist in der *dhyani*-Mudra, die auch als „kosmische Mudra" bekannt ist. Dazu legen Sie die Finger Ihrer nicht dominierenden Hand (wenn Sie Rechtshänder sind die linke) auf die Innenseite der dominierenden, wobei sich die Kuppen der Daumen leicht berühren.

Nun richten Sie bitte Ihre Aufmerksamkeit auf den Atem.

Anapanasati ist die aufmerksame Betrachtung des Ein- und Ausatmens. Machen Sie ein paar tiefe, relativ kräftige Atemzüge und verweilen Sie danach in Ihrem natürlichen Atemrhythmus. In dieser Praxis betrachten wir einfach den Atem, wir sind bei unserem Atem. In Anapanasati vergegenwärtigen wir uns nicht, wie der Atem sich in und durch unseren Körper bewegt, und wir stellen ihn uns auch nicht in verschiedenen Farben vor. Stattdessen öffnen wir uns einfach dafür, den Prozess des Atmens zu erfahren, unmittelbar, ohne irgendeine Vorstellung davon, wie wir atmen „sollten". Lassen Sie den Atem kommen und gehen. Erkennen Sie selbst, dass er manchmal kurz und flach, manchmal tief, manchmal leicht und sanft und manchmal schwer ist. Vor allem aber erkennen wir, dass er sich mit der Zeit verändert.

Verschiedene Schulen haben unterschiedliche Ansichten darüber, an welcher Stelle des Körpers die Aufmerksamkeit auf den Atem gerichtet werden soll. Einige empfehlen, die Aufmerksamkeit auf den Bereich um die Nasenlöcher zu konzentrieren und den Atem nicht durch den Körper zu verfolgen, sondern wie ein Kartenabreißer im Kino an den „Eingangstoren" zu verweilen – dort nimmt man jeden Atemzug, der getan wird, zur Kenntnis. Betrachten Sie die Empfindungen, die an den Nasenlöchern entstehen – oder vielleicht nur die auf der Oberlippe. Andere raten dazu, die Aufmerksamkeit auf den Unterbauch zu richten, auf das, was die Japaner *hara* nennen – jenen Bereich, der zwei Fingerbreit unterhalb des Nabels liegt. Die Vertreter der „Nasenloch-Praxis" glauben, dass die Konzentration nuancierter und intensiver ist, wenn die Aufmerksamkeit auf die Nasenlöcher gerichtet wird. Der Unterbauch, behaupten sie, sei ein zu großer Bereich, um Konzentration entwickeln zu können. Die „Vertreter des Unterbauchs" erklären, dass ihr Ansatz dabei helfen kann, vom Kopf in den Körper zu kommen. Außerdem soll sich dadurch eine umfassendere Aufmerksamkeit entwickeln können. Meine eigene Meinung dazu: Beide haben Recht.

Ich schlage Ihnen vor, beide Möglichkeiten auszuprobieren und herauszufinden, was zu Ihnen passt. Aber bitte vermischen Sie beide Ansätze nicht in einer Sitzperiode. Besser ist es sogar, wenn Sie jede Methode für jeweils ein oder zwei Wochen ausprobieren und danach eine Wahl treffen, an die Sie sich halten. Das trifft übrigens auf alle meine Vorschläge zu, bei denen Sie wählen können, wie Sie praktizieren möchten. Und nochmals: Bitte probieren Sie niemals mehr als einen Ansatz in einer Sitzperiode aus. Wenn wir etwas untersuchen, sollten wir nicht zu viele Variablen haben, weil dann irgendwann nicht mehr klar ist, was womit verbunden ist.

Um die Entwicklung der Konzentration zu fördern, schlagen viele – jedoch nicht alle – Schulen vor, dass wir unsere Atemzüge zählen oder uns zumindest bewusst machen. Wenn Sie sich dafür entscheiden, sie zu zählen, dann denken Sie *auf jeden Fall* daran, dass die Praxis nicht darin besteht, „bis zehn zu zählen" (oder mit welcher Anzahl auch immer Sie arbeiten), sondern darin, *den Atem zu betrachten*. Es gibt nichts zu gewinnen, wenn Sie es bis zehn schaffen. Sie kehren danach einfach zu eins zurück. Das Zählen ist einfach nur ein Mittel, das uns darin unterstützt, unsere Aufmerksamkeit auf den Atem zu richten.

Zählen Sie, während Sie einatmen, in Ihrem Geist bitte „eins". Während Sie ausatmen, zählen Sie „zwei". Das nächste Einatmen ist „drei"; das nächste Ausatmen „vier", und so weiter, bis Sie bei „zehn" sind. Da es in der Natur unseres Geistes liegt, sehr aktiv sein zu wollen, werden Sie feststellen, dass Sie beim Zählen anfangen zu denken. Seien Sie nicht überrascht, wenn Sie zwischen „eins" und „zwei" an etwas ganz anderes denken (vielleicht daran, was es Besseres zu tun gäbe). Sobald dies geschieht, *sollten Sie zur Kenntnis nehmen, was geschieht*, es loslassen und zu „eins" zurückkehren. Vielleicht werden Sie in den ersten Wochen und Monaten niemals bis „zehn" kommen. Doch ist das so wichtig? Es wird nur zu einem Problem, wenn Sie es dazu machen!

Anfangs werden Sie unter Umständen bemerken, dass Sie sich in einem wunderbaren Drehbuch verloren haben – ein Spektakel, so groß wie *Vom Winde verweht*. Wenn Ihnen dies bewusst wird, lassen Sie bitte los, und kehren Sie zu „eins" zurück. Oder aber Ihnen fällt plötzlich auf, dass Sie bereits weit über „zehn" hinausgezählt haben, bevor Ihnen bewusst wird, dass Ihnen Ihre Konzentration abhanden gekommen ist. Immer wieder wird Ihnen auch ein Gedanke bewusst werden, bevor er sich entfalten kann. In solchen Momenten sind die Gedanken nichts anderes als das kurze Aufblitzen des diskursiven Denkens, das sofort wieder verlischt.

Einer meiner ersten Meditationslehrer erklärte den Prozess folgendermaßen:

Stell dir vor, dir wurde die Aufgabe übertragen, im Hafen von New York an der Busstation zu stehen und einfach nur die Menschen zu beobachten, die in den Bus nach Albany steigen, das 200 Kilometer entfernt liegt. Deine Aufgabe ist es, einfach nur zuzuschauen, wie die Menschen aus den Bussen ein- und aussteigen. Doch anstatt das einfach nur zu tun, wirst du von den ganzen Aktivitäten mitgerissen: Du steigst selbst in den Bus und merkst es erst nach 160 Kilometern, wenn ihr in Kingston seid. Dann steigst du einfach aus und kehrst zur Busstation in New York zurück. Mit der Zeit werden dir diese Unachtsamkeiten immer seltener passieren und immer schneller bewusst werden. Jetzt wirst du vielleicht bemerken, dass du in deinen Gedanken umherwanderst, bevor du Manhattan verlassen hast. Und schließlich ertappst du dich vielleicht schon, wenn du gerade in den Bus einsteigen willst. Dann ist deine Konzentration stärker geworden, aber auch deine Achtsamkeit, also die Kraft des Geistes, mit der du darauf aufmerksam wirst, dass deine Konzentration abwesend ist.

Ärgern Sie sich bitte nicht, wenn Sie sich, nachdem Sie sich eine Zeit lang sehr schnell auf die Schliche gekommen sind, plötzlich – um in diesem Bild zu bleiben – wieder in Albany befinden. Achtsamkeit ist kein geradliniger Prozess, und der Fortschritt hängt mehr von der Veränderung Ihrer Beziehung zu Ihren Erfahrungen ab als vom Inhalt der Erfahrungen selbst.

Dazu ein Beispiel: Als ich vor vielen Jahren zu praktizieren begann, kam mir mein Geist manchmal wie eine Diskothek, manchmal wie ein Kloster vor. Um ehrlich zu sein: Eigentlich war er eher eine Disko, aber wenn ich praktizierte, zog ich es vor, ihn als Kloster wahrzunehmen, und empfand es als Misserfolg, wenn er eine Diskothek zu sein schien. Schlimmer noch, ich fand, dass *ich* ein Misserfolg war! Jetzt, obwohl ich gestehen muss, dass mein Geist sich häufiger als in jenen Tagen wie ein Kloster anfühlt, wenn ich praktiziere, befinde ich mich immer wieder auch mal in einer Diskothek. Doch eine Sache hat sich verändert: Ich kämpfe nicht mehr gegen den „Disko-Geist" an und versuche nicht, verzweifelt am „Kloster-Geist" festzuhalten.

Dieser Wandel in unserer Beziehung zu unserem Geist, der in der Meditation erfahren wird, hat eine Entsprechung in unseren Beziehungen zu den verschiedenen Situationen unseres Alltags. Der Gleichmut, der sich in meinem Leben immer mehr eingestellt hat, ist wirklich ein Gefühl der Freiheit und der Leichtigkeit, von dem ich nur träumen konnte, als ich meine ersten Schritte auf dem Pfad unternahm.

Wenn Sie sich dafür entscheiden, sich Ihres Atems einfach nur bewusst zu sein, statt ihn zu zählen, dann sagen Sie innerlich „ein", wenn Sie einatmen, und „aus", wenn Sie ausatmen. Wenn Ihr Geist dabei in Tagträume und Gedanken abschweift, dann benennen Sie das mit „Denken", sobald es Ihnen bewusst wird, lassen es los und kehren zu „ein" und „aus" zurück. *Dabei spielt es überhaupt keine Rolle, was der Inhalt Ihrer Gedanken ist, sondern Sie machen sie sich einfach nur als „Denken" bewusst.* An dieser Stelle möchte ich Ihnen noch einmal sagen, dass es kein „Fehler" ist, wenn der Geist abschweift. Ganz im Gegenteil: In dem Moment, in dem Sie erkennen, dass er abgeschweift ist, sind Sie achtsam – und genau das ist es, was wir entwickeln wollen!

Wenn wir uns einen stärkeren Bizeps wünschen, erwarten wir ja auch nicht, dass ein Liegestütz genügt. Sie müssen Ihre Übungen *wiederholen*. Auch Achtsamkeit entwickeln wir nur, wenn wir uns darin üben. Sie sollten wissen, dass Sie jedes Mal aufwachen, wenn Sie bemerken, dass der Geist vom Atem abgeschweift ist. Lassen Sie deshalb bitte jeden Ärger, jede Enttäuschung und jeden Groll auf sich selbst los.

Vielleicht hilft es Ihnen, auf Ihre innere Stimme zu hören, wenn Sie etwas mit „Denken" benennen. Klingt sie wie ein inneres Anschreien, wie „Denken! (Schon wieder!)"? Spüren Sie in ihr Ungeduld und Enttäuschung? Entspannen Sie sich. Was auch auftauchen mag, benennen Sie es mit einer neutralen inneren Stimme einfach als „Denken". Danach kehren Sie zu „ein" und „aus" zurück. In vielerlei Hinsicht nehmen wir damit eine nicht ablehnende Haltung ein und üben uns darin, uns selbst sowie jeden Moment vollständig und umfassend anzunehmen.

Dieser gesamte Prozess wird manchmal als einführende Praxis bezeichnet. Wir sollten jedoch nicht glauben, dass es sich deshalb um eine „Anfänger-Praxis" handelt und wir irgendwann in der Zukunft in eine „Fortgeschrittenen-Praxis" aufsteigen werden. Solche Gedanken können die größten Hindernisse auf dem Weg der Befreiung sein.

Tatsächlich lassen wir die Aufmerksamkeit auf den Atem nie hinter uns. Im Gegenteil: Wir gehen einfach immer tiefer in diese Praxis hinein. Mit dem ersten Schritt auf dem Pfad erfüllt sich der Pfad. Dieser Pfad, der uns in unsere wahre Heimat zurückführt, ist die größte Reise, die wir machen können. Halten Sie jetzt inne. Kehren Sie zu sich selbst zurück. Kehren Sie zu Ihrem Atem zurück.

Kapitel sechs

Eine Einführung in die Sutras

Das Sutra des Bewussten Atmens (Anapanasati-Sutta) und *Das Sutra der Vier Verankerungen der Achtsamkeit (Satipatthana-Sutta)* sind zwei der wichtigsten Sutras des Pali-Kanons. In ihnen finden sich einige der ausführlichsten Beschreibungen und Unterweisungen, die Buddha über die eigentliche Praxis der Meditation gegeben hat.

Achtsamkeits-Yoga basiert auf den Vier Verankerungen der Achtsamkeit, wie sie im *Anapanasati-Sutta* dargelegt werden. Darin beschreibt Buddha sechzehn „Übungen", in denen das bewusste Atmen als Mittel für das Erwachen eingesetzt wird. Sie dienen dazu, unsere Aufmerksamkeit aufrechtzuerhalten, damit wir tief in die wahre Natur der Dinge schauen und uns von unserer Verblendung befreien können.

Diese sechzehn Übungen können in vier Gruppen unterteilt werden, die jeweils aus vier Übungen bestehen. Jede dieser vier Gruppen entspricht einer der Vier Verankerungen der Achtsamkeit. Die erste Gruppe nimmt den Körper als Grundlage oder als Objekt für die Entwicklung von Achtsamkeit, die zweite die Gefühle, die dritte die Prozesse des Geistes und die vierte die Objekte des Geistes, die sogenannten *dharmas*.

Im *Anapanasati-Sutta* werden die Vier Verankerungen der Achtsamkeit nur beiläufig erwähnt. Aus diesem Grund werden wir ausgewählte Abschnitte aus dem *Satipatthana-Sutta* betrachten, um zu erfahren, wie wir die Vier Verankerungen praktizieren können. Ausführliche Literaturangaben stehen am Ende des Buches, falls Sie das gesamte Sutra lesen oder studieren möchten. Lassen Sie uns jetzt den zweiten Abschnitt des *Anapanasati-Sutta* betrachten, in dem die von Buddha gelehrten sechzehn Übungen genau beschrieben werden:

Anapanasati-Sutta, 2. Abschnitt

Buddha sprach:

Wie aber kann die Methode, den Atem vollkommen bewusst wahrzunehmen, beständig entwickelt und geübt werden, sodass die Übung reiche Früchte trägt und großen Gewinn bringt?

Das geschieht folgendermaßen:

Da begibt sich der oder die Praktizierende in den Wald, zum Fuße eines Baumes oder an einen anderen einsamen Ort, verweilt mit Stabilität und Leichtigkeit in den Asanas und übt folgendermaßen: ‚Wenn ich einatme, weiß ich, dass ich einatme; und wenn ich ausatme, weiß ich, dass ich ausatme.'

[Die erste Gruppe: Der Körper]

1. Wenn ich lang einatme, weiß ich: „Ich atme lang ein."
   Wenn ich lang ausatme, weiß ich: „Ich atme lang aus."

2. Wenn ich kurz einatme, weiß ich: „Ich atme kurz ein."
   Wenn ich kurz ausatme, weiß ich: „Ich atme kurz aus."

3. Einatmend bin ich mir meines ganzen Körpers bewusst.
   Ausatmend bin ich mir meines ganzen Körpers bewusst.

4. Einatmend lasse ich meinen Körper ruhig und friedvoll werden.
   Ausatmend lasse ich meinen Körper ruhig und friedvoll werden.

[Die zweite Gruppe: Die Gefühle]

5. Wenn ich einatme, weiß ich: „Ich empfinde ein Gefühl der Freude."
   Wenn ich ausatme, weiß ich: „Ich empfinde ein Gefühl der Freude."

6. Wenn ich einatme, weiß ich: „Ich empfinde ein Gefühl des Glücks."
   Wenn ich ausatme, weiß ich: „Ich empfinde ein Gefühl des Glücks."

7. Einatmend bin ich mir der geistigen Formationen bewusst.
   Ausatmend bin ich mir der geistigen Formationen bewusst.

8. Einatmend lasse ich meine geistigen Formationen ruhig und friedvoll werden.
   Ausatmend lasse ich meine geistigen Formationen ruhig und friedvoll werden.

[Die dritte Gruppe: Der Geist]

9. Wenn ich einatme, nehme ich meinen Geist bewusst wahr.
   Wenn ich ausatme, nehme ich meinen Geist bewusst wahr.

10. Wenn ich einatme, lasse ich meinen Geist glücklich und leicht werden.
    Wenn ich ausatme, lasse ich meinen Geist glücklich und leicht werden.

11. Wenn ich einatme, sammle ich meinen Geist.
    Wenn ich ausatme, sammle ich meinen Geist.

12. Wenn ich einatme, befreie ich meinen Geist.
    Wenn ich ausatme, befreie ich meinen Geist.

[Die vierte Gruppe: Die Dharmas]

13. Wenn ich einatme, bin ich mir der unbeständigen Natur aller Dharmas bewusst.
    Wenn ich ausatme, bin ich mir der unbeständigen Natur aller Dharmas bewusst.

14. Wenn ich einatme, bin ich mir der Auflösung allen Anhaftens bewusst.
    Wenn ich ausatme, bin ich mir der Auflösung allen Anhaftens bewusst.

15. Wenn ich einatme, betrachte ich die vollkommene Befreiung.
    Wenn ich ausatme, betrachte ich die vollkommene Befreiung.

16. Wenn ich einatme, betrachte ich das Loslassen.

Wenn ich ausatme, betrachte ich das Loslassen.

Wird die Methode des achtsamen Atmens in Übereinstimmung mit diesen Anweisungen beständig entwickelt und geübt, so trägt sie reiche Früchte und ist von großem Gewinn.

Im dritten Abschnitt des Sutra werden die Vier Verankerungen der Achtsamkeit von Buddha kurz erklärt, und er beschreibt, wie wir sie praktizieren können:

Wenn der Praktizierende lang oder kurz ein- oder ausatmet und dabei seinen Atem oder den ganzen Körper bewusst wahrnimmt, oder wenn er wahrnimmt, dass sein Körper dadurch ruhig und friedvoll wird, so verweilt er friedvoll bei der Beobachtung des Körpers im Körper, ist beharrlich und vollkommen wach, versteht klar seinen Zustand und ist über jedes Verlangen wie auch jedes Gefühl der Abneigung dem Leben gegenüber hinausgelangt. Diese Übungen des Atmens in voller Achtsamkeit gehören zur ersten Verankerung der Achtsamkeit: dem Körper.

Für jede der zwölf Übungen der drei restlichen Verankerungen der Achtsamkeit wiederholt Buddha: Der oder die Praktizierende verweilt friedvoll bei der Beobachtung der Gefühle in den Gefühlen; des Geistes im Geist; der Dharmas in den Dharmas. Dabei ist er oder sie beharrlich und vollkommen wach, versteht klar seinen oder ihren Zustand und ist über jedes Verlangen wie auch jedes Gefühl der Abneigung dem Leben gegenüber hinausgelangt.

Im dritten Abschnitt wir uns noch Folgendes mitgeteilt: „Ohne die volle Bewusstheit des Atmens können meditative Stabilität und Verstehen nicht wachsen." Wenn wir die volle Bewusstheit des Atmens beständig entwickeln und praktizieren, sagt Buddha, „so führt sie zur vollkommenen Verwirklichung in den Vier Verankerungen der Achtsamkeit."

Bevor wir fortfahren, möchte ich kurz auf die auffälligen Formulierungen „Beobachtung des Körpers im Körper", „Beobachtung der Gefühle in den Gefühlen", „Beobachtung des Geistes im Geist" und „Beobachtung der Dharmas in den Dharmas" zu sprechen kommen. Mit dieser Redewendung will Buddha uns darauf hinweisen, dass wir die Trennung zwischen dem Subjekt der Betrachtung – „Ich" – und den Objekten der Betrachtung – Körper, Gefühle, Geist, Dharmas – loslassen sollen. Wir stehen nicht außerhalb unseres Körpers und können auch nicht so handeln, als wären wir ein unabhängiger Beobachter, sondern wir sind immer ein Teil dessen, was wir als scheinbares „Objekt" unserer Meditation betrachten. In diesem Zusammenhang geht es wieder um Samadhi. In dieser Art von „betrachtender Meditation" sind Körper und Geist, sind Subjekt und Objekt eins.

Obwohl manche Übersetzungen dieses Sutras Formulierung wie „*Ich* weiß, *ich* bin mir bewusst, *ich* beruhige [meinen Geist], *ich* konzentriere mich, *ich* befreie mich, *ich* betrachte" benutzen, wird sich irgendwann einfach nur reine Achtsamkeit einstellen, frei von der Vorstellung, dass „ich" etwas erfahre oder tue. Anfangs werden wir sicherlich noch den Gedanken „Ich atme lang ein" haben, doch mit der Zeit entwickeln wir die reine Achtsamkeit des „Atmens", „Beruhigens" und so weiter. Dann gibt es einfach nur „Achtsamkeit" und kein abgetrenntes Empfinden eines „Selbst" oder „Ich", an dem wir haften.

Wir sind angehalten, klar und deutlich zu betrachten, was in jeder der Vier Verankerungen – Körper, Gefühle, Geist und Dharmas – geschieht. Und wir müssen unser gesamtes Anhaften an das, was wir uns wünschen, sowie unseren Widerstand gegen alles, was wir nicht wollen, aufgeben, da beide Haltungen unsere Achtsamkeit einschränken. Um wirklich wach zu sein, müssen wir unsere erlernten Abneigungen und Anhaftungen hinter uns lassen und dürfen nichts festhalten oder zurückweisen, was „dieses Leben" uns anbietet.

Im vierten Abschnitt des *Anapanasati-Sutta* erwähnt Buddha, dass die Entwicklung und kontinuierliche Praxis der Vier Verankerungen der Achtsamkeit „zu vollkommenem Verweilen in den Sieben Faktoren des Erwachens führt":

Wenn der Praktizierende in der Lage ist, ohne Ablenkung bei der Übung zu bleiben, den Körper im Körper zu beobachten, die Gefühle in den Gefühlen, den Geist im Geist, die Dharmas in den Dharmas, wenn er also beharrlich und völlig wach ist, klar seinen Zustand versteht und über jedes Verlangen wie auch jedes Gefühl der Abneigung dem Leben gegenüber hinausgelangt ist, er somit unerschütterlich, standhaft und unbeirrbar im gegenwärtigen Moment weilt, dann hat er den ersten Faktor des Erwachens erreicht, nämlich die Achtsamkeit. Ist dieser Faktor entfaltet, wird er zur Vollkommenheit gelangen.

Wenn der Praktizierende ohne Ablenkung mit seiner Aufmerksamkeit ganz im gegenwärtigen Moment verweilen kann und jedes Dharma, jedes Geistesobjekt, das sich im Bewusstsein erhebt, ergründen kann, dann wird in ihm der zweite Faktor des Erwachens geboren und entwickelt, der Faktor der Dharma-Ergründung. Wenn dieser Faktor entfaltet ist, wird er zur Vollkommenheit gelangen.

Wenn der Praktizierende ohne Ablenkung jedes Dharma in einer steten, beharrlichen und unerschütterlichen Weise beobachten und ergründen kann, so wird der dritte Faktor des Erwachens in ihm geboren und entwickelt, der Faktor der Tatkraft. Wenn dieser Faktor entfaltet ist, wird er zur Vollkommenheit gelangen.

Wenn der Praktizierende dauerhaft und unerschütterlich im Energiestrom der Übung verweilen kann, so wird der vierte Faktor des Erwachens in ihm geboren und entwickelt, der Faktor der Freude, der großen nichtsinnlichen Freude, die von keinem Verlangen befleckt ist. Wenn dieser Faktor entfaltet ist, wird er zur Vollkommenheit gelangen.

Wenn der Praktizierende ohne Ablenkung im Zustand der Freude verweilen kann, empfindet er seinen Körper und Geist als vollkommen leicht und ruhig. Ist er hier angelangt, so wird der fünfte Faktor des Erwachens in ihm geboren und entwickelt, der Faktor der Leichtigkeit und Ruhe. Wenn dieser Faktor entfaltet ist, wird er zur Vollkommenheit gelangen.

Wenn sowohl Körper als auch Geist vollkommen leicht und ruhig sind, kann der Praktizierende mühelos in den Zustand der Konzentration eingehen. Ist er hier angelangt, so wird der sechste Faktor des Erwachens in ihm geboren und entwickelt, der Faktor der Konzentration. Wenn dieser Faktor entfaltet ist, wird er zur Vollkommenheit gelangen.

Wenn der Praktizierende vollkommen ruhig in Sammlung verweilt, unterscheidet und vergleicht er Subjekt und Objekt nicht länger. Ist er hier angelangt, so wird der siebte Faktor des Erwachens in ihm befreit, geboren und entwickelt, der Faktor des Loslassens. Wenn dieser Faktor entfaltet ist, wird er zur Vollkommenheit gelangen.

Im dritten Teil des Buches werden wir uns damit beschäftigen, wie wir uns auf diese Lehren Buddhas beziehen können, damit sie uns in unsere Praxis der Asanas einführen und anleiten. Falls Sie im Moment noch nicht regelmäßig meditieren, möchte ich Ihnen noch einmal von ganzem Herzen nahe legen, damit anzufangen. Es ist sehr viel schwieriger, die sechzehn Übungen des *Anapanasati-Sutta* zu praktizieren, wenn wir uns bewegen oder uns in den verschiedenen Asanas üben. Wir müssen unsere Praxis jedoch vom Meditationskissen und der Yoga-Matte aus in die Welt tragen, wenn unsere Meditation unser Leben verwandeln und heilen soll.

Meditation kann uns von den Fesseln befreien, die uns an Angst, Sorgen und Unbehagen binden. Wenn wir in unserer Asana-Praxis den sechzehn Übungen des *Anapanasati-Sutta* folgen, sollten wir daran denken, dass alle Übungen eng miteinander verknüpft sind. Die Reihenfolge, mit der sie im Sutra beschrieben werden, hat nichts mit einer Abfolge von leichteren zu schwereren oder von Anfänger- zu Fortgeschrittenen-Übungen zu tun. Jede Praxis ist in sich selbst abgeschlossen – jede ist so „leicht" und so „schwer" wie jede andere. Zugleich können wir sie alle als eine gemeinsame Praxis betrachten. Es ist zwar richtig, dass die vorbereitenden Praktiken das Innehalten des Geistes betonen, während es in den nachfolgenden eher um Einsicht und ein genaues Betrachten geht, aber die Praktiken des Innehaltens und Betrachtens sind nicht wirklich zu trennen. Wie könnte es eine ohne die andere geben? Oder wie Thich Nhat Hanh es formuliert: „Wenn wir innehalten, ist die Betrachtung zugleich mehr oder weniger präsent; und wenn wir die Dinge genau betrachten, halten wir natürlicherweise inne."

Während einer Übungsphase – oder auch für einen längeren Zeitraum – können wir uns auf eine bestimmte Praxis konzentrieren, oder aber wir benutzen eine Übungsphase dazu, durch mehrere dieser Praktiken zu gehen. Wir können also unsere Aufmerksamkeit auf nur eine der Verankerungen der Achtsamkeit richten, wir können aber auch durch mehrere oder durch alle vier gehen. Zum Beispiel können wir in der DREIECKSHALTUNG *(trikanasana)* unseren Atem und seine Veränderungen betrachten, während wir in der Haltung verweilen, oder aber wir richten unsere Aufmerksamkeit auf unsere Gefühle und Empfindungen. Dann hätten wir die ersten beiden Verankerungen der Achtsamkeit praktiziert. Die dritte Verankerung praktizieren wir, wenn wir unsere Aufmerksamkeit auf unsere Geistesformationen richten, zum Beispiel auf unsere Abneigung gegenüber den Empfindungen, die sich in der Haltung einstellen, oder auf unsere inneren Kommentare zu unserer Praxis. Sobald unsere Konzentration stark genug entwickelt ist, können wir uns der vierten Verankerung zuwenden. Dann werden wir ganz direkt die unbeständige und selbstlose Natur unserer Gedanken, Gefühle und unseres Körpers erkennen.

Wenn wir in unserer Asana-Praxis diese Art der Einsicht hervorbringen können (dies bezieht sich auf alle Asanas: im Sitzen, Liegen, Stehen und in der Bewegung), wird sie ganz natürlich auch auf unser Leben übergehen – während wir Essen kochen, den Müll ausleeren, zur Arbeit pendeln, arbeiten und uns vergnügen. Wenn wir dazu in der Lage sind, werden wir spüren, wie unser Leben zum Leben erwacht. Dann begegnen wir ihm mit einem offenen Herzen und leben in vollständigem Erwachen, mit mehr Leichtigkeit, Sicherheit, Freude und Glück. Wir leben dann in Freiheit.

Dritter Teil

Die Praxis
des Achtsamkeits-Yoga

Kapitel sieben

Der Körper im Körper

Mir des Einatmens als Einatmen bewusst, atme ich ein.
Mir des Ausatmens als Ausatmen bewusst, atme ich aus.

Wenn ich lang einatme, weiß ich: „Ich atme lang ein."
Wenn ich lang ausatme, weiß ich: „Ich atme lang aus."

Wenn ich kurz einatme, weiß ich: „Ich atme kurz ein."
Wenn ich kurz ausatme, weiß ich: „Ich atme kurz aus."

Einatmend bin ich mir meines ganzen Körpers bewusst.
Ausatmend bin ich mir meines ganzen Körpers bewusst.

Einatmend lasse ich meinen Körper ruhig und friedvoll werden.
Ausatmend lasse ich meinen Körper ruhig und friedvoll werden.

Buddhas erste vier Übungen des bewussten Atmens helfen uns dabei, zu unserem Körper zurückzukehren und ihn genau zu betrachten, sodass wir verstehen, wie wir gut für ihn sorgen können. Buddha hat immer darauf hingewiesen, dass wir unseren Körper niemals misshandeln oder missbrauchen dürfen. Bitte denken Sie daran: Ahimsa, das Prinzip der Gewaltlosigkeit, steht im Zentrum der Yoga-Praxis.

In den ersten drei Übungen geht es darum, unsere Aufmerksamkeit auf den Atem zu richten. „Kurz" und „lang" sind Metaphern für die vielfältigen Qualitäten des Atems, die wir entdecken werden, wenn wir auf ihn achten. Unser Atem kann lang oder kurz sein, regelmäßig oder unregelmäßig, mühsam oder entspannt, schwer oder leicht. Unsere Praxis besteht darin, dies einfach nur zu betrachten und nicht zu manipulieren.

Wenn wir uns in dieser Weise auf unseren Atem konzentrieren, werden wir nach und nach erkennen, dass Atem und Geist eng miteinander verknüpft sind. Unser Geist beeinflusst unseren Atem, und unser Atem beeinflusst unseren Geist. Indem wir unseren Atem betrachten, betrachten wir unseren Geist. Da unser Atem aber auch eine Körperfunktion ist, wird uns dabei bewusst werden, dass wir durch unseren Atem zugleich unseren Körper betrachten. In dieser einfachen Praxis verwirklicht sich also bereits der Yoga der Einheit von Körper, Atem und Geist.

Bitte verwechseln Sie diese Übung nicht mit der Pranayama-Praxis, die in vielen Yoga-Klassen gelehrt wird. Die meisten Pranayama-Übungen bestehen aus einer Kontrolle und Manipulation des Atems. Anapanasati bringt ähnliche Wirkungen hervor wie ein kontrolliertes Atmen, indem es den Atem einfach so lässt, wie er ist, zugleich aber wird er mit *vollständiger Aufmerksamkeit* verfolgt.

Der Atem wird bereits beeinflusst, wenn wir ihm einfach nur unsere Aufmerksamkeit schenken. Aufmerksamkeit hat eine unglaublich verwandelnde Kraft, die schon ganz am Anfang Ihrer Praxis deutlich werden kann, wenn Sie einfach nur betrachten, wie der Atem in Ihren Körper eindringt und ihn wieder verlässt. Denken Sie bitte daran, dass es nicht um eine bewusste Kontrolle oder eine Veränderung Ihres Atemmusters geht. Allein indem Sie auf den Atem achten, wird sich seine Qualität verändern. Dabei gibt es natürlich keine geradlinige Entwicklung, doch mit der Zeit wird sich immer größere Ruhe einstellen, und Ihr Atem wird tiefer und langsamer werden.

Selbst wenn Sie einfach nur sitzen und Ihren Atem betrachten, werden Sie sehr schnell feststellen, dass er sich beständig verändert. Am deutlichsten fällt sein Richtungswechsel auf. Zuerst dringt er ein, dann tritt er wieder aus. Vielleicht fällt Ihnen dabei auf, dass es zwischen den einzelnen Atemzügen zu kurzen Unterbrechungen kommt. Möglicherweise sind diese Unterbrechungen gleich lang, oder auch nicht, so wie auch jeder einzelne Atemzug von gleicher oder unterschiedlicher Länge sein kann. Zwischen einem Atemzug und dem nächsten kann es große Veränderungen im Volumen geben. Eine Zeit lang ist der Atem vielleicht ganz flach, doch plötzlich geht ein großes, tiefes Aufatmen durch den Körper. Es ist wie mit den Wellen, die am Strand ankommen: Einige rollen in einer großen dramatischen Bewegung heran, während andere flach ans Ufer klatschen. Wenn es Sie langweilt, den Atem zu betrachten, haben Sie ihm nur noch nicht genügend Aufmerksamkeit geschenkt!

Diese reine Bewusstmachung des Atems ist wirklich die Grundlage aller Übungen, denen wir folgen werden. Von Anfang an entwickeln wir einen Geist, der sich frei macht von erlernten Verhaltensmustern und Aggressionen. Wir zwingen dem Atem nicht unseren Willen auf, sondern üben uns immer stärker darin, das, was ist, vollständig hinzunehmen.

In der dritten Übung der ersten Gruppe geht es darum, das Feld unserer Aufmerksamkeit zu erweitern, sodass es den gesamten Körper umfasst. Vielleicht liegt es an einer Überbetonung der Jhanas, der Versenkungen, dass in vielen Kommentaren und von Praktizierenden und Lehrern immer wieder behauptet wird, der „ganze Körper" sei nicht der ganze Körper des Praktizierenden, sondern der ganze Körper des Atems. Selbst einige der bedeutendsten Kommentare lehren, dass wir uns auf unsere Nasenspitze konzentrieren und den Atem nicht durch den Körper verfolgen sollen. Als Grund wird immer wieder angegeben, dass der Körper ein zu umfangreiches Objekt sei, um sich auf ihn konzentrieren zu können. Diese Kommentatoren interpretieren den Begriff *kaya* (Körper) als „Atem-Körper" und sagen, dass wir nicht den gesamten *physischen* Körper betrachten sollen, sondern dass sich das Wort „gesamt" auf Anfang, Mitte und Ende *jedes einzelnen Atemzugs* beziehe. Doch schon wenn wir die ersten beiden Übungen praktizieren, sind wir uns des gesamten „Atem-Körpers" bewusst; wie sonst sollten wir wissen, ob der Atem lang oder kurz ist, wenn wir uns nicht auf den gesamten Atem konzentrieren?

Diese erste Tetrade des *Sutra des Bewussten Atmens* steht in Beziehung zur ersten Verankerung der Achtsamkeit, der Achtsamkeit auf den Körper. Es ist eine ganz natürliche Entwicklung, wenn wir unsere Betrachtung des Atems auf den Körper ausweiten, denn sobald wir wirklich aufmerksam sind, werden wir erkennen, dass *der ganze Körper atmet*! Nirgendwo ist in den beiden Sutras davon die Rede, dass wir uns auf unsere Nasenspitze konzentrieren sollen, und nirgendwo wird behauptet, dass wir uns nicht auf den ganzen physischen Körper konzentrieren sollen.

Wenn wir Asanas praktizieren, wäre es jedenfalls albern, nicht den ganzen Körper zum Objekt unserer Meditation zu machen. Sobald wir dies tun, wird uns die tiefe Beziehung zwischen Atem und Körper bewusst werden. Wenn wir den Atem in einer Vorbeuge betrachten, werden wir sehen, dass sich nicht nur der Bauch hebt und senkt, sondern auch der gesamte Rücken, während sich die Rippen mit jedem Atemzug ausdehnen und zusammenziehen. In den GESCHLOSSENEN WINKELHALTUNGEN (*baddha konasana*) werden wir spüren, wie das Einatmen das Gefühl der Dehnung in den Hüftgelenken verstärkt, während es beim Ausatmen schwächer wird. Selbst wenn wir den ganzen Körper in einer EINFACHEN SITZHALTUNG MIT GEKREUZTEN BEINEN (*sukhasana*) betrachten, werden wir fühlen, wie der Atem sanft vom Beckenboden aufsteigt, die Schultern nach oben und hinten hebt, den

Kopf leicht hin und her bewegt, wie einen Korken, der auf der Oberfläche eines Sees treibt, und wie alles wieder zurücksinkt, sobald wir ausatmen. Nichts davon müssen wir übertreiben, um es empfinden zu können. Mit großer Aufmerksamkeit verfolgen wir einfach nur das, was geschieht. Diese Bewegungen sind sehr subtil – jemand, der Sie beobachtet, würde sie wahrscheinlich gar nicht wahrnehmen. Sie passieren jedoch andauernd. Leben ist Bewegung, Atem ist Bewegung, und eine der ersten Einsichten, die wir in uns selbst machen können, ist die, dass es Bewegung selbst in der Unbewegtheit gibt. Später, wenn unsere Aufmerksamkeit tiefer geworden ist, werden wir schließlich erkennen, dass es auch Unbewegtheit inmitten der Bewegung gibt. Dazu sagt Laotse: „Unbewegtheit in Unbewegtheit ist keine wirkliche Unbewegtheit. Unbewegtheit in Bewegung – das ist wirkliche Unbewegtheit."

Bevor wir die vierte Übung betrachten, möchte ich ein paar Worte dazu sagen, was es heißt, den Körper zu *bewegen*, wenn er das Objekt unserer Meditation ist. In der Theravada-Tradition – zum Beispiel in der Gehmeditation – werden wir angehalten, uns ganz langsam zu bewegen. In einer Traditionslinie werden wir womöglich darin unterwiesen, den Atem das Tempo bestimmen zu lassen und die Bewegungen unserer Beine darauf abzustimmen. Dazu wird mit Beginn des Einatmens zuerst die Ferse, dann die Sohle und schließlich der Ballen des Fußes angehoben. Dann wird der Fuß synchron mit der Bewegung des Atems nach vorn geführt. Sobald das Ausatmen einsetzt, wird der Fuß abgesetzt. Danach wartet man das nächste Einatmen ab und macht den folgenden Schritt mit dem anderen Fuß. Es kann aber auch sein, dass uns beigebracht wird, einen Fuß während des Einatmens anzuheben, zu bewegen und zu senken und den anderen während des Ausatmens.

Eine noch langsamere Methode besteht darin, während des Einatmens nur die Ferse des rechten Fußes zu heben und die Zehen dabei weiterhin am Boden zu lassen. In dieser Position verharrt der Fuß während des Ausatmens. Dann, mit dem nächsten Einatmen, wird der Fuß angehoben, nach vorn gebracht und auf dem Boden aufgesetzt. Mit dem Ausatmen wird das Gewicht auf diesen Fuß verlagert und der Schritt damit beendet.

Diese letzte Methode, die sehr viel komplexer ist als die anderen, erfordert wirklich eine tiefe und beständige Konzentration. Der ganze Sinn besteht darin, einfach nur zu gehen, sodass jeder Schritt in sich selbst abgeschlossen ist. Von Thich Nhat Hanh gibt es eine *gatha* (einen kurzen Erinnerungsvers) für die Gehmeditation: „Ich bin angekommen", wenn Sie Ihren Schritt mit dem rechten Fuß beginnen. „Ich bin zu Hause", wenn Sie mit dem linken Fuß vorwärts schreiten.

Doch warum halten wir uns eigentlich mit so etwas auf? Buddha sagte bereits, dass „in diesem sechs Fuß langen Körper" pausenlos ein ganzer Kosmos erscheint und verschwindet. Indem wir unsere Bewegungen verlangsamen, werden wir anfangen, diesen Prozess viel deutlicher zu erkennen.

Ich habe aber auch schon gehört, wie bestimmte Zen-Lehrer diese Praxis schlecht gemacht haben. In ihren Augen soll die Achtsamkeit aufrechterhalten werden, während wir uns ganz natürlich bewegen.

Sie glauben, dass die Praxis der verlangsamten Bewegung zu sehr unser Ich-Bewusstsein anspricht und deshalb nicht mit der direkten Achtsamkeit übereinstimmt. Für sie besteht das Rezept für ein einfaches Leben darin, die Dinge einfach zu tun: „Denk nicht so viel, tu's einfach!"

Mit gebührendem Respekt würde ich diesen Lehrern antworten, dass sie anscheinend nicht verstanden haben, worum es in dieser Praxis geht. Ich finde, was sie sagen, stimmt nur zur Hälfte: Selbstverständlich sollten wir immer achtsam sein, egal, wie schnell unsere Bewegungen sind, doch Achtsamkeit, auch bei langsamen Bewegungen, hat nichts mit einer Stärkung des Ich-Bewusstseins zu tun. Thich Nhat Hanh ist berühmt für seine langsame Gehmeditation, doch im Green Mountain Dharma Center in Vermont habe ich mit einigen seiner Mönche und Nonnen schon einige „Dauerlaufmeditationen" erlebt.

Wenn wir uns langsam bewegen und die dabei auftauchenden Bewegungen und Empfindungen betrachten, haben wir kein stärkeres Ich-Bewusstsein, als wenn wir irgendetwas „einfach nur tun". Tatsächlich haben viele Menschen berichtet, dass sich in der langsamen Gehmeditation das Empfinden von „Fuß" oder „Bein" auflöst und sie einfach nur die Bewegung wahrnehmen. Für mich drückt sich darin das „Loslassen von Körper und Geist" aus, von dem die Zen-Lehren sprechen.

Für mich ist es eine Überreaktion, wenn Lehrer die Praxis der langsamen Bewegung ablehnen. Aus Angst, diese Praxis könne unser Ich-Bewusstsein stärken, verpassen sie das, was sie zu lehren hat, während alle, die sich in der Praxis der langsamen Bewegung üben, selbstverständlich auch weiterhin rennen, hüpfen, hopsen und springen können, wenn sie dies wollen.

Aber noch einmal: Nehmen Sie meine Worte nicht für bare Münze – und auch nicht die der anderen. Probieren Sie jetzt bitte einfach folgendes Experiment aus: Strecken Sie Ihre rechte Hand zur Decke aus. Tun Sie es einfach. Dann lassen Sie sie wieder sinken. Was haben Sie *wahrgenommen*? Was haben Sie erfahren? Jetzt strecken Sie Ihre rechte Hand bitte ganz langsam zur Decke aus. Lassen Sie sich dafür mindestens 30 Sekunden Zeit. Genauso viel Zeit nehmen Sie sich, um sie jetzt wieder sinken zu lassen. Denken Sie nicht darüber nach; versuchen Sie nicht, etwas zu analysieren. „Tun Sie es einfach" – aber bitte ganz langsam.

Was haben Sie bemerkt, was haben Sie diesmal wahrgenommen? Sind Ihnen die Impulse aufgefallen, die der Bewegung vorausgehen? Jene komplexen geistig-physischen Regungen, die den Arm in Bewegung setzen? Sind Ihnen das Gewicht und das Volumen des Arms aufgefallen – haben Sie es gespürt? Hat sich in Ihrem Geist oder Atem irgendetwas verändert, während sich der Arm langsam nach oben oder unten bewegte? Gab es geistige Formationen, Langeweile vielleicht, Verärgerung, Neugierde oder Vergnügen? Ein ganzer Kosmos entsteht, verändert sich und verschwindet in einer einfachen Bewegung, doch üblicherweise sind wir dafür vollkommen blind. Normalerweise, solange in der Tiefe unseres Geistes noch keine wirkliche Verwandlung stattgefunden hat, folgen wir einfach nur unseren konditionierten Verhaltensmustern, wenn wir einfach nur „tun, was wir tun". Doch sobald wir uns langsamer bewegen, kann uns das deutlich werden. Letztendlich führt dies zu Ceto-Vimutti, der Befreiung des Geistes, da wir uns jetzt den Raum und die Zeit nehmen, den beständigen Prozess der Entstehung unserer Konditionierungen in unserem Körper-Geist zu verfolgen. Wenn wir diese Konditionierungen erkennen, können wir beginnen, unser Verhalten frei zu wählen, und müssen nicht mehr blind reagieren.

Deshalb werden wir in unserer Praxis der Asanas beide Möglichkeiten nutzen. Wir werden uns langsam und schnell bewegen und eine große Palette an Mitteln einsetzten, damit wir den zweiten Faktor des Erwachens entwickeln können: die Untersuchung der Dharmas. Keine von beiden ist besser oder fortgeschrittener. Beide bieten sie die Chance des Erwachens. Wir müssen verstehen, wann welche Praxis angebracht ist und es dann „einfach tun".

Damit kommen wir zur vierten Übung von Anapanasati. Diese Praxis, den „Körper zur Ruhe kommen zu lassen", ist eigentlich nichts, was wir zu tun versuchen, sondern etwas, das wir einfach geschehen lassen. In Ihrer Praxis werden Sie bemerken, dass sich Körper und Geist ganz natürlich beruhigen, wenn Sie sich in den anderen Praktiken – der Betrachtung des Atems und des Körpers – üben. Schließlich sind Atmung und Körper eins. Der Geist ist nicht abgetrennt; es gibt ihn nicht unabhängig von unserem Körper und unserem Atem. Denken Sie bitte daran: Wir betrachten den „Körper im Körper". Im Mahayana-Buddhismus wird diese Tatsache folgendermaßen zum Ausdruck gebracht: Subjekt und Objekt sind leer; Subjekt und Objekt sind nicht-zwei. Sie sind leer *von* einer unabhängigen, abgetrennten Existenz.

Wenn wir uns also eine Zeit lang einfach nur in bewusstem Atmen üben – ein paar Minuten, wenn Sie nicht sehr gestresst sind, und vielleicht zehn, fünfzehn, zwanzig Minuten oder länger, wenn Sie unter Stress stehen –, werden Sie bemerken, wie Sie zur Ruhe kommen. Natürlich liegt das Ziel dieser Übung darin, den Körper ruhig werden zu lassen, doch da Körper, Atem und Geist nicht getrennt sind, wird die Ruhe zugleich in Atem, Körper und Geist entstehen.

Manchmal, wenn wir eine schwierige Asana versuchen, wird unser Atem mühsam und angespannt sein, und zugleich wird sich unser Geist durch Angst und Widerstand verspannen. Wenn wir darauf nicht achten, wird diese Anspannung zu Unausgeglichenheit und Instabilität führen. Aber auch in diesem Fall lenken wir unsere gesammelte Aufmerksamkeit auf den Atem, sobald wir dies bemerken. Dadurch wird der Atem ruhiger, tiefer und regelmäßiger werden, Körper und Geist werden sich entspannen, und die Asana wird ihre eigene Schönheit, ihr eigenes Leben annehmen. Wir werden vermutlich nicht die ideale Form der Asana verwirklichen, aber wir haben dann wirklich Yoga praktiziert.

Im *Sutra des Bewussten Atmens* erwähnt Buddha nur diese vier Übungen, die sich direkt auf die erste Verankerung der Achtsamkeit beziehen. Wenn wir im *Sutra der Vier Verankerungen der Achtsamkeit* den

Abschnitt über den Körper betrachten, können wir lernen, wie wir unsere Praxis der „Betrachtung des Körpers im Körper" ausweiten können.

In diesem Sutra rät Buddha uns, den Körper sowohl „innerhalb" als auch „außerhalb" zu betrachten. Jeder Praktizierende sollte sich der Bewegungen und Haltungen seines Körpers bewusst sein: „In welcher Haltung sich sein Körper auch immer gerade befinden mag, er ist sich dieser Haltung seines Körpers bewusst." Danach zählt er im Einzelnen auf, worauf wir unsere gesammelte Aufmerksamkeit richten sollten: Wenn wir uns niederbeugen oder aufstehen, gehen, sitzen oder uns hinlegen. Er geht sogar so weit, Essen, Trinken, Anziehen, Urinieren und den Stuhlgang zu erwähnen – wir können also davon ausgehen, dass nichts außer Acht gelassen wird. Daran sollten wir uns erinnern, wenn wir Asanas praktizieren.

Eine weitere Möglichkeit, die erste Verankerung der Achtsamkeit zu praktizieren, besteht darin, aufmerksam durch den Körper und seine einzelnen Teile zu gehen: von den Fußsohlen nach oben und, danach, von den Kopfhaaren nach unten. Noch eine Praxis, die Anfängern jedoch normalerweise nicht empfohlen wird, ist die Betrachtung des eigenen Körpers als Leichnam. Dies ist eine äußerst wirkungsvolle Praxis, wenn wir dafür bereit sind, in der wir uns am besten in der TOTENHALTUNG *(Shavasana)* üben. Eine genaue Beschreibung dieser Meditation finden Sie in dem Intermezzo *Dieser sechs Fuß lange Körper* (Seite 158).

Wenn wir achtsames Atmen mit den Asanas kombinieren, können wir betrachten, wie die Bewegungen den Atem beeinflussen. Halten Sie Ihren Atem an, wenn Sie sich in eine Haltung hineinstrecken? Wird der Atem tiefer? Oder vielleicht flacher? Wird der Atem langsamer oder schneller, wenn Sie in eine Rückbeuge gehen? Wir werden auch nach und nach erkennen, wie der Atem den Körper bewegt. Wenn wir uns zum Beispiel in einer Vorbeuge befinden, werden wir spüren, wie die Einatmung uns leicht aus der Haltung heraushebt, während die Ausatmung uns tiefer in ihr verankert. Indem wir unsere gesammelte Aufmerksamkeit einfach nur beständig auf unseren Atem richten, lernen wir unsere eingefahrenen Verhaltensmuster, unsere Abneigungen und unser Festhalten, kennen. Wenn diese Dinge sich zeigen – und das werden sie!–, ist es wichtig, sich zu erinnern, dass wir sie einfach nur betrachten und loslassen sollen. Kehren Sie zum Atem zurück. Oder, wie mein Zen-Lehrer Samu Sunim es immer wieder ausdrückt: „Kehre einfach nur in *dies* zurück, ins Hier und Jetzt."

In jeder Asana können wir uns die Zeit nehmen, durch den Körper zu gehen und zu betrachten, wo wir Verspannungen haben, wo der Körper sich stark und stabil anfühlt und wo er schwach ist. Wir können betrachten, welche Bereiche des Körpers aktiv und welche passiv oder empfänglich sind. Außerdem können wir uns die Oberfläche des Körpers stärker bewusst machen, wenn er gegen den Boden oder andere Teile des Körpers drückt. In vielen Haltungen können wir sogar unsere Aufmerksamkeit für das Innere unseres Körpers schärfen, wenn wir uns von einer Seite zur anderen biegen oder wenden.

Viele meiner Schülerinnen und Schüler, die in dieser Weise praktiziert haben, erfahren, dass sie sich dadurch stärker auf ihren Körper einlassen. Sie sagen, dass sie sich präsenter fühlen. Indem sie den Atem natürlich fließen lassen, seine Bewegungen durch den Körper verfolgen und ihn die Dauer der Bewegung bestimmen lassen, verstärkt sich nicht nur ihre Konzentration, sondern auch die Integration und Leichtigkeit in der Haltung.

Andere spüren eine gewisse Frustration, die sich durch die Herausforderung der langsamen Bewegung ergibt, und sagen, dass „sie die Bewegungen und Haltungen nicht benutzen können, um ihre Gedanken zu unterdrücken." Nun, bis sie damit anfingen, sich langsam zu bewegen und darauf zu achten, den Atem natürlich fließen zu lassen, war ihnen noch nicht einmal bewusst gewesen, dass sie ihre Asana-Praxis dazu benutzten, ihre Gedanken zu unterdrücken! Darin liegt womöglich ein weiterer Vorteil der Praxis der langsamen Bewegung. Bitte denken Sie daran: In unserer Praxis unterdrücken wir nichts, aber wir halten an unseren Gedanken auch nicht fest oder identifizieren uns mit ihnen.

Wieder andere Schülerinnen und Schüler sprechen davon, dass sie erkennen, wie sehr sie sich innerlich dagegen wehren, einfach nur gegenwärtig zu sein, und dass ihnen ihre Blockaden und ihr Festhalten – ihre Abwehr der eigenen Erfahrung – bewusst geworden sind. Doch sobald in ihnen diese Einsicht auftaucht, stellen sie fest, dass sie tiefere Ruhe und Frieden empfinden, wenn sie ihre Erfahrung einfach nur akzeptieren und nicht ablehnen.

In den Worten Buddhas: „Komm und sieh selbst."

Achtsamkeits-Yoga:
Die erste Übungsreihe

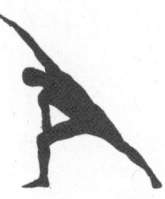

Die erste Übungsreihe des Achtsamkeits-Yoga folgt den vier Übungen, die sich auf die erste Verankerung der Achtsamkeit, den Körper, beziehen und im *Sutra des Bewussten Atmens* beschrieben werden.

Ich schlage Ihnen vor, sich das Programm zuerst einmal durchzulesen, bevor Sie es zum ersten Mal üben, sodass Sie einen Eindruck davon gewinnen, wie Sie mit der Achtsamkeit des Körpers im Körper arbeiten können. Die Fotos, die den Text begleiten, sollen Sie mit den Formen der Asanas bekannt machen. Wenn die Praxis der Yoga-Asanas neu für Sie ist, können Sie die mit einem Stern gekennzeichneten Haltungen auslassen, wenn Sie zum ersten Mal üben.

Angaben über Länge und Atem sind nichts anderes als Empfehlungen. Finden Sie Ihr eigenes Tempo, indem Sie sorgfältig Ihre Atemzüge zählen und feststellen, wie lange Sie brauchen. Danach kalkulieren Sie die Länge jeder Übung. Wenn wir von durchschnittlich 15 Atemzügen in der Minute ausgehen, kann die vollständige Reihe zwischen 45 Minuten und weit mehr als anderthalb Stunden dauern, sofern Sie sich nach dem Minimum der angegebenen Atemwiederholungen richten. Ich lehre Klassen von 75, 90 und 115 Minuten Dauer, und immer schaffe ich es ohne Eile durch die gesamte Reihe.

Wenn dieser Ansatz oder die Asana-Praxis überhaupt neu für Sie sind, schlage ich vor, dass Sie sich auf dieses erste Übungsprogramm konzentrieren, bis Sie mit der Praxis vertraut sind und sich in ihr wohl fühlen. Ich empfehle Ihnen zwar, täglich zu praktizieren, doch zumindest sollten Sie sich vornehmen, zwei- oder dreimal in der Woche die Übungsreihe durchzugehen.

Bitte denken Sie daran, dass es in der Praxis nicht darum geht, statische Formen zu „halten", sondern darum, in den Haltungen eine gewisse Bemühung zum Ausdruck zu bringen (dadurch finden Sie die Balance zwischen Anstrengung und Entspannung), aber auch, dass Sie achtsam bleiben, wenn Sie von einer Haltung in die andere gehen. Lassen Sie jedes Ziel los, jedes Ergreifen, das etwas erreichen will, und verstehen Sie, dass es in der Praxis der Asanas auch darum geht, wie man sich in eine Haltung hineinbegibt und wie man sie beendet.

Die Beschreibungen enthalten Anleitungen dazu, wie wir in die Asanas hineingehen und sie wieder beenden, aber als allgemeine Regel gilt, dass wir bei jeder Bewegung, die zum Körper hingeht, zum Beispiel, wenn wir in eine Vorbeuge gehen oder uns drehen, ausatmen und bei jeder Bewegung, in der wir den Körper öffnen, etwa wenn wir die Arme nach oben strecken oder in der HEUSCHRECKE den Rücken anheben, einatmen.

Oft liegt die Betonung auf der genauen Struktur der Asanas, ihrer „idealen" Form, doch ich lege darauf weniger Gewicht. Eher möchte ich Sie, die Leser, Leserinnen und Praktizierenden, dazu ermutigen, die Asanas als Werkzeuge des eigenen Lernens zu verstehen. Ihr Ziel sollte es sein, die Asanas in Ihrem Körper zum Leben zu erwecken, und nicht, Ihren Körper in die Form einer Asana zu zwingen. Oder wie ich es einmal von David Swenson, einem brillanten Ashtanga-Yoga-Lehrer gehört habe: „Mach aus dir keine Asana."

1. Die Totenhaltung

3–5 Minuten

Beginnen Sie in der TOTENHALTUNG. Legen Sie die Beine mit auswärts gedrehten Zehen 25–35 cm auseinander. Die Arme liegen mit den Handflächen nach oben einige Zentimeter neben dem Körper am Boden.

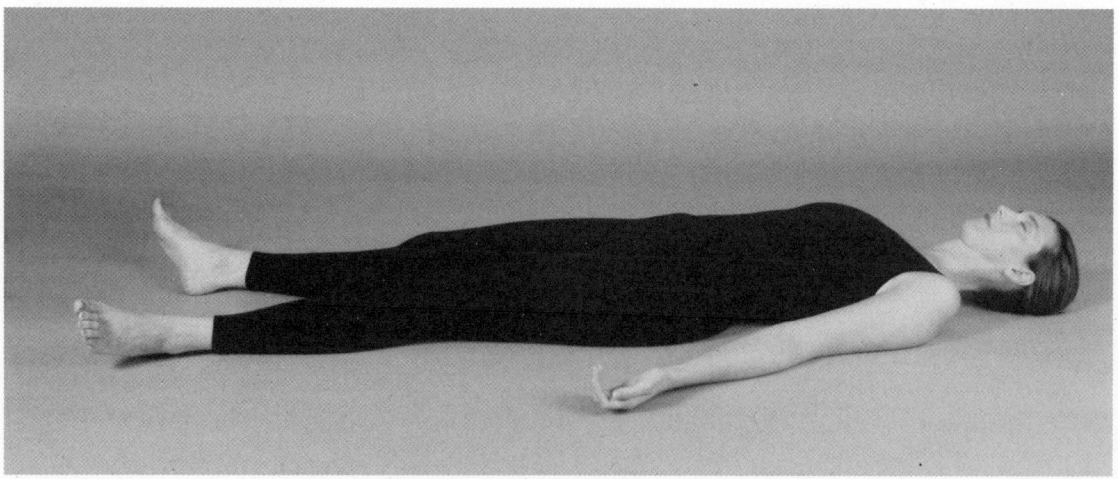

Verweilen Sie mit Ihrer Aufmerksamkeit zuerst an den Stellen des Körpers, wo Sie den Atem spüren. Vergessen Sie jetzt alles, was Sie über Ihren Atem zu wissen glauben oder was Ihnen über das korrekte Atmen gelehrt wurde, und betrachten Sie einfach, wie der Atem kommt und geht. Denken Sie daran: Lassen Sie den Wunsch los, kontrollieren oder manipulieren zu wollen, und verfolgen Sie einfach nur, was gerade geschieht.

Einige von Ihnen werden den Atem im Heben und Senken der Bauchdecke spüren. Andere fühlen ihn eher in der Bewegung des Brustkorbs oder in den sich ausdehnenden und zusammenziehenden Rippen. Wieder andere werden die Empfindungen des Atems an den Nasenlöchern oder hinten im Rachen wahrnehmen. Wo auch immer Sie den Atem spüren, verweilen Sie dort mit Ihrer Aufmerksamkeit.

Erkennen Sie Ihr Einatmen als Einatmen und Ihr Ausatmen als Ausatmen. Spüren Sie die besondere Gefühlsqualität des Einatmens und die besondere Gefühlsqualität des Ausatmens. „Gefühlsqualität" meint eine vollständige Präsenz im Sinnesempfinden des Körpers, so wie wir ihn erfahren, also die Qualität dessen, was Ihr Körper fühlt. Wenn Sie einatmen, werden Sie ein leichtes Gefühl der Ausdehnung und Anspannung haben, während Sie das Ausatmen normalerweise als Entspannung und ein Sich-Zusammenziehen erfahren. Wenden Sie sich jetzt den verschiedenen anderen Qualitäten des Atems zu. Folgen Sie dem gesamten „Atem-Körper", erkennen Sie einen langen Atemzug als einen langen Atemzug und einen kurzen als einen kurzen. Versuchen Sie nicht, sie anzugleichen. Atmen Sie einfach, und betrachten Sie, was geschieht. Der Atem kann lang oder kurz sein, gleichmäßig oder ungleichmäßig, tief oder flach, schwer oder sanft. Betrachten Sie einfach nur den Atem, seien Sie aufmerksam, und versuchen Sie nicht, ihm irgendeine bestimmte Qualität zu verleihen. Während Sie so auf den Atem konzentriert sind, achten Sie auf alle Veränderungen, die ganz natürlich passieren.

Dann, während Sie weiterhin den Atem ganz natürlich kommen und gehen lassen, erweitern Sie Ihre Achtsamkeit auf den gesamten Körper. Haben Sie irgendwo Verspannungen? Spannen Sie womöglich noch Ihre Beine oder Gesäßmuskeln an, als ob Sie sich immer noch aufrecht halten müssten? Lässt die Anspannung jetzt, da Sie darauf aufmerksam geworden sind, nach? Spüren Sie das Gewicht und Volumen des Körpers, der gegen den Boden presst. Können Sie die Spitzen Ihrer Finger und Zehen fühlen, ohne sie zu bewegen? Wie wissen Sie eigentlich, wo Ihr Körper sich im Raum befindet, wenn Sie sich nicht bewegen und still sind? Erfahren Sie feste, beständige körperliche Begrenzungen, oder sind die Umrisse des Körpers eher unscharf?

Erspüren Sie die Rückseite des Körpers, und fühlen Sie, welche Teile den Boden berühren und wo es, wie etwa hinter den Knien, ein wenig Raum zwischen Boden und Körper gibt. An welchen anderen Stellen ist der Körper nicht in Kontakt mit dem Boden? Lassen Sie es nicht zu, dass Ihr Geist sich in Tagträumen verliert, sondern bleiben Sie einfach unbewegt, und verfolgen Sie 3–5 Minuten lang Ihren Atem. Danach wechseln Sie behutsam in die nächste Haltung.

2. Rückenlage mit angezogenem Bein

45–60 Sekunden auf jeder Seite

Nachdem wir Atem und Körper in der Ruhe betrachtet haben, wenden wir uns nun der Betrachtung von Atem und Körper in der Bewegung zu. Noch einmal: Vergessen Sie alles, was Sie darüber zu wissen glauben, wie Ihr Körper sich bewegt. Stellen Sie sich vor, Sie sind ein Wesen aus dem Weltraum, das gerade in diesen Körper eingedrungen ist und vorsichtig seine ersten Bewegungen macht. Ziehen Sie langsam die rechte Ferse über den Boden, und beugen Sie das Knie in Richtung der Decke, während Sie den Fuß bis zum Gesäß führen. Achten Sie dabei auf die Gefühlsqualität im Bein und im gesamten Körper. Nehmen Sie irgendwelche Veränderungen in der Gewichtsverteilung oder in Ihrem Körperschwerpunkt im Becken wahr, während der Fuß zum Gesäß gezogen wird? Dort angekommen, heben Sie den Fuß ganz langsam vom Boden, lassen das Knie auf die Brust sinken und umfassen es mit beiden Händen.

Nach 6–8 Atemzügen setzen Sie den Fuß direkt vor dem Gesäß langsam wieder auf den Boden und strecken das Bein ganz allmählich aus. Achten Sie auf den deutlich zu spürenden Punkt, an dem Sie das Gewicht des Beins vollständig zur Erde hin loslassen können, und betrachten Sie dann alle Veränderungen des Atems und in der Gefühlsqualität des Körpers. Haben Sie den Atem angehalten oder sich im Körper verspannt?

Wiederholen Sie die Übung mit dem anderen Bein.

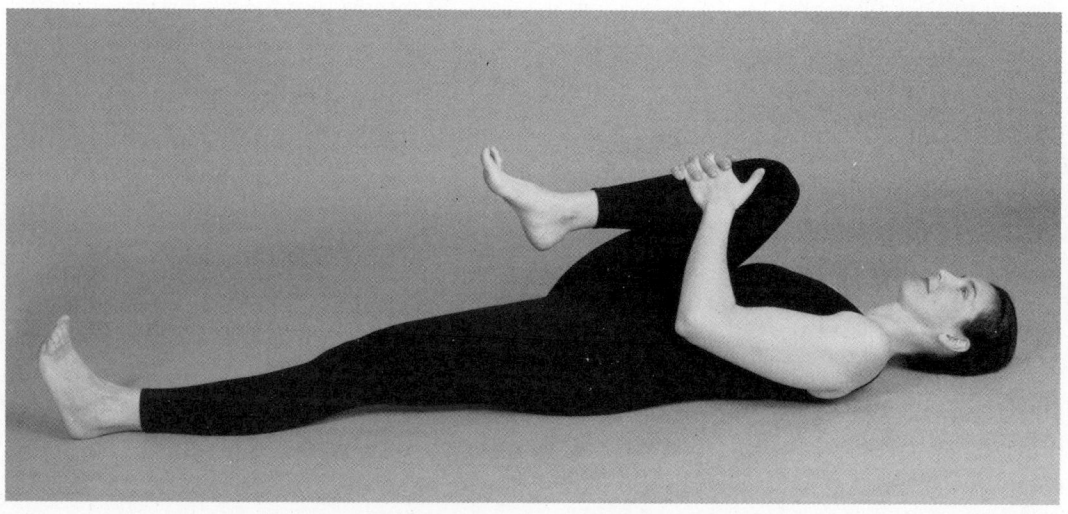

3. Einfache Sitzhaltung mit gekreuzten Beinen

2–5 Minuten

Sitzen Sie mit gekreuzten Beinen, sodass Ihre Füße unter den Knien liegen. Machen Sie sich bewusst, welchen Unterschenkel Sie normalerweise über den anderen kreuzen. Setzen Sie sich auf die vorderen Spitzen Ihrer Sitzbeine (vermeiden Sie es, das Becken nach hinten zu kippen und im unteren Rücken einzusinken). Legen Sie die Hände neben der Hüfte ab, und spüren Sie, wie die Sitzbeine in den Boden sinken, während der Scheitelpunkt des Kopfes gleichzeitig nach oben strebt und die Wirbelsäule streckt. Fühlen Sie, an welchen Stellen des Körpers Sie Ihr Gewicht spüren, während er in die Erde presst.

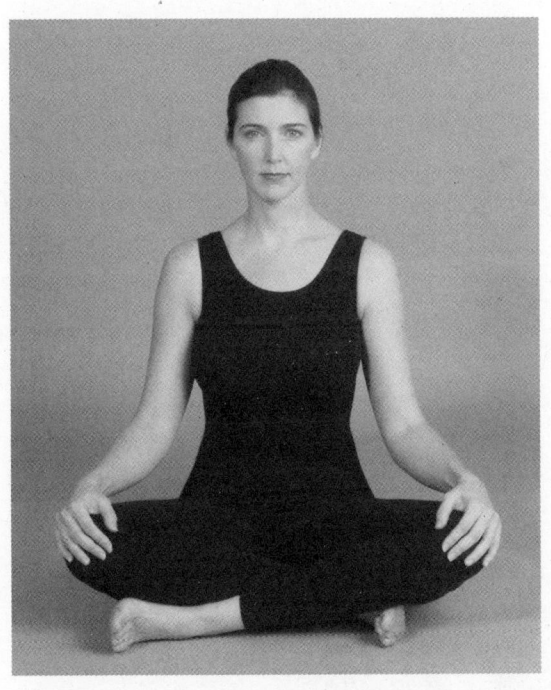

Jetzt legen Sie die Hände auf die Knie, schließen die Augen und spüren der Gefühlsqualität des „Einfach-nur-Sitzens" nach. Danach lehnen Sie sich so weit nach rechts, wie Sie können, ohne aus der Balance zu geraten, und schauen Sie, wie die Gefühlsqualität sich verändert. An welchen Stellen müssen Sie sich anspannen, um nicht aus dem Gleichgewicht zu geraten? Wohin hat sich Ihr Schwerpunkt verlagert? Wie hat die Bewegung Ihren Atem beeinflusst? Sehr wahrscheinlich haben Sie keinen so tiefen, vollen oder entspannten Atem, wenn der Körper in einer so unsicheren Balance ist.

Jetzt lehnen Sie sich so weit nach links, wie Sie können, und beobachten Sie, wie sich die Gefühlsqualität im gesamten Bewegungsspektrum verändert – wie die Bewegung entspannter wird, wenn Sie sich der Mitte nähern, und wie sie sich wieder anspannt und eingeschränkt wird, je weiter Sie sich von der Mitte aus auf die Seite lehnen. Danach pendeln Sie in immer kleineren Bewegungen von einer Seite zur anderen. Lassen Sie sich vom Atem zeigen, wo Ihre Mitte ist. Wenn Sie diese gefunden haben, wird der Atem entspannter und gleichmäßiger fließen, und eine Gefühlsqualität der Leichtigkeit stellt sich ein. Vielleicht spüren Sie, wie sich die Spannungen im oberen Rücken und in den Schultern lösen. Ohne äußere Kontrolle werden Körper und Atem Sie in Ihre Mitte führen. Machen Sie den Atem zu Ihrem Guru.

4. Vorbeuge aus der Einfachen Sitzhaltung

8–12 Atemzüge auf jeder Seite

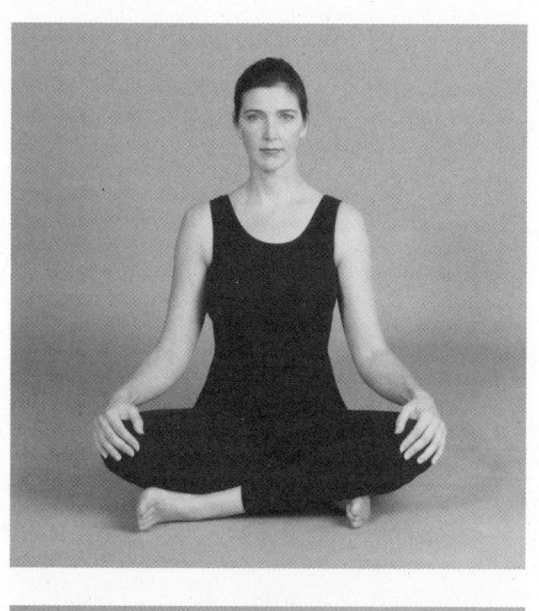
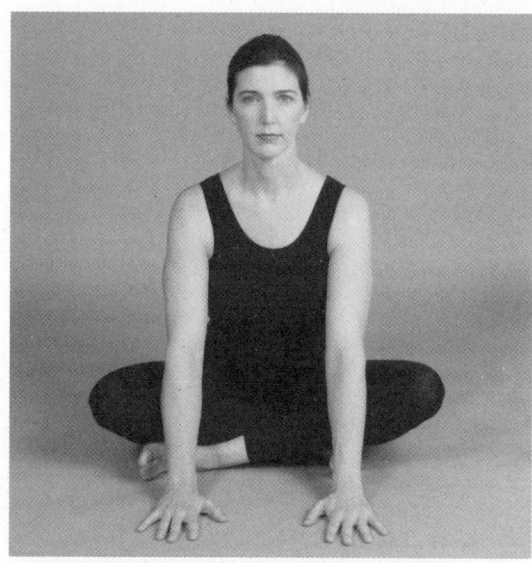
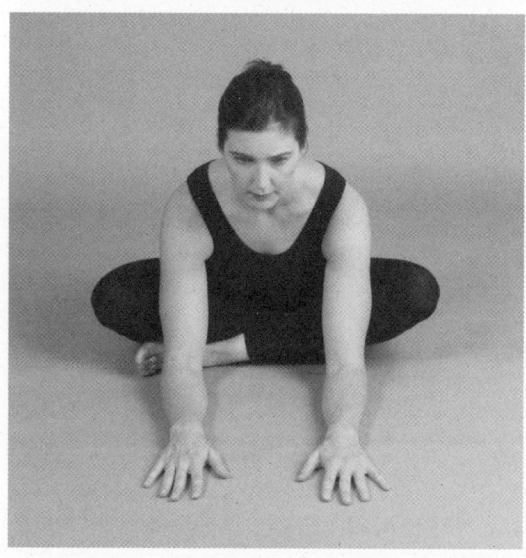
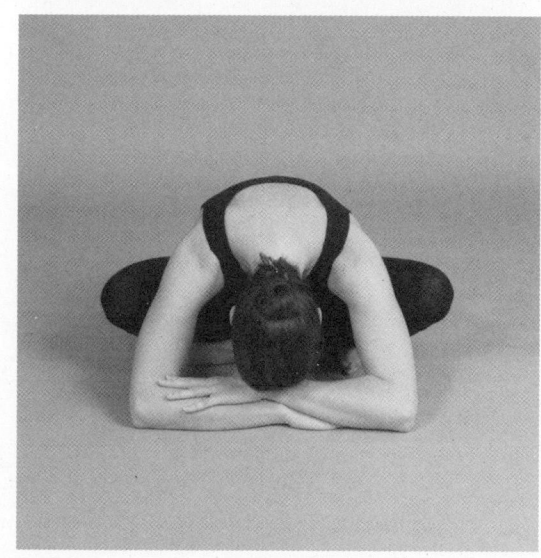

Nun beugen Sie sich über die gekreuzten Beine nach vorn und lassen die Stirn auf den Armen ruhen. Achten Sie, während Sie sitzen, darauf, wo Sie in dieser Vorbeuge den Atem erfahren. Spüren Sie, wie der Bauch auf die Oberschenkel presst? Können Sie den Atem im Rücken fühlen? Vielleicht fällt Ihnen auch auf, wie sich die Rippen bei jedem Atemzug ausdehnen und zusammenziehen. Achten Sie darauf, ob Sie irgendwo im Körper Verspannungen spüren, und lassen Sie sie los. Fühlen Sie, wie jedes Einatmen Sie ein wenig aufrichtet, während jedes Ausatmen Sie wieder tief in der Vorbeuge verankert? Falls Ihnen diese Bewegung bewusst ist, sollten Sie sie weder übertreiben noch unterdrücken. Erlauben Sie dem Atem, den Körper frei zu bewegen, und entspannen Sie sich in dieser Erfahrung der Bewegung.

Richten Sie sich auf, indem Sie den Nabel zur Wirbelsäule hin einziehen und sich Wirbel für Wirbel aufrollen, bis Sie sich wieder in der EINFACHEN SITZHALTUNG MIT GEKREUZTEN BEINEN befinden.

Wechseln Sie die Beine, und wiederholen Sie die Übung. Achten Sie darauf, ob sich das ungewohnt anfühlt. Sehr wahrscheinlich hatten Sie sich so hingesetzt, wie Sie das normalerweise tun. Eine kleine Veränderung wie diese kann uns bereits zeigen, wie konditioniert unser Verhalten ist.

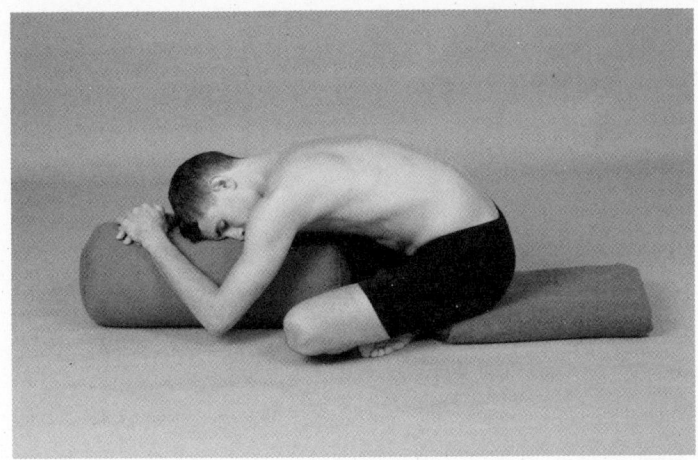

Variation

Falls Sie merken, dass Ihr unterer Rücken sich zu sehr rundet und Sie mit Unterarmen und Kopf nicht den Boden erreichen, können Sie sich auf eine oder zwei Decken setzen. Sitzen Sie so, dass Ihr Becken erhöht liegt und Sie sich aus den Hüften heraus nach vorn beugen können. Lassen Sie Ihren Oberkörper mit gestreckter Wirbelsäule auf einer Nackenrolle oder mehreren Decken ruhen.

5. Seitendehnung im Sitzen

8–12 Atemzüge auf jeder Seite

Legen Sie Ihre rechte Hand neben der Hüfte auf den Boden, und strecken Sie den linken Arm nach oben. Neigen Sie sich nach rechts, und gleiten Sie mit der rechten Hand langsam nach außen, bis der Unterarm am Boden liegt. Verankern Sie Ihr linkes Sitzbein im Boden, während Sie sich bis in die Fingerspitzen der linken Hand strecken; dabei sollte der rechte Unterarm so parallel wie möglich am Boden liegen. Wenn es nicht zu anstrengend ist, drehen Sie jetzt Ihr Gesicht und schauen nach oben. Falls Ihnen der linke Arm die Sicht zur Decke versperrt, können Sie versuchen, ihn zum Ohr hin zu verlagern.

Fühlen Sie, während Sie in dieser Haltung sitzen, wo Sie den Atem erfahren. Spüren Sie den Unterschied zwischen der linken und der rechten Seite des Körpers. Atmen Sie ein, und richten Sie sich auf; strecken Sie dabei die Finger der linken Hand bis zur Decke aus. Atmen Sie aus, und lassen Sie den linken Arm zur Seite sinken.

Wiederholen Sie die Übung auf der anderen Seite.

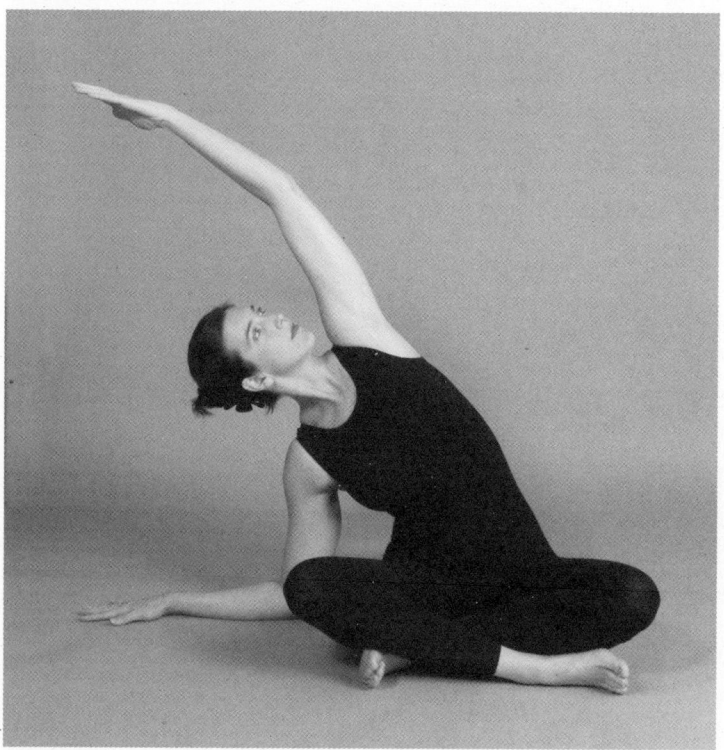

6. Katze und Kuh

6–10 Wiederholungen im eigenen Atemrhythmus

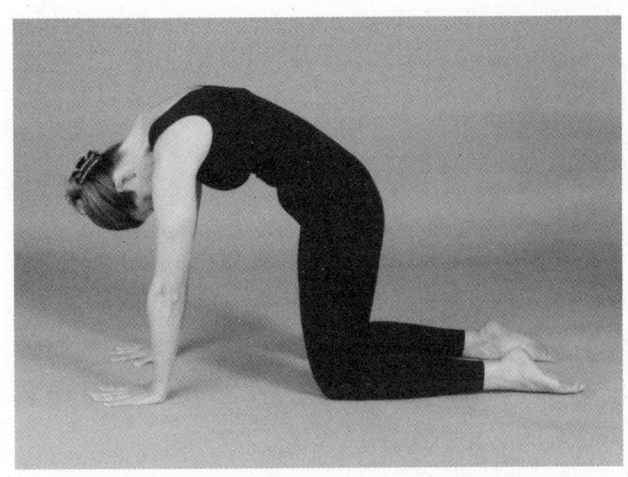

Stellen Sie die Hände direkt unter die Schultergelenke und die Knie unter die Hüftgelenke. Runden Sie beim Ausatmen Ihren Rücken wie eine grimmige Katze nach oben, und rollen Sie Becken und Steißbein nach unten und innen ein. Lassen Sie den Kopf entspannt hängen, und blicken Sie in Richtung des Beckens. Dann atmen Sie ein und biegen den Rücken sanft nach unten durch, indem Sie das Becken nach vorn rollen; dabei sinkt der Bauch nach unten, während sich der Scheitelpunkt des Kopfes und die Sitzbeine zur Decke hin strecken, bis Ihr Rücken eine sanfte Krümmung hat. Er hat jetzt die Form eines Kuhrückens.

Ihr natürlicher Atem sollte die Länge und den Rhythmus Ihrer Bewegungen bestimmen. Beginnen Sie mit dem Einrollen des Beckens. Die Bewegung, die Sie so einleiten, sollte wie eine Welle sein, die durch das Wasser läuft. Achten Sie aufmerksam auf den Atemverlauf und alle anderen Vorgänge, während Sie von einer Position in die andere wechseln.

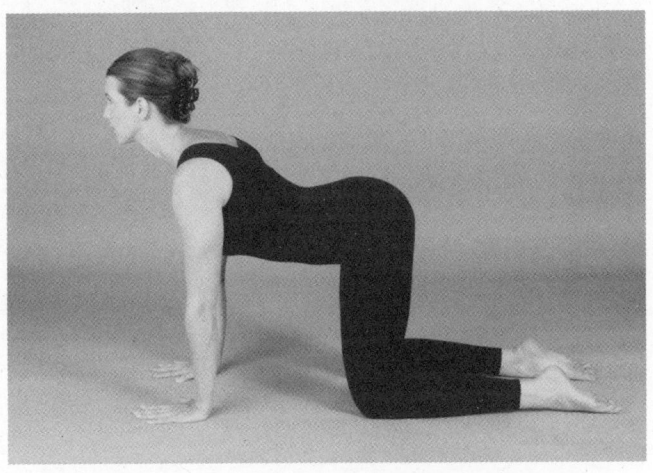

7. Der Hund mit dem Gesicht nach unten

10–30 Atemzüge

Stellen Sie in der KUH die Zehen auf, heben Sie die Sitzbeine nach oben hinten und strecken dabei die Beine in den HUND MIT DEM GESICHT NACH UNTEN. Ziehen Sie die Sitzbeine weiter nach oben, und lassen Sie die Fersen so tief wie möglich bodenwärts sinken, ohne dabei die Streckung des Rückens zu vernachlässigen. Tun Sie dies bitte, ohne an der Vorstellung festzuhalten, dass die Fersen gegen den Boden streben müssen.

Während Sie in dieser Haltung ein- und ausatmen, verlagern Sie Ihr Gewicht langsam von einem Bein auf das andere, um den Veränderungen in der An- und Entspannung des Körpers nachzuspüren. Wie beeinflusst die zusätzliche Anstrengung, wenn wir uns nur auf ein Bein stützen können, den Atem? Verlagern Sie Ihr Körpergewicht jetzt nach und nach wieder zur Mitte, und achten Sie darauf, wie der Atem dabei gleichmäßiger und leichter wird.

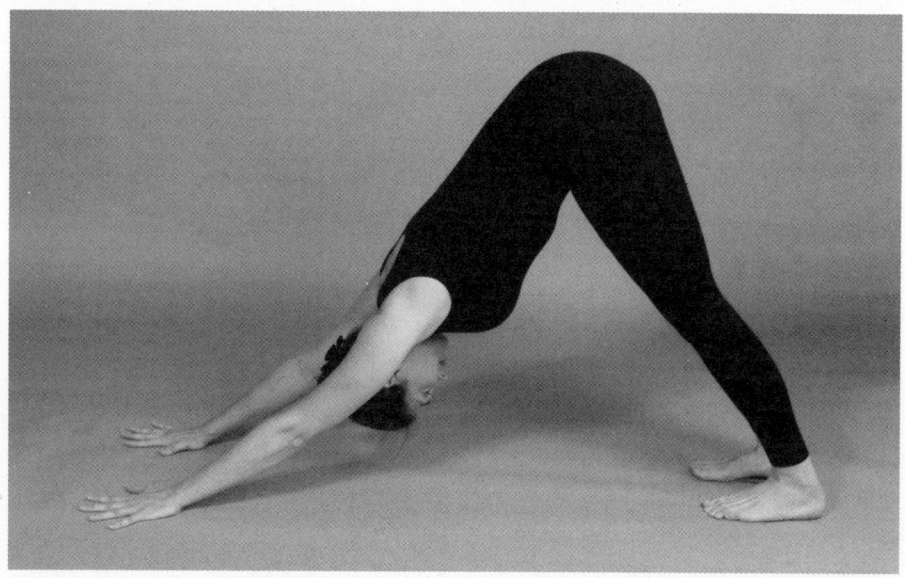

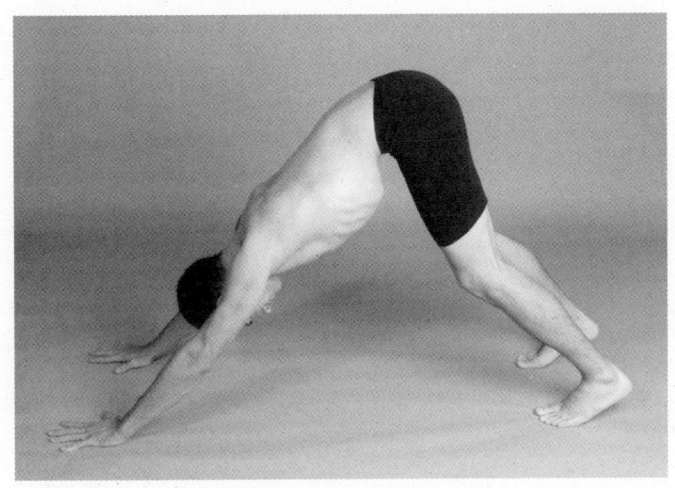

Variation

Falls Ihre Achillessehne zu straff ist, wird sich der untere Rücken runden und stauchen. Stellen Sie in diesem Fall einfach die Beine etwas weiter auseinander, bis Sie spüren, dass sich der Rücken streckt und der untere Rücken seine natürliche Einwärtsbiegung annimmt. Wenn die Muskeln an der Rückseite der Beine nicht sehr gedehnt sind, sollten Sie die Knie ein wenig beugen. Zusätzlich können Sie auch mit dem Abstand der Füße experimentieren, der ruhig etwas größer als Hüftweite sein kann.

8. Der Ausstellschritt

3–6 Atemzüge auf jeder Seite

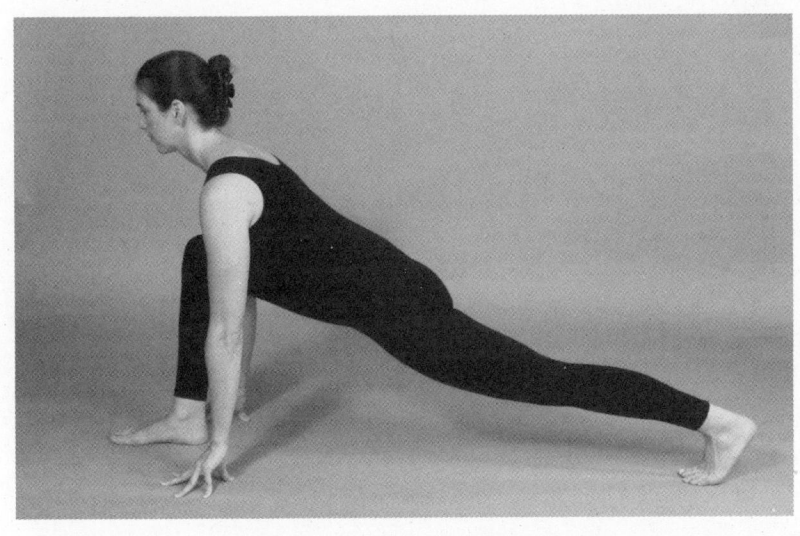

Aus dem HUND MIT DEM GESICHT NACH UNTEN stellen Sie den rechten Fuß zwischen die Hände und strecken das hintere Bein bis in die Ferse. Achten Sie darauf, dass das gebeugte Knie nicht über die Zehen hinausragt. Das vordere Bein sollte im Winkel von 90° gebeugt sein; dazu steht das Schienbein senkrecht, und der Oberschenkel liegt parallel zum Boden. Setzen Sie die Fingerspitzen seitlich auf dem Boden auf, und öffnen Sie die Schultern

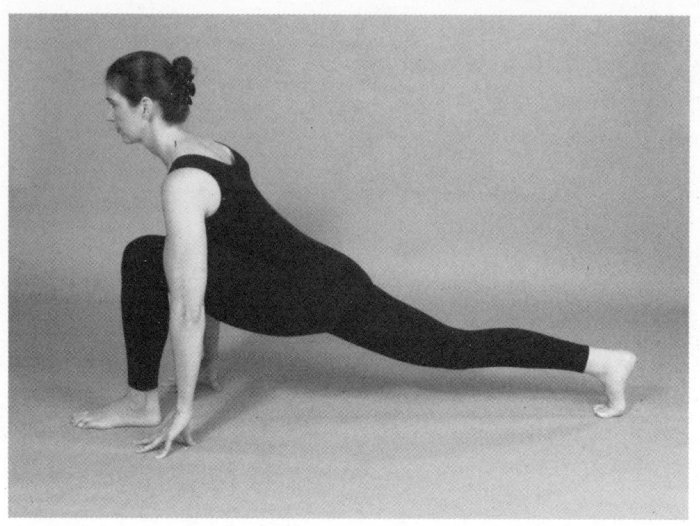

nach hinten unten, was den Herzbereich weitet. Dabei schauen Sie geradeaus.

Bemühen Sie sich – ohne sich dabei anzustrengen oder zu verkrampfen –, das hintere Bein durch die Ferse hindurch zu verlängern, während Sie die Brust heben. Lassen Sie den Atem ungehindert durch den Körper strömen. Wenn der Atem schwer wird, sollten Sie darauf achten, ob Sie sich in der Haltung zu sehr anstrengen. Dann lassen Sie sich vom Atem in eine entspanntere Haltung führen.

Setzen Sie den rechten Fuß nach hinten in den HUND MIT DEM GESICHT NACH UNTEN, und *wiederholen Sie die Haltung mit dem linken Bein*. Danach machen Sie aus dem AUSSTELLSCHRITT einen Schritt in die HÄNGENDE VORBEUGE.

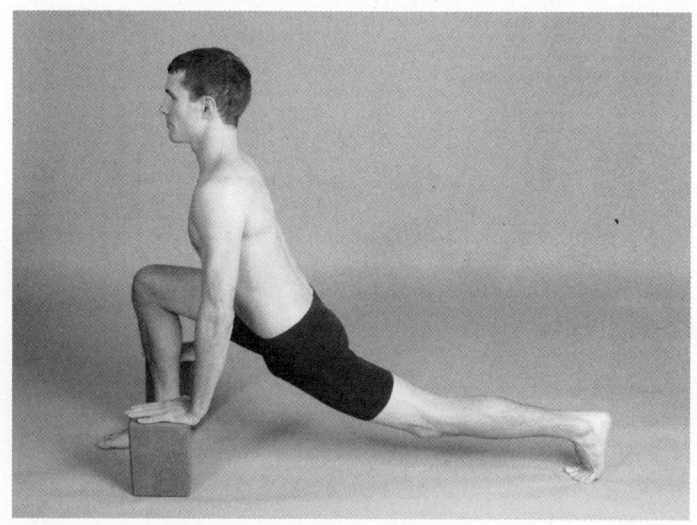

Variation

Wenn Ihre Hüften nicht gedehnt sind, fällt es Ihnen vielleicht schwer, das hintere Bein ganz zu strecken und gleichzeitig das vordere Bein im Knie um 90° zu beugen. In diesem Fall können Sie Holzblöcke unter Ihre Hände legen. Sie können auch das vordere Knie weniger stark beugen, bis Ihre Hüfte sich mehr geöffnet hat. Lassen Sie den vorderen Oberschenkel in den Boden sinken, während Sie das hintere Bein nach oben zur Decke strecken.

9. Hängende Vorbeuge

6–12 Atemzüge

Stellen Sie die Füße faustbreit (hüftgelenkbreit) auseinander, und strecken Sie die Sitzbeine nach oben, während der Oberkörper über den Beinen hängt. Falls Sie Verspannungen im unteren Rücken spüren, können Sie etwas in die Knie gehen, um sich zu entspannen. Verschränken Sie nun die Arme, umfassen Sie die Ellenbogen, und lassen Sie sich einfach hängen.

In dieser unserer zweiten Vorbeuge ist es sehr wahrscheinlich einfacher zu erkennen, wie der Atem den Körper bewegt. Spüren Sie, wie der Oberkörper sich etwas hebt, wenn Sie einatmen? Achten Sie darauf, wie Sie wieder tiefer in die Vorbeuge sinken, wenn Sie ausatmen. Es ist so, als würde Ihr Körper sich auf einer sanften Welle wiegen. Und bitte denken Sie daran: Sie sollten diese Bewegung weder forcieren noch behindern. Lassen Sie sie einfach zu; erfahren Sie sie. Während Sie in der Vorbeuge hängen, können Sie tiefer in die Dehnung gehen oder auch nicht. Erzwingen Sie nichts.

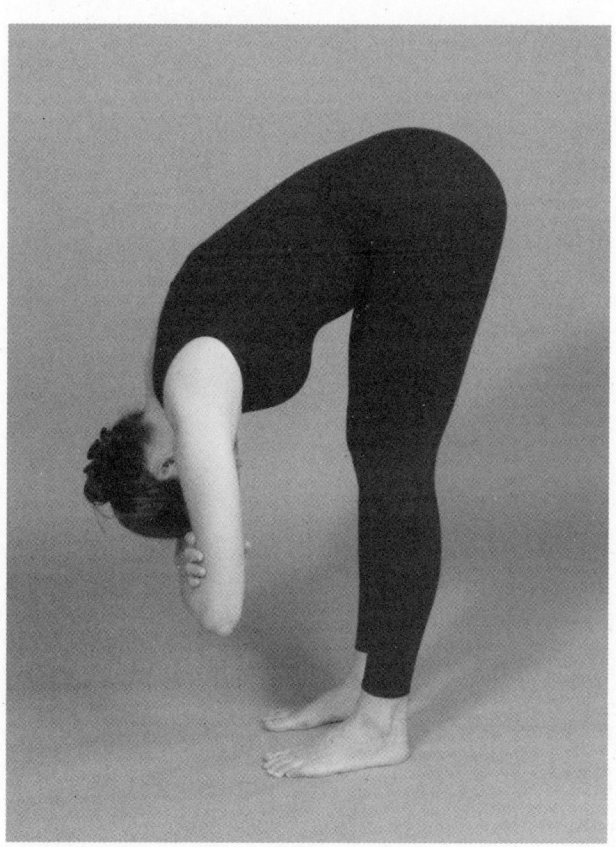

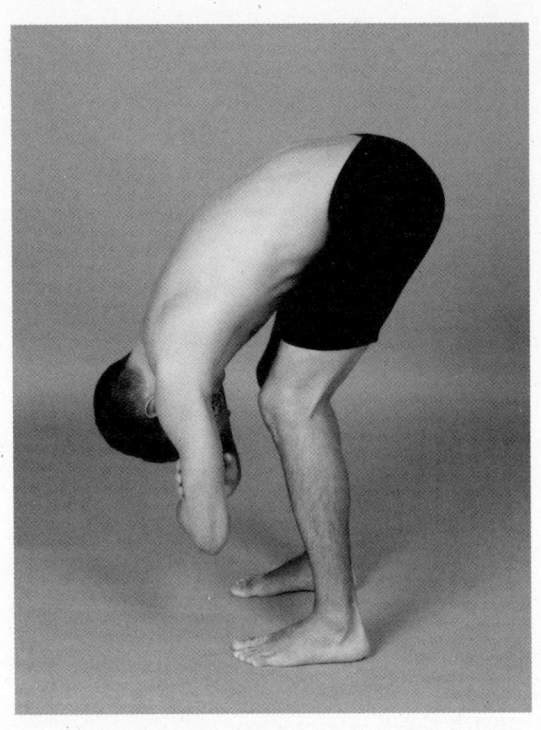

Variation

Wenn Ihre Achillessehnen zu straff sind, werden Sie feststellen, dass sich der untere Rücken rundet, was zu Verspannungen führen kann. Beugen Sie die Knie, um den Rücken zu entlasten, und lassen Sie den Oberkörper auf den Oberschenkeln ruhen. Das wird den unteren Rücken und das Kreuzbein stabilisieren und erlaubt es Ihnen, sich aus dem Hüftgelenk und nicht aus dem Rücken heraus zu beugen. Strecken Sie beständig die Sitzbeine nach oben, während Sie zugleich durch die Füße hindurch nach unten drücken.

10. Aufrollen in den Stand

20–40 Sekunden

Lösen Sie die Arme, und lassen Sie sie entspannt nach unten sinken. Versuchen Sie nicht, sie in irgendeiner bestimmten Position zu halten. Die Knie sind leicht gebeugt. Ziehen Sie nun den Nabel zur Wirbelsäule hin ein, und rollen Sie sich Wirbel für Wirbel langsam auf. Achten Sie darauf, wie stark oder wie schwach Sie Ihre Wirbelsäule spüren. Atmen Sie ganz natürlich ein und aus.

Halten Sie die Augen geöffnet, und achten Sie darauf, ob Sie die Arme zu den Beinen führen oder sie von ihnen wegbewegen. Können Sie bewusst loslassen und sich der Schwerkraft überantworten? Im Achtsamkeits-Yoga kann uns vor allem diese Haltung darin unterstützen, uns unsere gewohnten

Verhaltensmuster bewusst zu machen. Normalerweise sind wir in den Schultern, im Nacken und in den Armen so angespannt, dass uns das zur zweiten Natur geworden ist und es uns nicht bewusst wird. Achten Sie darauf, ob Sie sich diese Spannungen bewusst machen können, sobald sie auftauchen. Dazu müssen Sie nur betrachten, wie sich die Steifheit in Ihren Armen ausbreitet, und jedes Mal, wenn Sie das bemerken, lassen Sie einfach los. Seien Sie eine Stoffpuppe. Ziehen Sie nicht Ihre Schultern hoch, während Sie sich aufrollen. Lassen Sie sie einfach an ihren Platz zurückrollen. Denken Sie daran, dass Ihr Hals fünf Wirbel hat. Achten Sie darauf, ob Sie jeden einzeln aufrichten und bis zur Schädelbasis aufschichten können.

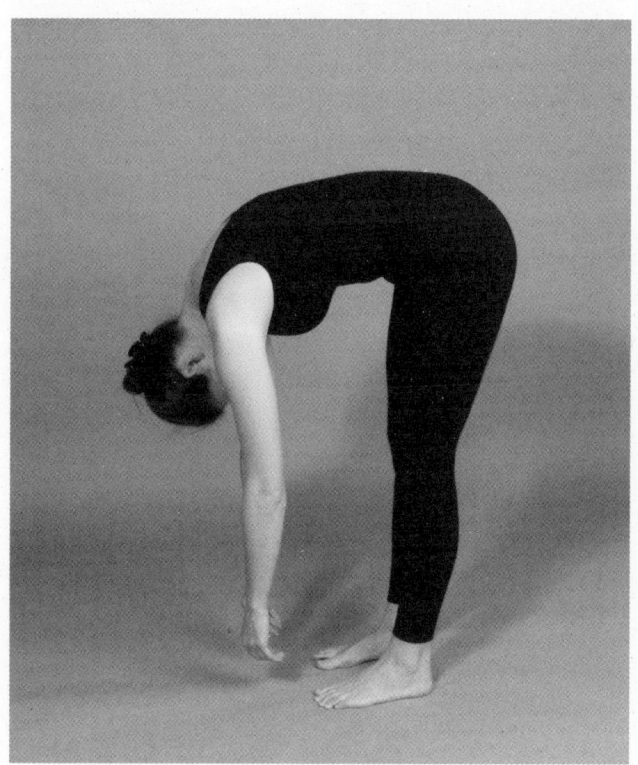 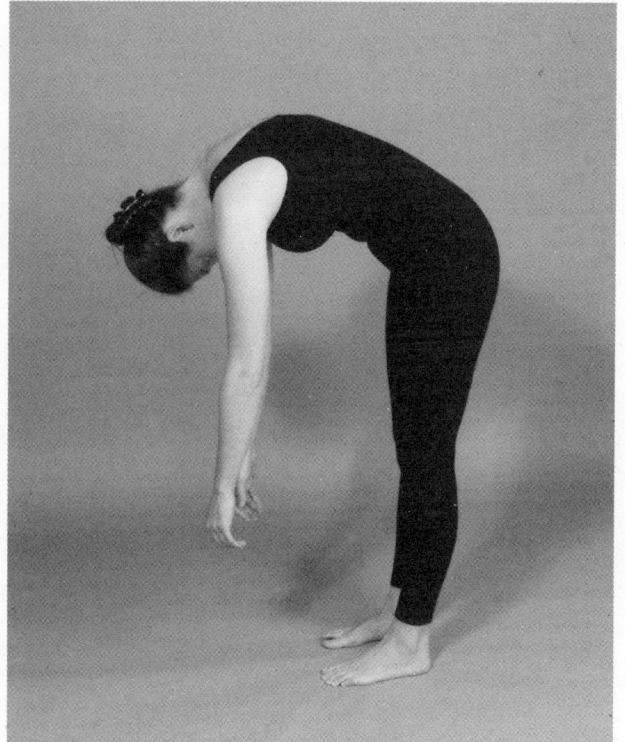

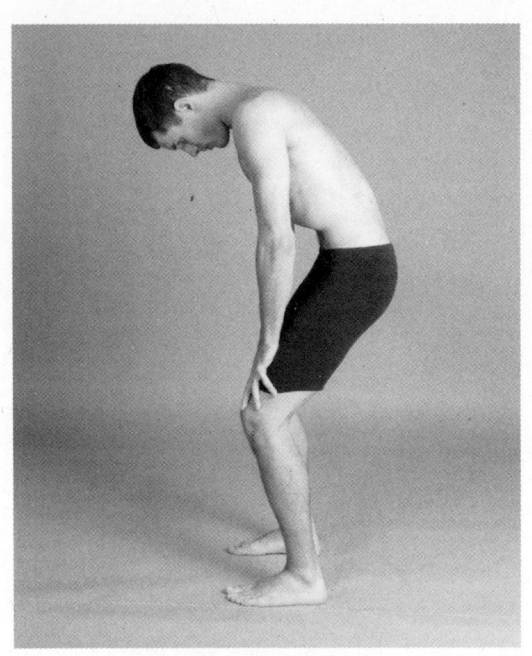

Variation

Wenn Sie selbst mit gebeugten Knien Schmerzen im unteren Rücken empfinden, können Sie sich mit den Händen auf den Oberschenkeln abstützen.

11. Die Berghaltung/Aufrechter Stand im Gleichgewicht

2–5 Minuten

Die Füße stehen hüftgelenkbreit auseinander, parallel zur Mittellinie der Füße (die gerade Linie zwischen zweitem und drittem Zeh). Wenn Sie Ihre Füße entlang dieser Mittellinie aufstellen, werden die großen Zehen etwas näher zueinander stehen als die Fersen. Spüren Sie, wie das Gewicht Ihres Körpers durch die Beine direkt vor den Fersen in den Boden sinkt. Lassen Sie die Wirbelsäule aus dem Beckenboden nach oben wachsen, heben Sie das Brustbein, und lassen Sie die Schultern entspannt nach hinten sinken.

Achten Sie darauf, ob Sie der natürlichen Krümmung der Wirbelsäule nachspüren können: Der Nacken ist leicht nach innen gebogen, während der obere Rücken sanft gerundet ist und der untere Rücken sich wieder nach innen biegt. Vermeiden Sie es, im unteren Rücken zusammenzusinken, und achten Sie darauf, dass die Rippenmuskulatur entspannt bleibt.

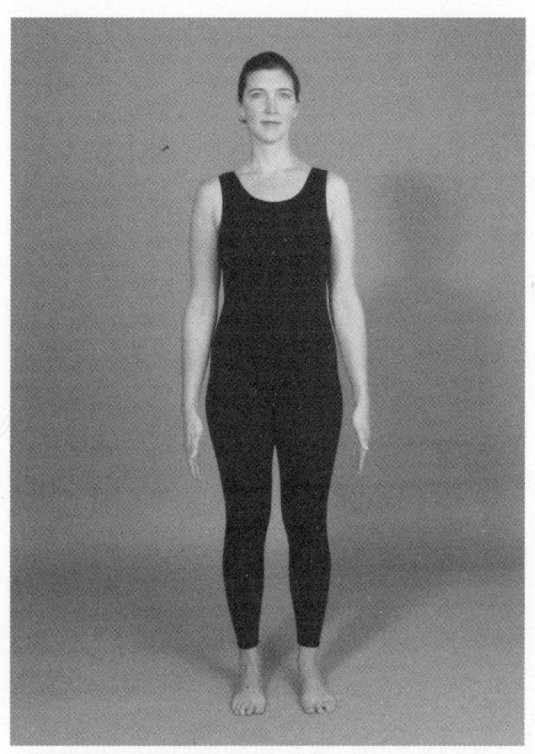 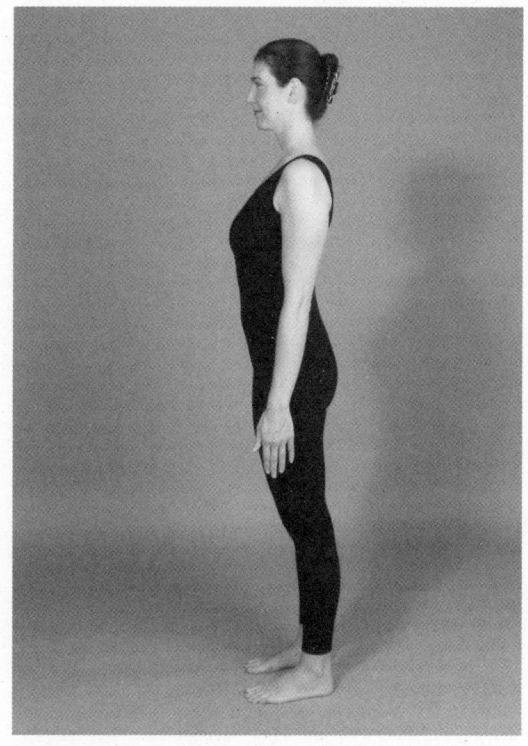

Wie in der EINFACHEN SITZHALTUNG MIT GEKREUZTEN BEINEN versuchen wir jetzt, unsere Mitte zu finden. Schließen Sie dazu die Augen. Halten Sie den Körper aufrecht, und lehnen Sie sich so weit wie möglich nach vorn, ohne dabei umzufallen. Achten Sie darauf, wo Sie sich anspannen müssen, um der Schwerkraft entgegenzuwirken. Ihre Zehen werden ganz buchstäblich „festhalten". Schauen Sie, wie sich die natürliche Krümmung der Wirbelsäule verändert, sodass Sie nicht nach vorn fallen. Jetzt betrachten Sie Ihren Atem. Ich wage vorherzusagen, dass er weder tief, langsam oder weit sein wird.

Lehnen Sie sich nun so weit zurück, wie Sie können, und fühlen Sie, wie instabil das ist. Achten Sie wieder auf den Körper: Wo müssen Sie sich anspannen, um nicht umzufallen? Betrachten Sie die Qualität Ihres Atems; vielleicht können Sie sogar schon anfangen, die Eigenschaften Ihres mentalen Raums zu beobachten. Mit großer Wahrscheinlichkeit ist er genauso zusammengeschnürt und angespannt wie Ihr Atem! Lehnen Sie sich jetzt in immer kleineren Bewegungen vor und zurück, bis Sie spüren, dass der Atem etwas tiefer und weiter wird. Sie werden feststellen, dass Sie die zentralen Muskeln des Rückens und der Schultern entspannen können, um ganz elastisch und aufrecht zu sein. Lassen Sie sich, wie immer, vom Atem leiten, und machen Sie die Gefühlsqualität des Körpers zu Ihrem Lehrer.

Wiederholen Sie diese betrachtende Meditation, während Sie sich zur Seite neigen. Halten Sie Ihren Körper so gerade wie möglich; lehnen Sie sich so weit Sie können nach rechts, und achten Sie darauf, an welchen Stellen des Körpers Sie sich anspannen müssen, um nicht umzufallen. Machen Sie sich bewusst, wo Sie den Atem spüren und welche Eigenschaften er hat. Danach lehnen Sie sich nach links und spüren dem Gewicht nach, das durch den linken Fuß nach unten drückt. Beachten Sie auch, wie instabil der Kontakt des rechten Fußes mit dem Boden ist. Fühlen Sie, wie Sie die Wirbelsäule verdrehen müssen, wie Sie sie zur Decke hin biegen, um sich zur Seite lehnen zu können? Pendeln Sie jetzt in immer kleineren Bewegungen von links nach rechts, und benutzen Sie die Gefühlsqualität der Leichtigkeit und Stabilität, um Sie in Ihre Mitte zu führen.

12. Die Mondsichel

3–8 Atemzüge auf jeder Seite

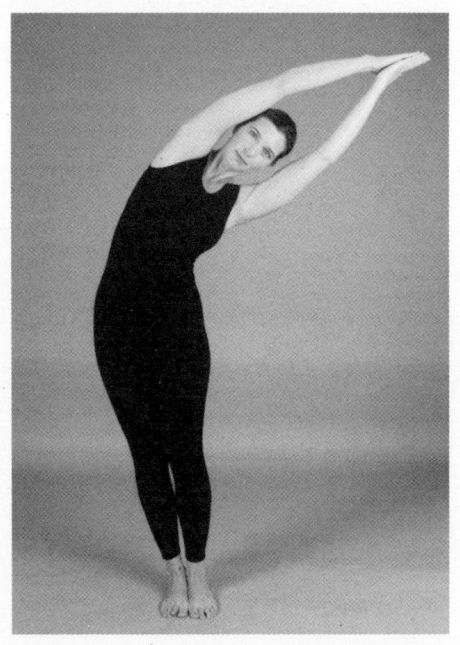

Heben Sie Ihre Arme beim Einatmen nach oben, und legen Sie die Handflächen aneinander. Ausatmend lehnen Sie sich nach links und bewegen dabei die Hüfte nach rechts. Während Sie in dieser Haltung dem Atem folgen, sollten Sie versuchen, sich einatmend kontinuierlich bis in die Fingerspitzen zu strecken und ausatmend die Hüfte zur Seite zu bewegen.

Betrachten Sie die Eigenschaften des Atems; wo Sie ihn am stärksten spüren und wie er sich auf der linken und rechten Körperseite unterscheidet. Wenn Sie wieder zur Mitte zurückkehren wollen, atmen Sie ein und richten sich durch die Finger hindurch zur Decke auf.

Wiederholen Sie die Übung auf der anderen Seite.

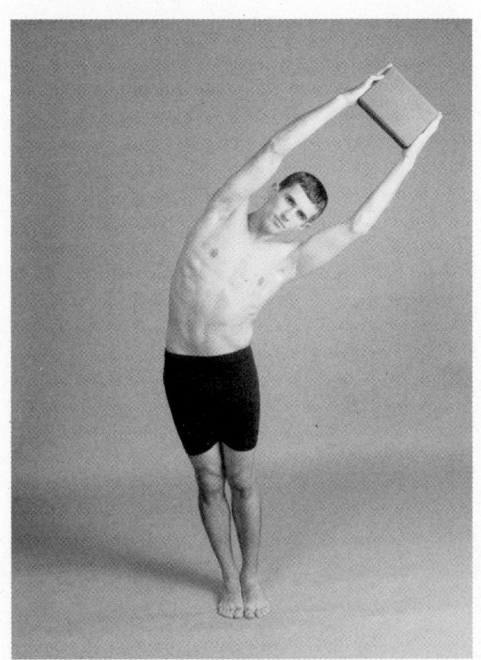

Variation

Wenn Sie Verspannungen in den Schultern haben, können Sie einen Holzblock zwischen den Händen halten, gegen den Sie pressen, während Sie sich zur Decke strecken. Dadurch öffnet sich Ihre Rückenmuskulatur. Diese Offenheit sollten Sie auch dann beibehalten, wenn Sie sich zur Seite neigen.

*13. Das Segel

3–8 Atemzüge

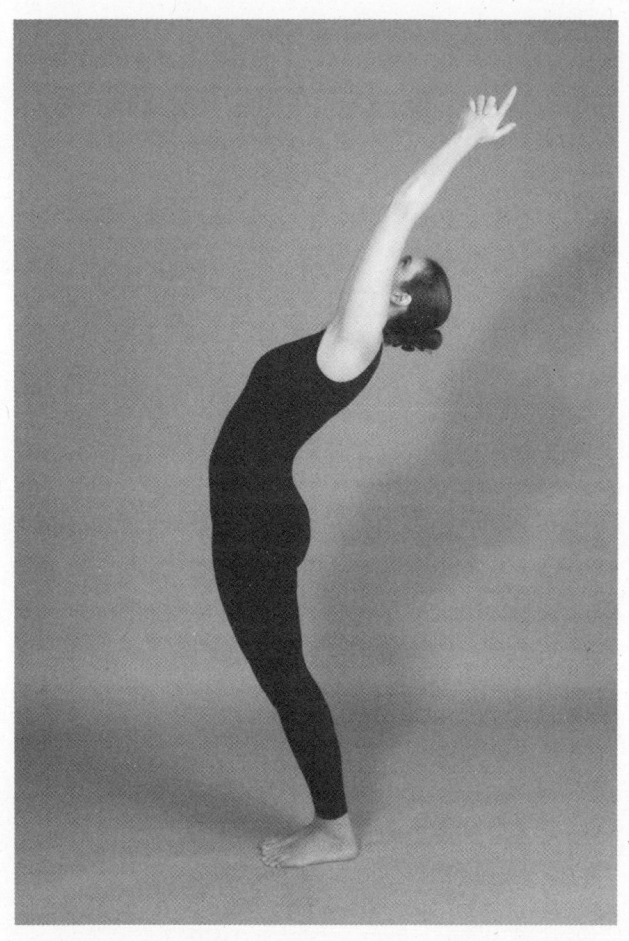

Beginnen Sie in der MONDSICHEL, und verschränken Sie Ihre Finger bis auf die Zeigefinger, die wie ein Kirchturm nach oben weisen. Blicken Sie nach oben, aber heben Sie das Kinn nur so weit an, bis Sie Ihre kleinen Finger sehen können. Legen Sie den Kopf nicht ganz in den Nacken. Dann, während Sie damit fortfahren, sich durch die Zeigefinger hindurch zu strecken, schieben Sie Ihre Hüfte nach vorn und heben das Brustbein, um den Herzbereich zu öffnen. Diese Haltung ist eine RÜCKBEUGE IM STEHEN. Sie sollten jedoch nicht denken, dass Sie sich nach hinten lehnen, sondern eher, dass Sie sich nach oben und, von der Hüfte aus, nach vorn strecken. Damit vermeiden Sie es, im unteren Rücken einzusinken.

Atmen Sie; betrachten Sie die Eigenschaften Ihres Atems und die Eigenschaften Ihrer Haltung, Ihres Gleichgewichts und Ihres Bemühens. Spannen Sie sich zu sehr an? Wenn Sie dies bemerken, kommen Sie einfach etwas nach vorn. Es geht nicht darum, wie „weit" Sie in eine Haltung hineingehen, sondern wie „vertieft" Sie in die entsprechende Tiefe einer Haltung sind. Lassen Sie alle Überlegungen los, irgendeine abstrakte Vorstellung von Vollkommenheit verwirklichen zu müssen. Wenn Sie die Haltung beenden wollen, atmen Sie ein und richten sich durch die Fingerspitzen hindurch auf, so, als wollten Sie sich zum Himmel strecken. Ausatmend lassen Sie die Arme seitlich herabsinken.

14. Stehende Vorwärtsbeuge

6–12 Atemzüge

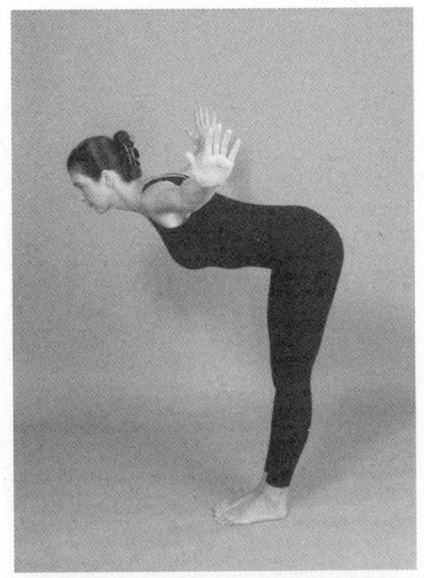

Heben Sie einatmend die Arme über den Kopf. Beim Ausatmen ziehen Sie die Oberschenkel nach hinten, während der Oberkörper aus den Hüften heraus gerade nach vorn abknickt. Währenddessen senken Sie beide Arme über die Seite auf einen Winkel von 45°, um möglichen Druck auf den Rücken auszugleichen.

Verweilen Sie mindestens vier Atemzüge lang in der STEHENDEN VORBEUGE, und rollen Sie sich in den BERG auf, wenn Sie so weit sind. Betrachten Sie den Atem während des gesamten Bewegungsablaufs, und verfolgen Sie, wie Atem, Körper und Geist einander bedingen und durchdringen.

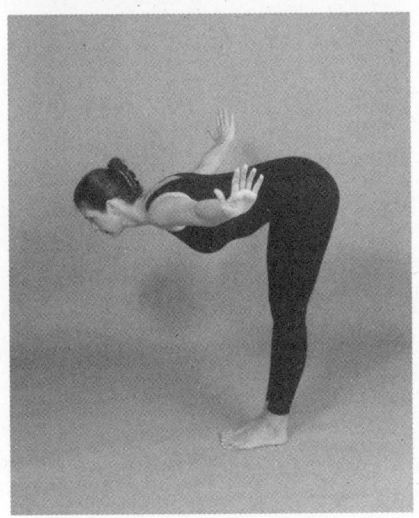
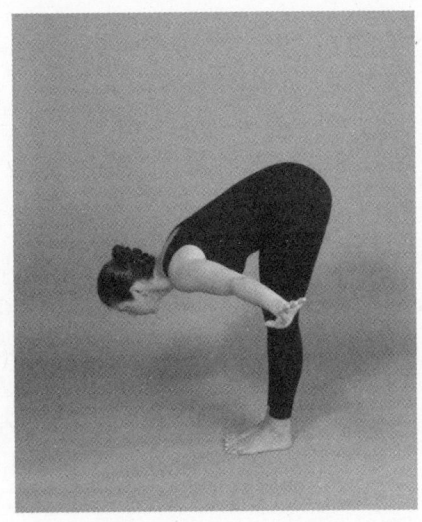
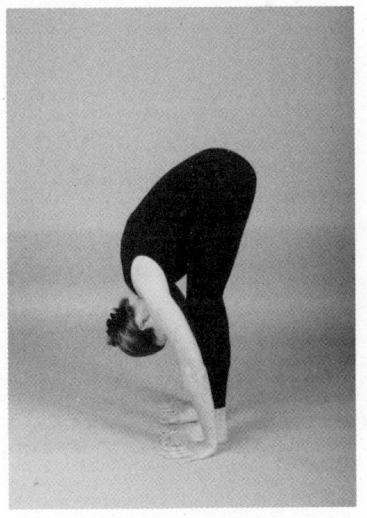

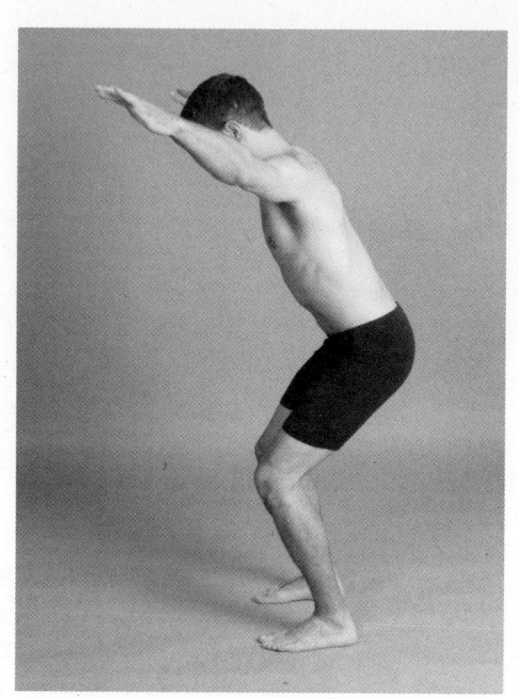

Variation

Falls Achillessehnen und Hüften zu wenig gedehnt sind, um mit einem flachen Rücken in die STEHENDE VORWÄRTSBEUGE zu gehen, sollten Sie die Knie so weit beugen, wie es nötig ist, um den Druck auf den Rücken auszugleichen.

15. Die Baumhaltung

10–30 Atemzüge auf jedem Bein

Verlagern Sie das Gewicht aus der BERGHALTUNG auf den rechten Fuß, und legen Sie die Sohle des linken Fußes an die Innenseite des rechten Oberschenkels. Drücken Sie mit dem Fuß gegen den Oberschenkel und mit dem Oberschenkel gegen den Fuß. Legen Sie die Handflächen in Herzhöhe in *namaste* (*anjali*-Mudra) aneinander. Es hilft, den Blick auf einen unbewegten Punkt – ungefähr eineinhalb Meter vor Ihnen am Boden oder in Augenhöhe an der Wand – zu fixieren.

Um das Gleichgewicht zu halten, sollten Sie sich durch Ihren Fuß hindurch mit dem Boden verwurzeln und den Herzbereich heben und öffnen. Wenn Sie sich in Ihrer Balance sicher fühlen, können Sie die Arme über dem Kopf ausstrecken. Vermeiden Sie es, im unteren Rücken einzusinken, indem Sie sich vorstellen, Ihre Nieren „aufzublasen". Achten Sie auch darauf, dass der Brustkorb senkrecht steht und die Rippenmuskulatur entspannt bleibt.

Konzentrieren Sie sich in diesem Stand auf den Atem. Achten Sie darauf, ob Sie den Atem womöglich anhalten, als könnte Sie das im Gleichgewicht halten. Bitte denken Sie daran: Stabilität und Leichtigkeit charakterisieren die Asanas, doch das bezieht sich auf die Stabilität und Leichtigkeit *des Geistes*, auch wenn der Körper sich nicht im Gleichgewicht fühlt (irgendwann werden Sie natürlich auch eine größere Stabilität und Leichtigkeit des Körpers verwirklichen). Beachten Sie, welche Bewegungen der Atem auslöst, während Sie wie ein Baum stehen.

Wenn Sie bereit sind, die Haltung zu beenden, senken Sie die Hände auf die Höhe der Herzgegend, bevor Sie den linken Fuß mit vollkommener Achtsamkeit langsam zu Boden sinken lassen, bis Sie sich wieder in der BERGHALTUNG befinden.

Wiederholen Sie die Übung auf dem anderen Bein.

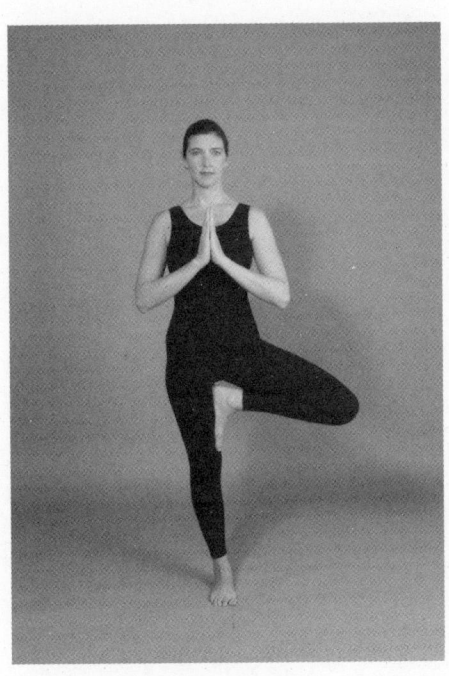 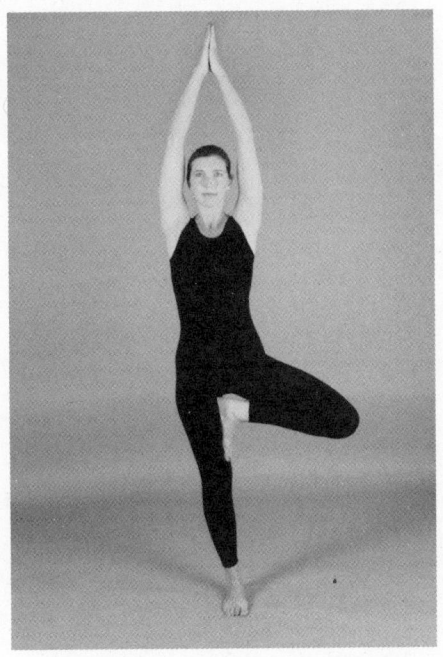

Variation 1

Wenn Sie etwas wacklig sind, können Sie den Fuß unterhalb des Knies gegen die Innenseite des Unterschenkels pressen. Um Ihre Balance noch mehr zu unterstützen, können Sie Ihre Zehen auch auf dem Boden lassen.

Variation 2

Üben Sie, indem Sie sich mit der rechten Hand an einer Wand abstützen. Benutzen Sie die Wand, um sich zu stabilisieren. Versuchen Sie, die linke Hand über den Kopf zu heben. Falls sich das gut anfühlt, können Sie auch noch die rechte Hand dazunehmen.

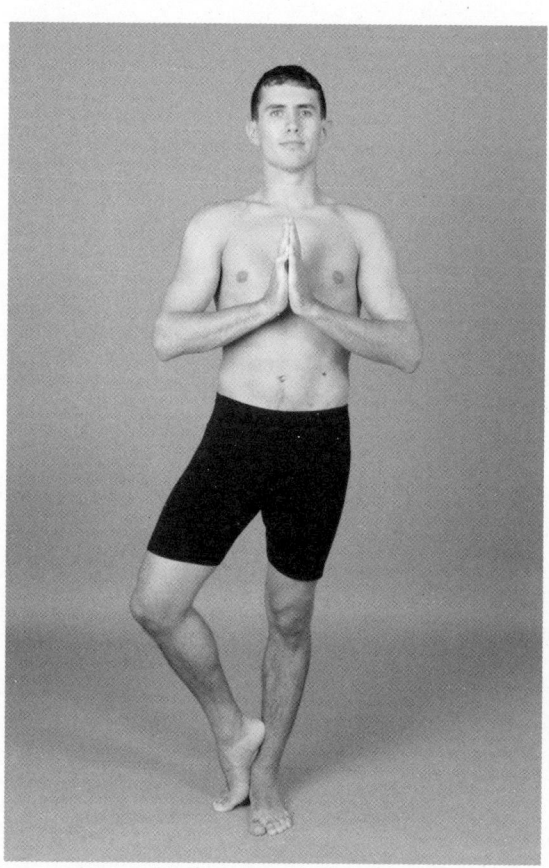
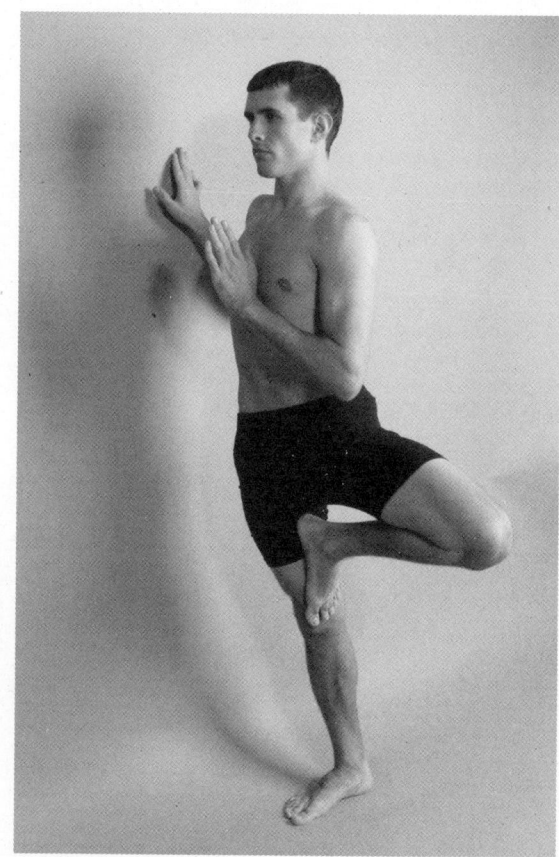

16. Die Schulterbrücke

6–15 Atemzüge; 1–3 Wiederholungen

Beugen Sie in der Rückenlage Ihre Knie, und stellen Sie die Füße mit leicht ausgedrehten Zehen etwas mehr als hüftgelenkbreit vor dem Gesäß auf. Die Knie sollten sich direkt über den Fußgelenken befinden und die Unterschenkel senkrecht am Boden stehen. Die Arme liegen seitlich am Körper.

Während Sie mit den Füßen gegen den Boden pressen, heben Sie das Becken zur Decke hin an. Versuchen Sie nicht, mit dem Rücken „zu ziehen", sondern lassen Sie die Bewegung hauptsächlich aus den Beinen kommen. Wiegen Sie sich leicht von Seite zu Seite. So können Sie die Schultern einfalten, um die Arme unter dem Rücken lang auszustrecken und die Finger zu verschränken. Pressen Sie weiterhin mit den Füßen gegen den Boden, jetzt aber auch mit den Armen, um den Brustkorb anzuheben. Vermeiden Sie es, das Steißbein zwischen die Beine zu strecken, indem Sie die Leisten- und Bauchmuskulatur entspannen. Heben Sie den Brustkorb zum Kinn hin an, aber senken Sie das Kinn nicht zur Brust. Halten Sie stattdessen mit dem Hinterkopf ganz sanften Bodenkontakt.

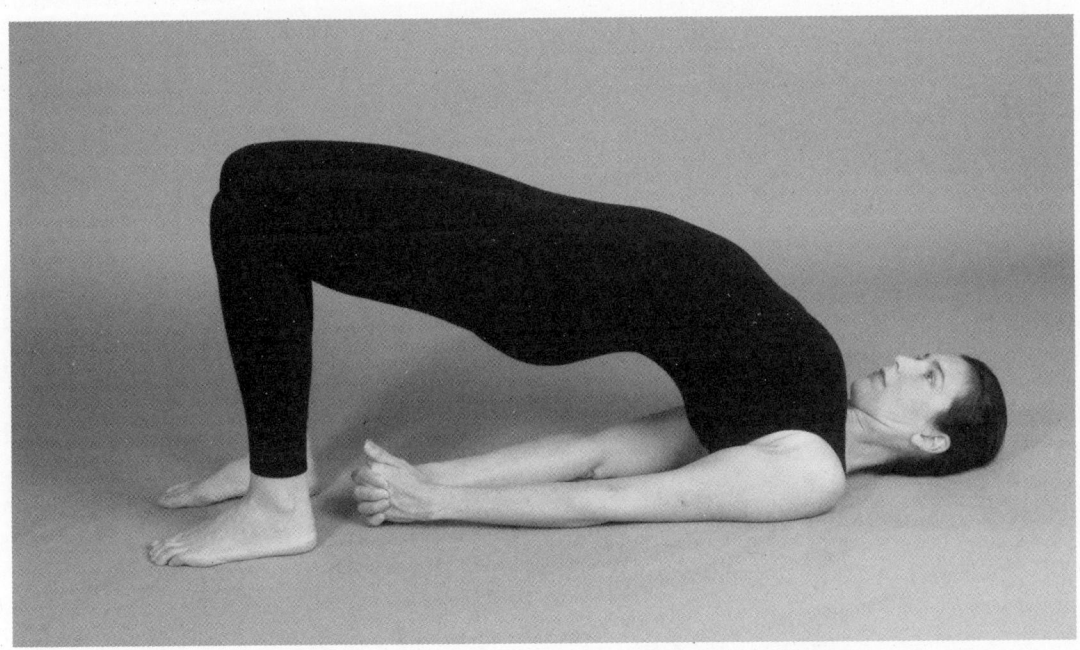

Achten Sie darauf, an welchen Stellen des Körpers Sie Ihren Atem spüren und wie seine Eigenschaften sich verändern, während Sie in der Haltung verweilen. Machen Sie sich bewusst, dass Sie in dieser Haltung ständig „aktiv" sind – selbst wenn Sie den Brustkorb nicht weiter anheben – und kontinuierlich mit Ihren Füßen und Armen gegen den Boden drücken müssen. Im Yoga besteht ein Unterschied zwischen Aktivität und Bewegung. Um in dieser Haltung zu verweilen, um der Schwerkraft zu widerstehen, müssen Sie beständig aktiv gegen den Boden pressen, auch wenn daraus keine Bewegung hervorgeht. Zwar vermittelt diese Asana den Eindruck einer statischen Haltung, aber Sie können spüren, dass Sie sich ständig dynamisch einsetzen müssen, um die Haltung von Moment zu Moment hervorzubringen.

Um die Haltung zu beenden, entspannen Sie die Arme unter dem Rücken und lassen das Becken auf den Boden sinken. Spüren Sie, was mit dem Atem geschieht, sobald Sie alle Anstrengung vollständig loslassen können.

17. Die halbe Heuschrecke

Im Folgenden finden Sie eine Beschreibung der Formen und Bewegungen, die erforderlich sind, um die HALBE HEUSCHRECKE zu praktizieren. Richten Sie sich beim Üben nach den Anleitungen für alle drei Varianten.

Kommen Sie mit geschlossenen Beinen in die Bauchlage. Ihre Arme strecken Sie bis in die Fingerspitzen neben dem Körper aus, die Handflächen sind dabei nach unten gewandt.

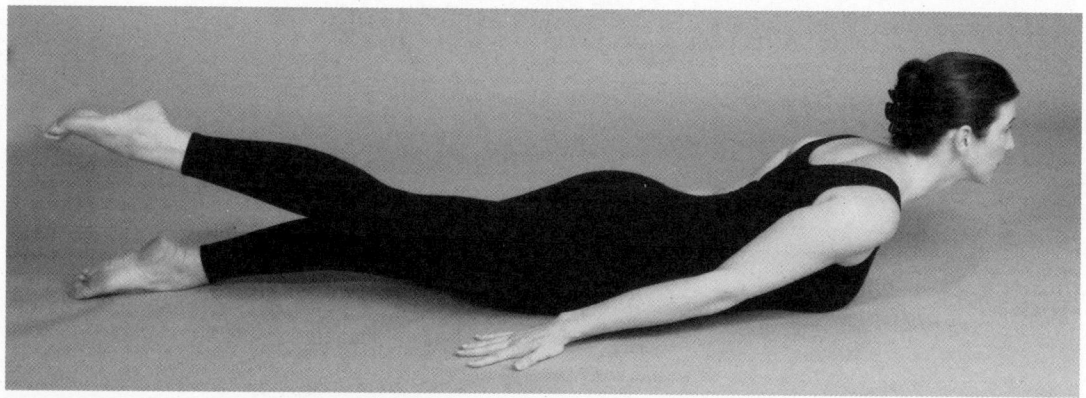

Heben Sie einatmend das rechte Bein nach oben hinten, ohne dabei das Knie zu beugen. Sie sollten das Bein aus der Gesäßmuskulatur heraus anheben und nicht, indem Sie den unteren Rücken anspannen. Ihre Hüften und die Leistengegend drücken dabei fest gegen den Boden. Rollen Sie gleichzeitig mit dem Bein Ihren Oberkörper, die Schultern und den Kopf in einem Bogen nach oben. Versuchen Sie, den Oberkörper nicht einfach nur anzuheben, sondern stellen Sie sich eine Sardinendose vor, deren Deckel aufgerollt wird, ohne sie dabei hochzuheben. Verlängern Sie den Hals durch die Scheitelkrone, und nehmen Sie den Kopf nicht in den Nacken, indem Sie das Kinn nach vorn schieben. Kehren Sie ausatmend zur Anfangsposition zurück.

Wiederholen Sie die Übung mit dem anderen Bein.

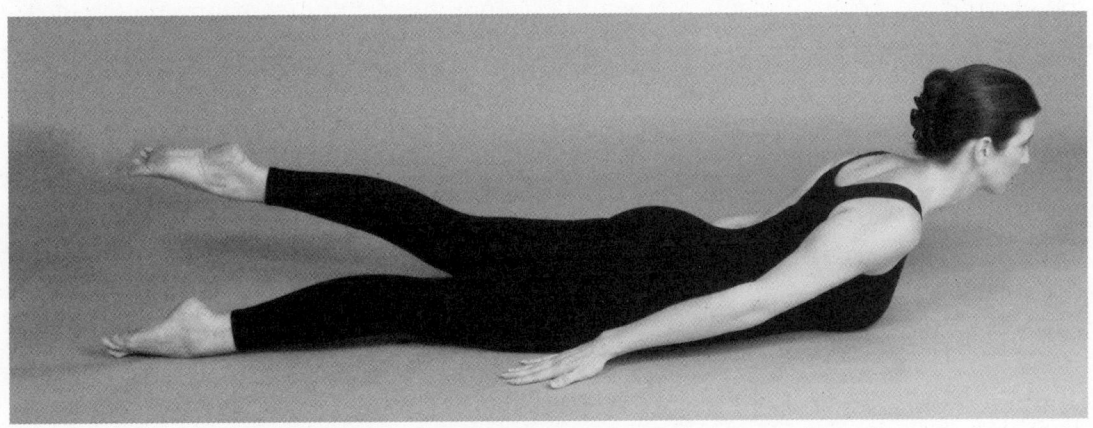

Variante 1

Folgen Sie der oben beschriebenen Anleitung. Heben Sie jedes Bein einatmend nach oben, und lassen Sie es ausatmend nach unten sinken. Wechseln Sie die Beine, bis Sie jedes einzelne sechs Mal gehoben haben. Achten Sie auf die Länge des Atems. Bewegen Sie sich im Atemrhythmus, und stimmen Sie Bewegung und Atem aufeinander ab. Verfolgen Sie aufmerksam alle Veränderungen des Atems, während Sie zwischen den Beinen hin und her wechseln.

Variante 2

Nehmen Sie einatmend die Haltung ein, atmen Sie dann aus und ein und kehren mit dem Ausatmen in die Ausgangsstellung zurück. Heben und senken Sie jedes Bein abwechselnd vier Mal. Spannen Sie sich nicht an, während Sie in der HALBEN HEUSCHRECKE verweilen, sondern lassen Sie den Atem sich frei durch den Körper bewegen, ja vielleicht sogar ganz sanft den Körper selbst bewegen. Sie sollten die Bewegungen, die Sie erfahren, weder forcieren noch behindern. Lassen Sie sich einfach durch Ihren Atem in Ihren Erfahrungen leiten.

Variante 3

Gehen Sie mit dem Einatmen nach oben, atmen dann aus und ein, atmen noch einmal aus und ein und gehen mit dem Ausatmen wieder nach unten. Heben und senken Sie jedes Bein abwechselnd zwei Mal. Bitte spannen Sie sich in dieser Haltung nicht an. Wenn sich der Atem frei durch den Körper bewegen kann, wird er sich leicht anfühlen und auf den kommenden und gehenden Wellen des Atems dahintreiben. Wenn Sie jedoch versuchen, sich so hoch wie möglich aufzurichten und nicht mehr zu bewegen, werden Sie sich mit Sicherheit anspannen, was zu Rückenproblemen führen kann. Achten Sie einmal darauf, wie jedes Einatmen Sie weiter in die Rückbeuge hebt, während Sie sich mit jedem Ausatmen wieder etwas sinken lassen. Das gilt für jede Rückbeuge und ist natürlich das Gegenteil dessen, was wir erfahren konnten, als wir unseren Atem in der Vorbeuge betrachtet haben.

*18. Die Heuschrecke

4–10 Atemzüge in jeder Variante

Kommen Sie mit geschlossenen Beinen in die Bauchlage. Ihre Arme strecken Sie bis in die Fingerspitzen neben dem Körper aus, die Handflächen sind dabei nach unten gewandt.

Variante 1

Heben Sie einatmend die Beine nach oben hinten, ohne dabei die Knie zu beugen. Sie sollten die Beine aus der Gesäßmuskulatur heraus anheben und nicht, indem Sie den unteren Rücken anspannen. Ihre Hüften und die Leistengegend drücken dabei fest gegen den Boden. Gleichzeitig mit den Beinen rollen Sie Oberkörper, Schultern und Kopf in einem Bogen nach oben, wie es in der letzten Übung beschrieben wurde. Verlängern Sie den Hals durch die Scheitelkrone, und nehmen Sie den Kopf nicht in den Nacken, indem Sie das Kinn nach vorn schieben. Dann, indem Sie sich durch die Fingerspitzen hindurch weit in den Raum strecken, heben Sie die Handflächen an, bis die Arme sich parallel zum Boden befinden.

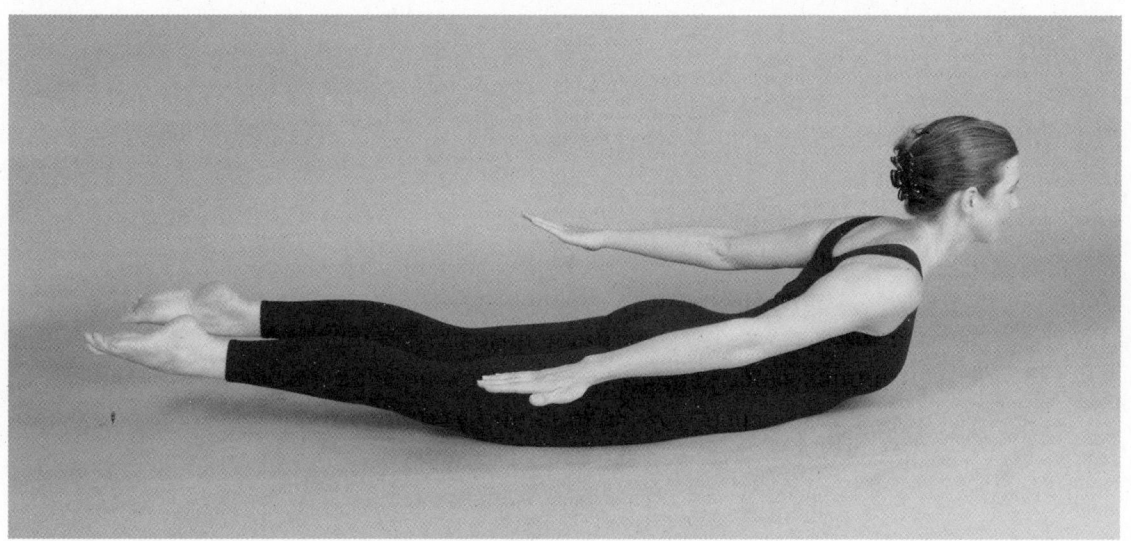

Atmen Sie in dieser Haltung. Achten Sie darauf, wo Sie den Atem erfahren, auf seine Eigenschaften und wie er sich verändert, während Sie in dieser Position verweilen. Machen Sie sich auch alle Bewegungen des Körpers bewusst, während Sie atmen. Wenn Sie die Haltung beenden wollen, kehren Sie ausatmend zur Anfangsposition zurück.

Variante 2

Beginnen Sie wieder in der Bauchlage, doch jetzt legen Sie Ihre Arme auf den Rücken und verschränken die Finger. Die Leisten, die Hüften und die Oberseite der Füße drücken fest gegen den Boden, während Sie einatmend Oberkörper, Schultern und Kopf in einem Bogen nach oben aufrollen. Heben Sie die bis in die verschränkten Hände gestreckten Arme nach oben; drücken Sie dabei die Handgelenke aneinander. Achten Sie darauf, ob das Ihre Aufmerksamkeit stärker auf die Herzgegend lenkt und der Atem in den Brustkorb fließt. Betrachten Sie, während Sie in dieser Haltung weiteratmen, wie sich der Atem durch den Körper bewegt und wie er zugleich den Körper bewegt.

Variante 3

Beginnen Sie wie in Variation 2, doch nach vier Atemzügen heben Sie die bis in die Füße gestreckten Beine vom Boden an. Atmen Sie in dieser Haltung, und lassen Sie sich durch den Atem in Ihrem Bemühen leiten. Achten Sie darauf, ob Sie den Atem an den gleichen Stellen des Körpers erfahren wie in Variation 2 oder woanders, aber auch, wie sich die Eigenschaften des Atems beständig verändern.

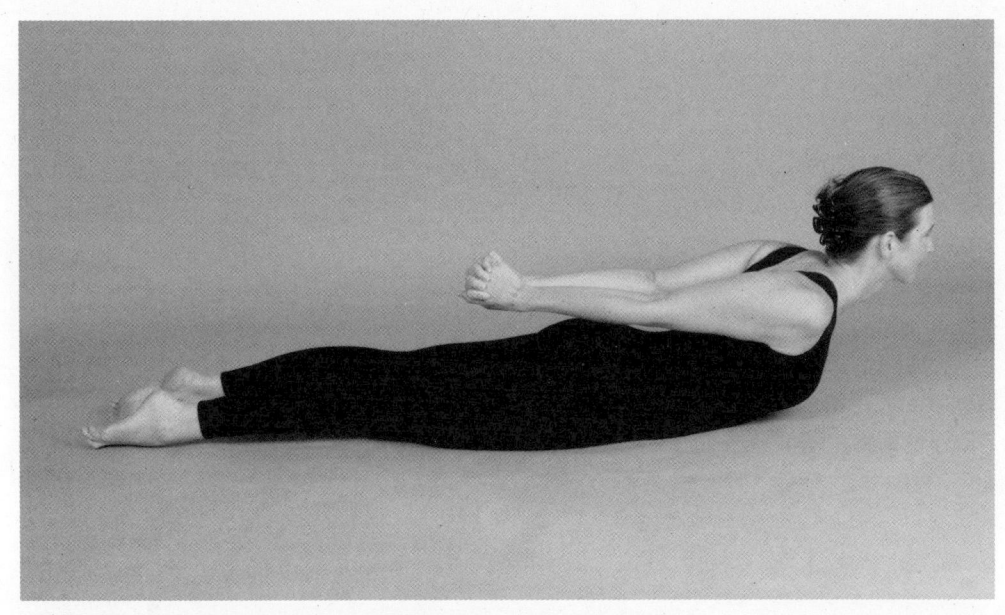

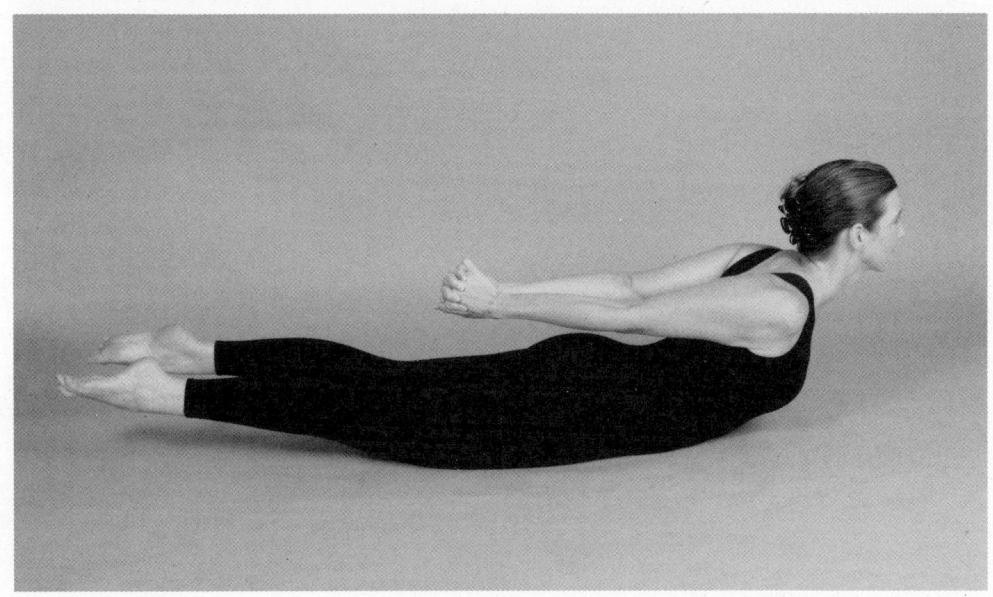

Die Praxis des Achtsamkeits-Yoga

19. Die Embryohaltung

15–30 Atemzüge

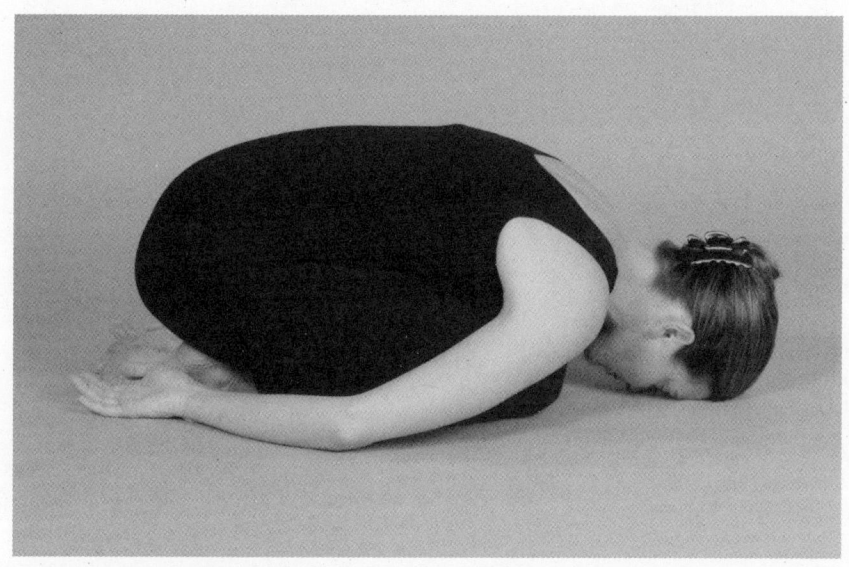

Beginnen Sie im Fersensitz. Dazu setzen Sie sich auf Ihre Waden und lassen die Sitzbeine in die Fersen sinken. Die großen Zehen berühren sich, und die Knie liegen etwas auseinander. Strecken Sie die Wirbelsäule aus dem Beckenboden heraus, knicken dann nach vorn ab und lassen den Oberkörper entspannt auf die Oberschenkel sinken. Legen Sie die Stirn auf den Boden und die Arme neben die Beine. Achten Sie darauf, Ihr Gewicht nicht auf den Kopf und den Nacken zu legen, sondern verlagern Sie es auf die Fersen, indem Sie den Abstand zwischen den Knien verändern. Bleiben Sie vollkommen entspannt in der Haltung, und atmen Sie ganz natürlich. Wo erfahren Sie den Atem? Bemerken Sie Veränderungen im Atem, während Sie in der Haltung verweilen? Indem Sie den Atem einfach nur so sein lassen, wie er ist, wird sich innere Sammlung einstellen, während Sie in der EMBRYOHALTUNG ruhen. Um die Haltung zu beenden, verankern Sie die Sitzbeine weiterhin in den Fersen, ziehen den Nabel zur Wirbelsäule hin ein und rollen sich in die Ausgangsposition auf.

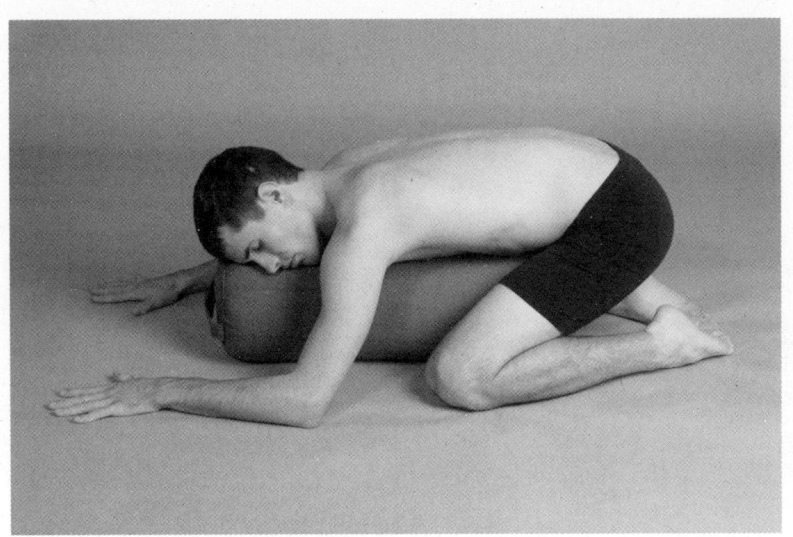

Variation

Wenn Sie mit den Hüften nicht auf die Fersen kommen und das meiste Gewicht im Oberkörper und Kopf spüren, sollten Sie Ihren Oberkörper auf eine Nackenrolle oder mehrere Decken legen. Dadurch wird er gestützt, und der Kopf kann in Hüfthöhe ruhen.

20. Die Stockhaltung

6–15 Atemzüge

Sitzen Sie mit gestreckten, aneinander gelegten Beinen. Pressen Sie die Gesäß- und Unterschenkelmuskulatur sowie die Fersen gleichmäßig gegen den Boden. Strecken Sie die Beine über die Fersen weit in den Raum. Legen Sie Ihre Hände neben die Hüften, und drücken Sie fest gegen den Boden, während Sie den Brustkorb anheben. Diese statische Kontraktion des gesamten Körpers beeinflußt sehr stark, wo Sie den Atem empfinden, aber auch die Eigenschaft des Atems selbst. Betrachten Sie selbst, wo Sie den Atem spüren. Ist der Atem in dieser überraschend dynamischen Haltung eher weit oder eng? Wie reflektieren die Eigenschaften des Geistes, was im Körper und beim Atmen geschieht?

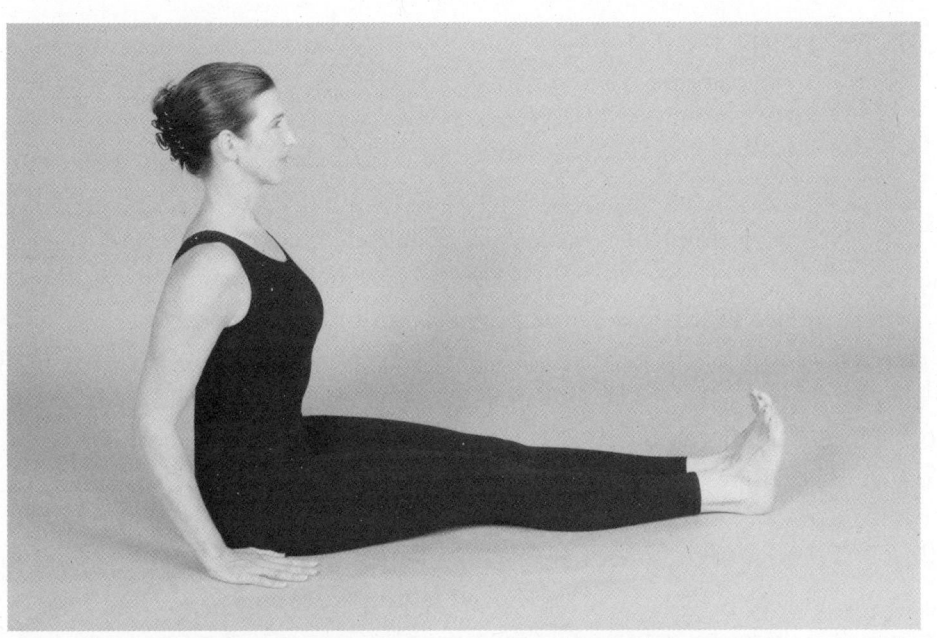

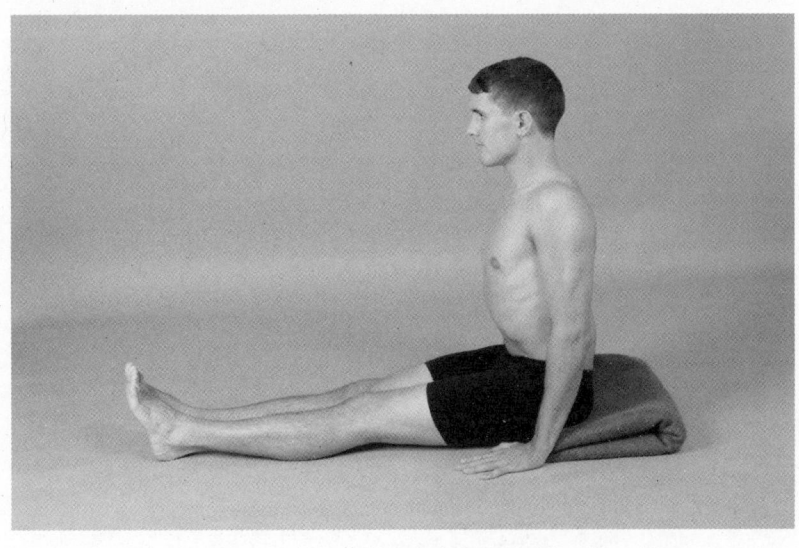

Variation

Wenn Ihre Achillessehnen zu straff sind, wird sich der untere Rücken runden, und Sie werden auf dem Steißbein sitzen. Durch diese umgekehrte Krümmung sinkt der Brustkorb zusammen, und der Atem wird flach. Eine oder zwei Decken werden Ihnen dabei helfen, auf Ihren Sitzbeinen zu sitzen und die natürliche Krümmung des Rückens beizubehalten. Sie können jetzt die Wirbelsäule strecken und die Beine im Boden verankern. Dadurch fühlen Sie sich im Brustbereich aufrecht und offen, und der Geist wird achtsamer sein.

21. Die Vorbeuge über einem Bein

10–30 Atemzüge auf jeder Seite

Beugen Sie in der STOCKHALTUNG das rechte Knie gerade nach oben, und gleiten Sie gleichzeitig mit der rechten Ferse so nahe wie möglich an das rechte Sitzbein. Dann lassen Sie Ihr rechtes Bein zur Seite absinken. Verankern Sie die Unterseite der Hüfte, des Unterschenkels und der Ferse des rechten Beins im Boden, strecken zugleich die Arme nach oben, wachsen aus der Wirbelsäule heraus und lassen den Oberkörper über das gestreckte Bein sinken. Ihre Sitzbeine spreizen sich von der Ferse des gestreckten Beins nach hinten weg und öffnen sich. Umfassen Sie das Schienbein oder den Fuß, und ziehen Sie den Oberkörper mit gebeugten Armen über das gestreckte Bein.

Spüren Sie den Atem eher im Bauch oder etwas weiter oben in der Brust? Fühlen Sie vielleicht auch, wie er durch Ihren Rücken fließt? Welche Wirkung hat das Einatmen auf Ihre Haltung? Wie verändert sich der Atem, während Sie in der Vorbeuge verweilen? Um die Haltung zu beenden, ziehen Sie die Schultern zurück und öffnen den Herzbereich, richten sich einatmend auf und lassen die gestreckten Arme beim Ausatmen seitlich am Körper entspannt in die Ausgangsposition sinken.

Wiederholen Sie die Übung auf der anderen Seite.

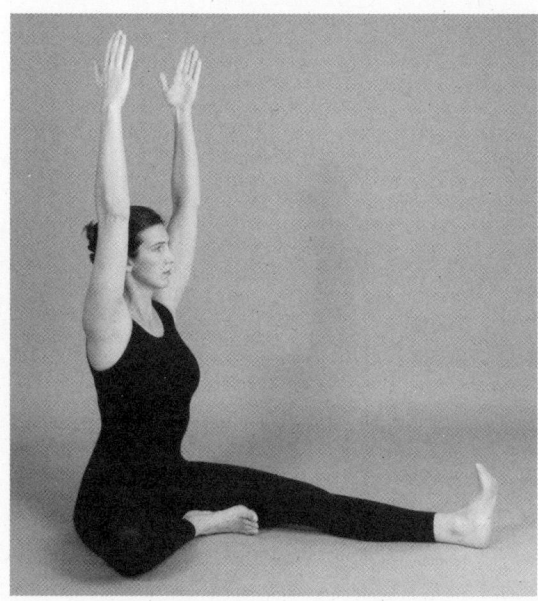 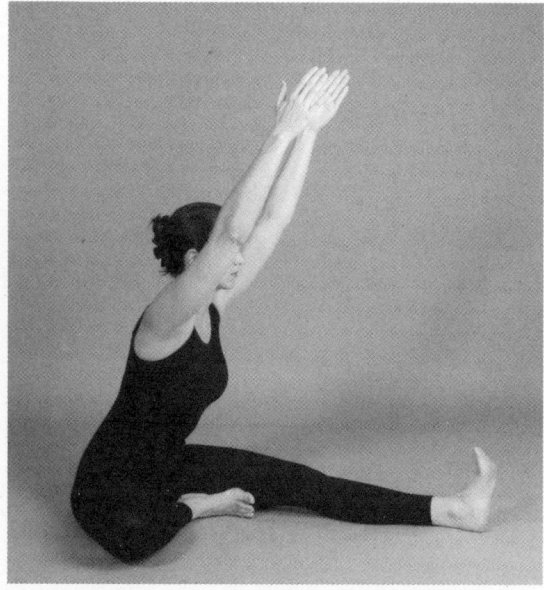

Die Praxis des Achtsamkeits-Yoga

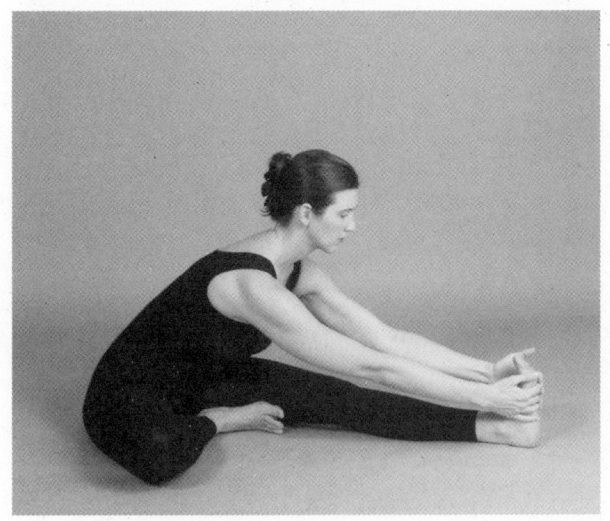

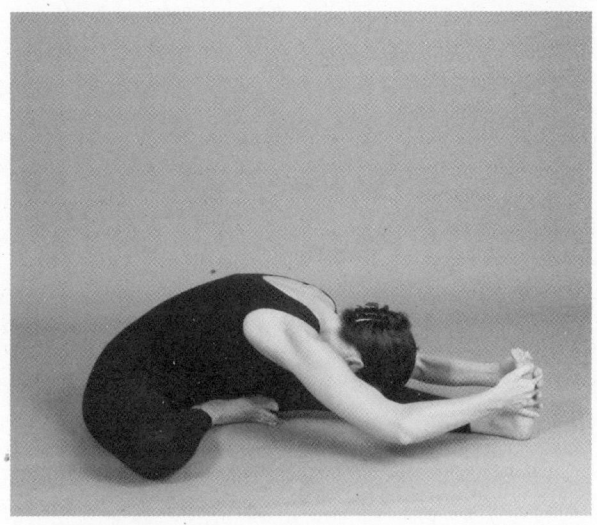

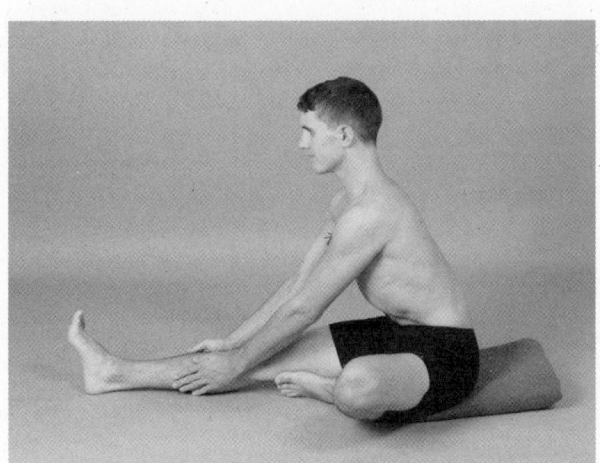

Variation

Wenn Sie zu sehr mit gebeugtem unteren Rücken und nicht aus den Hüften heraus in diese Vorbeuge gehen, sollten Sie sich eine oder zwei Decken unterlegen, damit Sie sich mit geradem Oberkörper auf das gestreckte Bein absinken lassen können. Gehen Sie nicht tiefer, wenn Sie spüren, dass das Becken nach hinten rollt und der untere Rücken sich rundet. In diesem Fall können Sie zur Unterstützung mit den Händen sanft gegen den Unterschenkel drücken.

22. Die Vorbeuge über beide Beine

15–45 Atemzüge

Strecken Sie sich aus der STOCKHALTUNG nach vorn, und umfassen Sie die Füße oder die Unterschenkel. Entspannen Sie sich in der Leistenbeuge (die schmale Furche zwischen Hüftknochen und Becken, die auch *Canalis inguinalis* genannt wird), sodass die Oberschenkel leicht nach innen rollen können und die Sitzbeine sich nach hinten wegspreizen und öffnen. Denken Sie eher daran, den Oberkörper nach oben und über die Beine zu strecken, als daran, wie tief Sie in die Haltung gehen. Ihr Rücken wird sich runden, doch das sollte gleichmäßig geschehen und erst, nachdem Sie aus den Hüften heraus abknicken. Beugen Sie die Ellenbogen zur Seite, und ziehen Sie die Brust mit der Kraft Ihrer Arme über die Beine. Ihr Blick sollte auf die Zehen gerichtet sein, bis das Kinn auf den Schienbeinen ruht. Dann richten Sie den Blick nach innen oder auf Ihr „drittes Auge".

Konzentrieren Sie sich auf den Atem, während Sie sich der Haltung überlassen. Finden Sie insbesondere hier das Gleichgewicht zwischen Anstrengung und Vertrauen in die Haltung. Buddha verglich diese Balance mit der Spannung einer Lautensaite, die notwendig ist, um das Instrument zu spielen: „Weder zu straff noch zu lose gespannt, sondern auf mittlere Tonhöhe abgestimmt." Er sagte: „Allzu straffe Anspannung der Willenskraft führt zu Belastungen, allzu schlaffe Anspannung aber zu Trägheit. Fasse deshalb den festen Entschluss, dem Mittleren Weg zu folgen, dich weder zu sehr anzustrengen noch zu träge zu sein, sondern zu erkennen, dass Vertrauen, Tatkraft, Konzentration und Weisheit die Früchte eines friedvollen, gleichmäßigen Mittleren Weges sind."

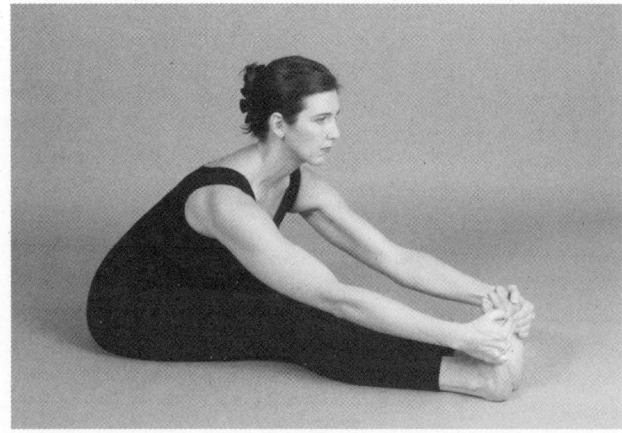 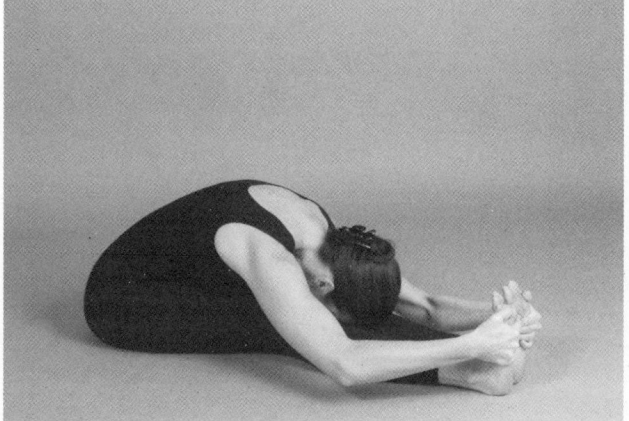

Variation

Wir wollen diese Haltung aus einer Position ausführen, in der wir fest mit unseren Sitzbeinen verankert sind und uns aus der Hüfte heraus nach
vorn beugen. Wenn Sie die natürliche Krümmung
des unteren Rückens in der STOCKHALTUNG
nicht beibehalten können und spüren, dass er sich
rundet, sollten Sie eine oder zwei Decken unterlegen.

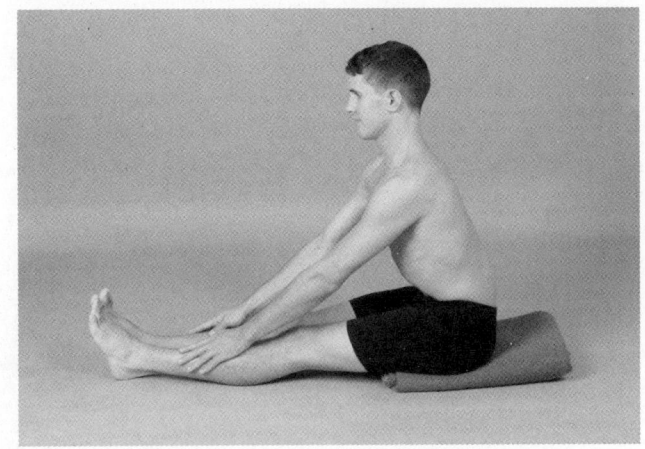

Halten Sie den Rücken gestreckt, kümmern
Sie sich nicht so sehr darum, ob Sie mit dem Kopf
die Beine erreichen, sondern gehen Sie bis an
Ihre Grenze, und lassen Sie die Dehnung aus der
Unterseite der Beine und den Hüften kommen.

Atmen Sie ein, um die Vorbeuge zu beenden, und richten Sie den Herzbereich nach vorn oben auf.
Kehren Sie ausatmend in die Ausgangsposition zurück.

*23. Die umgekehrte Bretthaltung

4–8 Atemzüge

Legen Sie die Handflächen in der STOCKHALTUNG hinter die Hüfte, sodass die Fingerspitzen zu den
Füßen oder von ihnen wegweisen (vielleicht üben Sie diese Varianten abwechselnd, da beide ihre Vorteile
haben). Heben Sie einatmend das Becken nach oben, und strecken Sie die Fußsohlen so weit wie möglich
zum Boden hin. Das Steißbein strecken Sie in Richtung der Füße. Achten Sie darauf, dass Ihre Arme
gestreckt sind und die Handgelenke sich direkt unter den Schultern befinden. Das Kinn können Sie entweder zum Brustbein führen, oder Sie legen den Kopf entspannt in den Nacken, wo er von den Muskeln
des oberen Rückens getragen wird. Achten Sie darauf, wo Sie den Atem spüren und welche Eigenschaften
er in dieser sehr dynamischen Haltung hat. Vermeiden Sie es, den Atem anzuhalten oder sich zu sehr

anzustrengen. Konzentrieren Sie sich auf den Atem, und kehren Sie ausatmend in die Ausgangsposition zurück, wenn Sie die Haltung beenden wollen.

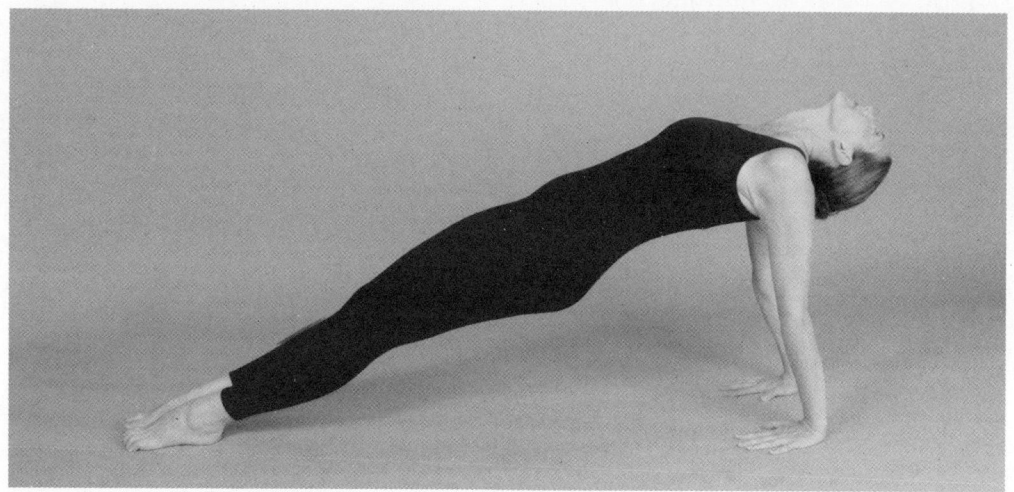

24. Die Drehung der Wirbelsäule in der Rückenlage

10–12 Atemzüge auf jeder Seite

Legen Sie sich mit angezogenen Beinen auf den Rücken, und lassen Sie die Fußsohlen auf dem Boden stehen. Kreuzen Sie den linken Oberschenkel bequem über den rechten. Verschieben Sie die Hüfte 8–10 cm nach links. Dann lassen Sie die Knie einatmend nach rechts absinken. Verlagern Sie Ihr Gewicht, bis Sie auf der Außenseite der rechten Hüfte liegen. Becken und Schultern werden dadurch im rechten Winkel zueinander stehen, und die Wirbelsäule ist der ganzen Länge nach vollständig, aber entspannt gedreht. Zusätzlich können Sie noch die Beine mit der rechten Hand nach unten drücken und den linken Arm vom Körper wegstrecken. Das linke Schulterblatt liegt am Boden auf, und der Brustbereich ist weit und offen. Während Sie in der Haltung verweilen, können Sie zusätzlich noch den rechten Arm nach rechts ausstrecken, wobei Ihr Blick entweder direkt nach oben oder nach links geht.

Achten Sie darauf, wie sich Ihr Atem in der Drehung verändert. Entwickeln Sie ein Empfinden für Ihren inneren Körper, während Sie am Boden liegen? Durch die Drehung werden die inneren Organe leicht zusammengepresst, was uns darin unterstützt, auf das Innere unseres Körpers aufmerksam zu werden. Wie verändern sich diese Empfindungen, während Sie ein- und ausatmen? Um die Haltung zu beenden, rollen Sie auf den Rücken, lösen die Beine und *wiederholen die Übung auf der anderen Seite.* Kehren Sie zuerst wieder zur Mitte zurück, und vergessen Sie nicht, Ihre Hüfte nach rechts zu verlagern.

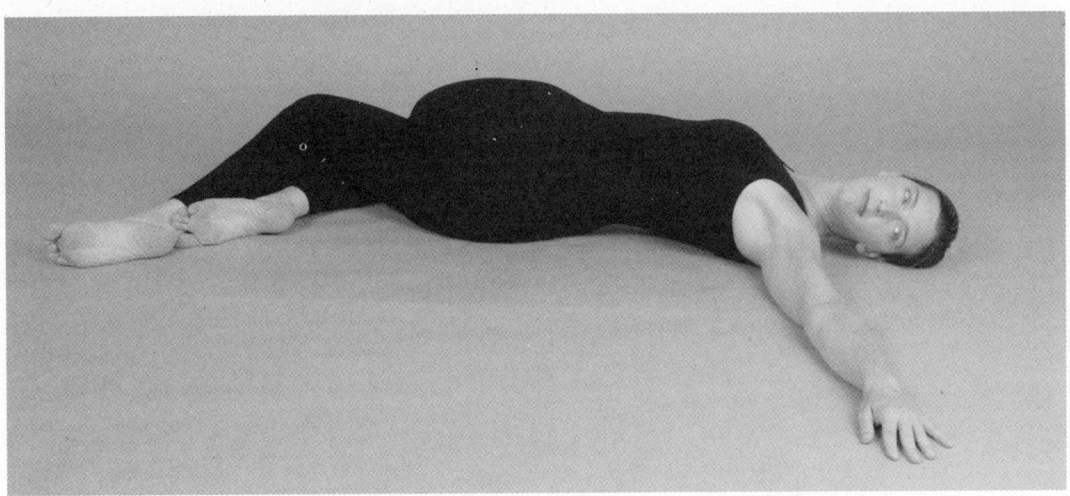

25. Die Totenhaltung

5–10 Minuten

Legen Sie die Beine mit auswärts gedrehten Zehen 25–35 cm auseinander. Ziehen Sie die Gesäßmuskeln sanft nach unten in Richtung der Fersen, und verschieben Sie die Schulterblätter in kleinen Bewegungen nach innen unten, sodass sie flach am Boden aufliegen. Öffnen Sie den Herzbereich. Die Arme liegen mit den Handflächen nach oben einige Zentimeter neben dem Körper, sodass Sie ein Gefühl der Offenheit und Weite verspüren.

Betrachten Sie den Atem. Achten Sie zuerst darauf, wo Sie ihn am stärksten spüren, und beobachten Sie dann seine Eigenschaften. Machen Sie sich das Kommen und Gehen jedes einzelnen Atemzuges bewusst. Wenn Gedanken und Gefühle, Fantasien, Tagträume oder Bilder auftauchen, sollten Sie diese, sobald sie Ihnen bewusst werden, ohne sich selbst zu beurteilen ganz einfach loslassen und zu Ihrem Atem zurückkehren.

Einfach nur dies. Einfach nur hier. Einfach nur jetzt. Lassen Sie los, und seien Sie einfach da.

Falls Sie Verspannungen im Körper spüren, sollten Sie versuchen, sich beim Ausatmen zu entspannen. Schauen Sie, ob Sie einfach nur den Atem erfahren können, während er kommt und geht. Können Sie sich wirklich sicher sein, dass Sie der Atmende sind? Oder ist der Atem einfach nur das Atmen selbst? Wie eine Welle, die auf das Ufer trifft, strömt der Einatem in den Körper und zieht sich der Ausatem zurück. Wo sind Sie in diesem Prozess zu finden?

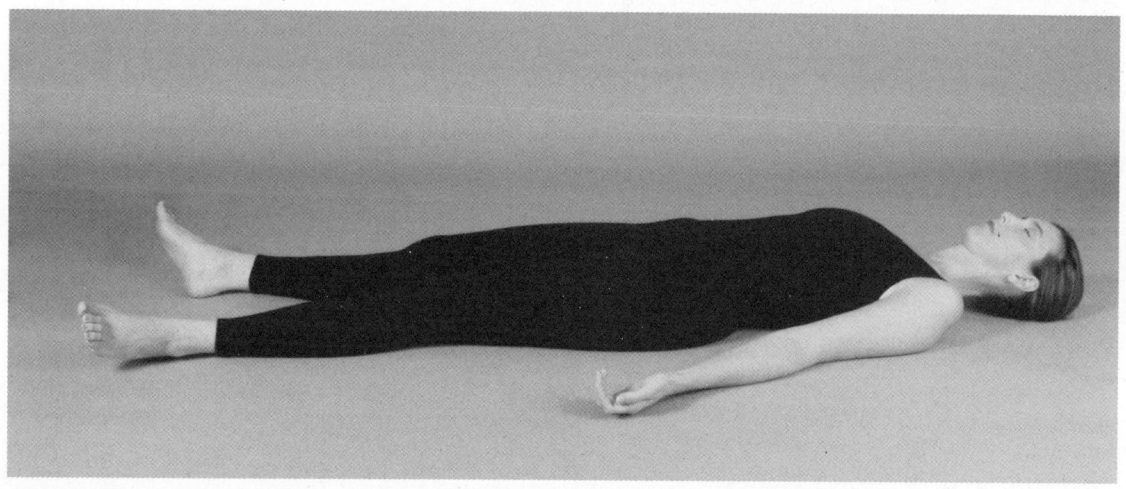

Die Praxis des Achtsamkeits-Yoga

26. Sitzmeditation

5–40 Minuten

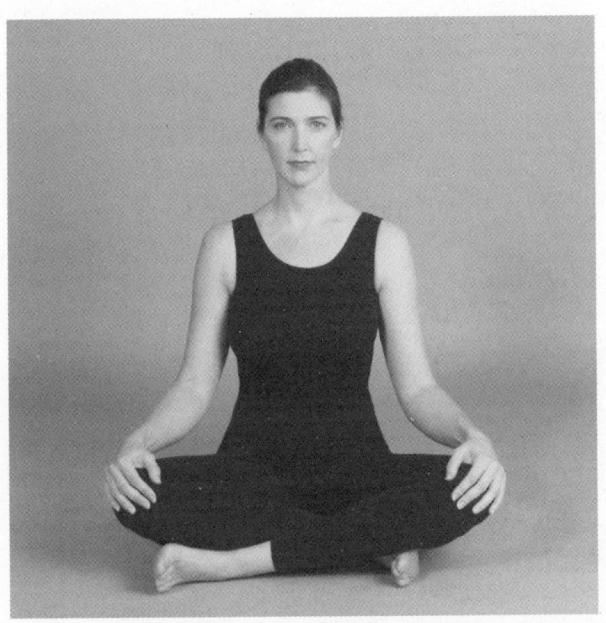 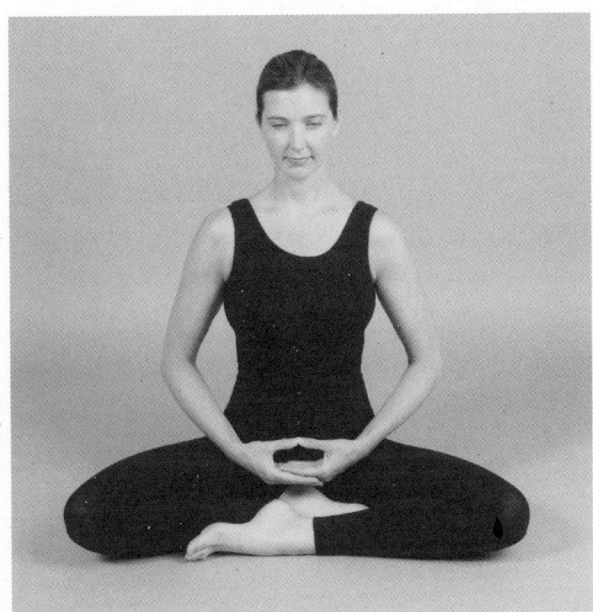

Sitzen Sie in einer der Asanas mit gekreuzten Beinen. Finden Sie Ihre Mitte, und richten Sie den Oberkörper auf, einschließlich der Seiten von den Hüften bis unter die Achseln. Dadurch verhindern Sie, dass Sie einfach nur Ihre Brust herausstrecken, um sich aufzurichten. So können Sie spüren, dass Ihr Oberkörper ein „Zylinder" ist. Achten Sie darauf, dass die Schulterblätter den oberen Rücken kraftvoll tragen und der untere Rücken seine natürliche Krümmung behält.

Wenn der Praktizierende lang oder kurz ein- oder ausatmet und dabei seinen Atem oder den ganzen Körper bewusst wahrnimmt, oder wenn er wahrnimmt, dass sein Körper dadurch ruhig und friedvoll wird, so verweilt er friedvoll bei der Beobachtung des Körpers im Körper, ist beharrlich und vollkommen wach, versteht klar seinen Zustand und ist über jedes Verlangen wie auch jedes Gefühl der Abneigung dem Leben gegenüber hinausgelangt. Diese Übungen des Atmens in voller Achtsamkeit gehören zur ersten Verankerung der Achtsamkeit: dem Körper.

● Achtsamkeits-Yoga: Die erste Übungsreihe 157

Intermezzo

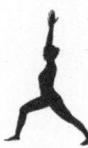

Dieser sechs Fuß lange Körper

Allgemein geht man davon aus, dass die tantrische Revolution zu einer neuen und zentralen Wertschätzung des Körpers in der spirituellen Praxis geführt hat. In dieser gängigen Betrachtungsweise wird Tantra als eine Bewegung gesehen, die den Körper nicht mehr nur als Hindernis für die spirituelle Praxis und Befreiung betrachtet hat, sondern als das grundlegende Medium der Praxis und des Erwachens.

Sicherlich stimmt es, dass die etablierten Yoga-Praktiken beider Traditionen, des Hinduismus und des Buddhismus, in ihrem Denken die Welt und den Körper verneinten und damit im 6. und 7. Jahrhundert die Entwicklung des Tantra auslösten. Wenn wir jedoch die ältesten überlieferten Lehren Buddhas betrachten, können wir erkennen, dass er den Körper nicht so sehr als ein Hindernis, sondern vielmehr als ein Laboratorium zur Entwicklung von Liebe, Mitgefühl und Einsicht verstand.

Im *Anguttara Nikaya* wird Buddha mit folgenden Worten zitiert:

> Durch Reisen erkennt, erfährt oder erreicht man nicht die entfernteste Ecke des Kosmos, in der man nicht geboren wird, altert, stirbt oder wiederkehrt. Und doch gibt es, wenn man das Ende des Kosmos nicht erreicht hat, keine Befreiung vom Leiden. Und so verkünde ich denn, dass in eben diesem sechs Fuß langen Körper, dem vergänglichen, mit seinem Wahrnehmen und seiner Einsicht, der Kosmos liegt, die Entstehung des Kosmos, die Befreiung des Kosmos und der zur Befreiung des Kosmos führende Pfad.

Wenn wir demnach das wirkliche Ende des Kreislaufs der abhängig entstandenen Konditionierungen, den wir Samsara nennen, suchen – der Kreislauf des Schmerzes und des Unbehagens, der zu Abneigungen und Konditionierungen führt –, dann müssen wir nach innen blicken und nicht auf das, was wir für die äußeren Ursachen unseres Leidens halten.

Das Wort „Kosmos" steht für diesen Kreislauf der Konditionierungen. „Geboren werden, altern, sterben und wiederkehren", dem sind wir in jeder Sekunde unzählige Male unterworfen. Das ist die konventionelle, historische oder „relative" Wahrheit unserer Existenz. Die „absolute" Wahrheit – keine Geburt, kein Tod – werden und können wir nicht berühren, indem wir die relative Wahrheit zu überwinden oder hinter uns zu lassen versuchen. Das liegt daran, dass diese zwei Wahrheiten nur im konventionellen Sinne getrennt werden können. So wie rechts und links, oben und unten sind ihre Definitionen voneinander abhängig. Sie sind weder zwei noch eins, sondern stehen, um noch einmal mit Thich Nhat Hanh zu sprechen, in einer Beziehung des „Interseins".

Dieses Verständnis ist für die Lehren des Mahayana (insbesondere jene des alten indischen Meisters Nagarjuna) und des Tantra von höchster Bedeutung. Es drückt sich auch in der Zen-Lehre aus, nach der Samsara dasselbe wie Nirvana ist. Doch konnten dieses Verständnis und diese Einsicht nur erblühen, weil Buddha dafür bereits die Samen und Wurzeln gepflanzt hatte – und zwar in Form seiner eingangs zitierten Unterweisungen.

Im *Satipatthana-Sutta* lehrt Buddha neben den Meditationen über den Atem, die Haltungen und die Bewegungen des Körpers folgende drei Praktiken.

Die Teile des Körpers

Die Praktizierende meditiert über ihren eigenen Körper, von den Fußsohlen aufwärts und, danach, vom Scheitel aus abwärts.

Diese Meditation umfasst alle Körperteile – äußere und innere. Nachdem Sie sich mit Ihrem Atem in der TOTENHALTUNG verankert haben, gehen Sie mit Ihrer Aufmerksamkeit nach oben durch den Körper. Richten Sie die Aufmerksamkeit vollständig auf die Zehen, und verlagern Sie sie dann durch den Fuß in den Unterschenkel. Machen Sie sich die Haut bewusst, das Fleisch, die Sehnen, die Muskeln und Bänder. Lenken Sie Ihre Achtsamkeit auf die Knochen, das Knochenmark, das Blut, die Lymphe.

Gehen Sie weiter in den Oberschenkel, und lenken Sie Ihre Aufmerksamkeit dann auf das Becken. Praktizieren Sie Achtsamkeit der Fortpflanzungsorgane, der sexuellen Flüssigkeiten, des Anus, des Kots, des Darms, der Blase und des Urins. Gehen Sie jetzt noch etwas weiter nach oben in den Rumpf, und bleiben Sie in achtsamem Kontakt mit den inneren Organen, also mit dem Magen, den Eingeweiden, der Niere und der Leber. Schließen Sie in Ihre Achtsamkeit auch das Fettgewebe, den Schleim, die Gallenflüssigkeit, die Verdauungssäfte, das Herz, die Lunge und die Nerven mit ein.

Wenn Sie achtsam durch die Arme gehen, sollten Sie die Nägel, die Armbehaarung, die Venen und die Arterien nicht vergessen. Danach richten Sie die Aufmerksamkeit auf den Kopf und machen sich Ihre

Zunge bewusst, die Zähne, den Speichel, die Nase, die Stirnhöhlen und den Schleim, die Ohren und den Ohrenschmalz, die Augen und die Tränenflüssigkeit, das Gehirn und die Kopfhaare.

Schon beim Lesen dieser Liste haben Sie vielleicht gewisse Empfindungen des Unbehagens, ja sogar des Ekels gegenüber bestimmten Aspekten des Körpers. Doch diese Praxis will in uns – im Gegensatz dazu, wie sie manchmal gelehrt wird – keine Gefühle des Abscheus und Ekels bewirken, sondern sie ist der Versuch, uns die wahre Natur unseres Körpers deutlicher bewusst zu machen. Wenn wir die Aufnahme eines gut aussehenden Fotomodells betrachten und uns seine oder ihre Leber vorstellen, oder die Verdauungssäfte, die durch den Magen und die Gedärme fließen, wenden wir ein Gegenmittel gegen unser Anhaften an, gegen unser leidvolles Begehren dieses unbeständigen Phänomens, das letztendlich nichts anderes ist als eine oberflächliche Wirklichkeit.

Diese Praxis will uns unter anderem zeigen, wie konditioniert unsere Vorlieben sind. Vermutlich empfinden wir einen gewissen Ekel, wenn wir über unser Ohrenschmalz meditieren und würden viel lieber unsere Haare betrachten. Doch die gleichen Haare, die sich im Abfluss der Badewanne festgesetzt haben, können die Quelle leichten Ekels sein. Das schöne Haar einer Frau oder eines Mannes, den wir im Restaurant sehen, wird uns abstoßen, wenn wir es in unserer Suppe entdecken! Eine Wirkung der Praxis der Achtsamkeit über die einzelnen Teile des Körpers besteht darin, dass sie die Macht unserer Konditionierungen abschwächt, sodass wir erkennen können, was bleibt, wenn wir uns von unseren starken Abneigungen und unserem notorischen Ergreifen befreien.

Ein weiterer, sehr einfacher Grund für diese Praxis ist der, dass sie uns in Kontakt mit unserem Körper bringt. Trotz, vielleicht sogar gerade wegen der materialistischen Ausrichtung unserer Kultur ist uns unser Körper erstaunlich fremd geworden. Viele Menschen hassen ihren Körper. Einige spirituelle Traditionen betrachten den Körper sogar als ein Gefängnis, eine Fessel – einen Ort der Strafe. Wenn wir mit Achtsamkeit durch den Körper gehen und mit ihm vertraut werden, werden wir den Körper so kennen lernen, wie er ist.

Eine weitere, subtilere Einsicht, die wir aus der Betrachtung der einzelnen Teile des Körpers gewinnen können, ist die, dass jeder einzelne Teil ein Tor der Befreiung und des Erwachens sein kann. Fangen Sie damit an, die Präsenz eines einzelnen Körperteils, Ihre Hand zum Beispiel, genau wahrzunehmen. Nachdem Sie sich in Ihrer Praxis weiterentwickelt haben, werden Sie nach und nach die abhängig entstandene Natur Ihrer Hand erkennen. Diese Hand hängt nicht nur vom gesamten Rest des Körpers ab, sondern sie ist ganz und gar mit dem Universum verbunden. Ich hörte einmal, wie ein Wissenschaftler sagte, dass das Universum in einem einzigen Sandkorn am Strand zu finden sei. Das erinnert an eine Zeile von William Blake: „Sieh eine Welt in einem Körnchen Sand." Auf dieser Ebene des Verstehens werden die Vision des Dichters und die Erkenntnis des Wissenschaftlers von der Weisheit und Einsicht des Erwachens bestätigt.

Körper und Universum entstehen in Abhängigkeit

Weiterhin, in welcher Haltung sich sein Körper auch immer befinden mag, geht der Praktizierende die Elemente durch, aus denen sich sein Körper zusammensetzt.

Für diese Meditation müssen wir die Einsicht entwickeln, dass keine wirkliche Trennung zwischen uns und dem, was uns umgibt, existiert. Wie Buddha sagt, sollen wir uns bewusst machen, dass die Elemente Erde, Wasser, Feuer und Luft ein Teil von uns sind. Erde steht für das Prinzip der Festigkeit, der Substanz und der Form; Wasser steht für die flüssigen Eigenschaften der Materie und repräsentiert ihre verbindenden Kräfte; Feuer steht für Hitze, strahlende Energie und Verwandlung; Luft, schließlich, steht für Bewegung. Andere Sutras nehmen die alten vedischen Lehren von den fünf großen Elementen auf und rechnen auch den Raum als zusätzliches Element dazu, der für die „geistigen" Aspekte der Natur, das Pulsierende und Schöpferische, steht.

Wenn der Praktizierende tief in seinen Körper blickt und über das Wasserelement in sich selber meditiert, wird er die besonderen Eigenschaften des Blutes, des Schweißes, des Speichels, der Gelenkflüssigkeit (Synovia), der Tränenflüssigkeit, des Urins und der Flüssigkeit, die sich in allen Zellen befindet und sie umgibt, erkennen. Wir wissen, dass unser Körper tatsächlich zu mehr als siebzig Prozent aus Wasser besteht. Dieses Wasser ist nicht getrennt von dem Wasser, das aus den Wolken fällt, die aus den vielen Gewässern dieser Erde aufsteigen. Die Elemente wiederum, die das Wasser bilden, sind dieselben Elemente, die den Raum durchdringen.

Dieselben Elemente, die unseren Körper bilden, sind im gesamten Kosmos vorhanden. Wir bestehen buchstäblich aus Sternenstaub. Aus diesem Grund verpflichten wir uns in den fünf Übungen der Achtsamkeit dazu, das „Leben" der Elemente zu schützen. Indem wir die Elemente vor einer Schädigung bewahren, schützen wir uns selbst. Wenn wir glauben, dass wir unseren Müll „wegwerfen" können, sollten wir uns fragen: „Wo ist ‚weg'?"

Die vielfältigen Aktivitäten unseres Lebens erzeugen Hitze. Wir nehmen Nahrung zu uns und setzen dadurch Energie frei, um unser Leben in Gang zu halten. All das beruht, in einem beständigen Prozess des Austauschs, auf der Luft, die uns umgibt und in uns ist. Alles befindet sich in einer permanenten Bewegung – und doch: Erkennen oder erfahren wir wirklich je einen „Atmenden", wenn wir diesen gegenwärtigen Moment betrachten? Oder wäre es vielleicht genauer, zu sagen, dass Atmen einfach geschieht?

Wenn sich die Praktizierende in dieser Weise übt und die abhängig entstandene Natur ihres Körpers erkennt, wird sie anfangen zu verstehen, dass das Leben nicht isoliert in ihrem eigenen Körper stattfindet. Das Leben, das durch diesen Körper fließt, ist kein anderes als das, was auch außerhalb des Körpers fließt. Durch diese Einsicht überwinden wir das falsche Verständnis einer Grenze zwischen uns und anderen.

Damit ist jedoch nicht die Überwindung unseres Körpers und unserer Lebenswirklichkeit im Sinne einer höheren Realität gemeint. Vielmehr geht es um die Überwindung unserer fehlerhaften Sichtweise, durch die wir die beschränkten Konzepte von Leben und Tod überschreiten können. Wir betreten den Bereich von „keine Geburt, kein Tod", ohne je irgendwohin gegangen zu sein. Vielleicht ist es diese Einsicht, die hinter der Doppeldeutigkeit des Ehrennamens steht, den Buddha sich selbst gegeben hat: *Tathagata* kann nämlich beides bedeuten, „der so Gekommene" oder „der so Gegangene".

Die Unbeständigkeit des Körpers:
Die Neun Betrachtungen über die Verwesung eines Leichnams

Auf den ersten Blick scheint eine Meditation über den Verfall des Körpers nach dem Tod mit der Einsicht von „keine Geburt, kein Tod" unvereinbar zu sein. Doch da die zwei Wahrheiten, das Relative und das Absolute, voneinander abhängig sind, besteht kein Widerspruch zwischen der existenziellen Wahrheit, dass dieser Körper sterblich ist, und der tieferen Wahrheit, derzufolge es weder Geburt noch Tod, weder Kommen noch Gehen gibt. Wir müssen uns einfach nur klar darüber sein, aus welcher Perspektive heraus wir sprechen.

Das erste Mal, wenn Sie sich diese Meditation vergegenwärtigen, wird sie vielleicht einen unangenehmen Eindruck auf Sie machen. Es besteht jedoch nicht die Absicht, uns zu deprimieren oder lebensmüde zu machen. Ihr Sinn liegt im Gegenteil darin, uns darauf aufmerksam zu machen, wie wertvoll, ja geradezu wunderbar dieses Leben, das wir erhalten haben, ist. Die Einsicht in seine Unbeständigkeit motiviert uns, unser Leben nicht durch Ablenkungen und Zerstreuungen zu verschwenden. Wenn wir die Unbeständigkeit erkennen, sehen wir nichts mehr als gegeben an und würdigen dadurch die Absolutheit eines jeden Moments. Dies jetzt ist alles, was es gibt. Und selbst das verändert sich in diesem Moment.

Paradoxerweise wirkt diese Meditation auf Menschen, die für sie bereit sind – all jene, die sich bereits von vielen ihrer Abneigungen und Anhaftungen gelöst haben –, durchaus befreiend. Das ist verständlich, wenn wir bedenken, wie viel Schmerz und Leiden, wie viel Anspannung und Anstrengung wir hervorrufen, um die einzige Sache zu verleugnen, die wir mit Sicherheit wissen – dass wir sterben werden.

Wenn diese Meditation angemessen durchgeführt wird, lässt sie uns befreiter leben, unbehindert von unseren Anhaftungen und Abneigungen. Wenn Sie sich für diese Praxis entscheiden, sollten Sie bereit für sie sein, und Sie sollten sie abbrechen, sobald Sie sich bedrückt, deprimiert oder sehr unwohl dabei fühlen. In unserer Achtsamkeitspraxis ist es unbedingt notwendig, dass wir uns unsere Belastbarkeit achtsam bewusst machen und sie respektieren. Sie ist, wie alle Dinge, unbeständig und verändert sich mit der Zeit.

Die folgende Meditationsanleitung Buddhas ist Ausdruck der Bestattungsriten seiner Zeit. Mönche und Nonnen gingen auf die Leichenfelder, um sich der Betrachtung von Leichnamen in den verschiedenen Stadien der Verwesung zu widmen. Thich Nhat Hanh hat angeregt, dass wir im Westen uns der Bilder aus unserer eigenen Tradition bedienen sollten. So können Sie sich, wenn Sie in der TOTENHALTUNG liegen, zum Beispiel Ihren Körper in einem Sarg vorstellen.

Viele von uns haben noch nie einen Leichnam gesehen – falls doch, war sie sehr wahrscheinlich so zurechtgemacht, als würde sie zu einer Dinnerparty gehen – und können sich den natürlichen Prozess des Verfalls nur sehr schwer vorstellen. Das ist nur ein weiterer Beleg dafür, wie sehr unsere Kultur sich weigert, dieser offenkundigen und natürlichen Wahrheit ins Auge zu sehen. Wenn wir bereit sind, ist diese Betrachtung – zum richtigen Zeitpunkt und in der richtigen Dosierung – genau die Medizin, die wir alle brauchen.

1. Der Leichnam (mein Leichnam) ist aufgebläht, bläulich verfärbt und stinkend.

2. Der Leichnam (mein Leichnam) ist von Maden und Würmern befallen. Krähen, Habichte, Geier und Wölfe reißen ihn auseinander, um ihn zu fressen.

3. Er ist nur noch ein Skelett, an dem noch etwas Fleisch und Blut kleben.

4. Er ist nur noch ein Skelett, an dem kein Fleisch mehr, aber immer noch ein wenig Blut klebt.

5. Er ist nur noch ein Skelett, an dem kein Blut mehr klebt.

6. Er ist nur noch eine Ansammlung von Knochen, die überall verstreut liegen; hier ein Armknochen, dort ein Schienbeinknochen, ein Schädel und so weiter.

7. Alles, was bleibt, ist ein Haufen ausgebleichter Knochen.

8. Alles, was bleibt, ist ein Haufen ausgedörrter Knochen.

9. Die Knochen sind zerfallen, und alles, was bleibt, ist Staub.

Kapitel acht

Die Gefühle in den Gefühlen

Wenn ich einatme, weiß ich: „Ich empfinde ein Gefühl der Freude.“
Wenn ich ausatme, weiß ich: „Ich empfinde ein Gefühl der Freude.“

Wenn ich einatme, weiß ich: „Ich empfinde ein Gefühl des Glücks.“
Wenn ich ausatme, weiß ich: „Ich empfinde ein Gefühl des Glücks.“

Einatmend bin ich mir der geistigen Formationen bewusst.
Ausatmend bin ich mir der geistigen Formationen bewusst.

Einatmend lasse ich meine geistigen Formationen ruhig und friedvoll werden.
Ausatmend lasse ich meine geistigen Formationen ruhig und friedvoll werden.

Die zweite Gruppe bewusster Atemübungen unterstützt uns darin, uns wieder mit unseren Gefühlen zu verbinden. Dadurch können wir in unserem Leben mehr Freude und Glück entwickeln und das Leiden, das wir erfahren, verwandeln. Ganz offensichtlich betrachtete Buddha die Empfindungen von Freude und Glück als natürliche Früchte der meditativen Aufmerksamkeit, die uns zu weiteren Betrachtungen motivieren können. Deshalb betonte er in dieser zweiten Gruppe, die sich auf die Untersuchung der Gefühle konzentriert, Freude und Glück.

Freude entsteht als das ganz natürliche Resultat eines ruhigen und friedvollen Körpers *(kaya samskara)* und ist die Frucht der vierten Übung von Anapanasati sowie der Achtsamkeit auf den Körper (die erste Verankerung). Die fünfte Übung von Anapanasati, die uns in die Achtsamkeit gegenüber unseren Gefühlen (die zweite Verankerung) einführt, macht uns diese Freude nur noch stärker bewusst, ohne dass wir von ihr fortgerissen werden. Es kann eine sehr freudige Erfahrung sein, wenn wir damit anfangen, unseren Körper in den Asanas zu bewegen und den Stress und die Schwierigkeiten des Tages dadurch abfallen lassen. Freude lässt uns lebendig werden und unterstützt uns darin, unser Herz zu öffnen. Stellen Sie sich einfach ein ausgelassenes Kind vor, das seine Arme voller Freude dem Himmel entgegenstreckt. Heben Sie jetzt Ihre eigenen Arme mit aneinander gelegten Fingern nach oben. Spreizen Sie die Finger weit auseinander. Wiederholen Sie das einige Male und achten Sie, soweit es Ihnen möglich ist, darauf, welche physischen Veränderungen sich in den Schultern, im oberen Rücken und in der Brust einstellen, aber auch, welche psychischen Reaktionen sich in Ihrem Herzen ergeben. Das ist die Offenheit, die sich aus der Freude nährt. Eine Offenheit des Herzens, die notwendig ist, damit wir aufmerksam auf alles achten können, was im Leben geschieht.

Buddha lehrte aber auch, dass Freude allein nicht genügt. Wir müssen über die Freude hinausgehen und Glück verwirklichen, die sechste Übung von Anapanasati. Sukha, der Begriff für Freude, ist – darauf habe ich bereits hingewiesen – das Gegenteil von Dukkha. Sukha ist der „gute Raum", die Achse, die ausbalanciert und harmonisch im Zentrum des Rades sitzt. Das Wort wird immer wieder auch mit „Leichtigkeit" und „Zufriedenheit" übersetzt. Wir empfinden zwar weiterhin Freude, wie ein übererregtes, ausgelassenes Kind, aber Glück ist, laut Buddha, die Ruhe der Zufriedenheit und des Erfülltseins.

Das Beispiel, mit dem Buddha diesen Unterschied verdeutlichen wollte, ist das eines Mannes, der in der Wüste am Verdursten ist. Plötzlich sieht er mitten unter Bäumen eine Oase mit einem Teich. Er empfindet Freude und Aufregung, läuft auf das Wasser zu, wirft sich am Rand des Teiches nieder und schöpft sich das kühle, erfrischende Nass in den Mund. Bis zu dem Moment, in dem er tatsächlich trinkt, empfindet er nichts als Freude. Doch sobald er getrunken und seinen Durst gestillt hat, fühlt er sich glücklich, und die stimulierende Aufregung der Freude ist verflogen.

Nachdem sich Friede und Glück eingestellt haben, lenken die nächsten beiden Übungen der Achtsamkeit gegenüber den Gefühlen unsere Aufmerksamkeit auf alle Empfindungen, die entstehen, egal, ob sie durch den Körper oder durch den Geist hervorgebracht werden. Der Begriff „geistige Formationen" umfasst alle Gefühle, Wahrnehmungen und mentalen Phänomene. In der Praxis der Vier Verankerungen der Achtsamkeit sind mit geistigen Formationen im Falle der zweiten Verankerung jedoch vor allem die Gefühle gemeint, obwohl Wahrnehmungen durchaus eine Rolle spielen, da sie unsere Gefühle beeinflussen. Letztendlich sind unsere Wahrnehmungen, zusammen mit anderen geistigen Formationen wie Denken, Vorstellungen und logischen Schlussfolgerungen jedoch der zentrale Gegenstand der dritten Verankerung der Achtsamkeit. Wenn unsere Konzentration stärker geworden ist, haben wir die Fähigkeit, auch schwierigen geistigen Formationen gegenüber achtsam zu bleiben. Genau das führt zu einer Befriedung von Körper und Geist. An diesem Punkt verbinden sich Körper, Atem und Geist in Frieden und Gelassenheit.

Wenn wir unseren Ansatz auf die zweite Verankerung der Achtsamkeit, die achtsame Betrachtung der Gefühle, ausweiten, werden wir erkennen, dass Buddha mit dem Begriff „Gefühl" etwas ganz Spezifisches meinte. Der Begriff, der hier mit „Gefühl" übersetzt wird, ist im Pali *vedana*. Eine weitere gebräuchliche Übersetzung ist „Empfindung". Gemeinsam mit dem folgenden Zitat aus dem *Satipatthana-Sutta* gibt uns das einen Hinweis darauf, wovon Buddha sprach, als er uns nahe legte, unsere Gefühle zu betrachten:

Jedes Mal, wenn der Praktizierende ein angenehmes Gefühl verspürt, ist er sich bewusst: „Ich verspüre ein angenehmes Gefühl." Jedes Mal, wenn er ein unangenehmes Gefühl verspürt, ist er sich bewusst: „Ich verspüre ein unangenehmes Gefühl." Jedes Mal, wenn er ein Gefühl verspürt, das weder angenehm noch unangenehm ist, ist er sich bewusst: „Ich verspüre ein neutrales Gefühl."

Für uns im Westen sind die Begriffe „Gefühle" und „Emotionen" austauschbar. In Buddhas Verständnis gehen die Gefühle oder Empfindungen den Emotionen jedoch voraus. Die zweite Verankerung der Achtsamkeit befasst sich mit den Empfindungen, während die Emotionen eher der dritten Verankerung angehören. Natürlich sind diese Dinge in unserer Erfahrung nicht so klar getrennt, und es gibt viele Überschneidungen. Aber diese Unterscheidungen helfen uns, darüber Klarheit zu gewinnen, worauf wir an diesem Punkt unserer Praxis achten sollten.

Es gibt drei Gruppen von Gefühlen oder Empfindungen. Sie können angenehm, unangenehm oder neutral sein. Empfindungen entstehen durch den Kontakt unserer Sinnesorgane mit der Welt. Es ist ganz wichtig, sich ihrer bewusst zu werden, da sie festlegen, wie wir handeln und wie wir unsere Welterfahrung wahrnehmen.

Die „Tore der Sinne" – Augen, Ohren, Zunge, Nase, Haut und Geist – stehen in ständigem Kontakt mit den Sinnesobjekten, die das Entstehen der Gefühle oder Empfindungen anregen. Normalerweise werden uns diese Empfindungen überhaupt nicht bewusst, da sie so schnell auftauchen. Aus diesem Grund, eben weil sie uns entgehen, kann sich ein großes Drama aus Emotionen, Handlungen und Reaktionen abspielen, das auf einer einzigen, ursprünglichen Empfindung beruht. Darum ist es so hilfreich, wenn wir diesen Vorgang verlangsamen. Der Prozess der konditionierten Reaktionen ist so schnell – fast unmittelbar –, dass wir blind für ihn bleiben, es sei denn, wir nehmen uns die Zeit, ihn zu verlangsamen und innezuhalten.

Buddha hat uns gezeigt, dass es diese Empfindungen sind, die unsere gesamte Welt bedingen. Wir verwenden ungeheuer viel Energie darauf, angenehme Gefühle zu erwecken und zu verlängern; wir zerstören und distanzieren uns von unangenehmen Gefühlen, und wir verbarrikadieren uns hinter neutralen Gefühlen oder sind uns ihrer nicht bewusst. Ergreifen, Abneigung und Unwissenheit sind die drei Wurzeln des Leidens, die unsere Erfahrung des Lebens einfärben, und deshalb werden sie auch die drei Gifte genannt. Es ist wichtig, dass wir uns in Achtsamkeit gegenüber unseren Gefühlen üben, da wir sonst zu Sklaven oder Automaten werden. Gefühle lassen Stimmungen entstehen, Emotionen, Wahrnehmungen, Ideen und Abhängigkeiten, die zu ungeschickten Handlungen und Leiden führen.

Ich esse zum Beispiel gern Schokolade. Manchmal überfällt mich sogar ein regelrechtes Verlangen nach Schokolade. Doch indem ich mich, immer wenn ich Schokolade aß, um Achtsamkeit bemühte, entdeckte ich, dass es mich vor allem nach der Empfindung verlangte, die entstand, wenn die Schokolade meine Zunge berührte. Dieses kleine Beispiel mag offensichtlich oder gar banal erscheinen, doch mir verhalf es zu einer tiefe Erkenntnis. Das angenehme Gefühl, wenn die Schokolade mit meiner Zunge in Kontakt kommt, ist äußerst flüchtig. Nach dem dritten oder vierten Stück nimmt seine Intensität deutlich ab. Das Angenehme wird schnell überlagert oder durch das unangenehme Gefühl des Unbefriedigtseins ersetzt. Dann entsteht ein Verlangen nach etwas anderem. Aus dieser Einsicht heraus konnte ich dann entscheiden, dass es die ganze Anstrengung, das Geld und der Kalorienhaushalt nicht wert sind, so oft wie bisher Schokolade zu kaufen und zu essen.

Natürlich heißt das nicht, dass ich mir nie wieder Schokolade gönne, aber ich werde von ihr nie mehr etwas anderes erwarten als ein angenehmes Geschmackserlebnis. Ich kann jetzt weniger davon essen und trotzdem zufriedener sein, weil ich mir von Schokolade (und, mit kontinuierlicher Praxis, von allen unbeständigen Phänomenen) nichts anderes verspreche als das, was sie erfüllen kann. Das ist ein weiterer Geschmack der Freiheit, den die Praxis der Achtsamkeit uns schenkt.

„Looking for Love in All the Wrong Places" war vor vielen Jahren ein bekannter Countrysong. Ohne Achtsamkeit sind wir dazu verurteilt, immer an den falschen Orten und mit den falschen Mitteln nach der Befreiung vom Leiden zu suchen. All diese ungeschickten Mittel, mit denen wir unser Leiden lindern wollen – Drogen, Sex, Geld, Macht, Krieg –, wurzeln in unseren Gefühlen. Wenn wir jedoch das Entstehen dieser Gefühle betrachten können, wenn wir klar erkennen, was sie eigentlich sind, sind wir auch in der Lage, uns von unseren blinden Reaktionen auf sie zu befreien. Wir können uns von dem Leiden befreien, das seine Ursache in Gier, Hass und Unwissenheit hat. Wenn wir unseren Gefühlen gegenüber nicht achtsam sind, werden wir einfach nur reagieren. Mit Achtsamkeit können wir uns entscheiden, wie wir ihnen begegnen wollen. Dann sind wir frei, aus Liebe, Mitgefühl und Einsicht zu handeln.

Die siebte und achte Übung von Anapanasati unterstützt uns darin, uns unsere geistigen Formationen bewusst zu machen und sie durch Achtsamkeit zu befrieden. Für die Praxis bedeutet das, dass wir uns ein Gefühl bewusst machen müssen, sobald es entsteht, aber auch, wie wir darauf reagieren. Wenn wir zum Beispiel ganz entspannt am Boden liegen, können wir uns bewusst machen, wie angenehm diese Erfahrung ist und ob wir versuchen, an ihr festzuhalten oder sie zu verlängern. Sollten wir jedoch eine neutrale – weder sonderlich angenehme noch unangenehme – Empfindung haben, könnten wir damit anfangen, den Geist zu betrachten, der sich aus diesem „nichts geschieht" zurückzieht und sich in Tagträumen und Fantasien, vielleicht sogar in Schläfrigkeit verliert. Möglicherweise fängt es auch an zu jucken, wenn Sie am Boden liegen. Machen Sie sich in diesem Fall bewusst, wie unangenehm dieses Gefühl ist und auch wie stark der Drang, es verändern zu wollen. In der KRIEGERHALTUNG II können sich unangenehme Empfindungen in den Schultern einstellen. Achten Sie auch hier auf Ihren Widerstand und Ihre Abneigung gegen diese Empfindung. Können Sie nach und nach erkennen, dass es genau diese Reaktionen sind, die einen Großteil Ihres Unbehagens ausmachen? Sicherlich sind viele Gefühle unangenehm oder gar schmerzhaft, doch in der Praxis wird immer deutlicher werden, dass die Qual und das Leiden, die wir erfahren, aus dem Widerstand stammt, unsere Empfindungen wirklich zu spüren.

Wenn wir mit unangenehmen Gefühlen konfrontiert sind, scheint es nur allzu leicht zu sein, sich von der eigenen Erfahrung abzutrennen. Doch genau das führt zu Verspannungen in Körper und Geist. Wir machen unsere Gefühle zu Feinden, gegen die wir ankämpfen müssen. Stattdessen können wir unsere Gefühle aber auch tief betrachten und eins mit ihnen werden. Genau aus diesem Grund sagte Buddha: „Betrachte die Gefühle in den Gefühlen." Wir stehen nicht außerhalb von ihnen, sondern atmen in sie hinein und weichen sie auf. Wir erkennen, dass *wir die Gefühle sind.* Genau genommen geht es nämlich gar nicht darum, „mit ihnen eins zu werden", da sie nichts anderes sind als das, was wir sind – *in genau diesem Moment.* Aber trotzdem können wir lernen, uns mit ihnen nicht als einem „Selbst" zu identifizieren. Wenn wir nicht achtsam sind, wuchern die Gefühle und konditionieren eine Kettenreaktion mentaler Prozesse, die in einer starken, gepanzerten Idee von einem Selbst münden. Mit Achtsamkeit sind die Gefühle nicht länger das Einzige, was es gibt. Durch Aufmerksamkeit verändert sich die ganze Situation. Jetzt können wir die unpersönlichen Kräfte erkennen, die immer im Spiel sind. Wir verstehen, dass all diese Zustände nicht wirklich „wir" sind, sondern einfach nur Phänomene, die entstehen, sich kontinuierlich in andere verwandeln, um schließlich zu vergehen. Thich Nhat Hanh nennt sie den „Strom der Gefühle".

Wenn ich in einer Yogaklasse in der KRIEGERHALTUNG II stehe, bin ich genau in diesem Moment nichts anderes als das Gefühl in meiner Schulter, der tiefe Atem, der beständig ein- und ausgeht, die Stimme der Lehrerin, die mich auffordert, noch drei weitere Atemzüge in der Haltung zu bleiben, das unterdrückte Stöhnen des Widerstands, das mir über die Lippen kommt und die Musik, die im Hintergrund spielt. Und dann, im nächsten Moment, bin ich etwas anderes. „Ich" bin immer nur das, all das, was gerade geschieht.

Ich hoffe, Sie können erkennen, dass diese zweite Tetrade von Praktiken nur eine Vertiefung dessen ist, was uns vorher schon beschäftigt hat. In einem gewissen Sinn handelt es sich immer um die selbe Instruktion, und zugleich ist sie auch immer anders. In der Praxis der Achtsamkeit geht es ganz einfach darum, aufmerksam für alles zu sein, was geschieht. Alles. Wir lehnen nichts ab. Unser Motto lautet: „Alles wird angenommen, nichts wird festgehalten." Bewusstes Atmen (Anapanasati) ist der Katalysator und das Mittel, durch das wir unsere Achtsamkeit aufrechterhalten. Um bei dem Beispiel aus der Yogaklasse zu bleiben: Ich war achtsam gegenüber einem unangenehmen Gefühl, gegenüber allen Tendenzen, mich abzuwenden, sowie gegenüber dem Atem, wodurch es mir möglich war, bei dem Gefühl zu verweilen, ja sogar, ihm noch näher zu kommen. All das ist, in dem Moment, in dem es geschieht, ohne Konzept. Ich dachte nicht darüber nach, irgendetwas zu tun.

Doch dann wurde ich einen Moment lang unachtsam, und alle möglichen Gedanken tauchten auf: „Diese Frau ist eine Sadistin. Wie lange lässt sie uns noch so stehen? Ich kann das nicht, ich *will* das nicht!" Aber dann kehrte ich zur Achtsamkeit zurück, und die Gedanken verschwanden. Die siebte und achte Übung von Anapanasati, Achtsamkeit gegenüber den geistigen Formationen und Beruhigung der geistigen Formationen, gehen ineinander über. Ich verdränge die Gedanken nicht gewaltsam aus meinem Geist. Es ist eher so, dass sie sich einfach auflösen, sobald ich den Gedanken und meinem Geist gegenüber achtsam werde.

Wenn ich zu den Gefühlen zurückkehre, bleibe ich einfach achtsam. Ich versuche nicht, sie zu etwas anderem zu machen als dem, was sie sind. Ich habe bereits gesagt, dass es in unserer Praxis anfangs so erscheinen mag, als würde „ich" aufmerksam sein, doch mit beständiger Praxis durchschauen wir schließlich sogar dieses Ich-Bewusstsein. In „vollkommenem Samadhi" gibt es keine Trennung mehr. Dann gibt es einfach nur Achtsamkeit – aber keinen, der achtsam ist!

Manchmal fragen mich meine Schülerinnen und Schüler, warum irgendjemand „nicht mehr fühlen will". Das zeigt, dass sie die Lehren Buddhas nicht wirklich verstanden haben. In meiner eigenen Auseinandersetzung mit den Sutras habe ich begriffen, dass Buddha ein Mann war, der tief empfand. Die Bilder, die zeigen, wie er seiner Freude beim Anblick des Sonnenuntergangs Ausdruck verleiht oder wie er auf ein Dorf zurückblickt und weiß, dass er es nie wiedersehen wird, berühren das Herz. Es wird aber auch sehr deutlich, dass er nicht in diese Gefühle verstrickt war. Sie verursachten ihm kein Leiden, da er ihre wahre Natur wirklich und tief verstand.

Ich würde sogar noch weiter gehen und behaupten, dass wir unsere Gefühle so lange nicht wirklich erfahren, solange wir ihnen gegenüber nicht achtsam sind. Buddhas Yoga-Praxis ermutigt uns dazu, noch tiefer in unsere Gefühle hineinzugehen. Normalerweise glauben wir, dass wir starken Emotionen mit zwei Strategien begegnen können. Wir können versuchen, sie irgendwie zu unterdrücken, aber wir wissen, dass das letztendlich nicht gesund ist. Oder wir können sie ausdrücken, was nur allzu oft dazu führt, dass wir unseren Groll abladen und uns und anderen dadurch Schmerz und Leid zufügen. Wir wissen doch, dass es nicht gesund sein kann, jeden Impuls zum Ausdruck zu bringen. Buddha schlägt uns einen dritten Weg vor: Wir können das Gefühl einfach betrachten und erfahren. Anstatt zu versuchen, ein unangenehmes Gefühl einfach loszuwerden, können wir es kennen lernen, indem wir es wahrhaftig empfinden.

Wenn wir ein Gefühl wirklich kennen gelernt haben, es in unserer Aufmerksamkeit vollständig empfinden, werden wir davon frei sein, dass es unseren Geist und unsere Beziehung zur Welt bestimmt. Es sind nicht die Gefühle, von denen wir uns befreien, sondern die Konditionierungen, die sich aus ihnen ergeben. Wir werden dann nicht mehr von ihnen „getrieben" sein. Andernfalls, bevor wir uns die ursprüngliche Empfindung wirklich bewusst gemacht haben, werden wir von einem Strom mentaler Aktivitäten fortgerissen, von Gedanken, Projektionen, Interpretationen und Vorstellungen, in dem wir ertrinken und in dem unser Leben sich in Zerstreuung und Unwissenheit verliert.

Obwohl ich bisher vor allem die angenehmen und unangenehmen Gefühle erwähnt habe, können wir, wenn wir damit beginnen, unsere Erfahrung ernsthaft zu untersuchen, erkennen, dass die meisten unserer Gefühle in Wirklichkeit eher neutral sind. Normalerweise fixieren wir uns auf den „stimulierenden" Aspekt der angenehmen und unangenehmen Gefühle und sind blind für den Großteil unserer Empfindungen, die weder das eine noch das andere sind! Dadurch verpassen wir natürlich einen Großteil unseres Lebens! Was uns nicht ins Gesicht springt, nehmen wir nicht wahr.

Betrachten wir zum Beispiel eine Schülerin von mir, die mir sagte, dass ihr Rücken „sie umbringt". Als ich nachfragte und wir die Sache genauer untersuchten, konnten wir gemeinsam entdecken, dass ihre schmerzhafte Empfindung sich auf eine sechs Quadratzentimeter große Stelle im rechten Lendenwirbelbereich beschränkte. Ihre Fixierung auf das unangenehme Gefühl hatte ihr jedoch die Sicht auf die Wirklichkeit versperrt. Als ich ihr riet, wirklich in den Schmerz hineinzugehen, berichtete sie, dass er nicht fest und unveränderlich sei, sondern sich in einem konstanten Fluss befinde. Seine Grenzen waren weich und fließend, und ihre Empfindungen kamen und gingen und veränderten beständig ihre Eigenschaften. Damit will ich ihr Leiden nicht kleiner machen, als es war, sondern nur darauf hinweisen, wie schnell wir uns auf ein Gefühl fixieren und es zu einer „Sache" machen, von der wir uns dann abzutrennen oder die wir zu beseitigen versuchen. Indem sie mit ihren Empfindungen vertraut wurde, konnte sie ihren Widerstand gegen das Gefühl loslassen, und ihr Leiden, aber natürlich nicht ihre ganzen Schmerzen, ließ spürbar nach.

Thich Nhat Hanh hat darauf hingewiesen, dass unsere „neutralen" Gefühle in der Tat eine Quelle intensiverer Freude und größeren Glücks sein können. Als Beispiel nennt er Zahnschmerzen: Wir wissen genau, wie angenehm es ist, keine Zahnschmerzen zu haben. Doch solange wir nicht wirklich Zahnschmerzen haben, sind wir mit der Freude der „Nichtzahnschmerzen" nicht in Berührung. Das ist eine sanfte Erinnerung daran, dass die Bedingungen des Glücks immer da sind und wir sie uns einfach nur bewusst machen müssen. Indem wir zu unserem Atem zurückkehren und uns für das öffnen, was gerade geschieht, können wir frei sein, wo immer wir sind.

Denken Sie bitte daran, dass Sie alle Asanas aus einer oder auch aus allen Verankerungen der Achtsamkeit heraus betrachten können. Sie können zum Beispiel die erste Übungsreihe praktizieren und sich dabei auf die Betrachtung der Gefühle konzentrieren. Die folgende Übungsreihe enthält vor allem längere Haltungen, aber auch einige komplexere Asanas. Ich habe sie in der Hoffnung zusammengestellt, dass sie eine Möglichkeit bietet, intensivere Gefühle zu untersuchen.

In dieser Praxis geht es nicht darum, sich zu quälen. Achten Sie auf Ihre Fähigkeiten und Ihre körperliche Verfassung. Fordern Sie sich aber auch, jedoch mit Respekt und Mitgefühl. Lassen Sie sich von Ihren Empfindungen leiten, während Sie achtsam den Atem, die Gefühle und Ihre Reaktionen betrachten. Und bitte: Seien Sie kein Macho!

Anfangs wollen wir in unserer Praxis immer ein Ziel erreichen: einen flexibleren, entspannteren Körper, einen ruhigeren Geist oder die Befreiung von unserem Leiden. Es wäre unaufrichtig, sich das nicht einzugestehen. Doch das Beste, was wir mit diesem Ziel tun können, ist, es erst einmal zur Seite zu stellen und unsere Aufmerksamkeit auf das zu lenken, was gerade geschieht. Genau dann folgen wir dem Pfad, erschaffen wir den Pfad und vervollkommnen wir den Pfad, von Moment zu Moment, von Atemzug zu Atemzug.

Achtsamkeits-Yoga:
Die zweite Übungsreihe

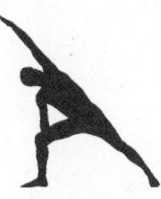

Die zweite Übungsreihe des Achtsamkeits-Yoga folgt der zweiten Gruppe der vier Übungen, die sich auf die zweite Verankerung der Achtsamkeit, die Gefühle, beziehen und im *Sutra des Bewussten Atmens* beschrieben werden.

Wie in der Einführung zur ersten Übungsreihe schlage ich Ihnen vor, sich das Programm erst einmal durchzulesen, bevor Sie es zum ersten Mal üben, sodass Sie einen Eindruck davon gewinnen, wie Sie mit der Achtsamkeit der Gefühle in den Gefühlen arbeiten können. Wenn die Praxis der Yoga-Asanas neu für Sie ist, oder falls Sie eine kürzere Übungsreihe praktizieren wollen, können Sie die mit einem Stern gekennzeichneten Asanas auslassen.

Auch diesmal sind Angaben über die Länge und den Atem nichts anderes als Empfehlungen. Wenn wir von durchschnittlich 15 Atemzügen in der Minute ausgehen, kann die vollständige Reihe, je nachdem, wie Ihr Atemtempo ist, zwischen 45 Minuten und weit mehr als anderthalb Stunden dauern, wenn Sie sich nach dem Minimum der angegebenen Atemwiederholungen richten.

Konzentrieren Sie sich auf das Übungsprogramm, bis Sie mit der Praxis vertraut sind und sich in ihr wohl fühlen. Ich empfehle Ihnen zwar, täglich zu praktizieren, doch zumindest sollten Sie sich vornehmen, zwei- oder dreimal in der Woche die Übungsreihe durchzugehen. Lassen Sie jedes Ziel los, jedes Ergreifen, das etwas erreichen will, und verstehen Sie, dass es in der Praxis der Asanas auch darum geht, wie man sich in eine Haltung hineinbegibt und wie man sie wieder beendet.

1. Die Totenhaltung

3–5 Minuten

Beginnen Sie in der TOTENHALTUNG. Legen Sie die Beine mit auswärts gedrehten Zehen 25–35 cm auseinander. Die Arme liegen mit den Handflächen nach oben einige Zentimeter neben dem Körper am Boden.

Verweilen Sie mit Ihrer Aufmerksamkeit zuerst an den Stellen des Körpers, wo Sie den Atem spüren. Vergessen Sie jetzt alles, was Sie über Ihren Atem zu wissen glauben oder was Ihnen über das korrekte Atmen gelehrt wurde, und betrachten Sie einfach, wie der Atem kommt und geht. Denken Sie daran: Lassen Sie den Wunsch los, kontrollieren oder manipulieren zu wollen, und verfolgen Sie einfach nur, was gerade geschieht.

Einige von Ihnen werden den Atem im Heben und Senken der Bauchdecke spüren. Andere fühlen ihn eher in der Bewegung des Brustkorbs oder in den sich ausdehnenden und zusammenziehenden Rippen. Wieder andere werden die Empfindungen des Atems an den Nasenlöchern oder hinten im Rachen wahrnehmen. Wo auch immer Sie den Atem spüren, verweilen Sie dort mit Ihrer Aufmerksamkeit.

Verweilen Sie bei der Empfindung des Atems, dem leichten Gefühl der Ausdehnung, wenn Sie einatmen, und dem Gefühl der Entspannung, wenn Sie ausatmen. Betrachten Sie, wie die körperlichen Empfindungen den Geist beeinflussen. Das ist die spezifische „Gefühlsqualität", die sich aus körperlichen

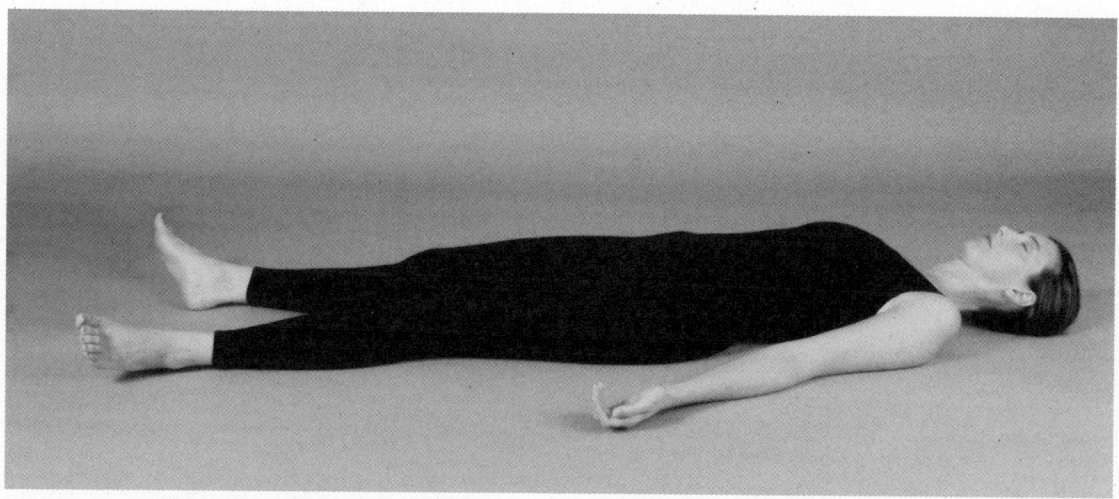

und geistigen Aspekten der Erfahrung zusammensetzt. Erweitern Sie Ihre Achtsamkeit nach einer Weile auf den gesamten Körper. Öffnen Sie sich für alle Empfindungen, die auftauchen, während Sie am Boden liegen, und nehmen Sie sie an. Können Sie unterscheiden, ob ein Gefühl angenehm, unangenehm oder neutral ist? Schon gleich zu Beginn Ihrer Praxis sollten Sie erkennen, ob Sie eventuell an den angenehmen Erfahrungen festhalten, die unangenehmen zurückweisen, oder aber, ob sich Ihr Geist in der Abwesenheit besonders starker Empfindungen „ausblendet".

2. Rückenlage mit angezogenem Bein

45–60 Sekunden auf jeder Seite

Nachdem wir den Atem und die Gefühle im Ruhezustand betrachtet haben, wenden wir uns nun achtsam allen Erfahrungen zu, die in der Bewegung auftauchen. Ziehen Sie zuerst langsam die Ferse über den Boden; beugen Sie Ihr Knie in Richtung der Decke, während Sie den Fuß bis zum Gesäß führen. Während Sie dies tun, achten Sie auf die Gefühlsqualität im Bein und im gesamten Körper. Nehmen Sie irgendwelche Veränderungen in der Gewichtsverteilung oder in Ihrem Körperschwerpunkt im Becken

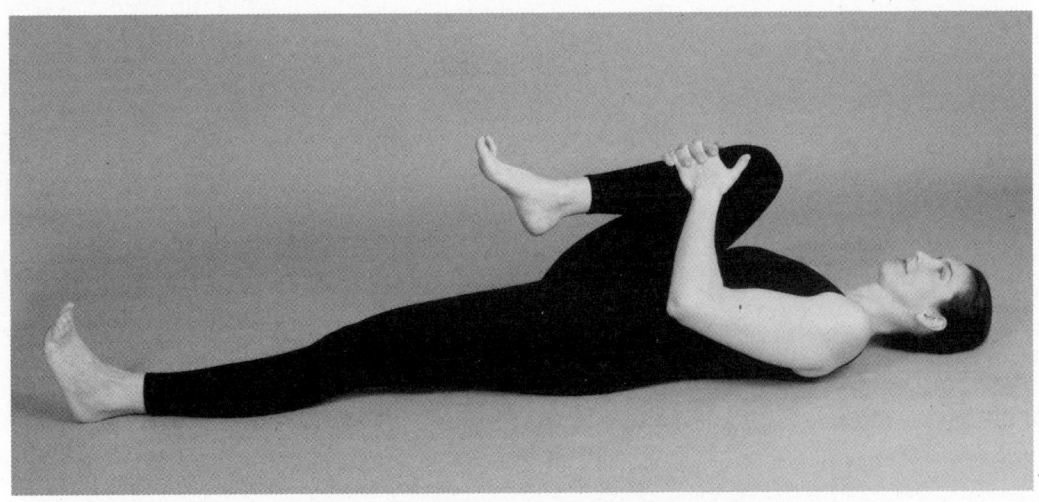

wahr, während der Fuß zum Gesäß hingezogen wird? Wenn Sie dort angekommen sind, heben Sie den Fuß ganz langsam vom Boden, lassen das Knie auf die Brust sinken und umfassen es mit beiden Händen.

Nach 6–8 Atemzügen setzen Sie den Fuß direkt vor dem Gesäß langsam wieder auf den Boden und strecken das Bein ganz allmählich aus. Achten Sie auf den deutlich zu spürenden Punkt, an dem Sie das Gewicht des Beins vollständig zur Erde hin loslassen können, und betrachten Sie dann alle Veränderungen des Atems und in der Gefühlsqualität des Körpers. Haben Sie den Atem angehalten oder sich im Körper verspannt?

Wiederholen Sie die Übung mit dem anderen Bein. Falls Ihre Empfindungen sich von einem Bein zum anderen unterscheiden, achten Sie bitte darauf, ob Sie das einfach nur bemerken können, ohne es zu kommentieren.

3. Vorbereitung auf die Lotoshaltung

45–60 Sekunden auf jeder Seite

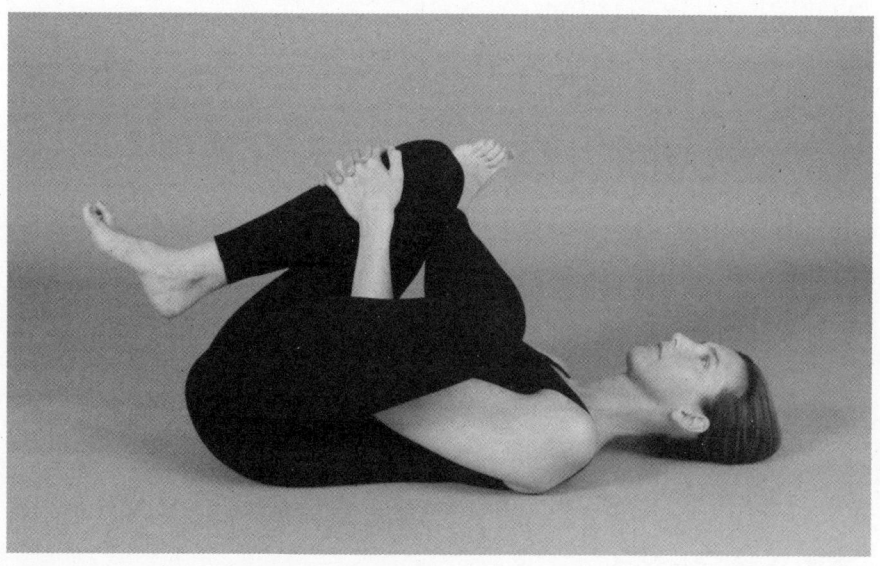

Bringen Sie beide Füße in hüftbreitem Abstand in die Nähe der Gesäßmuskeln. Kreuzen Sie nun das linke Bein über das rechte, und legen Sie die Außenseite des Schienbeins knapp oberhalb des Fußgelenks auf die rechte Hüfte. Greifen Sie mit der linken Hand durch die Beine, und bringen Sie den rechten Arm um die Hüfte nach vorn. Nun verschränken Sie beide Hände und umfassen das rechte Bein knapp unterhalb des Knies oder an der Rückseite des Oberschenkels, auf jeden Fall dort, wo es für Ihre Schultern und Ihren Nacken am bequemsten ist.

Je nachdem, wie offen Ihre Hüften sind, werden Sie eine intensive Dehnung in der äußeren linken Hüfte empfinden. Atmen Sie [tief] weiter, und achten Sie darauf, ob Sie womöglich Ihre Muskeln im Bereich der Dehnung anspannen. Versuchen Sie, sich zu entspannen und in das Gefühl hineinzuatmen. Zwingen Sie sich nicht, tiefer zu gehen, sondern lassen Sie einfach nur Ihren Widerstand los. Achten Sie darauf, wie Ihre Empfindungen sich verändern, während Sie in der Haltung verweilen.

Wiederholen Sie die Übung auf der anderen Seite, und achten Sie auch diesmal darauf, wie Ihre Erfahrungen sich von Seite zu Seite verändern. Die meisten von uns sind nicht symmetrisch, und wir werden ein Ungleichgewicht zwischen einer Seite des Körpers und der anderen bemerken. Können Sie einfach nur verfolgen, was geschieht, ohne die flexiblere oder bequemere Seite zur „besseren" zu machen?

4. Katze und Kuh

6–10 Wiederholungen im eigenen Atemrhythmus

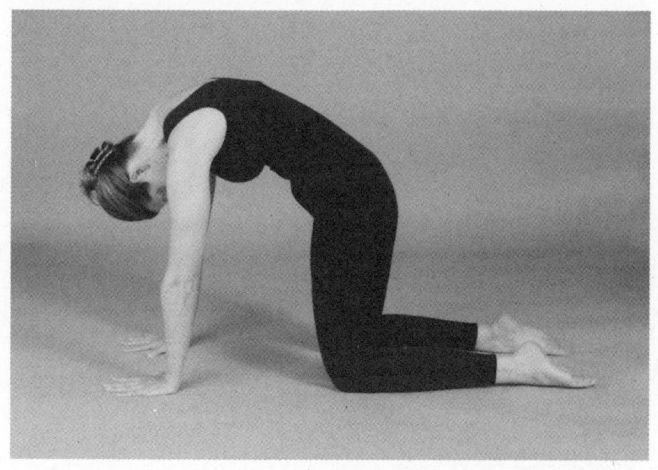

Stellen Sie die Hände direkt unter die Schultergelenke und die Knie unter die Hüftgelenke. Runden Sie beim Ausatmen Ihren Rücken wie eine grimmige Katze nach oben, und rollen Sie Becken und Steißbein nach unten und innen ein. Lassen Sie den Kopf entspannt hängen, und blicken Sie in Richtung des Beckens. Dann atmen Sie ein und biegen den Rücken sanft nach unten durch, indem Sie das Becken nach vorn rollen; dabei sinkt der Bauch nach unten, während sich der Scheitelpunkt des Kopfes und die Sitzbeine zur Decke hin strecken, bis Ihr Rücken eine sanfte Krümmung hat. Er hat jetzt die Form eines Kuhrückens.

Ihr natürlicher Atem sollte die Länge und den Rhythmus Ihrer Bewegungen bestimmen. Beginnen Sie mit dem Einrollen des Beckens. Die Bewegung, die Sie so einleiten, sollte wie eine Welle sein, die durch das Wasser läuft. Achten Sie aufmerksam auf den Atemverlauf und alle anderen Vorgänge, während Sie von

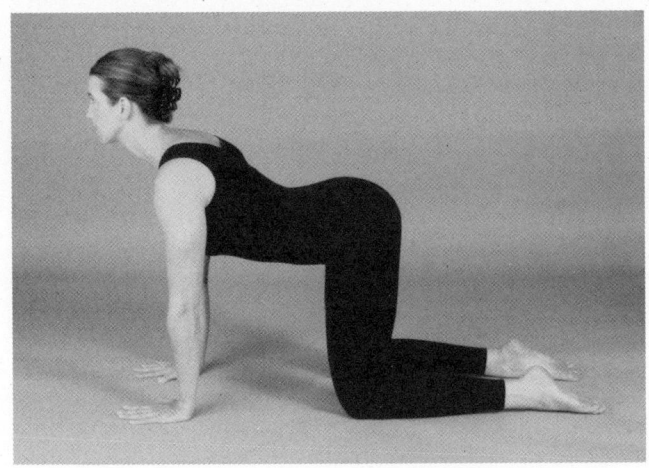

einer Position in die andere wechseln. Finden Sie an einem bestimmten Aspekt dieser Bewegung mehr Gefallen als an einem anderen? Welchen Einfluss hat das auf Ihre Erfahrung der Haltung? Vielleicht schalten Sie auch auf „Autopilot" um, während Sie die Bewegungen wiederholen. Bleiben Sie während der gesamten Bewegung in der Gegenwart.

5. Der Hund mit dem Gesicht nach unten

10–30 Atemzüge

Stellen Sie in der KUH die Zehen auf, heben Sie die Sitzbeine nach oben hinten und strecken dabei die Beine in den HUND MIT DEM GESICHT NACH UNTEN. Ziehen Sie die Sitzbeine weiter nach oben, und lassen Sie die Fersen so tief wie möglich bodenwärts sinken, ohne dabei die Streckung des Rückens zu vernachlässigen. Tun Sie dies bitte, ohne an der Vorstellung festzuhalten, dass die Fersen gegen den Boden streben müssen.

Während Sie in dieser Haltung ein- und ausatmen, verlagern Sie Ihr Gewicht langsam von einem Bein auf das andere, um den Veränderungen in der An- und Entspannung des Körpers nachzuspüren. Wie beeinflusst die zusätzliche Anstrengung, wenn wir uns nur auf ein Bein stützen können, den Atem? Verlagern Sie Ihr Körpergewicht jetzt nach und nach wieder zur Mitte, und achten Sie darauf, wie der

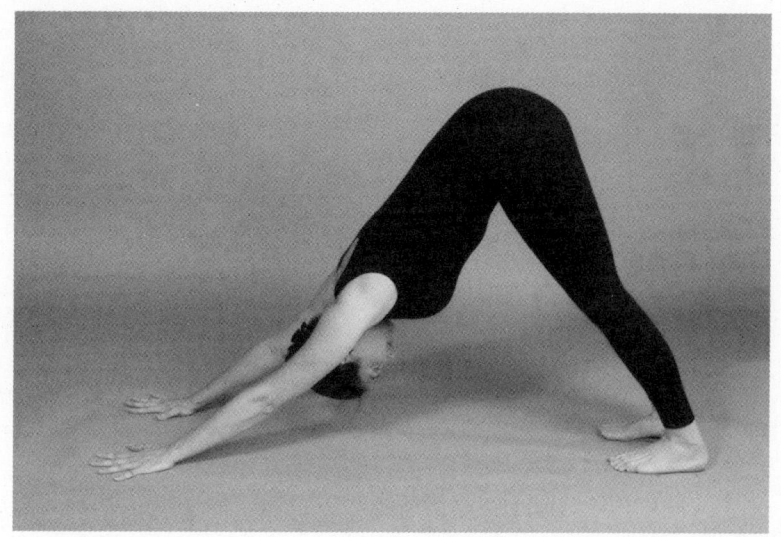

Atem dabei gleichmäßiger und leichter wird. Achten Sie in der Haltung auf alle Veränderungen in den Empfindungen, die sich einstellen. Noch wichtiger ist, ob Sie darauf achten können, wie Sie mit Festhalten und Ablehnung auf die sich verändernden Empfindungen reagieren.

Variation

Falls Ihre Achillessehne zu straff ist, wird sich der untere Rücken runden und stauchen. Stellen Sie in diesem Fall einfach die Beine etwas weiter auseinander, bis Sie spüren, dass sich der Rücken streckt und der untere Rücken seine natürliche Einwärtsbiegung annimmt. Wenn die Muskeln an der Rückseite der Beine nicht sehr gedehnt sind, sollten Sie die Knie ein wenig beugen. Zusätzlich können Sie auch mit dem Abstand der Füße experimentieren, der ruhig etwas größer als Hüftweite sein kann.

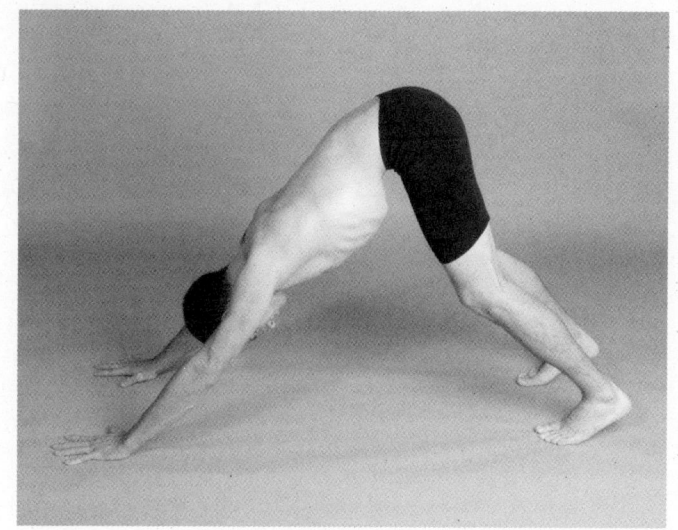

*6. Der Ausstellschritt in den Stand (Variante Kriegerhaltung I)

10–20 Atemzüge auf jeder Seite

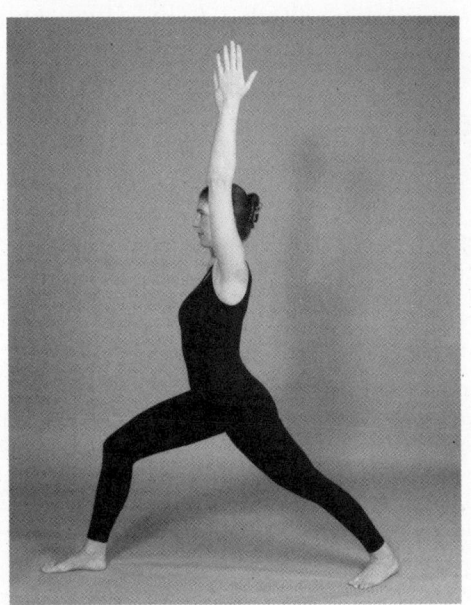 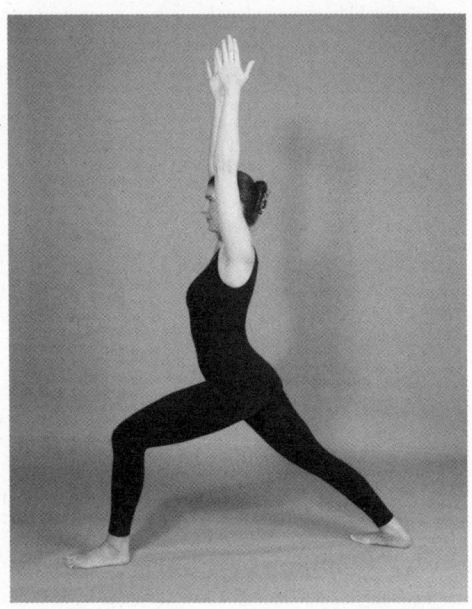

Aus dem HUND MIT DEM GESICHT NACH UNTEN stellen Sie den rechten Fuß zwischen die Hände und strecken das hintere Bein bis in die Ferse. Achten Sie darauf, dass das gebeugte Knie nicht über die Zehen hinausragt. Das vordere Bein sollte im Winkel von 90° gebeugt sein; dazu steht das Schienbein senkrecht, und der Oberschenkel liegt parallel zum Boden. Setzen Sie die Fingerspitzen seitlich auf dem Boden auf, und öffnen Sie die Schultern nach hinten unten, was den Herzbereich weitet. Dabei schauen Sie geradeaus.

   Bemühen Sie sich – ohne sich dabei anzustrengen oder zu verkrampfen –, das hintere Bein durch die Ferse hindurch zu verlängern, während Sie die Brust heben. Lassen Sie den Atem ungehindert durch den Körper strömen. Kommen Sie aus dieser Haltung nach oben in den AUSSTELLSCHRITT IN DEN STAND, der eine Variante der KRIEGERHALTUNG I ist. Strecken Sie sich aktiv bis in den hinteren Fuß, und lassen Sie das Steißbein aus dem unteren Rücken tiefer sinken, während Sie beide Arme nach oben zur Decke führen. Ziehen Sie Ihre Schultern nicht zu den Ohren, und strecken Sie sich aus den Seiten des Körpers nach oben.

Während Sie atmen, sollten Sie alle Empfindungen betrachten, die sich einstellen. Achten Sie darauf, wie der Widerstand gegenüber diesen Gefühlen stärker wird, je länger Sie in der Haltung verweilen und je mehr sie an Intensität zunehmen. Können Sie wahrnehmen, wie sich der Geist eventuell „nach vorn lehnt", um sich aus der Haltung zu lösen? Verbinden Sie sich mit dem Atem, und versuchen Sie, in diesen Empfindungen zu lächeln.

Beenden Sie den AUSSTELLSCHRITT IN DEN STAND, indem Sie in den HUND MIT DEM GESICHT NACH UNTEN gehen. Wenn Sie sehr wach sind, werden Sie sich vielleicht dabei ertappen, dass Sie das Gefühl der Entspannung festhalten wollen. Sie sollten jedoch nach zwei bis drei Atemzügen im HUND MIT DEM GESICHT NACH UNTEN den linken Fuß nach vorn stellen *und den AUSSTELLSCHRITT und die KRIEGERHALTUNG I auf dieser Seite wiederholen.* Auch diesmal achten Sie bitte auf alles, was im AUSSTELLSCHRITT auftaucht.

Wenn Sie sich jetzt erneut im HUND MIT DEM GESICHT NACH UNTEN entspannen, achten Sie darauf, ob sich der Wunsch, die Entspannung festzuhalten, erneut einstellt. Natürlich ist es nicht falsch, die Entspannung zu genießen, doch was würde geschehen, wenn wir jetzt 20 Atemzüge lang im HUND MIT DEM GESICHT NACH UNTEN verweilten? Sie würden sich sicherlich danach sehnen, auch dieser Erfahrung zu entkommen, selbst wenn Sie dazu wieder in den AUSSTELLSCHRITT IN DEN STAND gehen müssten! Das ist der anscheinend endlose Kreislauf des „hierhin, dorthin", dem wir uns unterwerfen. Wenn wir jedoch bei unseren Empfindungen bleiben, können wir anfangen, die Konditionierungen zu erkennen und loszulassen. Machen Sie aus dem HUND MIT DEM GESICHT NACH UNTEN einen Schritt vorwärts in die HÄNGENDE VORBEUGE.

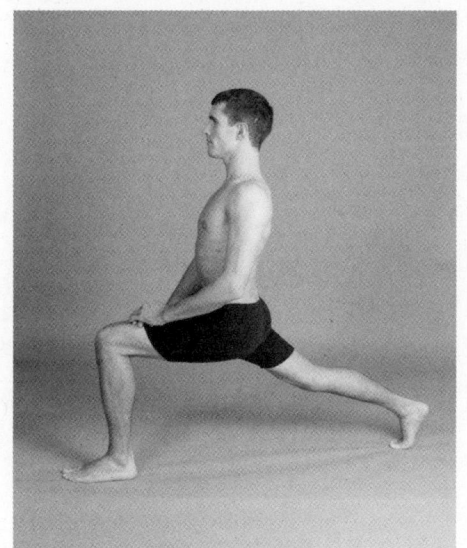

Variation

Falls es momentan noch zu schwierig ist, die Arme über den Kopf zu strecken, können Sie mit den Händen sanft auf den Oberschenkel des vorderen Beins drücken, um die Schultern darin zu unterstützen, nach hinten zu rollen, und die Brust zu heben und zu weiten.

7. Hängende Vorbeuge

8–15 Atemzüge

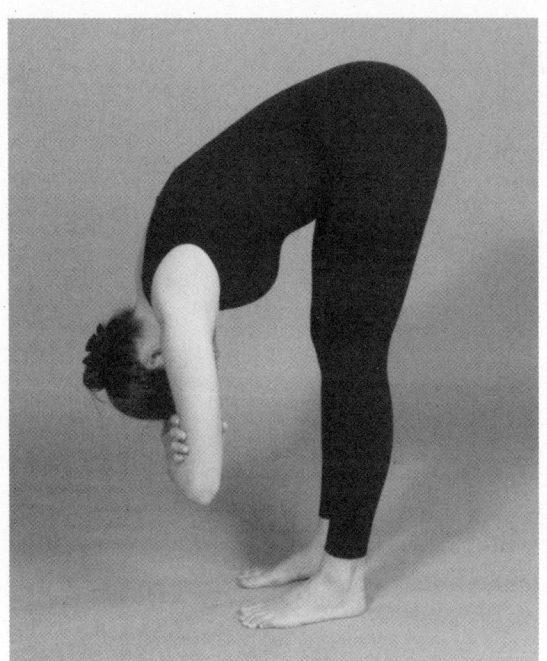

Stellen Sie die Füße faustbreit (hüftgelenkbreit) auseinander, und strecken Sie die Sitzbeine nach oben, während der Oberkörper über den Beinen hängt. Falls Sie Verspannungen im unteren Rücken spüren, können Sie etwas in die Knie gehen, um sich zu entspannen. Verschränken Sie nun die Arme, umfassen Sie die Ellenbogen, und lassen Sie sich einfach hängen.

Machen Sie sich jedes Gefühl der Entspannung bewusst, das Sie möglicherweise erfahren. Genießen Sie die Chance, sich einen Moment auszuruhen, aber achten Sie darauf, ob Sie daran festhalten oder sich „ausblenden" wollen.

Variation

Wenn Ihre Achillessehnen zu straff sind, werden Sie feststellen, dass sich der untere Rücken rundet, was zu Verspannungen führen kann. Beugen Sie die Knie, um den Rücken zu entlasten, und lassen Sie den Oberkörper auf den Oberschenkeln ruhen. Das wird den unteren Rücken und das Kreuzbein stabilisieren und erlaubt es Ihnen, sich aus dem Hüftgelenk und nicht aus dem Rücken heraus zu beugen. Strecken Sie beständig die Sitzbeine nach oben, während Sie zugleich durch die Füße hindurch nach unten drücken.

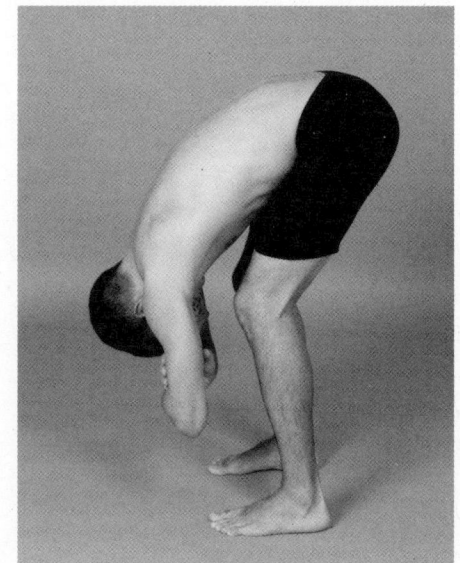

8. Aufrollen in den Stand

20–45 Sekunden

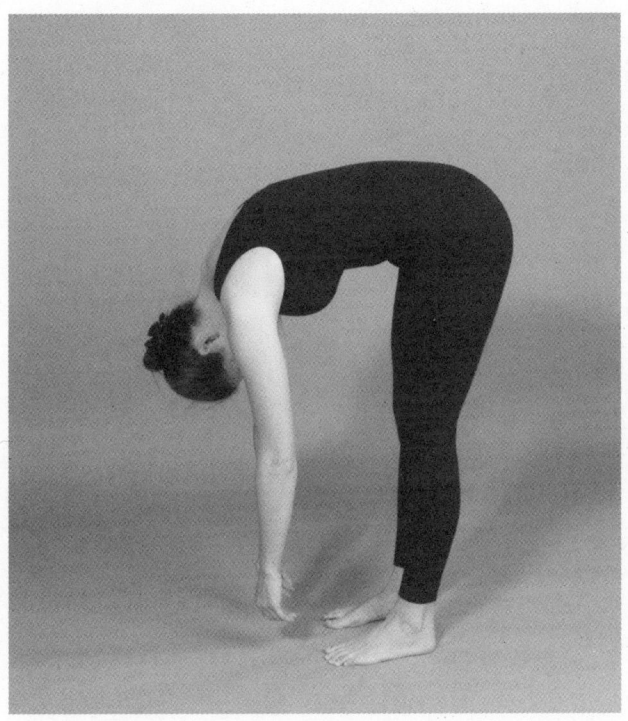 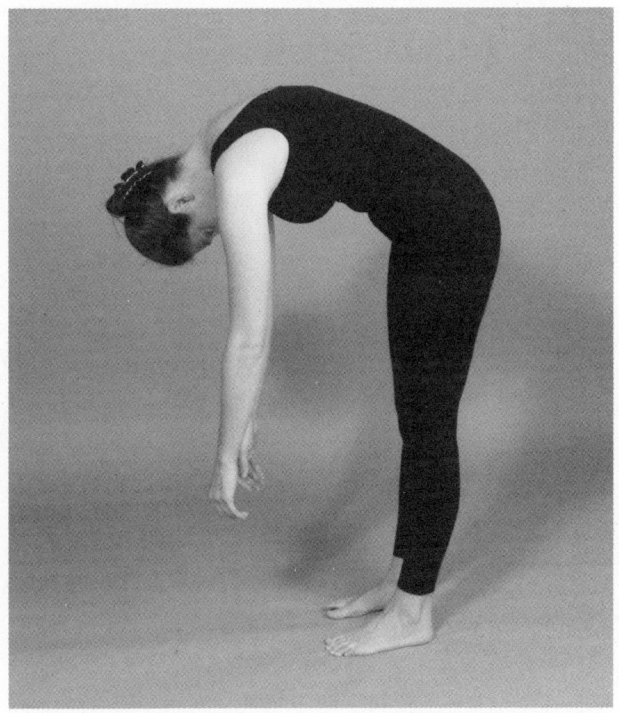

Lösen Sie die Arme, und lassen Sie sie entspannt nach unten sinken. Versuchen Sie nicht, sie in irgendeiner bestimmten Position zu halten. Die Knie sind leicht gebeugt. Ziehen Sie nun den Nabel zur Wirbelsäule hin ein, und rollen Sie sich Wirbel für Wirbel langsam auf. Achten Sie darauf, wie stark oder wie schwach Sie Ihre Wirbelsäule spüren. Atmen Sie ganz natürlich ein und aus.

Halten Sie die Augen geöffnet, und achten Sie darauf, ob Sie die Arme zu den Beinen führen oder sie von ihnen wegbewegen. Können Sie bewusst loslassen und sich der Schwerkraft überantworten? Richten Sie sich langsam in die BERGHALTUNG auf, und spüren Sie, wo Ihr Körperempfinden dominiert. Wie verlagern und verändern sich diese Gefühle, während Sie langsam nach oben kommen?

Variation

Wenn Sie selbst mit gebeugten Knien Schmerzen im unteren Rücken empfinden, können Sie sich mit den Händen auf den Oberschenkeln abstützen.

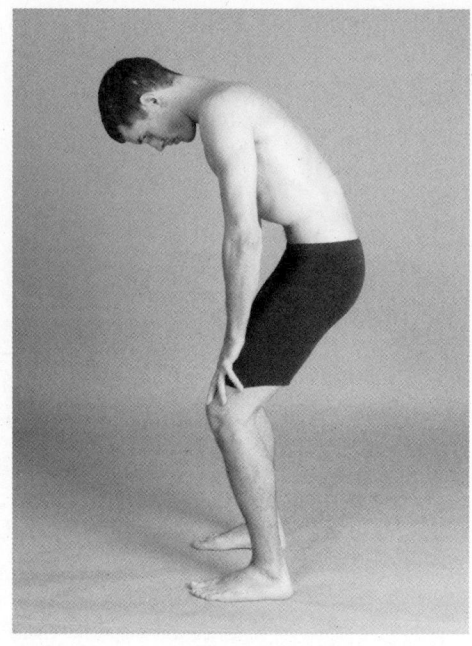

9. Die Berghaltung/Aufrechter Stand im Gleichgewicht

2–5 Minuten

Die Füße stehen hüftgelenkbreit auseinander, parallel zur Mittellinie der Füße (die gerade Linie zwischen zweitem und drittem Zeh). Wenn Sie Ihre Füße entlang dieser Mittellinie aufstellen, werden die großen Zehen etwas näher zueinander stehen als die Fersen. Spüren Sie, wie das Gewicht Ihres Körpers durch die Beine direkt vor den Fersen in den Boden sinkt. Lassen Sie die Wirbelsäule aus dem Beckenboden nach oben wachsen, heben Sie das Brustbein, und lassen Sie die Schultern entspannt nach hinten sinken.

Achten Sie darauf, ob Sie der natürlichen Krümmung der Wirbelsäule nachspüren können. Sinken Sie im unteren Rücken nicht zusammen, und bleiben Sie in der Rippenmuskulatur entspannt. Schließen Sie jetzt die Augen, und halten Sie, wie in der ersten Übungsreihe, den Körper aufrecht. Lehnen Sie sich so weit wie möglich nach vorn, ohne dabei umzufallen. Achten Sie auf alle Körperempfindungen, die dadurch entstehen, dass Sie die Muskeln anspannen, um nicht den Halt zu verlieren. Welche Eigenschaften haben Ihr Atem und Geist, währen Sie so auf der Kippe stehen? Diese Haltung ist ein wunderbares Beispiel dafür, wieso die Gefühle auch die „Konditionierer" von Körper und Geist genannt werden. Wir können ganz direkt beobachten, wie intensive Gefühle der Anspannung einen engen und angespannten Atem und Geist verursachen.

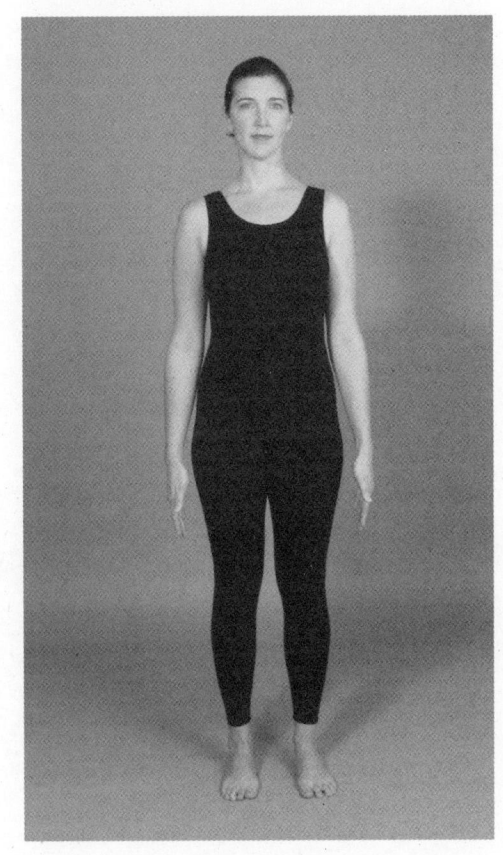

Lehnen Sie sich jetzt in immer kleineren Bewegungen vor und zurück, bis Sie spüren, dass der Atem etwas tiefer und weiter wird. Sie werden bemerken, dass Sie die zentralen Muskeln des Rückens und der Schultern entspannen können, um ganz elastisch und aufrecht zu sein. Lassen Sie sich, wie immer, vom Atem leiten, und machen Sie die Gefühlsqualität des Körpers zu Ihrem Lehrer. Sie brauchen keinen Spiegel, wenn Sie darauf vertrauen, dass die Leichtigkeit und Stabilität Ihres Atems und Körpers Sie leiten. Wenn Atem und Körper sich leicht und stabil anfühlen, werden Sie im Gleichgewicht sein. Verweilen Sie einen Moment in diesem Stand, nachdem Sie Ihre Mitte gefunden haben, und achten Sie darauf, wie die Gefühle sich verändern.

10. Die Dreieckshaltung

5–15 Atemzüge auf jeder Seite

Strecken Sie die Arme zur Seite, sodass sie sich parallel zum Boden befinden, und stellen Sie die Füße direkt unter die Fingerspitzen. Drehen Sie den linken Fuß leicht einwärts und den linken um 90° nach außen. Verankern Sie sich mit beiden Beinen fest im Boden, und richten Sie sich aus der unteren Wirbelsäule heraus auf.

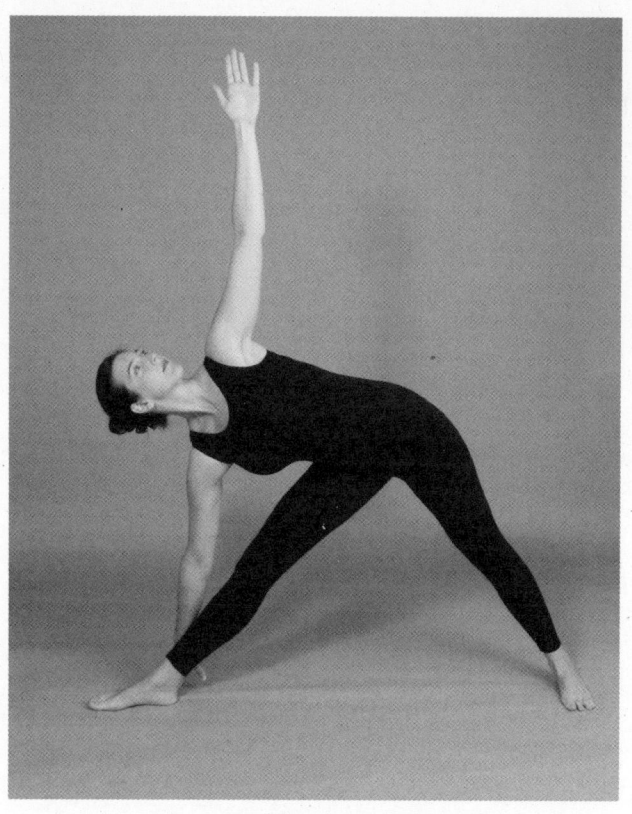

Neigen Sie den Oberkörper über das rechte Bein, und verlagern Sie dabei Ihr Gewicht mehr und mehr auf das hintere Bein. Ihr unterer Arm drückt gegen den Boden, einen Holzblock oder das Schienbein. Wachsen Sie aus der Wirbelsäule heraus, öffnen Sie den Brustbereich, und strecken Sie den oberen Arm in Richtung Decke.

Atmen Sie, und untersuchen Sie gleichmäßig und genau Ihren Körper, indem Sie sich alle Empfindungen bewusst machen, die auftauchen, und jeden Widerstand, jedes Festhalten loslassen. Während Sie in der Haltung verweilen, werden Ihnen verschiedene Bereiche des Körpers bewusst werden. Betrachten Sie Ihre unterschiedlichen Reaktionen, die davon abhängen, wo die Empfindungen sich einstellen und welche vorherrschenden Eigenschaften sie haben.

Um die Haltung zu beenden, sollten Sie sich noch stärker im hinteren Bein verankern und über den linken Arm aufrichten.

Wiederholen Sie die Übung auf der anderen Seite. Bleiben Sie aufmerksam gegenüber allen Vergleichen, die der Geist gern zwischen der einen und der anderen Seite vornimmt. Sie sind ein Hinweis darauf, dass wir noch nicht vollkommen achtsam gegenüber dem sind, was gerade geschieht. Kehren Sie in diesem Fall einfach zu Ihrem Atem und den momentanen Empfindungen zurück.

*11. Gestreckte Flankendehnung

5–15 Atemzüge auf jeder Seite

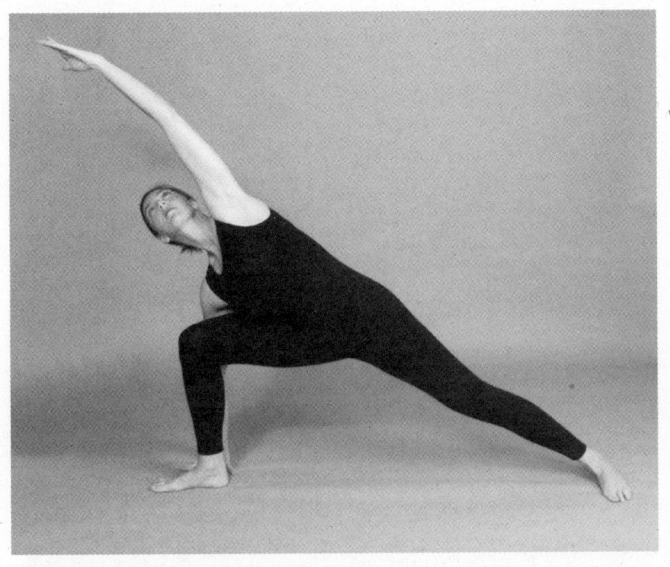

Wie in der DREIECKSHALTUNG beginnen Sie damit, die Arme zur Seite auszustrecken, sodass sie sich parallel zum Boden befinden, und die Füße direkt unter die Fingerspitzen zu stellen. Drehen Sie den linken Fuß leicht einwärts und den rechten um 90° nach außen. Verankern Sie sich mit beiden Beinen fest im Boden, und richten Sie sich aus der unteren Wirbelsäule heraus auf.

Beugen Sie nun das rechte Bein in einem Winkel von 90°; dabei sollte das Knie in einer Linie mit dem Fußgelenk steht. Das Schienbein steht senkrecht, und der Oberschenkel liegt parallel zum Boden. Stellen Sie als Nächstes die Fingerspitzen an die Außenseite des rechten Fußes, und strecken Sie den linken Arm über dem linken Ohr vollständig nach oben.

Während Sie in dieser Haltung verweilen, sollten Sie darauf achten, dass die Knie immer in einer Linie mit dem Fußrücken stehen. Drücken Sie mit der Hand neben dem rechten Fuß gegen den Boden, und drehen Sie den Oberkörper so, als wollten Sie Ihre Brust zum Himmel hin öffnen. Bleiben Sie bei dem, was Sie erfahren, und spalten Sie sich von keinem Ihrer Gefühle ab. Achten Sie darauf, ob Sie die Zunge entspannen und die Mundwinkel ein wenig nach oben ziehen können.

Um die Haltung zu beenden, drücken Sie mit dem linken Bein und Fuß gegen den Boden, richten sich mit gestrecktem Arm auf und strecken das rechte Bein.

Variation
Falls Ihre Hüfte nicht genügend gedehnt ist, kann der Energiefluss blockiert werden, wenn Sie versuchen, mit der Hand den Boden zu erreichen. Sie können die Hüfte öffnen und Beine und Wirbelsäule besser integrieren, indem Sie den Unterarm knapp oberhalb des Knies auf den Oberschenkel legen oder einen Holzblock benutzen.

Lassen Sie sich in dieser Haltung nicht von Ihrem *Ego* beherrschen. Falls Sie sich in der Hüfte oder in der Wirbelsäule verbiegen, um mit der Hand auf den Boden zu kommen, sollten Sie sich nach dieser Variation richten, sodass Sie den Bewegungsfluss – von den fest verankerten Füßen durch die Wirbelsäule bis in den gestreckten Arm – erfahren können.

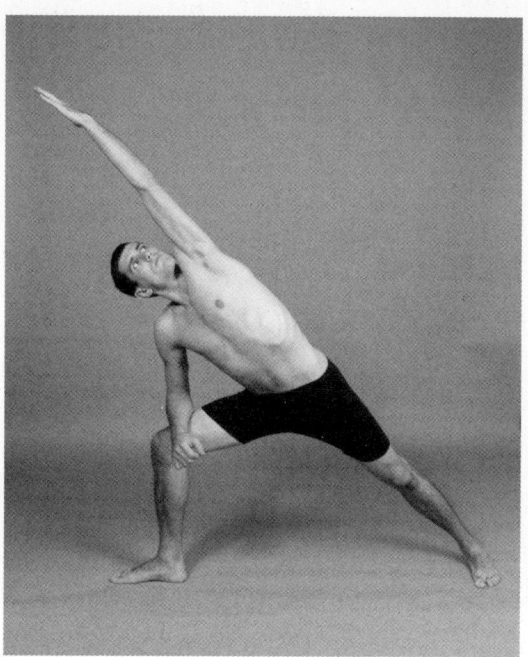 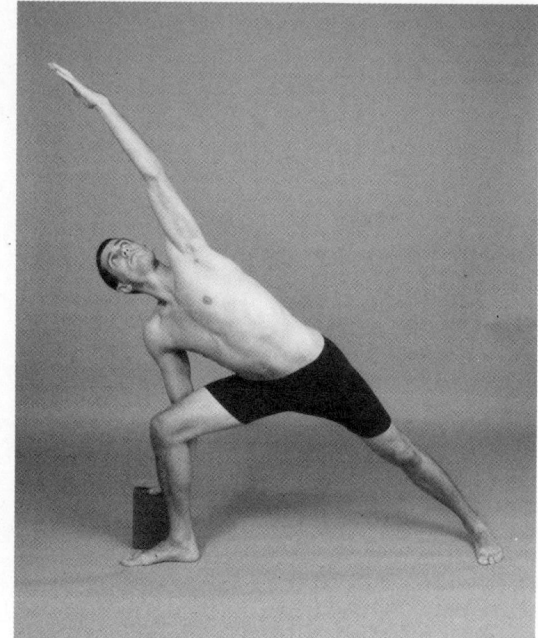

12. Kriegerhaltung I

5–15 Atemzüge auf jeder Seite

Strecken Sie die Arme zur Seite, und stellen Sie sich, wie in der GESTRECKTEN FLANKENDEHNUNG, in den Grätschstand. Heben Sie einatmend die Arme über den Kopf, und verankern Sie sich mit beiden Beinen im Boden.

Dann drehen Sie den linken Fuß ungefähr 45° einwärts und den rechten um 90° nach außen. Drehen Sie das Becken und den Brustkorb nach rechts, sodass sie zum rechten Bein weisen. Ziehen Sie dabei beständig die linke Hüfte nach vorn und die rechte nach hinten.

Jetzt beugen Sie das rechte Bein, bis sich das Knie einem Winkel von 90° nähert. Gehen Sie keinesfalls tiefer, wenn das Knie dabei nicht direkt über dem Fußgelenk steht. Vermeiden Sie es, den unteren Rücken anzuspannen, indem Sie das Steißbein zum Boden sinken lassen, und ziehen Sie die Gesäßmuskeln nicht zusammen.

Betrachten Sie die Gefühle in Ihrem Körper, und lassen Sie sich von ihnen die richtige Balance zwischen Anstrengung und Hingabe zeigen. Denken Sie bitte nicht, dass Sie die Asana „halten", sondern erkennen Sie, wie die Haltung jeden Moment neu erschaffen wird, indem Sie sich immer tiefer mit beiden Beinen im Boden verankern, sich durch die Arme hindurch nach oben strecken und achtsam auf den Atem und alle Empfindungen achten.

Um die Asana zu beenden, strecken Sie das rechte Bein und drehen sich in die Ausgangs-position zurück.

Wiederholen Sie die Übung auf der anderen Seite.

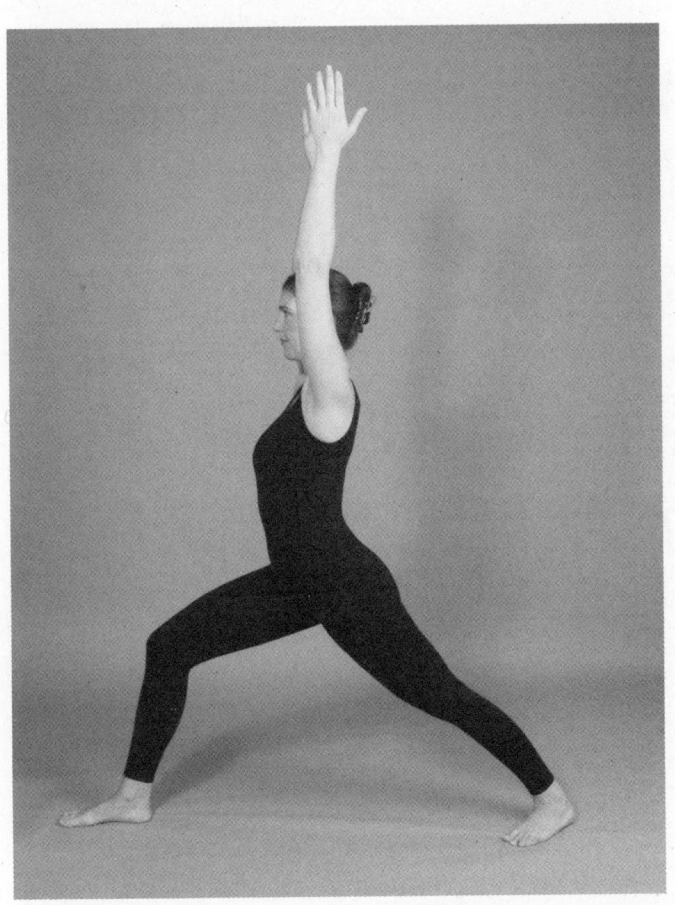

13. Kriegerhaltung II

5–15 Atemzüge

Die KRIEGERHALTUNG II beginnt in derselben grundlegenden Ausgangsstellung wie die DREI-ECKSHALTUNG, die GESTRECKTE FLANKENDEHNUNG und die KRIEGERHALTUNG I. Drehen Sie nun den linken Fuß leicht einwärts und den rechten um 90° nach außen. Verankern Sie sich im hinteren (ursprünglich linken) Bein, und beugen Sie das rechte Bein in einem Winkel von annähernd

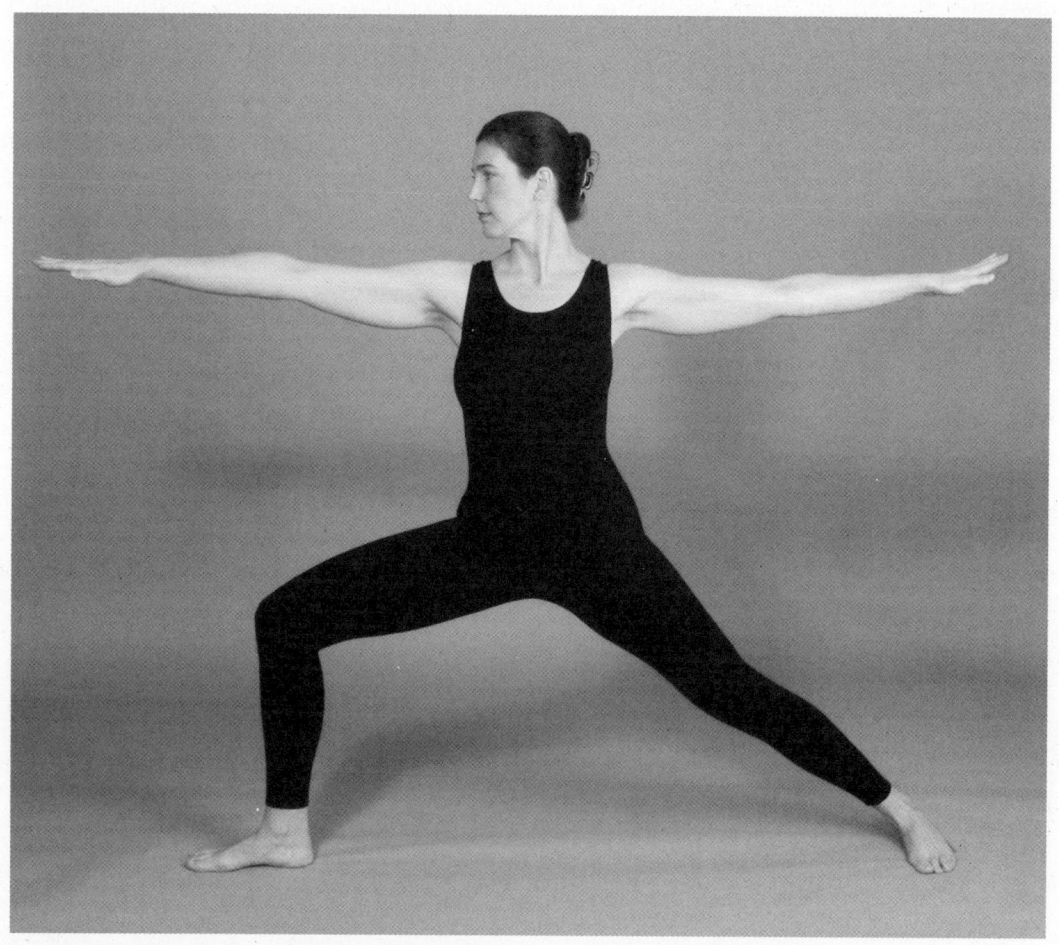

Die Praxis des Achtsamkeits-Yoga

90°. Achten Sie darauf, dass das gebeugte Knie direkt über dem Fußgelenk steht und nicht aus der Senkrechten ausweicht. Strecken Sie die Arme in Schulterhöhe, und drehen Sie den Kopf, sodass Sie über den Mittelfinger der rechten Hand in den Raum schauen. Lassen Sie das Steißbein wie einen Anker zum Boden sinken, und ziehen Sie die Gesäßmuskeln nicht zusammen.

Betrachten Sie Ihre gesamten Körperempfindungen, während Sie in der Haltung verweilen. Sollte sich in Ihrer rechten Hüfte ein brennendes Gefühl einstellen, sind Sie mit dem rechten Bein nicht stark genug verankert. In dieser Haltung beruht die Stabilität mehr auf dem hinteren als auf dem vorderen Bein. Recht schnell werden sich bestimmte Empfindungen in der Schulter einstellen. Wenn sie anfangen, unangenehm zu werden, sollten Sie darauf achten, wie schnell der Geist sie abschneiden will. Lassen Sie diesen Drang zur „psychischen Amputation" los. Unsere Praxis ist keine Chirurgie. Weichen Sie alle muskulären und energetischen Verspannungen auf, und geben Sie sich Ihren Empfindungen hin. Auf jeden Fall werden wir so einen entspannten, stabilen Geist entwickeln, egal, ob unsere unangenehmen Gefühle ab- oder zunehmen. Es ist genau diese Leichtigkeit und Stabilität, und nicht die idealisierte Perfektion irgendeiner Haltung, die unsere Praxis der Asanas stärkt.

Wenn Sie die Asana beenden wollen, strecken Sie das gebeugte Bein und drehen die Füße, bis sie wieder parallel stehen. Sie können die Arme senken, bevor *Sie die Übung auf der anderen Seite wiederholen.*

14. Die Baumhaltung

10–30 Atemzüge auf jedem Bein

Legen Sie in der BERGHALTUNG die Sohle des linken Fußes an die Innenseite des rechten Oberschenkels. Drücken Sie mit dem Fuß gegen den Oberschenkel und mit dem Oberschenkel gegen den Fuß. Legen Sie die Handflächen in Herzhöhe in *namaste* (*anjali*-Mudra) aneinander.

Um das Gleichgewicht zu halten, sollten Sie sich durch Ihren Fuß hindurch mit dem Boden verwurzeln und den Herzbereich heben und öffnen. Wenn Sie sich in Ihrer Balance sicher fühlen, können Sie die Arme über dem Kopf ausstrecken. Vermeiden Sie es, im unteren Rücken einzusinken, indem Sie sich vorstellen, Ihre Nieren „aufzublasen". Achten Sie auch darauf, dass der Brustkorb senkrecht steht und die Rippenmuskulatur entspannt bleibt.

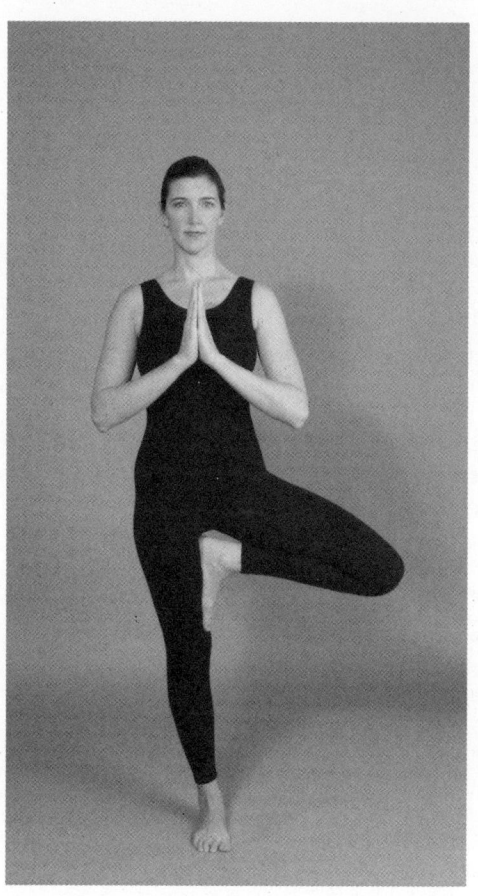 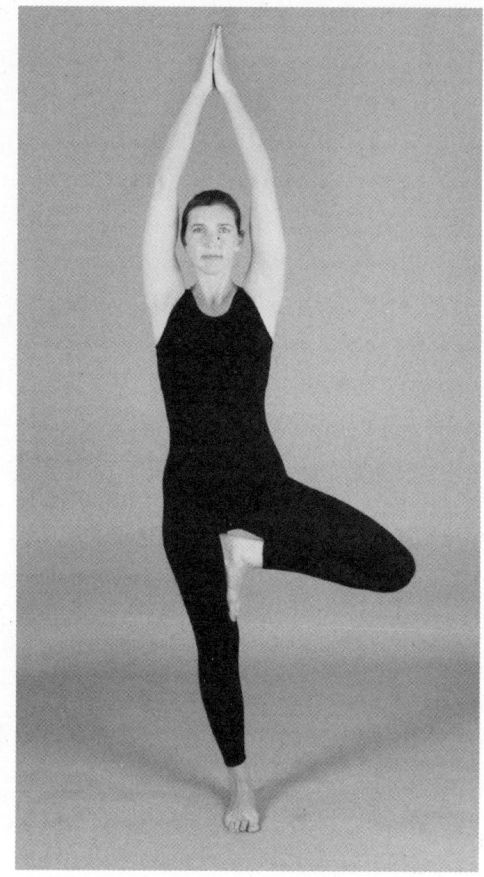

Konzentrieren Sie sich in diesem Stand auf den Atem. Achten Sie darauf, ob Sie den Atem womöglich anhalten, als könnte Sie das im Gleichgewicht halten. Bitte denken Sie daran: Stabilität und Leichtigkeit charakterisieren die Asanas, doch das bezieht sich auf die Stabilität und Leichtigkeit *des Geistes*, auch wenn der Körper sich nicht im Gleichgewicht fühlt. Beachten Sie, welche Bewegungen der Atem auslöst, während Sie wie ein Baum stehen. Verfolgen Sie mit konstanter Aufmerksamkeit alle Gefühle, die auftauchen.

Wenn Sie bereit sind, die Haltung zu beenden, senken Sie die Hände auf die Höhe der Herzgegend, bevor sie den linken Fuß mit vollkommener Achtsamkeit langsam zu Boden sinken lassen, bis Sie sich wieder in der BERGHALTUNG befinden. Wenn Sie aus dem BAUM kommen, können in dem Fuß, auf dem Sie standen, unter Umständen starke Empfindungen entstehen. Achten Sie darauf, wie dann ganz schnell der Wunsch aufkommen kann, diese Gefühle zu vermeiden. Nehmen Sie sich in diesem Fall sofort wieder vor, alles, was geschieht, zu betrachten und zu empfinden, und kehren Sie zu Ihrem Atem zurück. Was passiert dann mit den Empfindungen?

Wiederholen Sie die Übung auf dem anderen Bein.

Variation 1

Wenn Sie etwas wacklig sind, können Sie den Fuß unterhalb des Knies gegen die Innenseite des Unterschenkels pressen. Um Ihre Balance noch mehr zu unterstützen, können Sie Ihre Zehen auch auf dem Boden lassen.

Variation 2

Üben Sie, indem Sie sich mit der rechten Hand an einer Wand abstützen. Benutzen Sie die Wand, um sich zu stabilisieren. Versuchen Sie, die linke Hand über den Kopf zu heben. Falls sich das gut anfühlt, können Sie auch noch die rechte Hand dazunehmen.

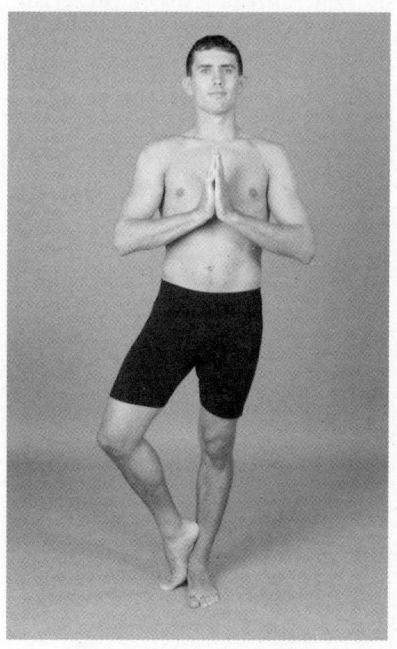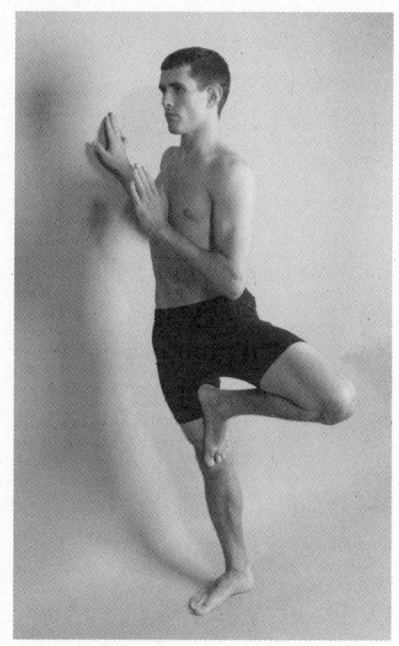

15. Die Heuschrecke

4–10 Atemzüge in jeder Variante

Kommen Sie mit geschlossenen Beinen in die Bauchlage. Ihre Arme strecken Sie bis in die Fingerspitzen neben dem Körper aus, die Handflächen sind dabei nach unten gewandt.

Variante 1

Heben Sie einatmend die Beine nach oben hinten, ohne dabei die Knie zu beugen. Sie sollten die Beine aus der Gesäßmuskulatur heraus anheben und nicht, indem Sie den unteren Rücken anspannen. Ihre Hüften und die Leistengegend drücken dabei fest gegen den Boden. Gleichzeitig mit den Beinen rollen Sie Oberkörper, Schultern und Kopf in einem Bogen nach oben. Versuchen Sie, den Oberkörper nicht einfach nur anzuheben, sondern stellen Sie sich eine Sardinendose vor, deren Deckel aufgerollt wird. Verlängern Sie den Hals durch die Scheitelkrone, und nehmen Sie den Kopf nicht in den Nacken, indem Sie das Kinn nach vorn schieben. Dann, indem Sie sich durch die Fingerspitzen hindurch weit in den Raum strecken, heben Sie die Handflächen an, bis sich die Arme parallel zum Boden befinden. Atmen Sie in dieser Haltung. Achten Sie darauf, wo Sie den Atem erfahren, auf seine Eigenschaften und wie er sich verändert, während Sie in dieser Position verweilen. Machen Sie sich alle Bewegungen des Körpers bewusst, während Sie atmen. Betrachten Sie, sowohl in der Haltung als auch wenn Sie sie beenden, welche Gefühle sich einstellen und wie sie sich verändern. Wenn Sie die Haltung beenden wollen, kehren Sie ausatmend zur Anfangsposition zurück.

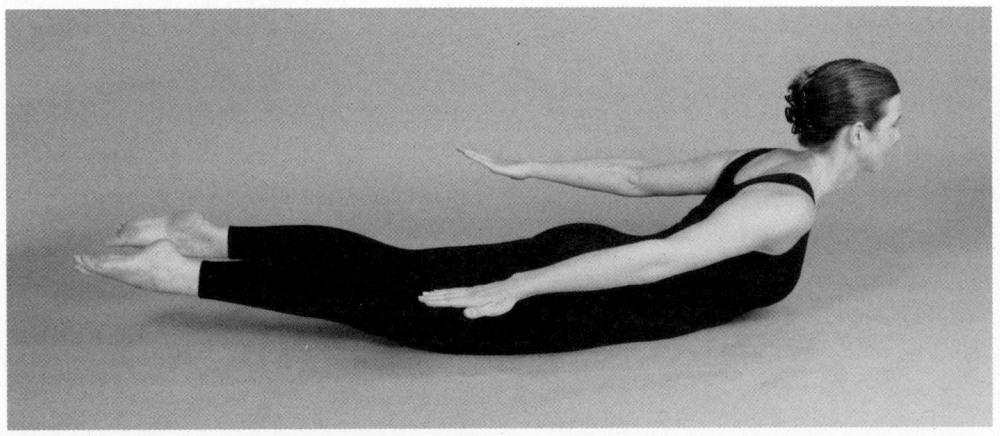

*Variante 2

Beginnen Sie wieder in der Bauchlage, doch legen Sie diesmal die Arme auf den Rücken und verschränken die Finger. Ihre Leisten, die Hüften und die Oberseite der Füße drücken fest gegen den Boden, während Sie einatmend Oberkörper, Schultern und Kopf in einem Bogen nach oben aufrollen. Heben Sie die bis in die verschränkten Hände gestreckten Arme nach oben; drücken Sie dabei die Handgelenke aneinander. Achten Sie darauf, ob das Ihre Aufmerksamkeit stärker auf die Herzgegend lenkt und der Atem in den

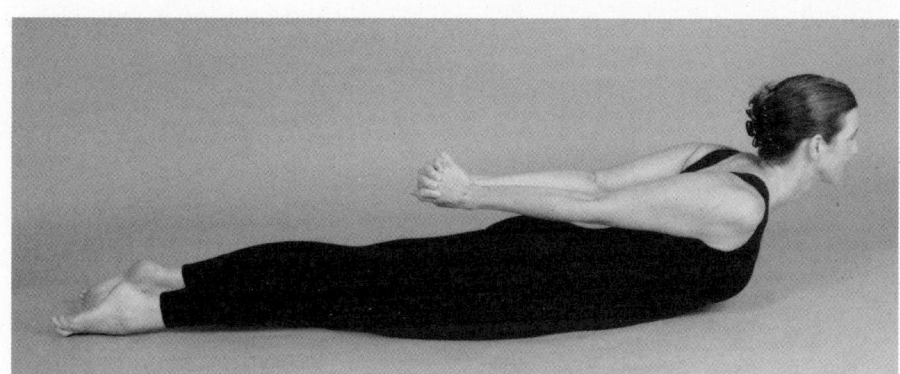

Brustkorb fließt. Betrachten Sie, während Sie in dieser Haltung weiteratmen, wie sich der Atem durch den Körper bewegt und wie er zugleich den Körper bewegt.

Variante 3

Beginnen Sie wie in Variation 2, doch nach vier Atemzügen heben Sie die bis in die Füße gestreckten Beine vom Boden an. Atmen Sie in dieser Haltung, und lassen Sie sich durch den Atem in Ihrem Bemühen leiten. Achten Sie mit einem offenen, nicht wertenden Geist auf alle Veränderungen, die Sie erfahren. Es ist in Ordnung, Vorlieben zu haben, aber schauen Sie, ob diese frei von Festhalten sind.

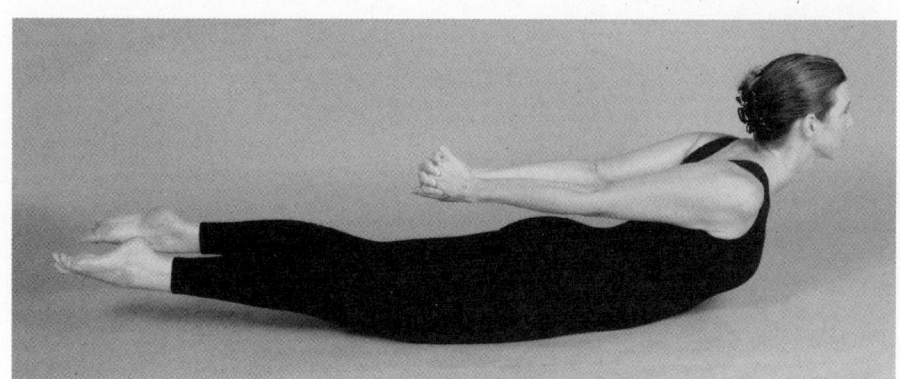

16. Die Kobrahaltung

6–12 Atemzüge; 1–3 Wiederholungen

Legen Sie die Beine in der Bauchlage zusammen, und strecken Sie sich bis in die Zehen. Stellen Sie die Hände seitlich neben die mittleren Rippen. Drücken Sie mit den Händen gegen den Boden, und lassen Sie die Schultern nach hinten unten sinken, während der Brustkorb sich weitet. Die Ellenbogen sollten nach hinten gerichtet sein; achten Sie darauf, dass sie nicht zur Seite wegknicken.

Drücken Sie weiterhin gegen den Boden, und heben Sie dabei Kopf, Schultern und Brustkorb in eine Rückbeuge nach oben. Denken Sie bitte nicht, dass Sie sich hochstemmen müssen, sondern stellen Sie sich vor, dass Sie die Vorderseite des Oberkörpers nach oben hinten aufrollen. Dadurch vermeiden Sie es, den unteren Rücken zu stauchen.

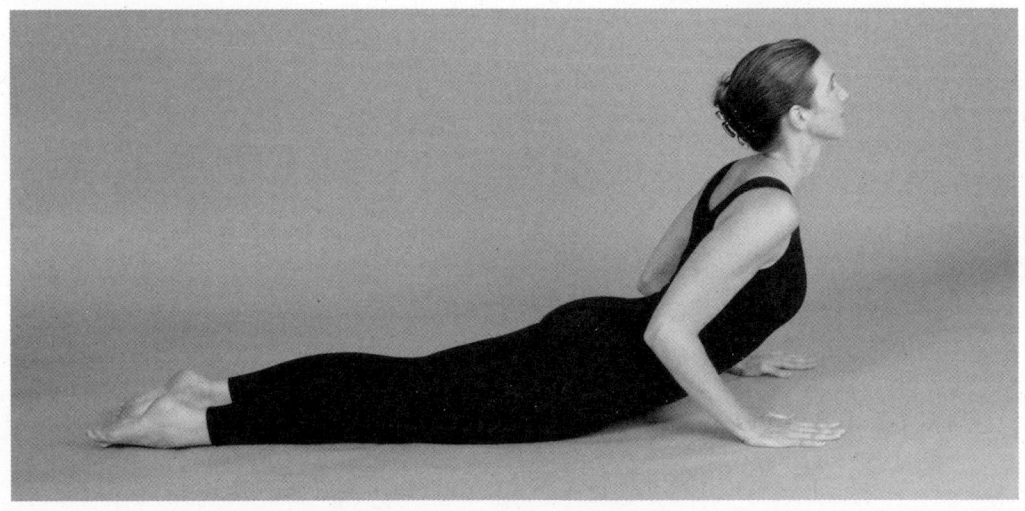

Heben Sie sich nur so weit an, wie es geht, ohne die Wirbelsäule zusammenzupressen, und unterstützen Sie die Öffnung der Wirbelsäule und des Brustraums durch die Streckung der Arme. Wenn die Schultern nach vorn fallen oder zu den Ohren gehen, sobald Sie die Arme strecken, sollten Sie die Haltung beenden, bis Sie diese Hebung und Öffnung beibehalten können. Verankern Sie sich in den Beinen, während Sie sich nach hinten biegen. Folgen Sie dem Atem durch den Körper, und bleiben Sie offen für alle Gefühle, die sich einstellen.

Beenden Sie die Haltung, indem Sie zum Boden zurückrollen. Verlängern Sie dabei den Körper, und sinken Sie nicht einfach nach unten. Entspannen Sie sich einige Momente, und betrachten Sie den Atem und alle Empfindungen.

*17. Die Bogenhaltung

6–12 Atemzüge; 1–3 Wiederholungen

Beugen Sie in der Bauchlage beide Beine, und umfassen Sie die Fußgelenke. Die Knie stehen hüftbreit auseinander. Verweilen Sie in Ihrem Atem, und vermeiden Sie es, sich in dieser Haltung nach vorn zu lehnen. Sie haben bereits damit begonnen, die BOGENHALTUNG zu üben.

Entspannen Sie die Unterseite des Körpers. Öffnen Sie sich im unteren Rücken, indem Sie das Steißbein leicht nach unten sinken lassen.

Nun atmen Sie ein, drücken mit der Fußoberseite gegen die Hände und heben die Oberschenkel an. Unterstützen Sie mit dieser zweifachen Aktivität Ihrer Beine das Heben von Kopf, Schulter und Brust. Vermeiden Sie es, mit den Armen zu ziehen. Respektieren Sie Ihren Körper und seine Fähigkeiten.

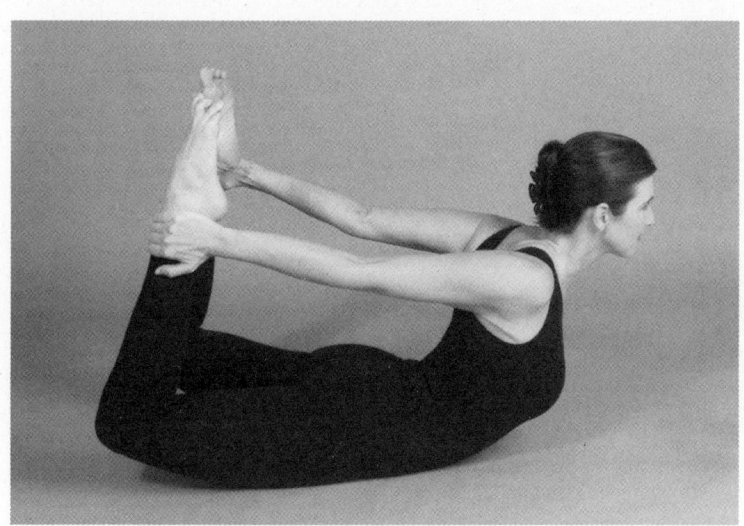

Andernfalls missachten Sie die natürliche Intelligenz des Körpers und lassen das Ego entscheiden, was am besten ist. Heben Sie sich nur so weit vom Boden an, dass Sie keine Anspannung im unteren Rücken verspüren, und verlängern Sie sich von dort bis in Ihre Gesäßmuskeln.

Während Sie atmen, sollten Sie alle geistigen Formationen betrachten, die aus den Empfindungen entstehen, und darauf achten, ob bewusstes Atem sie zur Ruhe kommen lässt.

Legen Sie sich ausatmend zurück auf den Boden.

18. Die Embryohaltung

15–30 Atemzüge

Heben Sie sich aus der Bauchlage nach hinten, sodass Sie auf Ihren Waden sitzen und die Sitzbeine in die Fersen sinken lassen. Die großen Zehen berühren sich, und die Knie liegen etwas auseinander. Strecken Sie die Wirbelsäule aus dem Beckenboden heraus, und lassen Sie den Oberkörper entspannt auf den Oberschenkeln ruhen. Legen Sie die Stirn auf den Boden und die Arme neben die Beine. Achten Sie darauf, Ihr Gewicht nicht auf den Kopf und den Nacken zu legen, sondern verlagern Sie es auf die Fersen, indem Sie den Abstand zwischen den Knien verändern. Bleiben Sie vollkommen entspannt in der Haltung, und atmen Sie ganz natürlich. Wo erfahren Sie den Atem?

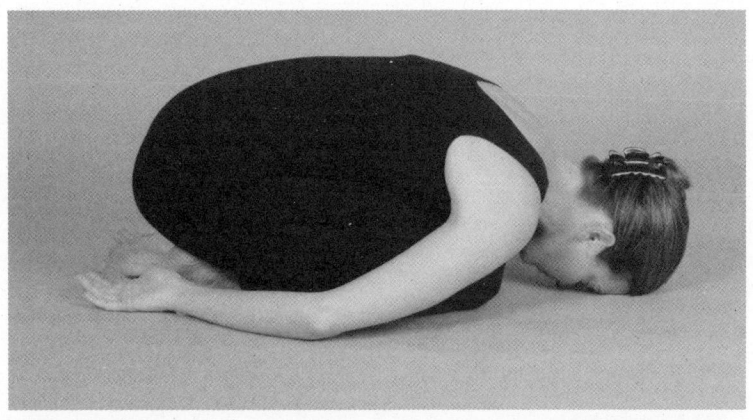

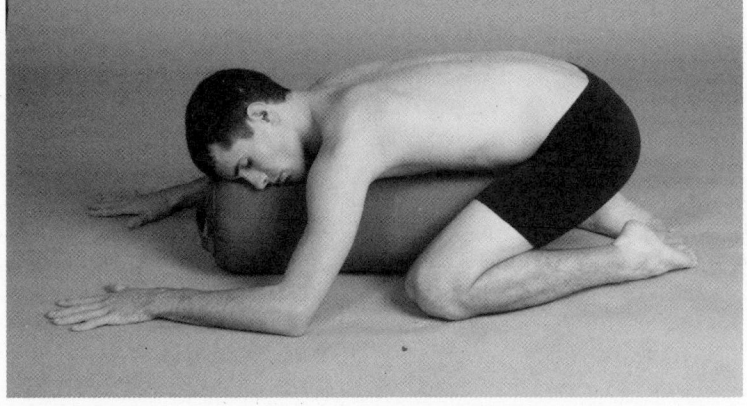

Bemerken Sie Veränderungen im Atem, während Sie in der Haltung verweilen? Indem Sie den Atem einfach nur so sein lassen, wie er ist, wird sich innere Sammlung einstellen, während Sie in der EMBRYOHALTUNG ruhen. Seien Sie offen für alle Empfindungen, aber achten Sie auch auf jeden Impuls des Geistes, festzuhalten oder sich von der direkten Erfahrung abzuwenden. Um die Haltung zu beenden, verankern Sie die Sitzbeine weiterhin in den Fersen, ziehen den Nabel zur Wirbelsäule hin ein und rollen sich in die nächste Haltung auf.

Variation

Wenn Sie mit den Hüften nicht auf die Fersen kommen und das meiste Gewicht im Oberkörper und Kopf spüren, sollten Sie Ihren Oberkörper auf eine Nackenrolle oder mehrere Decken legen. Dadurch wird er gestützt, und der Kopf kann in Hüfthöhe ruhen.

*19. Die Diamanthaltung (Variante)

6–12 Atemzüge

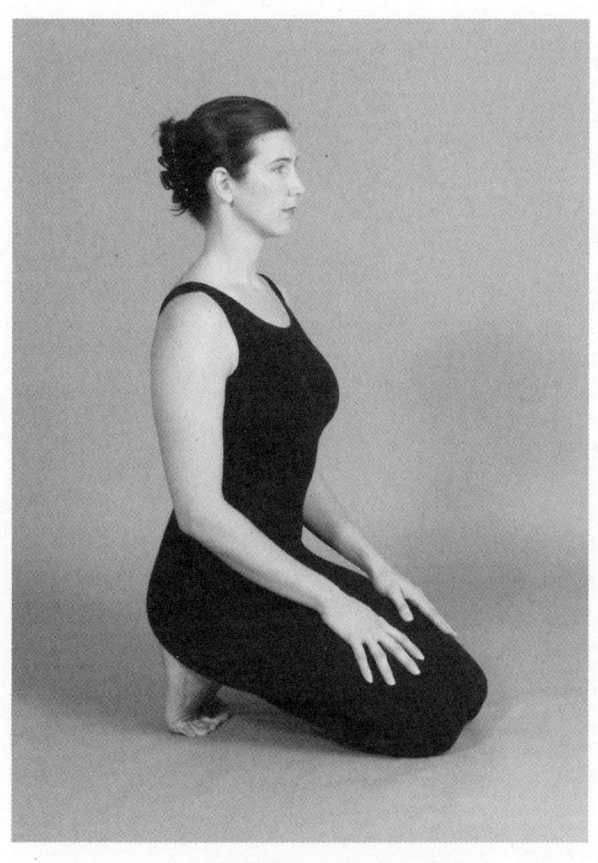

Legen Sie in der EMBRYOHALTUNG Knie und Fußgelenke aneinander, stellen Sie die Zehen auf, und setzen Sie sich auf die Unterschenkel. Versuchen Sie, die Fersen in den Raum zwischen den Sitzbeinen zu legen. Richten Sie die Wirbelsäule aus dem Beckenboden heraus vollständig auf. Schultern und Rücken sind entspannt, und der Brustbereich ist weit und angehoben.

Während Sie in dieser Haltung sitzen, können Empfindungen in den Knien und Fußgelenken, vor allem aber auch in den Zehgelenken auftauchen. Betrachten Sie achtsam ihre Eigenschaften. Versuchen Sie, mit unangenehmen Gefühlen umzugehen, und respektieren Sie tatsächlichen Schmerz. Schmerzen sind normalerweise stechend und treten plötzlich auf. Wir sollten auf sie hören, um das Risiko einer Verletzung zu vermeiden. Doch betrachten Sie ganz unvoreingenommen, was passiert. Die meisten „Schmerzen", die sich in dieser Haltung ergeben, sind eher unangenehme Empfindungen, die zwar äußerst beschwerlich sind, aber sicherlich keine Verletzungen verursachen. Achten Sie auf Ihre Reaktionen und Abneigungen, und kehren Sie mit dem Atem zur reinen Aufmerksamkeit gegenüber den Empfindungen zurück. Lassen Sie Ihr Skript los, und betrachten Sie einfach nur, was geschieht. Erfahren Sie Ihre Empfindungen in einer anderen Art und Weise, wenn Sie sich einige Atemzüge lang von der Anspannung Ihrer Abneigung und Ihres Widerstands frei machen können?

Beenden Sie die Haltung, indem Sie die Beine unter dem Körper hervorziehen.

20. Gebundene Winkelhaltung

6–20 Atemzüge

Legen Sie die Fußsohlen im Sitzen aneinander, umfassen Sie die Fußgelenke, ziehen Sie die Füße 8–12 cm vor die Leistenbeuge, und lassen Sie die Beine seitlich abfallen. Drücken Sie die Knie nicht zum Boden hin, sondern pressen Sie die Fersen und die Außenkanten der Füße gegeneinander; das hilft, die Knie auseinander streben zu lassen. Benutzen Sie die Arme, um den Oberkörper zu unterstützen, sich aus dem

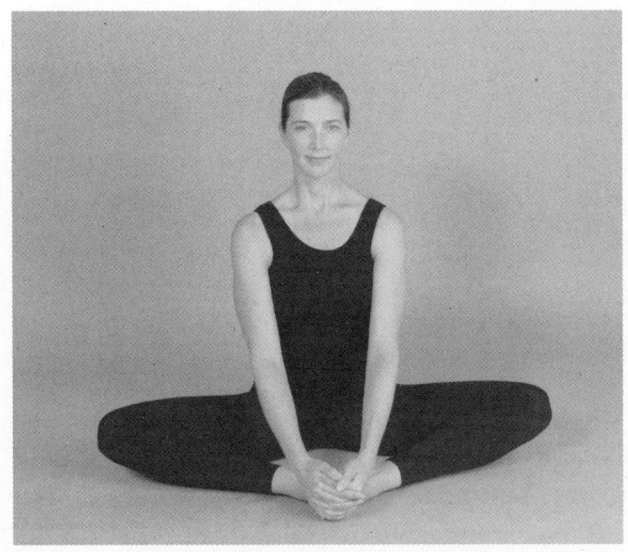
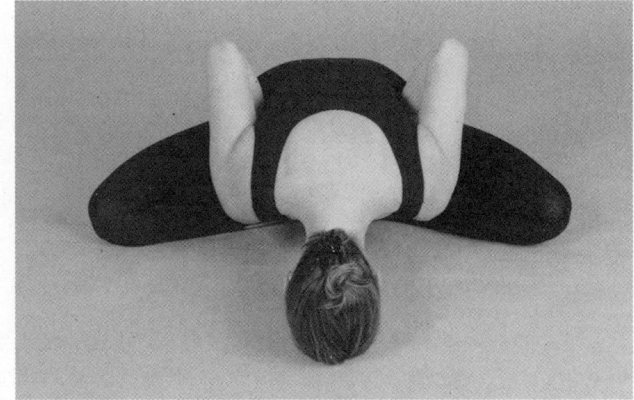

Beckenboden heraus nach vorn auf die Spitzen der Sitzbeine zu heben, sodass das Kreuzbein sich nach innen legt und nicht rundet.

Knicken Sie aus dieser Haltung in eine Vorbeuge ab. Achten Sie auf die Streckung der Wirbelsäule, auch wenn der mittlere Rücken sich leicht biegen wird.

Entspannen Sie sich. Betrachten Sie, wie die Gefühle entstehen und sich verändern, während Sie in Ihrem Atem verweilen.

Richten Sie sich mit gestreckter Wirbelsäule auf, entspannen Sie sich, und strecken Sie die Beine.

*21. Vorbeuge mit gespreizten Beinen

6–20 Atemzüge

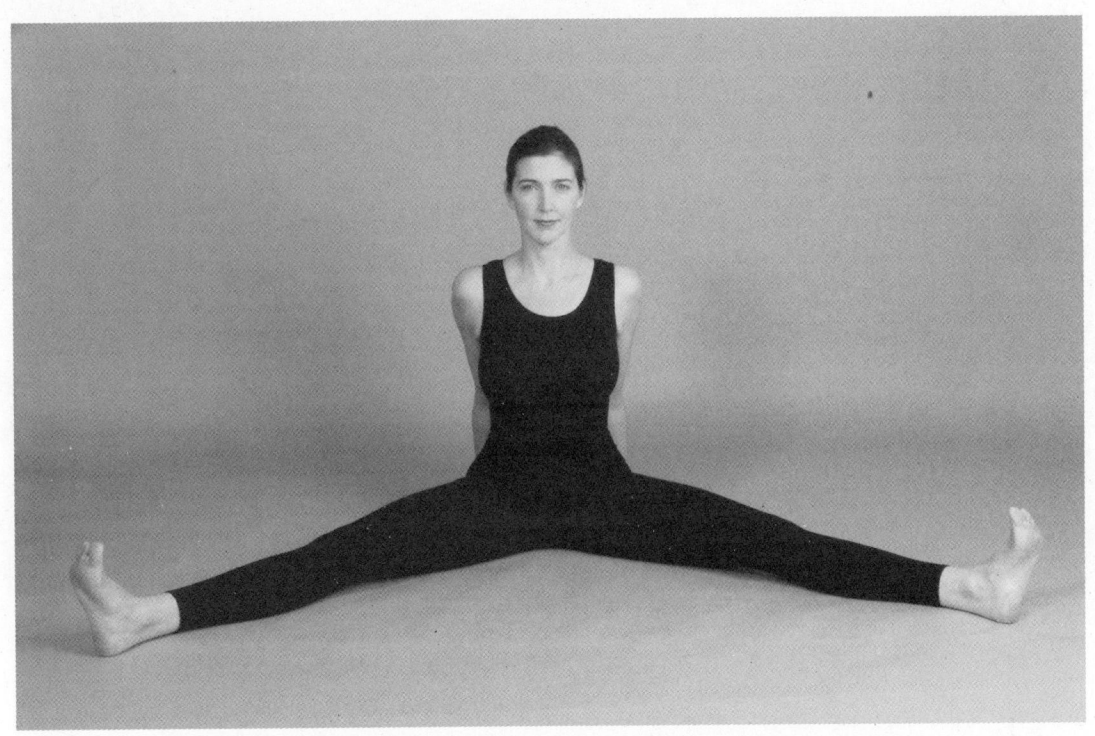

Sitzen Sie mit gegrätschten Beinen, wobei Knie und Zehen direkt nach oben zeigen. Lassen Sie sie nicht zur Seite fallen. Legen Sie die Hände hinter den Rücken, und vertiefen Sie das Kreuzbein. Vermeiden Sie es, das Becken nach hinten fallen zu lassen, denn das würde den unteren Rücken beugen. Drücken Sie mit der Unterseite der Beine gegen den Boden, halten Sie auch mit den Fersen Bodenkontakt, und verlängern Sie sich aus den Sitzbeinen heraus bis in die Fersen.

Beugen Sie sich langsam nach vorn, und achten Sie darauf, dass Knie und Zehen direkt nach oben zeigen. Legen Sie die Handflächen auf den Boden oder umfassen Sie die großen Zehen. Halten Sie den Rücken gerade, während Sie immer tiefer in die Vorbeuge sinken.

Ihr Atem sollte ganz natürlich fließen, während Sie Ihre Empfindungen betrachten. Wo stellen sich Empfindungen ein? Mit welchen Eigenschaften reagiert Ihr „geistiger Raum" auf die Gefühle Ihres Körpers? Um sich aufzurichten, strecken Sie sich aus dem Herzbereich nach oben, und kehren Sie in die Ausgangsposition.

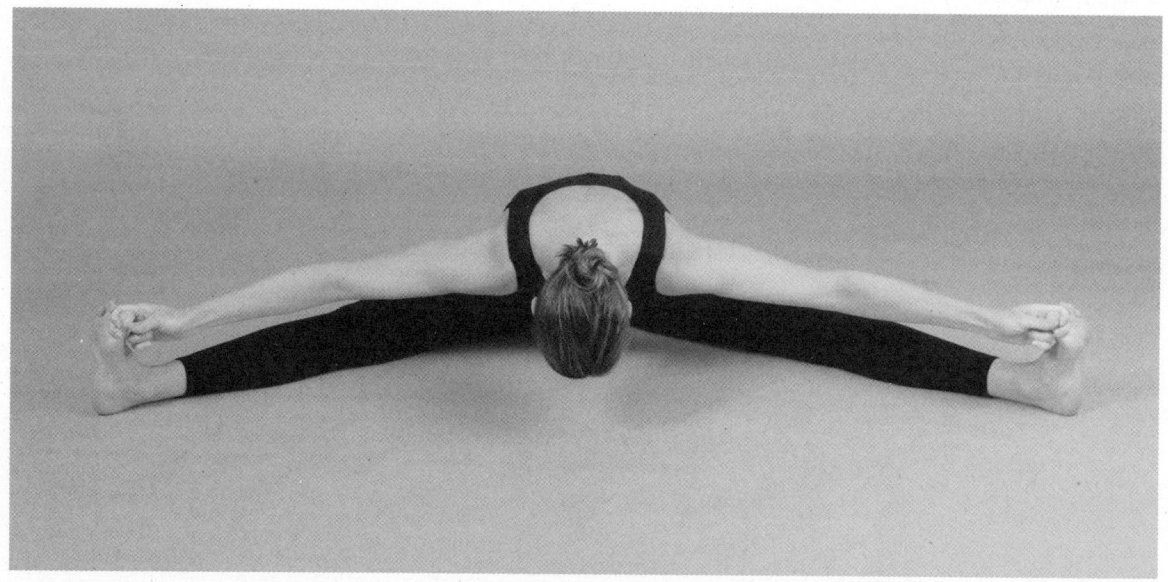

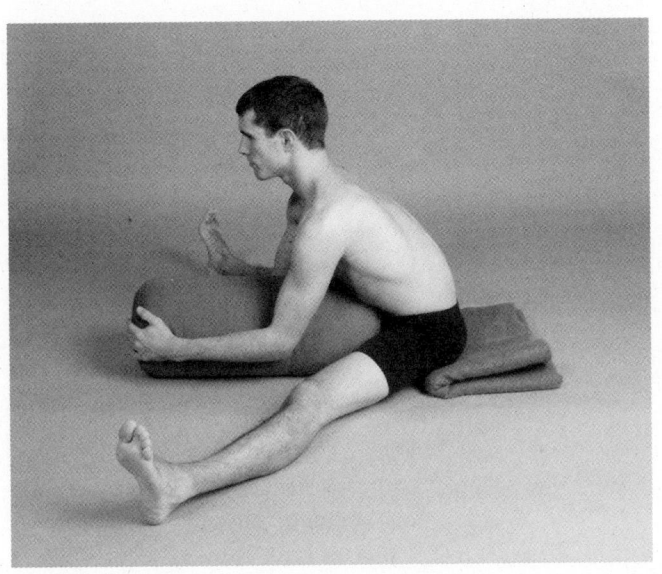

Variation

Bei denjenigen unter uns, deren Achillessehnen zu straff sind, ist der untere Rücken in dieser Haltung meist etwas gerundet. In diesem Fall, aber auch, wenn die Innenmuskulatur Ihrer Oberschenkel noch nicht genügend gedehnt ist, können Sie sich auf eine oder zwei Decken setzen. Richten Sie die Wirbelsäule auf, beugen Sie sich nach vorn, und lassen Sie den Oberkörper auf einer Nackenrolle oder einem Stapel Decken ruhen. Achten Sie darauf, dass die Beine der gesamten Länge nach aktiv gegen den Boden drücken.

22. Die Vorbeuge über einem Bein

10–25 Atemzüge

Beginnen Sie mit ausgestreckten Beinen in der STOCKHALTUNG (Seite 148). Beugen Sie das rechte Knie gerade nach oben, und gleiten Sie gleichzeitig mit der rechten Ferse so nahe wie möglich an das rechte Sitzbein. Dann lassen Sie Ihr rechtes Bein zur Seite absinken.

Nun verlängern Sie den Oberkörper, beugen sich entspannt nach vorn und umfassen das linke Schienbein oder den Fuß. Verankern Sie sich mit den Beinen im Boden, und wachsen Sie mit Ihrem Brustkorb weiter nach vorn über das linke Bein. Indem Sie das Becken nach vorn bringen und in den Hüften abknicken, spreizen sich Ihre Sitzbeine nach hinten und öffnen sich. Ziehen Sie nicht, aber gehen Sie bis an Ihre Grenze – testen Sie den Bereich aus, in dem Sie sich wohl fühlen –, und achten Sie auf den Widerstand, den Sie möglicherweise auf der Unterseite des gestreckten Beins empfinden. Sie müssen nirgendwo hingelangen, versuchen Sie jedoch sich in Ihrem Widerstand zu entspannen und einfach *hier* zu sein.

Um die Haltung zu beenden, richten Sie sich mit dem Einatmen gestreckt auf. Ausatmend kehren Sie in die Ausgangsposition zurück.

Wiederholen Sie die Übung auf der anderen Seite.

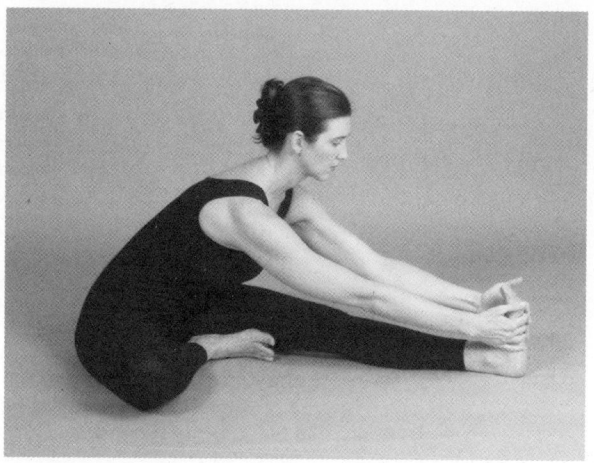
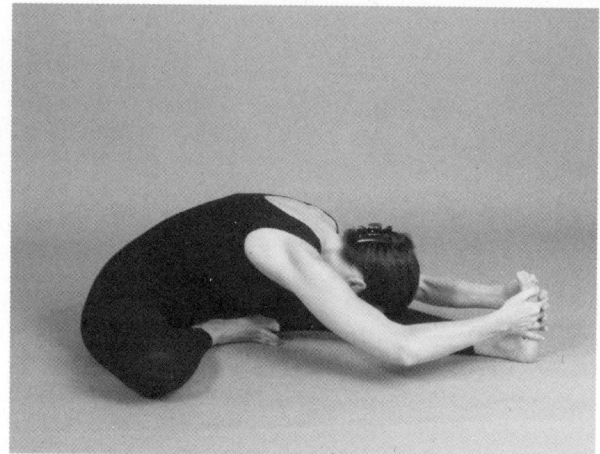

Variation

Wenn Sie zu sehr mit gebeugtem unteren Rücken und nicht aus den Hüften heraus in diese Vorbeuge gehen, sollten Sie sich eine oder zwei Decken unterlegen, damit Sie sich mit geradem Oberkörper auf das gestreckte Bein absinken lassen können. Gehen Sie nicht tiefer, wenn Sie spüren, dass das Becken nach hinten rollt und der untere Rücken sich rundet. In diesem Fall können Sie zur Unterstützung mit den Händen sanft gegen den Unterschenkel drücken.

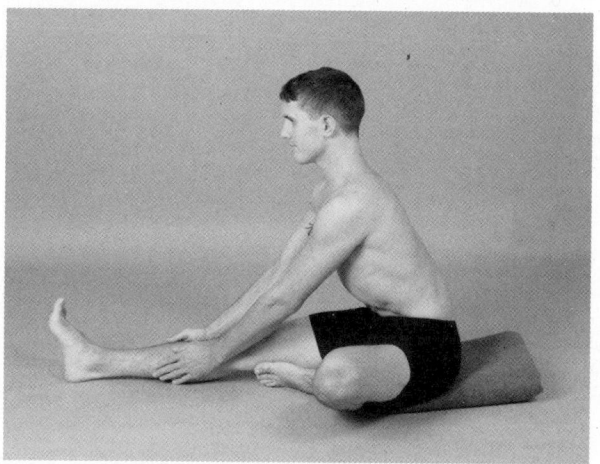

*23. Der Drehsitz

10–15 Atemzüge auf jeder Seite

Bringen Sie das linke Bein in eine einfache Sitzhaltung mit gekreuzten Beinen, indem Sie den linken Fuß in Richtung der rechten Hüfte ziehen, bis sich die Ferse an die Außenseite der Hüfte anschmiegt. Nun stellen Sie den rechten Fuß über die linke Hüfte und verankern sich mit der Fußsohle fest im Boden. Legen Sie den linken Arm knapp unterhalb des Knies an das rechte Bein, und drücken Sie mit der rechten Hand hinter dem Rücken gegen den Boden. Das unterstützt Sie darin, die Wirbelsäule zu verlängern und gleichzeitig die Beine im Boden zu verankern. Drehen Sie sich langsam nach rechts; der linke Arm hilft Ihnen dabei, die linke Seite des Körpers nach rechts zu verlagern.

Um etwas mehr Druck auszuüben, können Sie den linken Arm an die Außenseite des rechten Beins legen, doch auch in diesem Fall sollten Sie die Drehung ganz natürlich aus dem Beckenboden aufsteigen lassen. Am Ende der Drehbewegung des Oberkörpers wendet sich auch der Kopf nach rechts. Dabei bleibt der Nacken entspannt, und Sie sollten darauf achten, dass Sie die Bewegung nicht mit dem Kinn einleiten.

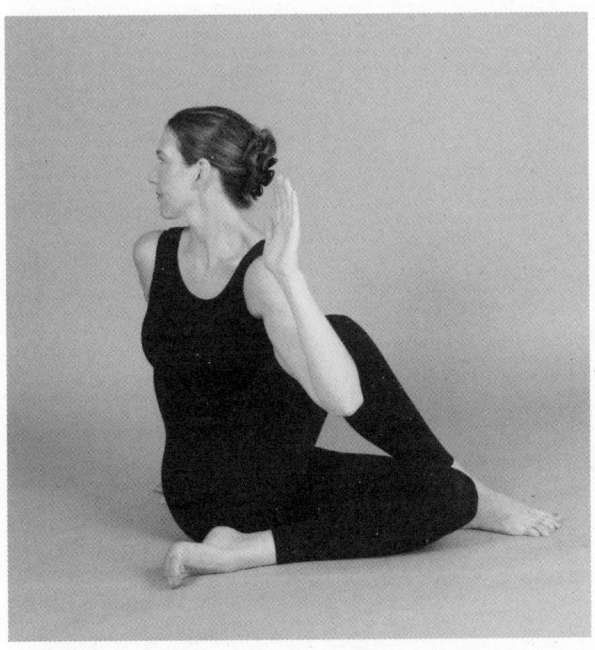 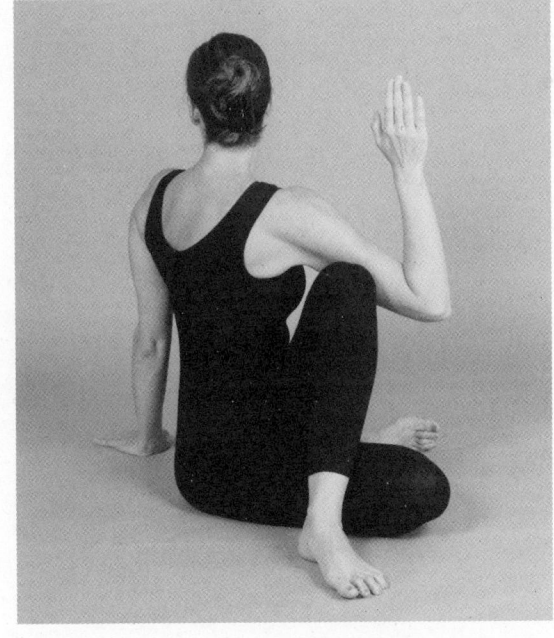

Bleiben Sie bei Ihrem Atem, der Sie darin unterstützt, Ihre Gefühle zu untersuchen. Wie verändern sie sich, je nachdem, wie exakt Sie bei Ihrem Atem verweilen können? Beenden Sie ausatmend die Haltung, indem Sie sich langsam aus der Drehung lösen.

Wiederholen Sie die Übung auf der anderen Seite.

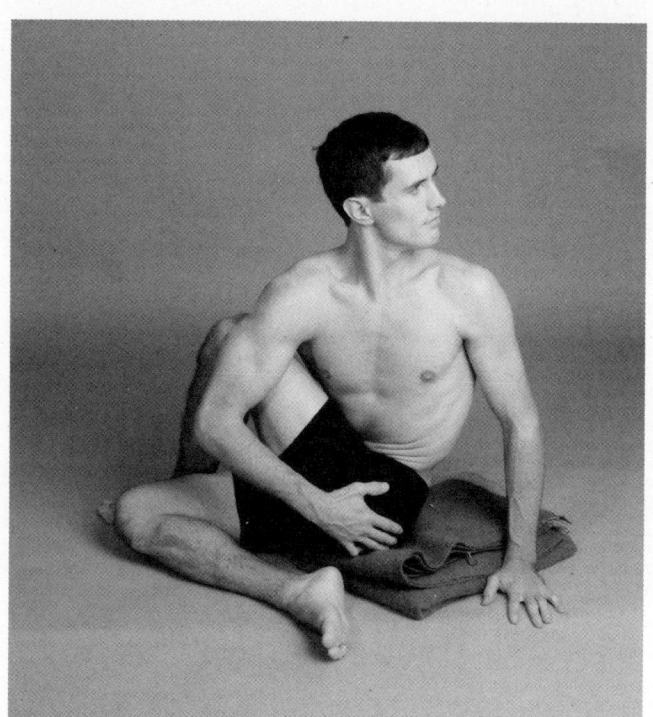

Variation

Falls Ihre Hüften nicht genügend gedehnt sind, werden Sie feststellen, dass Sie im Becken und im unteren Rücken absinken, wenn Sie die Beine kreuzen, um die Drehung einzuleiten. Versuchen Sie, in der Eingangsstellung die natürliche Krümmung der Wirbelsäule beizubehalten, indem Sie sich auf mehrere Decken setzen.

Sie sollten das Gefühl haben, aus dem Becken heraus aufwärts zu streben, während Sie die Wirbelsäule von unten nach oben schrauben. Wenn Sie die hintere Hand auf einen Holzblock legen, wird Ihnen das ebenfalls helfen, in dieser Haltung nicht einzusinken.

24. Die Vorbeuge über beide Beine

10–20 Atemzüge

Strecken Sie sich aus der STOCKHALTUNG nach vorn, und umfassen Sie die Füße oder die Unterschenkel. Entspannen Sie sich in der Leistenbeuge, sinken Sie nach unten, sodass die Oberschenkel leicht nach innen rollen können und die Sitzbeine sich nach hinten wegspreizen und öffnen. Denken Sie eher daran, den Oberkörper nach oben und über die Beine zu strecken, als daran, wie tief Sie in die Haltung gehen. Ihr Rücken wird sich runden, doch das sollte gleichmäßig geschehen und erst, nachdem Sie aus den Hüften heraus abknicken. Beugen Sie die Ellenbogen zur Seite, und ziehen Sie die Brust mit der Kraft Ihrer Arme über die Beine. Ihr Blick sollte auf die Zehen gerichtet sein, bis das Kinn auf den Schienbeinen ruht. Dann richten Sie den Blick nach innen oder auf Ihr „drittes Auge".

Konzentrieren Sie sich auf den Atem, während Sie sich der Haltung überlassen. Finden Sie das Gleichgewicht zwischen Anstrengung und Vertrauen in die Haltung. Verspannen Sie sich nicht. Können Sie achtsam in den auftauchenden Gefühlen verweilen, ohne ihnen irgendwelche Interpretationen, Projektionen oder Identifikationen hinzuzufügen?

Halten Sie den Rücken gestreckt, und kümmern Sie sich nicht so sehr darum, ob Sie mit dem Kopf die Beine erreichen, sondern gehen Sie bis an Ihre Grenze, und lassen Sie die Dehnung aus den hinteren Muskeln der Beine und den Hüften kommen.

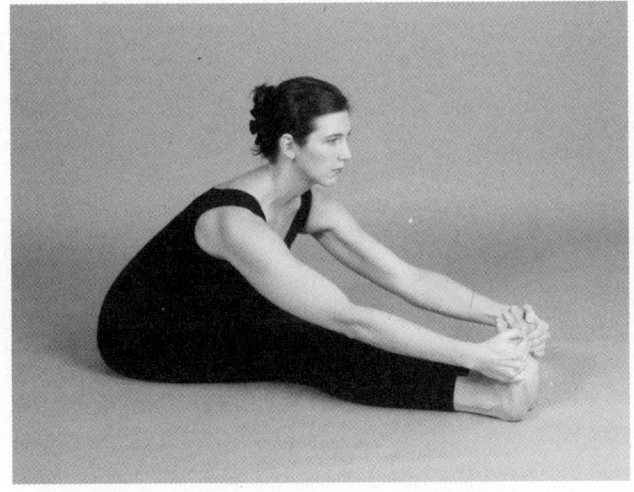 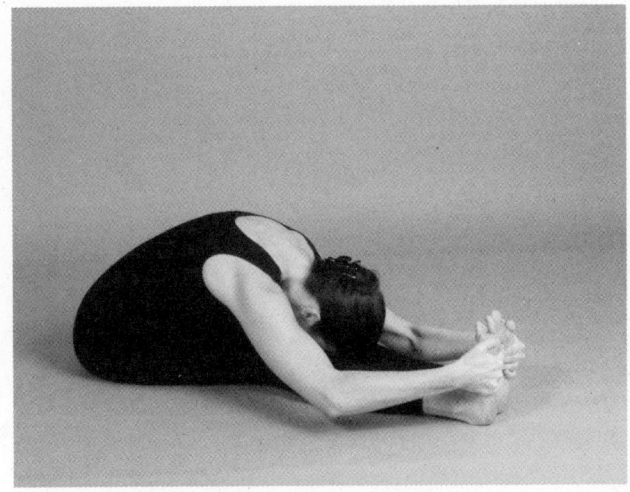

Atmen Sie ein, um die Vorbeuge zu beenden, und richten Sie den Herzbereich nach vorn oben auf. Kehren Sie ausatmend in die Ausgangsposition zurück.

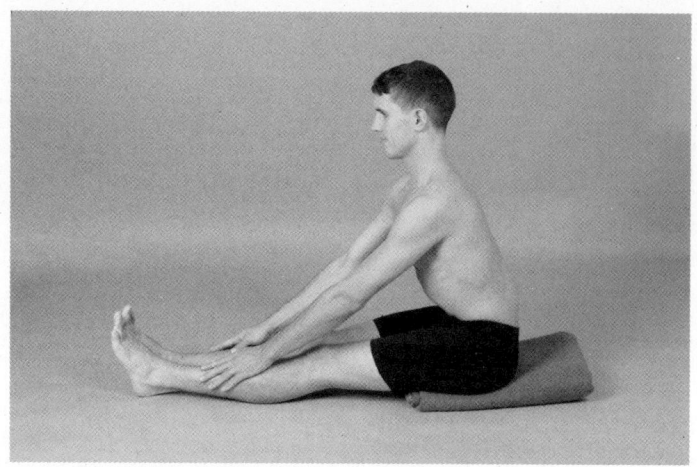

Variation

Wir wollen diese Haltung aus einer Position ausführen, in der wir fest mit unseren Sitzbeinen verankert sind und uns aus der Hüfte heraus nach vorn beugen. Wenn Sie die natürliche Krümmung des unteren Rückens in der STOCKHALTUNG nicht beibehalten können und spüren, dass er sich rundet, sollten Sie eine oder zwei Decken unterlegen.

*25. Die umgekehrte Bretthaltung

4–8 Atemzüge

Legen Sie die Handflächen in der STOCKHALTUNG hinter die Hüfte, sodass die Fingerspitzen zu den Füßen oder von ihnen wegweisen (vielleicht üben Sie diese Varianten abwechselnd, da beide ihre Vorteile haben). Heben Sie einatmend das Becken nach oben, und strecken Sie die Fußsohlen so weit wie möglich zum Boden hin. Das Steißbein strecken Sie in Richtung der Füße. Achten Sie darauf, dass Ihre Arme gestreckt sind und die Handgelenke sich direkt unter den Schultern befinden. Das Kinn können Sie entweder zum Brustbein führen, oder Sie legen den Kopf entspannt in den Nacken, wo er von den Muskeln des oberen Rückens getragen wird. Diese Haltung ist sehr herausfordernd, und manchmal tauchen große Widerstände auf. Viele Menschen fühlen sich in ihr verletzlich, da die gesamte Vorderseite des Körpers, die wir schützen wollen, exponiert ist. Konzentrieren Sie sich auf den Atem, und kehren Sie ausatmend in die Ausgangsposition zurück, wenn Sie die Haltung beenden wollen.

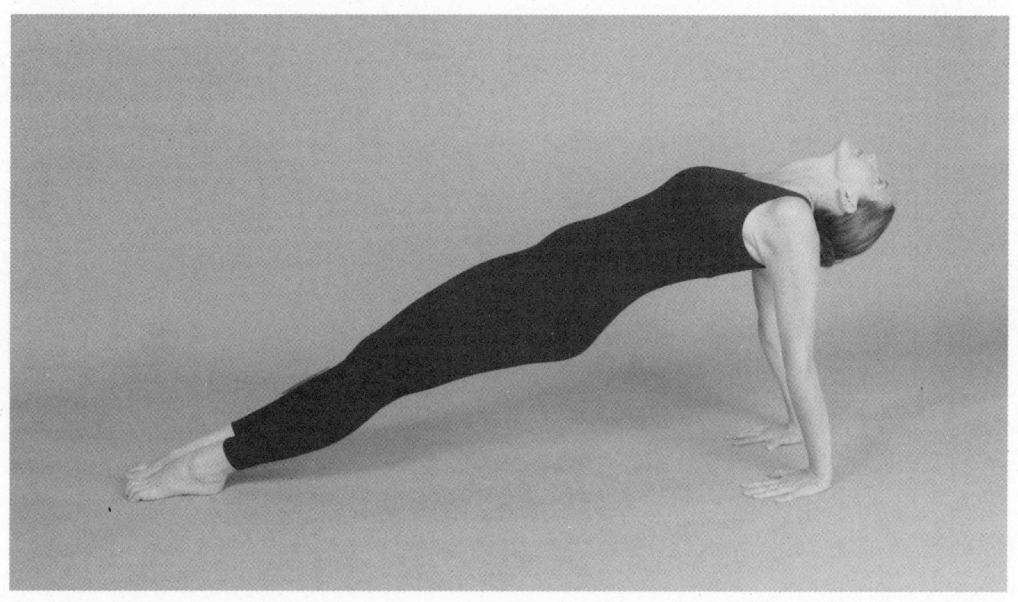

26. Rückenlage mit angezogenen Beinen

6–12 Atemzüge

Ziehen Sie beide Füße zu den Hüften, heben Sie die Knie an die Brust, und legen Sie die Arme über die Schienbeine oder hinter den Knien auf die Oberschenkel. Während Sie die Knie sanft zur Brust hinziehen, drücken Sie mit dem unteren Rücken und dem Kreuzbein leicht gegen den Boden.

In dieser entspannenden Haltung können wir viele Verspannungen im unteren Rückenbereich loslassen. Verweilen Sie in Ihrem Atem, und betrachten Sie, welche Empfindungen in den Gesäßmuskeln auftauchen.

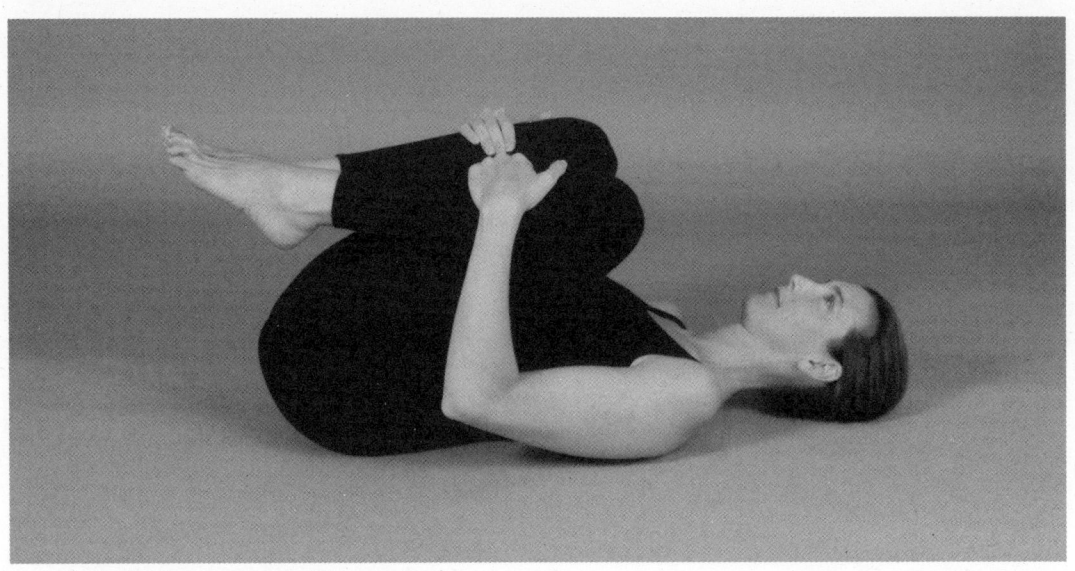

27. Die Drehung der Wirbelsäule in der Rückenlage

10–12 Atemzüge auf jeder Seite

Legen Sie sich mit angezogenen Beinen auf den Rücken, und lassen Sie die Fußsohlen auf dem Boden stehen. Kreuzen Sie den linken Oberschenkel bequem über den rechten. Verschieben Sie die Hüfte 8–10 cm nach links. Dann lassen Sie die Knie einatmend nach rechts absinken. Verlagern Sie Ihr Gewicht, bis Sie auf der Außenseite der rechten Hüfte liegen. Becken und Schultern werden dadurch im rechten Winkel zueinander stehen, und die Wirbelsäule ist der ganzen Länge nach vollständig, aber entspannt gedreht. Zusätzlich können Sie noch die Beine mit der rechten Hand nach unten drücken und den linken Arm vom Körper wegstrecken. Das linke Schulterblatt liegt am Boden auf, und der Brustbereich ist weit und offen. Während Sie in der Haltung verweilen, können Sie zusätzlich noch den rechten Arm nach rechts ausstrecken, wobei Ihr Blick entweder direkt nach oben oder nach links geht.

    Achten Sie darauf, wie sich Ihr Atem in der Drehung verändert. An welchen Stellen des Körpers verspüren Sie Empfindungen, die durch die Drehung ausgelöst wurden? Geben Sie auf die subtilen (und

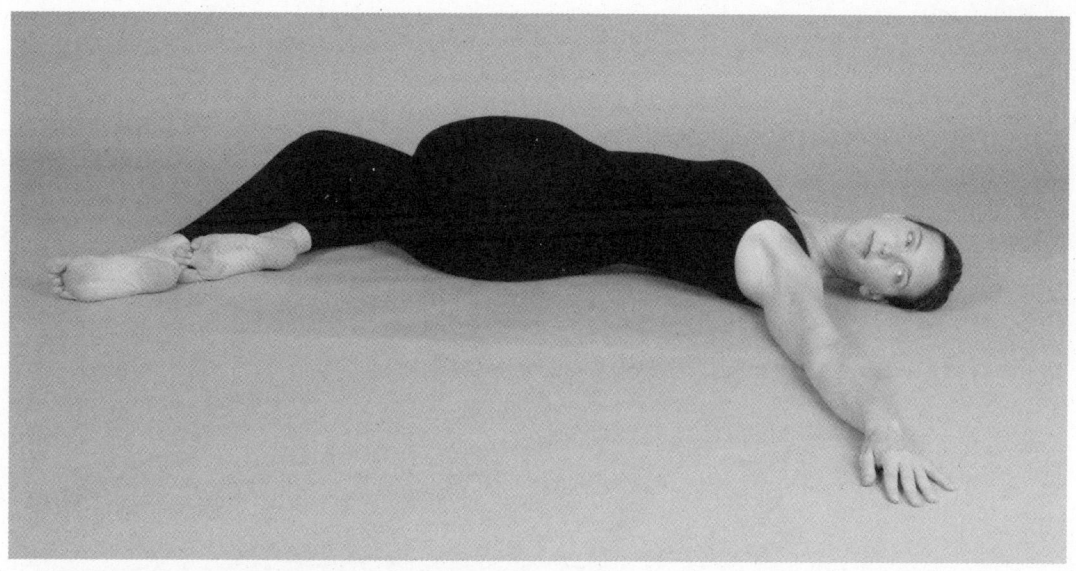

nicht so subtilen) Reaktionen Acht, die diese Empfindungen, die zum Teil unbekannte starke körperliche Gefühle sein können, in Ihnen hervorrufen. Um die Haltung zu beenden, rollen Sie auf den Rücken, lösen die Beine und *wiederholen die Übung auf der anderen Seite.* Kehren Sie zuerst wieder zur Mitte zurück, und vergessen Sie nicht, Ihre Hüfte nach rechts zu verlagern.

28. Die Totenhaltung

5–15 Minuten

Legen Sie in der Rückenlage die Beine mit auswärts gedrehten Zehen 25–35 cm auseinander. Die Arme liegen mit den Handflächen nach oben einige Zentimeter neben dem Körper am Boden. Verweilen Sie mit Ihrer Aufmerksamkeit zuerst an den Stellen des Körpers, wo Sie den Atem spüren. Das können oder können auch nicht die gleichen Stellen sein, an denen Sie den Atem gespürt haben, als Sie anfingen zu praktizieren. Denken Sie daran: Lassen Sie den Wunsch los, kontrollieren oder manipulieren zu wollen, und verfolgen Sie einfach nur, was gerade geschieht.

Verweilen Sie bei der Empfindung des Atems, dem leichten Gefühl der Ausdehnung, wenn Sie einatmen, und dem Gefühl der Entspannung, wenn Sie ausatmen. Erweitern Sie Ihre Achtsamkeit nach einer Weile auf den gesamten Körper. Öffnen Sie sich für alle Empfindungen, die auftauchen, während Sie am Boden liegen, und nehmen Sie sie an. Achten Sie darauf, ob die Gefühlsqualität angenehm, unangenehm oder neutral ist. Erkennen Sie, ob Sie womöglich an den angenehmen Erfahrungen festhalten, die unangenehmen zurückweisen, oder aber, ob sich Ihr Geist in der Abwesenheit besonders starker Empfindungen „ausblendet".

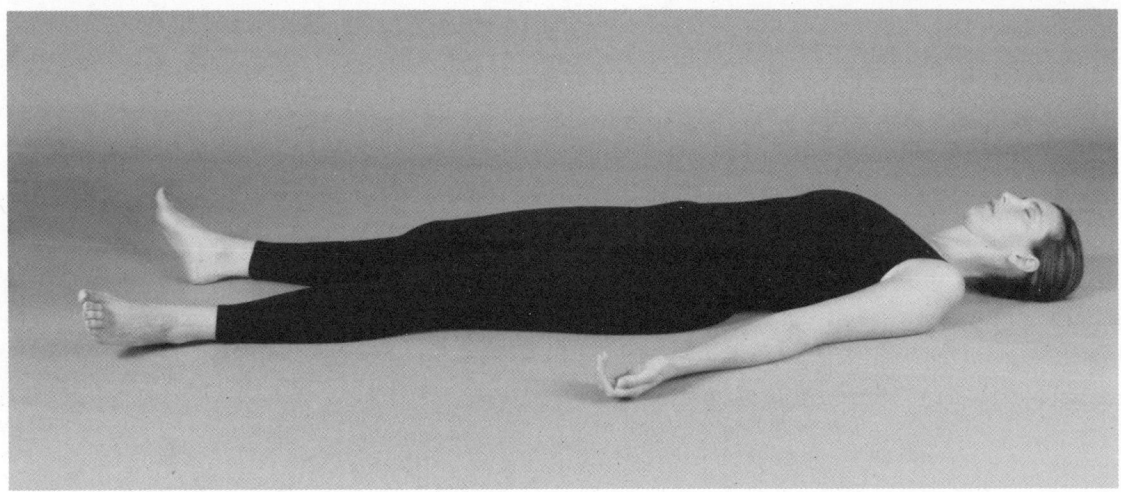

29. Sitzmeditation

5–40 Minuten

Sitzen Sie in einer der Asanas mit gekreuzten Beinen. Finden Sie Ihre Mitte, indem Sie sich hin und her pendeln, und strecken Sie die Seiten Ihres Oberkörpers von den Hüften bis unter die Achseln. Achten Sie darauf, dass die Schulterblätter den oberen Rücken kraftvoll tragen und der untere Rücken seine natürliche Krümmung behält.

Wenn die Praktizierende ein- oder ausatmet und dabei ein Gefühl der Freude oder des Glücks empfindet oder die geistigen Formationen bewusst wahrnimmt oder die geistigen Formationen dabei ruhig und friedvoll werden lässt, so verweilt sie friedvoll bei der Beobachtung der Gefühle in den Gefühlen, ist beharrlich und vollkommen wach, versteht klar ihren Zustand und ist über jedes Verlangen wie auch jedes Gefühl der Abneigung dem Leben gegenüber hinausgelangt. Diese Übungen des Atmens in voller Achtsamkeit gehören zur zweiten Verankerung der Achtsamkeit: den Gefühlen.

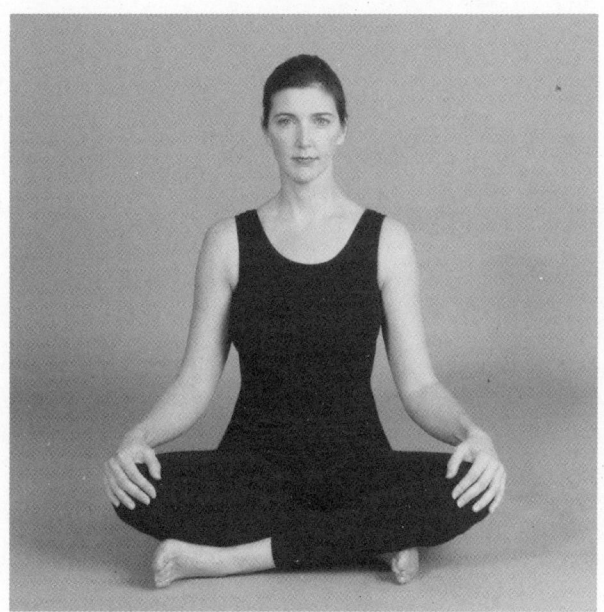 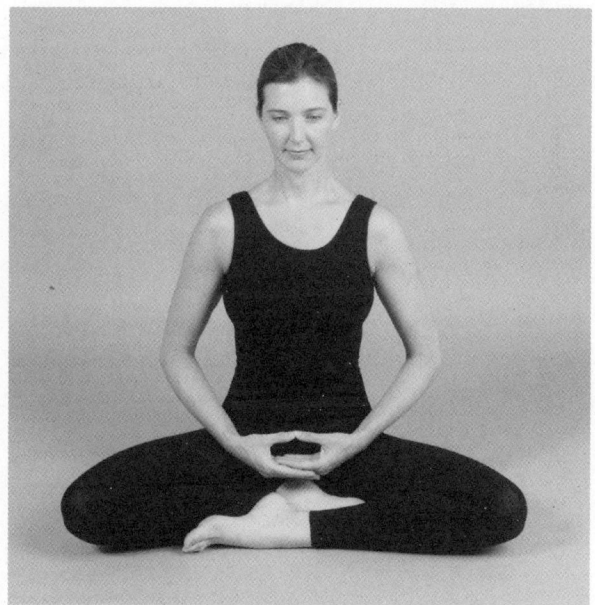

Intermezzo

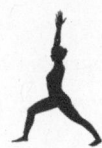

Stehen wie ein Berg

Die BERGHALTUNG wird immer wieder als fundamentale oder Grundhaltung für alle Asanas im Stand bezeichnet. B. K. S. Iyengar sagte: „Welchen Sinn hat es, auf dem Kopf zu stehen, wenn wir noch nicht einmal auf unseren zwei Beinen stehen können?" Wir könnten schlechtere Dinge tun, als einfach nur 10 bis 20 Minuten die BERGHALTUNG zu üben. Sie ist eine fantastische Haltung, die es zu erforschen gilt:

Wo ist das Gewicht in Ihren Füßen verteilt?
Können Sie die Mittelachse Ihres Körpers spüren, während Sie unbewegt stehen?
Sind Sie in der Lage, die Verbindung zwischen Beinen, Becken und Wirbelsäule wahrzunehmen?
Fühlen Sie, wie sich die Wirbelsäule aus dem Beckenboden nach oben streckt, während die Beine
 fest verankert sind?
Unterstützen Schultern und Arme Sie darin, den Herzbereich zu öffnen und zu heben?
Kann Ihr Kopf frei auf dem Nacken ruhen, ohne Verspannungen zu verursachen?
Können Sie in dieser Haltung Stabilität und Leichtigkeit finden?

Wenn wir uns darin üben, von einer Seite zur anderen und von hinten nach vorn zu pendeln, können wir Buddhas Lehren von Dukkha und Sukha ganz direkt in unserem eigenen Körper erfahren. Immer dann, wenn wir nicht in einer Linie mit dem vertikalen Zug der Schwerkraft sind, bieten wir der Erdanziehung ein größeres Objekt an, auf das sie Zug ausübt. Um nicht umzufallen, müssen wir uns stärker anstrengen – wir spannen unsere Muskeln an und verbiegen den Körper, damit wir das Ungleichgewicht in unserer Haltung ausbalancieren können. Doch diese Anspannung des Körpers bewirkt auch eine Verspannung von Geist und Atem, die beide angestrengt und eng werden. Das ist der „schlechte Raum" von Dukkha – die Achse, die nicht im Zentrum der Radnarbe liegt.

Wenn wir uns wirklich auf die Empfindungen unseres Körpers konzentrieren und sie genau verfolgen, wird uns der Körper zur Leichtigkeit und Stabilität von Sukha führen – in den guten Raum, in dem die

Achse am rechten Platz sitzt und alles sich in Harmonie dreht. Wenn wir uns mit der Erdanziehung in einer Linie befinden, spüren wir, dass wir darin unterstützt werden, aufrecht und hochgewachsen zu stehen. Dann entspannen sich die wichtigsten Muskelgruppen, und der Atem wird weit und frei.

Doch dann verändert sich alles, wir bemerken eine subtile Bewegung und nehmen eine noch subtilere Angleichung vor. Nirgendwo gibt es Unbewegtheit. Zwar wirkt die BERGHALTUNG wie eine unbewegte Haltung, doch wenn wir sie mit mehr Erfahrung in unserer Praxis genauer betrachten, werden wir feststellen, dass sie äußerst dynamisch ist. Wenn wir uns darin üben, nicht festzuhalten und beständig loszulassen, werden wir erkennen, dass wir in Wahrheit eins sind mit der Lebenskraft, mit Prana – und mitnichten nicht von ihr getrennt.

Können wir diesen ruhenden Berg auch in anderen Haltungen, der KRIEGER-, DREIECKS- und STOCKHALTUNG zum Beispiel, oder gar im AUSFALLSCHRITT finden? Können wir uns auf dem Boden (oder auf einem Stuhl) niederlassen und wie ein Berg sitzen? In der gesamten Yoga-Praxis geht es immer wieder um dieselben Prinzipien. Darum sage ich manchmal, dass die „fortgeschrittenste" Praxis möglicherweise darin bestehen würde, 30 Minuten lang in der BERGHALTUNG zu verweilen, 30 Minuten in der TOTENHALTUNG und das Ganze mit weiteren 30 Minuten in einer der Meditationshaltungen, der BURMESISCHEN- oder LOTOSHALTUNG (siehe Anhang C) zum Beispiel, abzuschließen. Probieren Sie diese Übungsfolge doch einmal aus.

Kapitel neun

Achtsame Betrachtung des Geistes: Der Geist im Geist

Wenn ich einatme, nehme ich meinen Geist bewusst wahr.
Wenn ich ausatme, nehme ich meinen Geist bewusst wahr.

Wenn ich einatme, lasse ich meinen Geist glücklich und leicht werden.
Wenn ich ausatme, lasse ich meinen Geist glücklich und leicht werden.

Wenn ich einatme, sammle ich meinen Geist.
Wenn ich ausatme, sammle ich meinen Geist.

Wenn ich einatme, befreie ich meinen Geist.
Wenn ich ausatme, befreie ich meinen Geist.

Die dritte Gruppe der vier Betrachtungen führt unsere Praxis des bewussten Atmens in den vielschichtigen Bereich der Geistesaktivitäten. Einige Lehrer betonen, dass wir auf dieser Ebene der Praxis mit „wirklicher Vipassana-Meditation" beginnen. In gewisser Hinsicht stimmt das zwar, andererseits ist es aber auch eine Übertreibung, die uns suggeriert, dass alles, was wir bisher praktiziert haben, nur vorbereitende Übungen gewesen sind.

Ich habe jedoch bereits darauf hingewiesen, dass die Praxis von Anapanasati immer vollständig ist und an jedem Punkt ihrer Entwicklung von Konzentration und Einsicht (Samatha und Vipassana) begleitet wird. Auf der jetzt angesprochenen Ebene sind die Objekte der Betrachtung unter Umständen einfach nur subtiler, als Körper und Gefühle es sind.

Gerade habe ich von den „vielschichtigen Geistesaktivitäten" gesprochen, da der Begriff, den wir normalerweise mit „Geist" übersetzen – *chitta* auf Sanskrit –, mehr umfasst als das, was wir damit normalerweise bezeichnen. Deshalb wurde von einigen Lehrern darauf hingewiesen, dass Achtsamkeit durchaus auch „Mit-dem-Herzen-Sehen" heißen könnte, da Chitta in der Tat „Herz-Geist" bedeutet.

Der *Dhammapada* setzt mit einer Doppelstrophe ein, in der die große Bedeutung des Geistes für die Erschaffung unserer Welt unterstrichen wird:

Den Dingen geht der Geist voran; der Geist entscheidet:
Kommt aus getrübtem Geist dein Wort und dein Betragen,
So folgt dir Unheil *(dukkha)*, wie dem Zugtier folgt der Wagen.

Den Dingen geht der Geist voran; der Geist entscheidet:
Entspringen reinem Geist dein Wort und deine Taten,
folgt das Glück *(sukha)* dir nach, unfehlbar wie dein Schatten.

Im Westen konzentrieren wir uns vor allem auf unsere Handlungen und glauben, dass unsere Gedanken keine so große Rolle spielen wie sie. Buddha hat uns jedoch gezeigt, dass unseren Handlungen Absichten vorausgehen, und dass diese Absichten selbst heilsame oder unheilsame Konsequenzen nach sich ziehen.

Das eigentliche Herz der Praxis, könnten wir sagen, besteht in der gründlichen Betrachtung der Geistesaktivitäten. Doch damit wir dazu auch in der Lage sind, bedarf es zumindest eines Minimums an geistigem Frieden, Stabilität und Konzentration. Diese Qualitäten wurden in den vorangegangenen acht Praktiken entwickelt. Außerdem haben wir den Geist die ganze Zeit über bereits betrachtet. Schon als wir in der ersten Betrachtung einfach nur unserem Atem folgten, wurden wir damit vertraut gemacht, wie aktiv der Geist ist. Wir konnten erfahren, dass der Geist immer wieder versucht, sich aus einer so einfachen Übung wie der Betrachtung des Atems zurückzuziehen.

Als wir unsere Achtsamkeit auf den gesamten Körper und seine Empfindungen ausweiteten, konnten wir erkennen, wie diese den Geist prägen, aber auch, wie der Geist Körper und Empfindungen beeinflusst. Vor allem aber konnten wir uns unsere konditionierten Reaktionen bewusst machen. Wenn wir unsere Aufmerksamkeit jetzt speziell auf den Geist richten, betrachten wir alle psychischen Phänomene, das gesamte Spektrum der Gefühle, Wahrnehmungen, Gedanken, Schlussfolgerungen, Unterscheidungen und Vorstellungen –, das heißt, den *chittasamskara* genannten bewussten und unbewussten Bereich geistiger Inhalte und Aktivitäten. Bitte denken Sie daran, dass Chitta einfach nur die Totalität dieser psychischen Phänomene bezeichnet und selbst keine unwandelbare Entität ist. Wenn wir Chitta betrachten, betrachten wir die geistigen Formationen, die im gegenwärtigen Moment entstehen. Wir betrachten die unterschiedlichen geistigen Zustände, wie sie entstehen, verweilen und schließlich vergehen.

Diese Gruppe der Betrachtungen unterstützt uns darin, die Samen heilsamer und geschickter geistiger Formationen wie Liebe, Mitgefühl, Freude, Glück und Achtsamkeit zu entwickeln, aber auch die Energie und Bereitschaft, Gier, Abneigung und Unwissenheit zu überwinden. Sie hilft uns auch dabei, unsere vollständige Aufmerksamkeit auf alle unheilsamen und ungeschickten geistigen Formationen zu richten, auf Abneigung, Gier, Unwissenheit, Verzweiflung, Unaufmerksamkeit und Stolz, und diese durch die Kraft der Achtsamkeit zu verwandeln. Dazu müssen wir jedes Mal, wenn die geistigen Formationen auftauchen und sich entfalten, sie identifizieren und annehmen, und uns ihre Unbeständigkeit bewusst machen, sobald sie vergehen.

Die neunte Betrachtung ist die Praxis, wieder und wieder zu unserer gelebten Erfahrung zurückzukehren, keinen ihrer Aspekte abzulehnen, an keinem Teil zu haften, sondern sie offen und ehrlich einfach nur zu *erfahren*. Im Geist der Nichtdualität betrachten wir „den Geist im Geist". Andernfalls machen wir unsere geistigen Formationen, unsere Gefühle, Emotionen, Gedanken und Wahrnehmungen zu etwas „anderem", und wenn sie uns unangenehm berühren, versuchen wir, sie auszulöschen, und verursachen dadurch nur noch mehr Kampf und Leiden. Dann erleiden wir beides: den Schmerz unserer unheilsamen Formationen und den Schmerz unserer Abneigung. Wenn wir die Formationen als angenehm erfahren, versuchen wir, sie festzuhalten und ihnen Dauer zu verleihen. Doch da sie alle unbeständig sind und sich unablässig verändern, erschaffen wir durch unser Ergreifen und Festhalten auch nur wieder Leiden. Schließlich, wenn unsere Erfahrung uns relativ neutral vorkommt – weder angenehm noch unangenehm –, neigt der Geist dazu, sich in Unaufmerksamkeit zu verlieren. Doch da ein Großteil unserer Erfahrung tatsächlich neutral ist, verpassen wir dadurch am Ende unser Leben.

Viele Schülerinnen und Schüler fürchten sich davor, sich in starken geistigen Formationen zu verlieren oder von ihnen fortgerissen zu werden. Was sie jedoch in Wirklichkeit fortreißt, ist ihr Versuch, den geistigen Formationen zu entgehen. Wenn wir annehmen und erkennen können, dass wir von unseren Formationen nicht getrennt sind, ist „das", was erkennt und annimmt, die eigentliche Energie der

Achtsamkeit. Wenn es Achtsamkeit gibt, wenn sie mit den geistigen Formationen eins ist, werden diese bereits verändert. Sobald wir achtsam sind und uns nicht länger in Unaufmerksamkeit verlieren, hat sich die Situation bereits verwandelt.

Im Achtsamkeits-Yoga haben wir eine wunderbare Möglichkeit, unsere geistigen Formationen zu betrachten, sie kennen zu lernen und zu verstehen, wie sie unsere Gewohnheiten und Verhaltensweisen konditionieren. Wir alle haben unsere Lieblings-Asanas und andere, die wir lieber nicht ausprobieren wollen. Natürlich sind es, wie Ihnen jeder Yoga-Lehrer bestätigen kann, genau jene Asanas, die Sie vermeiden wollen, die nicht selten zu Ihren größten Lehrern werden. Finden Sie während Sie praktizieren heraus, welche Asanas in Ihrem Geist die größte Anspannung hervorrufen, wenn Sie nur daran denken, Sie zu üben. Diese ablehnende Verspannung des Geistes ist nicht nur einfach eine Ursache des Leidens, sondern eine Form des Leidens selbst.

Wenn Sie sich andererseits in eine Haltung begeben, die sich gut anfühlt, sollten Sie sich bewusst machen, welche Eigenschaften Ihr Geist annimmt. Verlangt es Sie danach, dieses gute Gefühl im Geist festzuhalten? Wenn dem so ist, sollten Sie tiefer schauen. Erstaunt werden Sie vielleicht feststellen, dass das Festhalten einer angenehmen Erfahrung eine geistige Formation ist, die sich gar nicht so gut anfühlt! Festhalten selbst *ist* mit Schmerzen verbunden und prägt unseren Genuss dessen, was sich gut anfühlt. Wenn uns diese Tatsache nicht bewusst wird, können wir das, was angenehm ist, nicht wirklich genießen. Unsere Erfahrung wird dann durch den Schmerz der Gier getrübt. Wenn wir dies wirklich spüren – und nicht nur intellektuell wissen –, lassen wir das Anhaften los und genießen das gesamte Spektrum der Erfahrung, einschließlich des Wandels und Vergehens.

Unser Nervensystem ist so programmiert, dass es nur das wahrnimmt, was sehr angenehm oder sehr unangenehm ist. Das, was weder das eine noch das andere ist, wird einfach ignoriert. Wenn wir nur neutrale Erfahrungen machen, neigen wir dazu, uns zu langweilen und nach Anregungen zu suchen. Durch Achtsamkeit können wir jedoch bewusst in den neutralen Erfahrungen verweilen, und womöglich werden wir herausfinden, dass uns diese Achtsamkeit gegenüber neutralen Empfindungen mehr Glück und Zufriedenheit beschert. Erinnern Sie sich bitte an Thich Nhat Hanhs Beispiel der „Nichtzahnschmerzen". Leichtigkeit, Freude und Glück sind Bestandteile des Pfades. Meiner Ansicht nach geht es im Achtsamkeits-Yoga darum, Leiden, das noch nicht entstanden ist, abzuwenden und Leiden, das entstanden ist, zu beenden. Ein Teil dieser Aufgabe besteht darin, die Ursachen des Glücks, die bereits vorhanden sind, zu erkennen. Unsere Anhaftungen sind nichts weiter als geistige Formationen, die wir unserer Erfahrung hinzufügen.

Wenn Sie im Achtsamkeits-Yoga die Erfahrung machen, dass der Geist zerstreut ist, oder wenn Sie sich gelangweilt fühlen, dann erinnern Sie sich daran, aufmerksam zu sein. Einer meiner ersten Meditationslehrer wies mich darauf hin, dass es im Grunde genommen nur ein Zeichen dafür ist, dass wir nicht wirklich aufmerksam sind, wenn wir uns langweilen. Diese kleine Einsicht hat mein Leben verändert. Auf der Highschool machten Freunde und ich Pläne, T-Shirts mit der Aufschrift „Gelangweilte Teenager" (das war der Name unserer Band) und „Gelangweilt und Ziellos" (der Titel eines unserer Songs) bedrucken zu lassen. Wir waren jedoch zu ziellos, um es auch tatsächlich zu tun. Seit ich angefangen habe, ernsthaft zu praktizieren, kann ich mich nicht daran erinnern, wann ich mich zum letzten Mal gelangweilt habe. Das Leben ist einfach zu interessant, um langweilig zu sein. Dieser *Atem*, der in den Körper ein- und ausgeht, ist zu interessant, um jemals langweilig zu sein. Bitte nehmen Sie sich das zu Herzen. Seien Sie einfach aufmerksam.

Dieser Punkt führt uns direkt in die zweite Übung der dritten Tetrade, in der wir uns im Glücklich-und-leicht-Werden des Geistes üben. Buddha sagt, dass wir uns selbst mit der Freude, dem Glück und der tiefen Zufriedenheit der meditativen Konzentration nähren sollen. „Es genügt nicht, dass wir leiden", sagt Thich Nhat Hanh. Wir lassen den Geist leicht und glücklich werden, indem wir in heilsamen geistigen Formationen verweilen. Es hilft zum Beispiel sehr, wenn wir unserer Praxis und unserer Fähigkeit zu praktizieren tief vertrauen. Wenn wir erkennen, dass unsere Fertigkeit, achtsam zu sein, zugenommen hat, wird der Geist genährt und damit glücklich und leicht werden.

Vor allem können wir unseren Geist aber durch den Dharma, Buddhas Lehren, glücklich und leicht machen. Buddha zufolge ist der Dharma das größte und zugleich das subtilste Glück. Durch unsere Dharma-Praxis wird unser Herz glücklich und leicht. Am Anfang meiner Praxis beneidete ich die Bhakti-Yogis um ihre Erfahrung von Liebe und Hingabe. Damals hatte ich keinen Bezug zu Gottheiten, Gurus und ihrer Verehrung, doch die spürbare Liebe und Verehrung der Bhakti-Yogis schien mir etwas Wunderbares zu sein. Mit dem Fortgang meiner Praxis spürte ich dann aber auch in mir selbst wirkliche Liebe, Hingabe und Dankbarkeit dafür, das große Glück zu haben, den Dharma praktizieren zu dürfen. Viele Menschen, die regelmäßig praktizieren, berichten mit der Zeit von diesem immer stärkeren Glücksgefühl, das nichts mit äußeren Ursachen zu tun hat. Es ist die Freude des Dharmas.

Zum Paradox dieses Glücks gehört, dass es sich der Unbeständigkeit aller Zustände bewusst ist – einschließlich des Zustands eines leichten und glücklichen Geistes! Freude, Glück und der tiefe Friede der Meditation sind unbeständig. Wenn wir sie festhalten wollen, werden wir leiden. Wenn wir dies erkennen, können wir unser Festhalten loslassen, und wir erfahren ein Glück, das darin besteht, dass wir die Dinge so sehen, wie sie sind. Im Achtsamkeits-Yoga geht es nicht darum, einen friedvollen, glückseligen Zustand zu verwirklichen und darin zu verweilen. Wir wären dann nur in Abneigung und Festhalten verfangen. Vielmehr geht es darum, dass wir lernen, offen zu werden und offen zu bleiben für das, was tatsächlich ist.

Im *Sutra der Vier Verankerungen der Achtsamkeit* lehrt Buddha uns, nicht nur aufmerksam auf das Entstehen von Wut oder Gier (oder irgendeinem anderen unheilsamen geistigen Faktor) zu achten, sondern ebenfalls wach dafür zu sein, wenn Wut und Gier *nicht entstehen*. In beiden Fällen rät Buddha uns dazu, das, was in unserem Geist auftaucht, mit dem Licht der Achtsamkeit zu beleuchten. Weder unterdrücken wir das, was uns unangenehm erscheint, noch halten wir verzweifelt daran fest, dem Dauer zu verleihen, was uns angenehm ist. Glück ist es, sich dem zu öffnen, *was ist*.

Die dritte Betrachtung der dritten Tetrade befasst sich mit der Entwicklung und Kultivierung eines stark konzentrierten Geistes, den man als einsgerichtet oder *ekagatta* (Pali; Skrt.: *ekagrata*) bezeichnet. Zwar richten wir unsere Aufmerksamkeit auf ein Objekt, doch was an dieser Stelle vor allem betont wird, ist nicht so sehr das Objekt unserer Konzentration, sondern eher die Qualität oder der Grad der Konzentration selbst. Im *Sutra der Vier Verankerungen der Achtsamkeit* unterstreicht Buddha diesen Punkt, wenn er sagt, dass wir uns bewusst machen sollen, ob diese Einsgerichtetheit vorhanden ist oder ob dieser Grad der Konzentration im Geist nicht gegenwärtig ist. Sobald wir ernsthaft praktizieren, ist es gar nicht so schwierig, diese Ebene der Konzentration zu erreichen. Denn wir haben uns ihr von Anfang an gewidmet, vor allem in den Übungen zur Beruhigung des Körpers und der geistigen Formationen (die vierte und achte der sechzehn Betrachtungen von Anapanasati). Das ist die Praxis des vollkommenen Samadhi.

Irrtümlicherweise glauben viele Menschen, man müsse vollständig unbewegt sein, um „in Samadhi" zu verweilen und schließen daraus, dass man nicht gleichzeitig in Samadhi sein und etwas anderes tun kann. Manche glauben, Samadhi sei eine Art von Trance, in der man sich keinerlei Empfindungen bewusst ist. Daraus leiten sie ab, dass sich Samadhi nicht in der Bewegung entwickeln lässt – zum Beispiel in Asanas. Für gewisse Ebenen des Samadhi mag dies sogar stimmen, doch diese sind für die Entwicklung von Einsicht nicht notwendig. Tatsächlich sagt Buddha weder im *Anapanasati-Sutta* noch im *Satipatthana-Sutta*, dass diese Ebenen für die Befreiung relevant sind.

Buddhadasa Bhikkhu hat in seinem Buch *Anapanasati – Die sanfte Heilung der spirituellen Krankheit* darauf hingewiesen, dass in korrekt entwickeltem Samadhi drei Geistesqualitäten gegenwärtig sind. Die erste ist *Stabilität*. Der Geist ist gesammelt, fest, beständig und unabgelenkt. Ein solcher Geist verweilt in einem Zustand der Reinheit, frei von Befleckungen. Doch zugleich ist ein derart beständiger und reiner Geist in einem wachen Zustand der Aktivität oder der Bereitschaft, die Arbeit des Geistes zu tun. Die Arbeit des Geistes besteht darin, „von Augenblick zu Augenblick in Wissen und Einsicht zu wachsen". Ganz offensichtlich ist ein solcher Geist ein Segen für jede Art von Aktivität – nicht nur in der formalen Meditationspraxis.

Wenn diese drei Qualitäten vorhanden sind, sei, so wird gesagt, der Praktizierende ein *samahitata* – „einer, der über Samadhi verfügt und befähigt ist, alle Arten von Aufgaben zu erfüllen". Wenn jemand, in dem diese drei Qualitäten präsent sind, geht, so wird weiterhin behauptet, sei dies ein „göttliches Gehen". Wenn unser Geist in dieser Weise konzentriert sein kann, während wir Asanas üben, dann werden es demnach ganz sicher „göttliche Asanas" sein. Buddha fügt dem noch Folgendes hinzu: „Wenn der Geist konzentriert ist, kennt er alle Dharmas, so, wie sie wirklich sind."

Eine Erfahrung, die wir in unserer Asana-Praxis immer wieder machen, in der uns die Einsgerichtetheit des Geistes zu lernen hilft, sind Schmerzen oder unangenehme Empfindungen. Das soll jedoch weder heißen, dass Sie bei Schmerzen einfach nur die Zähne zusammenbeißen sollen, noch, dass Sie die Anzeichen einer Verletzung einfach ignorieren – doch meistens sind Schmerzen, die in der Asana-Praxis auftauchen, weniger Anzeichen einer Verletzung als vielmehr unangenehme Empfindungen, und mit denen können wir anders praktizieren.

Wenn Sie die Aufmerksamkeit vollständig auf die Schmerzen oder unangenehmen Empfindungen richten, wird es keine Trennung zwischen Ihnen und Ihrer Erfahrung geben, sodass für Reaktionen, Urteile oder Geschichten kein Raum mehr ist. Meist nimmt die Intensität des Schmerzes sogar ab, wenn wir auf diese Weise praktizieren, aber die wichtigste Lehre, die wir dann erfahren können, ist die, dass es einen Unterschied zwischen Schmerz und *Leiden* gibt – also der Not und Qual, die wir aufgrund unserer Reaktionen, Abneigungen und Geschichten unserer Erfahrung hinzufügen. Ein altes buddhistisches Sprichwort lautet: „Schmerzen sind unausweichlich, aber das Leiden ist unsere eigene Wahl."

Jon Kabat-Zinn untersucht diesen Punkt in seinem Buch *Gesund durch Meditation*, das auf einem Programm basiert, das er an der Medical School der University of Massachusetts, USA, entwickelt hat. In wissenschaftlichen Forschungen konnte nachgewiesen werden, dass Strategien, die auf Aufmerksamkeit beruhen – also alles, was wir tun, wenn wir achtsam sind und unsere Aufmerksamkeit in einer nicht wertenden Art und Weise der Erfahrung zuwenden – im Umgang mit Schmerzen besser funktionieren als Strategien, die auf Ablenkung basieren, zum Beispiel, dass wir an etwas anderes denken, wenn wir Schmerzen haben.

Eine Strategie, die auf Aufmerksamkeit beruht, öffnet sich dem Schmerz und allen unangenehmen geistigen Formationen wie Abneigung, Wut, Festhalten, Traurigkeit oder Furcht. Thich Nhat Hanh schlägt vor, unsere unangenehmen Empfindungen, egal, ob es sich dabei um schmerzhafte körperliche Empfindungen oder geistige Formationen handelt, als unser „schreiendes Baby" zu betrachten. Da ich Vater bin, ist das für mich ein nützliches Bild. Als meine Tochter noch ganz klein war, rannte ich nicht vor ihr davon, wenn sie schrie. Ich schob sie auch nicht weg, sondern ich ging zu ihr hin und nahm sie auf den Arm. Alles andere wäre unangemessen gewesen. Wenn wir die Dinge in diesem Licht betrachten, können wir erkennen, wie unangemessen unser Leben oft ist, wenn wir unser Leiden verdrängen oder ignorieren wollen.

Auch hier wieder liegt der wirkliche Gewinn dieser Praxis nicht in stoischem Gleichmut, sondern darin zu erkennen, dass es tatsächlich einen Unterschied zwischen Schmerzen und unangenehmen Empfindungen und den von uns geschaffenen Seelenqualen gibt. Um diesen Zusammenhang zu verdeutlichen, benutzte Buddha das Bild eines Mannes, der von einem Pfeil getroffen wurde. Wir können nicht leugnen, dass das äußerst schmerzhaft sein muss. Doch dann kommt unser reaktives Verhalten ins

Spiel, und das ist wie ein weiterer Pfeil, der uns noch mehr Schmerz und Leiden zufügt. Im *Yoga-Sutra* sagt Patanjali: „Leiden, das noch entstehen wird, muss verhindert werden." Eine auf Aufmerksamkeit beruhende Strategie, in der wir uns der Erfahrung öffnen und in sie hineingehen, ist der Weg, das Leiden, das noch nicht entstanden ist, zu verhindern.

Wir können uns darin üben, mit dem Schmerz, der entsteht, wenn wir uns auf der Yoga-Matte oder dem Meditationskissen niederlassen, so umzugehen, dass wir in unserem Leben frei von Leiden sein werden. Sicherlich ist es richtig, dass wir einfach nur unsere Arme senken müssen, wenn wir zum Beispiel in der KRIEGERHALTUNG II Schmerzen in den Schultern empfinden. Wenn wir das jedoch jedes Mal tun, was ist dann mit den Schmerzen, die wir nicht so einfach vermeiden können? Was ist, wenn wir bei einem Unfall verletzt werden? Was, wenn wir unseren Liebhaber verlieren? Was, wenn jemand, der uns nahe steht, stirbt? Was ist, wenn wir mit unserer eigenen Krankheit, mit Alter und Tod konfrontiert werden? Was, wenn emotionale oder physische Schmerzen unausweichlich sind? Wir haben einen Körper mit einem komplexen Nervensystem und werden, einfach deswegen, Schmerzen empfinden. Wenn wir jedoch auf der Matte oder dem Kissen praktizieren, werden wir den Schmerz vielleicht einfach nur fühlen und ihm kein weiteres Leiden hinzufügen, wenn die unvermeidlichen Verluste eintreten.

Mein Sanskrit-Lehrer erzählte einmal, dass das Wort „Drama" dieselbe Etymologie habe wie „Karma", denn die wörtliche Bedeutung von Drama, „Handlung", sei im Griechischen die gleiche wie die von Karma im Sanskrit. Wenn wir darüber nachdenken, können wir erkennen, dass wir Karma hervorbringen, sobald wir unsere grundlegenden Sinneserfahrungen dramatisieren. Jeder von uns kennt zumindest eine Person, die, wie wir im Englischen sagen, eine *drama queen* ist, ein Mensch, der alles dramatisiert und dessen Leben immer hoch kompliziert und in Aufruhr ist. Letztendlich sind wir jedoch bis zu einem gewissen Grad alle so. Von der Meditationspraxis wird behauptet, dass sie unser Karma reinige. Das ist auch so, und zwar immer dann, wenn wir damit aufhören, unserem Karma neue Nahrung zuzuführen oder es durch unsere Reaktionsmuster zu aktivieren. Wenn wir unsere Dramatisierungen loslassen, lassen wir unser Karma los.

Wenn wir tief in die Natur unserer geistigen Formationen blicken, werden wir tatsächlich von ihnen befreit. Das ist das Auflösen der mentalen Knoten, das in der letzten Anapanasati-Übung der dritten Tetrade stattfindet. Wenn wir den Geist in all seiner Differenziertheit genau betrachten, wird er frei von den geistigen Formationen, die unser Drama – und das Karma des Leidens – erschaffen.

Das ist die Vollendung der Weisheit (Prajna), denn an dieser Stelle führt Buddha uns in das Ziel all seiner Lehren ein, indem er unseren Blick ausdrücklich auf die Befreiung lenkt. Der Geschmack der Freiheit ist der „eine Geschmack", der den Buddhadharma durchdringt, so wie der Geschmack des Salzes den Ozean durchzieht. Ich möchte jedoch noch einmal darauf hinweisen, dass der Geschmack der Befreiung von Anfang an in Ihrer Praxis vorhanden war, selbst wenn er Ihnen nicht bewusst gewesen ist.

Die Befreiung, die Buddha an dieser Stelle erwähnt, ist jedoch noch nicht die Befreiung, von der am Ende des Sutra die Rede ist.

Befreiung oder „Loslassen" besteht weniger darin, dass *Sie* die unheilsamen geistigen Faktoren loslassen, sondern dass diese Faktoren Sie loslassen. Sobald der Geist vollkommen konzentriert ist, gibt es einfach keinen Platz mehr, an dem sie wachsen und sich entwickeln könnten. Betrachten Sie einfach nur die geistigen Formationen, ohne auf sie zu reagieren, und sie werden abfallen. Wir entwickeln dieses Loslassen, indem wir jedes Mal zu unserem Atem zurückkehren, sobald der Geist abgelenkt ist.

Im *Sutra der Vier Verankerungen der Achtsamkeit* empfiehlt Buddha, den Geist, dem die Befreiung fehlt, bewusst zu betrachten. Schauen Sie sich wirklich an, was ein festhaltender Geist ist. Achtsamkeits-Yoga ist keine Ideologie, keine Philosophie und auch kein Moralkodex über das Gute des Loslassens und das Böse des Anhaftens. Wir können nicht „einfach loslassen", nur weil wir denken, dass Loslassen eine gute Idee oder die bessere Lebensweise sei. Bitte denken Sie daran, dass die Vier Edlen Wahrheiten als Glaubenssatz keinen besonderen Wert haben, sondern dass wir uns in einer sorgfältigen Praxis auf sie einlassen müssen.

Zunächst sollten Sie Ihr Festhalten wirklich erfahren. Wenn Sie erkennen, wie unnötig die Schmerzen sind, die es verursacht, wird Loslassen einfach stattfinden. Es ist, wie wenn Sie das heiße Schüreisen anfassen. Weder müssen Sie daran denken, es loszulassen, noch über die Gründe meditieren, wieso Sie es vielleicht besser fallen lassen sollten. Es wird ganz spontan fallen gelassen. Sobald unser Festhalten als das Leiden erfahren wird, das es ist, fällt es ebenfalls spontan ab.

In den traditionellen Kommentaren ist davon die Rede, dass wir an zahllosen Objekten anhaften können, die sich in vier Hauptgruppen unterteilen. Die vielleicht augenfälligste Gruppe umfasst materielle Objekte oder sinnliche Vergnügungen. Damit sind materieller Besitz (Kleidung, Geld usw.) sowie sinnliche und sexuelle Empfindungen gemeint. In der Praxis der Asanas kann diese Art der Anhaftung sich in einem besonders starken Wohlgefühl äußern, wenn wir unseren Körper strecken und bewegen, oder in Freude, Genuss und intensiven Glücksgefühlen. Natürlich ist nichts falsch daran, sich an körperlichen Vergnügungen zu erfreuen, aber wenn unser Anhaften uns beherrscht, werden wir zwangsläufig leiden.

Die zweite Gruppe der Anhaftungen umfasst Meinungen, Überzeugungen, Ansichten und Theorien. Dafür sind die Praktiken des „Sind Sie sich sicher?", die uns im Kapitel „Die Achtfachen Pfade" beschäftigt haben, sehr hilfreich. Wenn wir im Achtsamkeits-Yoga unsere geistigen Formationen betrachten, stoßen wir sehr wahrscheinlich auf die Vorstellungen, denen wir anhaften – wie wir uns fühlen, wozu wir fähig sein sollten, wie eine bestimmte Asana korrekt praktiziert werden sollte –, aber auch auf die Überzeugung, dass wir niemals gut genug sein werden oder dass unser spezieller Lehrer und seine oder ihre Tradition den einzig wahren und authentischen Weg verkörpert. Selbstverständlich stellen diese Vorstellungen und Meinungen an sich kein Problem dar, doch wenn wir verbissen an ihnen festhalten, werden wir sicherlich eine ganze Menge Leiden für uns selbst und andere schaffen. Wenn wir an unerschütterlichen Vorstellungen darüber, was wir brauchen, um glücklich zu sein, festhalten, dann ist das Anhaften daran in der Tat eines der größten Hindernisse, um Glück zu erfahren.

Die dritte Gruppe der Anhaftungen beinhaltet die Dharma-Praxis selbst. Buddha warnte immer davor, an rituellen und traditionellen Praktiken, egal, ob säkularer oder religiöser Natur, festzuhalten. Aus diesem Grund schlage ich meinen Schülerinnen und Schülern immer vor, einige Veranstaltungen mit Lehrern anderer Traditionen zu besuchen, nachdem sie ein gewisses Verständnis ihres Körpers und seiner Möglichkeiten entwickelt haben. Einige Praktizierende haften so sehr an bestimmten Formen, dass sie immer in einem bequemen Bereich bleiben und nie ihre Grenzen ausloten. In diesem Fall werden die Formen eher zu Stolpersteinen als zu Toren der Befreiung. Es ist eine Sache, sich einer bestimmten Praxis zu verpflichten und diese Verpflichtung einzuhalten, und eine andere Sache, den Formen zu sehr anzuhaften und von ihnen Besitz ergreifen zu wollen. Dann verlieren wir nämlich ganz schnell den befreienden Geist der Praxis, und es ist nur noch ein kleiner Schritt, bis wir andere und ihre Praxis kritisieren werden.

Die letzte und bei weitem verzwickteste Gruppe der Anhaftungen beinhaltet alles, was wir mit „ich", „mich" und „mein" identifizieren. Selbst wenn wir an unserer Identität eines Yogi oder einer Yogini festhalten, wird dies eine Quelle des Leidens sein. Besonders, wenn wir uns für heiliger als den Papst halten und uns dadurch vom Rest der Welt abtrennen. Die Anonymen Alkoholiker sprechen von einer „Malaise der Einzigartigkeit", einem Zustand, in dem man glaubt, dass die eigene Erfahrung so besonders ist, dass niemand den eigenen Schmerz verstehen kann. Menschen, die an diesem Zustand leiden, fühlen sich ausgesprochen einsam und isoliert. Mit dieser Einsamkeit nähren sie ihre Sucht. Indem wir schließlich anerkennen, dass unsere „Selbst-Sucht" uns Probleme bereitet, und verstehen, dass wir nicht so einzigartig sind, entspannen sich einige der Strategien und Denkmuster, die uns in unserer Sucht gefangen halten, und fallen schließlich ab.

Wenn wir Asanas üben, können wir erkennen, wie wir die Vorstellung eines Selbst erschaffen und wie wir unsere Reaktions- und Denkmuster – die Geschichten, durch die wir unser Lebensdrama gestalten – einsetzen, um diesen Käfig des Selbst zu verfestigen. Je stärker wir diese Vorstellung eines Selbst verhärten, umso mehr Anspannung und Leiden erzeugen wir – doch wir müssen das erst selbst erkennen, bevor eine Öffnung stattfinden kann.

Betrachten Sie in der Achtsamkeitspraxis jede geistige Disposition, die in Ihrer Praxis auftaucht. Erkennen Sie die Muster der Geschichten und Überzeugungen, die sich in diesen Dispositionen ausdrücken. Worin bestehen die Strategien, mit denen Sie dem begegnen wollen, was geschieht? Mit der Zeit werden Sie deutlicher erkennen lernen, wie Ihr gesamtes Leben möglicherweise von Vorstellungen beherrscht wurde, die Ihnen noch nicht einmal bekannt gewesen sind – oder die Ihnen nur vage bewusst waren, während Sie nach Strategien suchten, um mit ihnen umzugehen. Begreifen Sie, mit welcher Windeseile der Geist unsere Erfahrungen unterteilt und einordnet und wie schnell und grausam er urteilt. Wenn Sie dies alles wahrnehmen, können Sie dann auch noch den „Glauben an Ihre eigene Pressemitteilung" über das, was passiert, aufgeben? Schauen Sie einmal, ob Sie anfangen, Ihre eigenen Beurteilungen zu beurteilen. Diese Muster sind so tief in uns verwurzelt, dass sie anscheinend unendlich viele Wege finden, um sich immer wieder neu zu erschaffen. Aus diesem Grund müssen wir unsere Praxis über einen langen Zeitraum durchgängig und mit Geduld ausüben.

Viele Asanas sind asymmetrisch, und es geschieht immer wieder, dass uns eine Seite leichter und flexibler vorkommt als die andere. Achten Sie einmal darauf, wenn das geschieht, wie der Geist es ganz sicher nicht dabei bewenden lässt, einfach nur diesen Unterschied wahrzunehmen. Fast auf der Stelle wird er ihn bewerten und eine Seite zur „guten" und die andere zur „schlechten" machen.

Eine meiner Schülerinnen war auf einer Seite ihres Körpers sehr verspannt und hatte große Probleme. Im Scherz nannte sie diese Seite die „böse Zwillingsschwester" der anderen. Ihre Fähigkeit, über dieses Denkmuster zu lachen, beweist, wie wichtig Humor für unsere Praxis ist. Einer meiner Lehrer wies einmal darauf hin, dass erleuchtet zu werden auch bedeute, „locker zu werden". Die Fähigkeit, über die geistige Akrobatik, die wir aufdecken, zu lächeln oder gar zu lachen, ist ein wichtiges Element des Loslassens. In meiner Erfahrung sind die Klassen, in denen wir uns auf die geistigen Formationen konzentrieren – auch wenn wir dann vor allem den Schmerz und unsere geistigen Reaktionen auf ihn betrachten –, diejenigen, in denen meine Schüler und ich am meisten miteinander lachen und eine Leichtigkeit des Geistes teilen.

Viele Menschen finden heraus, dass sie in ihrem Alltag genauso reagieren wie auf der Yoga-Matte. Indem sie das erkennen, lockert sich bereits die Struktur ihrer Verhaltensmuster. Einer Schülerin half die Vorstellung, die geistigen Formationen wie ein schreiendes Kleinkind in den Arm zu nehmen, und sie erkannte, wie unangemessen sie sich vielen Aspekten des Lebens gegenüber verhielt. Eine langjährige Schülerin sprach davon, wie viel deutlicher sie erkennen könne, wie sie sich aus dem, was geschieht, herausziehe, indem sie beständig die „nächste Sache zu ergreifen" versuche. Aber selbst eine Anfängerin sagte nach ihrer ersten Klasse mit mir, dass sie gelernt habe, zwischen den unangenehmen Empfindungen, die in einer bestimmten Asana entstehen, und dem Leiden, das sie der Situation durch ihre Dramatisierungsversuche hinzufüge, zu unterscheiden.

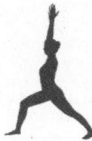

Intermezzo

Wie wir mit schwierigen Gefühlen umgehen können

In der Einführung erwähnte ich bereits, dass es das Zerbrechen meiner ersten Ehe war, was mich zur Dharma / Yoga-Praxis brachte. Jahre später ließ mich das niederschmetternde Ende einer weiteren Beziehung noch tiefer in die Praxis eindringen. Dazwischen gab es mehrere Beziehungen, die alle in Schmerz, Verbitterung, ja sogar in Verzweiflung auseinander gingen. Während der zweiten Trennung, als ich mich wieder stärker der Praxis zuwandte, ging ich durch eine besonders schwierige Zeit. Ich fing eine Therapie an und wurde als depressiv diagnostiziert, mit einer ständigen, an nichts festzumachenden Angst, die sich von Zeit zu Zeit in Panikattacken äußerte.

Bei jedem Scheitern einer Beziehung legte ich ein bestimmtes Verhaltensmuster an den Tag. Ich ging durch Phasen, in denen ich mir absolut betrogen vorkam, in denen jeder und alles um mich herum mir fremd waren. Ich weigerte mich, diese Situation hinzunehmen, sondern kämpfte und rang mit ihr. Ich verfolgte meine Expartnerinnen mit Betrugs- und Täuschungsanschuldigungen. Für meine Mitmenschen war ich damals kein angenehmes Gegenüber.

Nach vielen Jahren der Praxis – und der Therapie bei einer Frau, die mit dem Prinzip der Achtsamkeit arbeitete – ging ich eine neue Beziehung ein. Wir verlobten uns und wollten heiraten. Ich erinnere mich, wie ich zu einem Freund sagte, dass ich einfach nur hoffte, „mich traurig zu fühlen und nicht so, als ob die Welt unterginge", wenn es wieder nicht funktionieren sollte. Innerhalb eines Jahres bekam meine Partnerin selbst Probleme mit Vertrauen und Hingabe und löste die Verlobung auf. In mir kam das alte, bekannte Gefühl des Betrogenseins hoch.

Diesmal war ich jedoch entschlossen, meine Frustration und meine Wut nicht auszuleben, sondern ich setzte mich auf das Meditationskissen und nahm mir vor, erst dann wieder aufzustehen, wenn ich der Qual, die ich empfand, auf den Grund gekommen war. Als ich mit meiner Wut saß, spürte ich einen schweren Knoten in meiner Brust. Während ich bei dieser Empfindung und meinem Atem blieb, tauchten in meinem Geist Strategien auf, um „sie zurückzubekommen". Wie eine Filmschleife wiederholte ich Diskussionen, in denen ich ihr „meinen Standpunkt" klar zu machen versuchte. Ich blieb jedoch bei meinem Atem, und der Knoten begann sich zu lösen.

Irgendwann ergriff mich ein Schwindelgefühl, und der Knoten verlagerte sich in den Solarplexus. Das war von einem Gefühl der Panik und kalten Angst begleitet. In meinem Geist tauchten Geschichten darüber auf, dass ich erneut da angelangt war, wo ich angefangen hatte, und meine Angst darüber löste eine neue Panikattacke aus. Ich konnte sehen, wie Furcht neue Furcht entstehen ließ. „Deine ganze Zeit in Therapie war vollkommen nutzlos; du hast dich überhaupt nicht verändert", spotteten innere Stimmen. Vor meinem geistigen Auge zogen Bilder vorbei, die zeigten, wie ich einsam sterben würde – ich wurde erst entdeckt, als ein Nachbar meinen verwesenden Leichnam roch. So verrückt kann der Geist sein! Ich wollte auf der Stelle vom Meditationskissen aufspringen und alles tun, um dieser Angst zu entkommen. Ich konnte es wirklich nicht mehr ertragen. Ich wollte wegrennen – in eine Bar oder eine Disko, mich betrinken, jemanden aufreißen und es miteinander treiben –; *alles* hätte ich getan, um diese Angst, die mir die Gedärme zusammenpresste, nicht mehr zu spüren.

Aber ich blieb sitzen und folgte meinem Atem. Obwohl ich mich die ganze Zeit über fürchtete, nahm ich alles an. Und dann, mit einem Mal, legte sich die Energie des Orkans meiner Angst, und ich spürte, wie ich fiel, bis ich in meinem tiefsten Inneren angekommen war. Physisch betrachtet war ich in meinem Unterbauch und Becken gelandet. Psychisch gesehen war dieser Ort warm, sanft, und ich fühlte mich angenommen. Außerdem gab es eine tiefe Traurigkeit, die mir die Tränen in die Augen trieb. Ganz erstaunlich war jedoch, wie liebevoll sich alles anfühlte. Irgendwie verspürte ich die Leichtigkeit und Weite der Liebe und des Glücks inmitten des tiefsten Schmerzes.

Wenn ich diese Geschichte mit meinen Schülerinnen und Schülern teile, erwarten sie, dass ich irgendwann sage, die Traurigkeit habe sich aufgelöst. Aber das tat sie nicht. Wovon ich befreit wurde, war das Leiden, das Leiden, von dem ich später erkannte, dass ich es der reinen Erfahrung der Traurigkeit hinzugefügt hatte. Die Wut, das Gefühl des Betrogenseins, selbst die Furcht und die Angst waren, wie ich jetzt weiß, Wege, auf denen mein Geist versuchte, mich die Wahrheit dieser Traurigkeit nicht fühlen zu lassen. Dabei war es noch nicht einmal nur die Traurigkeit über meine Trennungen, ja noch nicht einmal „meine Traurigkeit", die ich empfand. Was ich spürte, war eine vertraute Verbindung mit allen, die leiden und diese Traurigkeit jemals gefühlt haben – aber auch mit allen, die es sich noch nicht erlauben, sie zu spüren. Ich war in Kontakt mit der existenziellen Traurigkeit des Lebens, mit Dukkha. Indem ich mich ihr vollständig öffnete, fand ich selbstlose Liebe, Mitgefühl und Freude. Mich einfach nur traurig zu fühlen, hatte etwas Befreiendes. Die ganze Energie, die ich aufgewendet hatte, um das, was wirklich war, nicht zu spüren, war nun befreit – sie war frei, durch mich hindurchzufließen. Diese Energie gehörte mir nicht, und doch hatte sie etwas damit zu tun, wer oder was ich bin. Es war die Energie des Lebens.

Selbstverständlich bedeutet das nicht, dass ich jetzt frei von unheilsamen geistigen Faktoren bin. Frustration, Furcht, Wut und Traurigkeit gibt es immer noch, und hin und wieder zeigen sie sich auch. Doch seit dieser langen Nacht auf dem Meditationskissen gibt es auch Achtsamkeit, und ich werde von diesen geistigen Formationen nicht mehr beherrscht und hin und her geworfen. Sie machen mich nicht mehr zu ihrem Sklaven und können mich deshalb auch nicht mehr so stark dominieren und überwältigen. Ich habe gelernt – und lerne in dieser Praxis auch weiterhin –, mit allem Frieden zu schließen, vertraut zu werden mit dem, was ist, wann es ist und wie es ist. Was auch immer im Strom der Erfahrung auftaucht, welcher geistige Zustand auch entstehen mag, ich betrachte ihn nicht mehr als meinen Feind. Vielmehr ist er ein Lehrer der Befreiung. Die Zen-Lehrerin Charlotte Joko Beck weist darauf hin, dass wir nach vielen Jahren der Praxis erkennen können, dass das, was wir für scharfe, kantige Felsblöcke auf unserem Lebensweg gehalten haben, in Wirklichkeit wertvolle Edelsteine sind, Diamanten, die unser Leben der Praxis unterstützen und möglich machen.

Achtsamkeits-Yoga:
Die dritte Übungsreihe

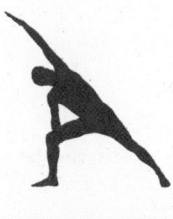

In dieser Übungsreihe führen wir die restlichen Haltungen ein, die, gemeinsam mit den bereits praktizierten, den ununterbrochenen Fluss der miteinander verknüpften Asanas bilden, die klassische *vinyasa* – den SONNENGRUSS *(Surya-Namaskara)*. Wir fangen die Vinyasa langsam an und bewegen uns dann in einem etwas energischeren Tempo. Wenn wir uns schneller bewegen, kann der Geist ganz leicht „auf Urlaub gehen", und wir spulen dann automatisch die verschiedenen Haltungen ab. Es kann auch sein, dass der Geist bereits in die nächste Haltung vorauseilt und wir weder in der Haltung, die wir gerade üben, noch in der verbindenden Bewegung wirklich präsent sind.

Die Vinyasa ist das Ganze der fließenden Bewegung. Durch den gesamten Bewegungsablauf hindurch präsent zu bleiben ist genauso wichtig wie die Konzentration in jeder einzelnen Asana. Achten Sie darauf, wie der Geist dazu neigt, einzelne Teile der Vinyasa zu isolieren, wie er die Asanas privilegiert und die Rolle der verbindenden Bewegungen herunterspielt; wie er das ergreift und an dem haftet, was ihm gefällt, während er alles zurückweist und allem Widerstand entgegenbringt, was ihm nicht gefällt. Begleiten Sie Ihre Bewegungen mit Achtsamkeit gegenüber dem Atem. Das wird Sie darin unterstützen, während der gesamten Übungsreihe präsent und aufmerksam zu bleiben. Das ist Meditation in der Bewegung.

Auch diesmal können Anfänger die mit einem Stern gekennzeichneten Asanas auslassen, bis sie kräftiger sind und sich mit den Haltungen genauer auskennen.

1. Einfache Sitzhaltung mit gekreuzten Beinen

3–10 Minuten

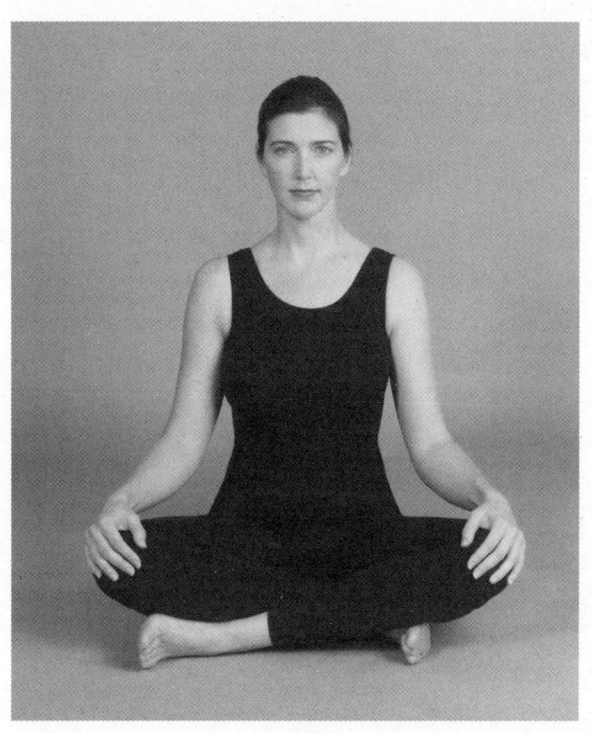

Sitzen Sie mit gekreuzten Beinen, sodass Ihre Füße unter den Knien liegen. Setzen Sie sich auf die Spitzen Ihrer Sitzbeine (vermeiden Sie es, das Becken nach hinten zu kippen und im unteren Rücken einzusinken). Legen Sie die Hände neben der Hüfte ab, und spüren Sie, wie die Sitzbeine in den Boden sinken, während der Scheitelpunkt des Kopfes gleichzeitig nach oben strebt und die Wirbelsäule streckt. Fühlen Sie, an welchen Stellen des Körpers Sie Ihr Gewicht spüren, während er in die Erde presst.

Jetzt legen Sie die Hände auf die Knie, schließen die Augen und spüren der Gefühlsqualität des „Einfach-nur-Sitzens" nach. Dann lehnen Sie sich ganz langsam so weit nach links, wie Sie können, ohne aus der Balance zu geraten, und achten darauf, wie sich die Gefühlsqualität im gesamten Bewegungsspektrum verändert. Danach pendeln Sie in immer kleineren Bewegungen von einer Seite zur anderen. Lassen Sie sich vom Atem zeigen, wo Ihre Mitte ist. Wenn Sie diese gefunden haben, wird der Atem entspannter und gleichmäßiger fließen, und eine Gefühlsqualität der Leichtigkeit stellt sich ein. Vielleicht spüren Sie, wie sich die Spannungen im oberen Rücken und in den Schultern lösen. Ohne äußere Kontrolle werden Körper und Atem Sie in Ihre Mitte führen. Lassen Sie sich durch Ihren Atem lehren.

Verbringen Sie mehrere Minuten damit, achtsam in Ihrem Atem, in den Empfindungen des ganzen Körpers und den Eigenschaften Ihrer Geistesverfassung zu verweilen. Ist der Geist aktiv oder relativ ruhig? Empfinden Sie Glück, Traurigkeit oder andere Gefühle? Denken Sie daran: Achtsamkeit wählt sich ihren Gegenstand nicht aus. Was auch immer in genau diesem Moment geschieht, Achtsamkeit ist gegenwärtig und nimmt alles an. Lassen Sie Ihre Urteile los; lassen Sie Ihren Widerstand los, und seien Sie einfach nur gegenwärtig in dem, was ist.

2. Katze und Kuh

6–10 Wiederholungen im eigenen Atemrhythmus

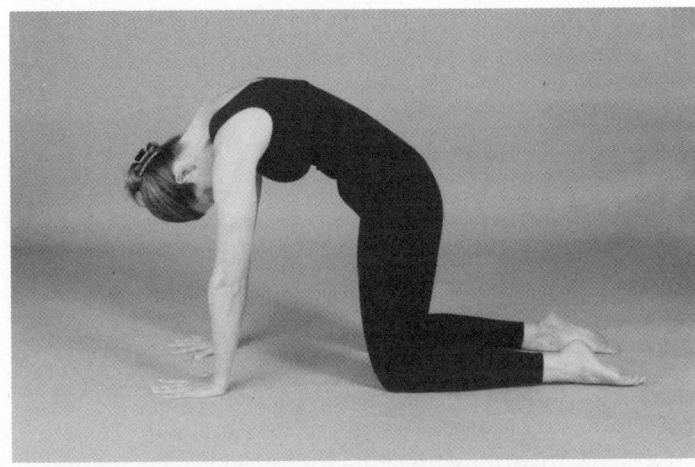

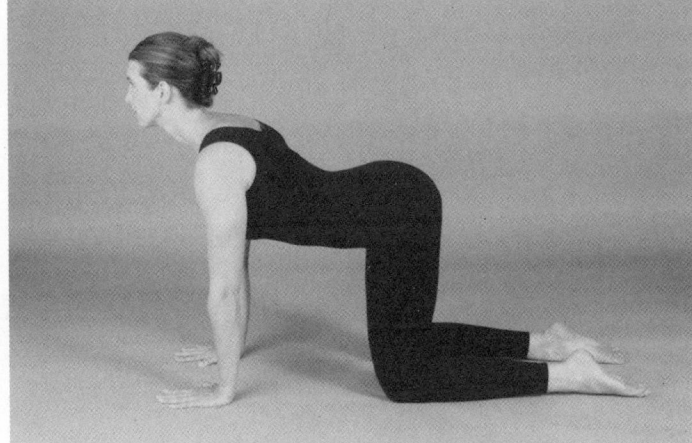

Stellen Sie die Hände direkt unter die Schultergelenke und die Knie unter die Hüftgelenke. Runden Sie beim Ausatmen Ihren Rücken wie eine grimmige Katze nach oben, und rollen Sie Becken und Steißbein nach unten und innen ein. Lassen Sie den Kopf entspannt hängen, und blicken Sie in Richtung des Beckens. Dann atmen Sie ein und biegen den Rücken sanft nach unten durch, indem Sie das Becken nach vorn rollen; dabei sinkt der Bauch nach unten, während sich der Scheitelpunkt des Kopfes und die Sitzbeine zur Decke hin strecken, bis Ihr Rücken eine sanfte Krümmung hat. Er hat jetzt die Form eines Kuhrückens.

Ihr natürlicher Atem sollte die Länge und den Rhythmus Ihrer Bewegungen bestimmen. Beginnen Sie mit dem Einrollen des Beckens. Die Bewegung, die Sie so einleiten, sollte wie eine Welle sein, die durch das Wasser läuft. Achten Sie aufmerksam auf den Atemverlauf und alle anderen Vorgänge, während Sie von einer Position in die andere wechseln.

3. Der Hund mit dem Gesicht nach unten

10–30 Atemzüge

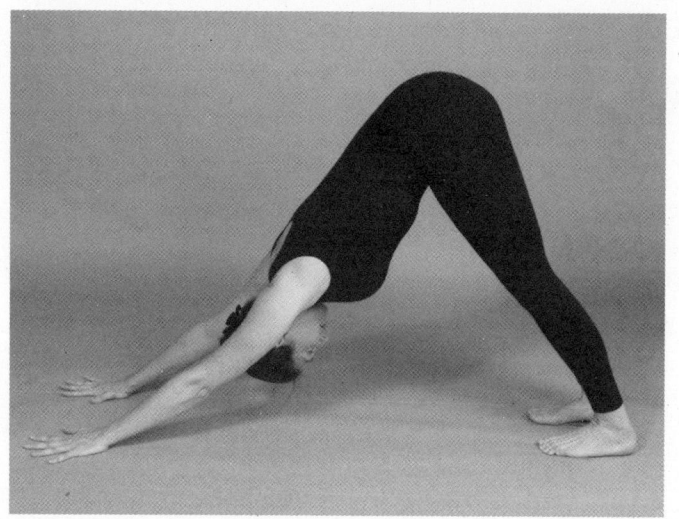

Stellen Sie in der KUH die Zehen auf, heben Sie die Sitzbeine nach oben hinten und strecken dabei die Beine in den HUND MIT DEM GESICHT NACH UNTEN. Ziehen Sie die Sitzbeine weiter nach oben, und lassen Sie die Fersen so tief wie möglich bodenwärts sinken, ohne dabei die Streckung des Rückens zu vernachlässigen. Während Sie in der Haltung ein- und ausatmen, achten Sie bitte darauf, ob sich der Geist aus Langeweile oder Abneigung abwendet. Was geschieht, wenn Sie fünf Atemzüge länger verweilen, als Sie möchten?

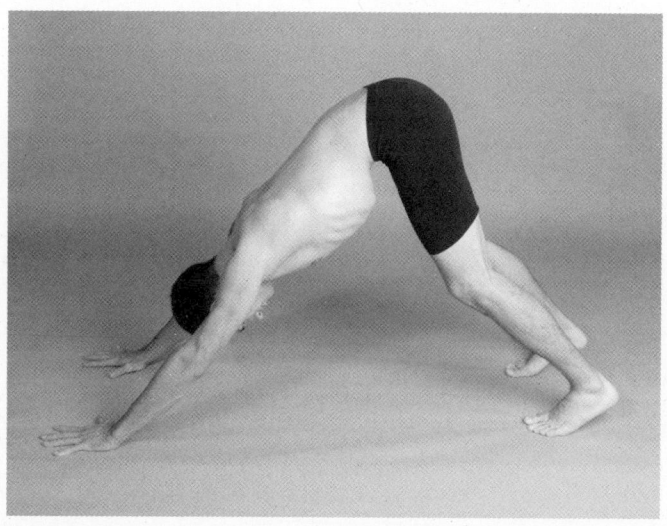

Variation

Falls Ihre Achillessehne zu straff ist, wird sich der untere Rücken runden und stauchen. Stellen Sie in diesem Fall einfach die Beine etwas weiter auseinander, bis Sie spüren, dass sich der Rücken streckt und der untere Rücken seine natürliche Einwärtsbiegung annimmt. Wenn die Muskeln an der Rückseite der Beine nicht sehr gedehnt sind, sollten Sie die Knie ein wenig beugen. Zusätzlich können Sie auch mit dem Abstand der Füße experimentieren, der ruhig etwas größer als Hüftweite sein kann.

4. Der Ausstellschritt

3–6 Atemzüge auf jeder Seite

Aus dem HUND MIT DEM GESICHT NACH UNTEN stellen Sie den rechten Fuß zwischen die Hände und strecken das hintere Bein bis in die Ferse. Achten Sie darauf, dass das gebeugte Knie nicht über die Zehen hinausragt. Das vordere Bein sollte im Winkel von 90° gebeugt sein; dazu steht das Schienbein senkrecht, und der Oberschenkel liegt parallel zum Boden. Setzen Sie die Fingerspitzen seitlich auf dem Boden auf, und öffnen Sie die Schultern nach hinten unten, was den Herzbereich weitet. Dabei schauen Sie geradeaus.

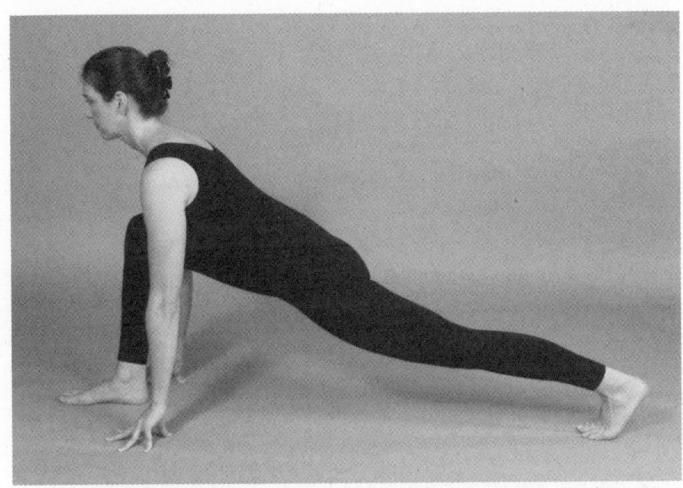

Bemühen Sie sich – ohne sich dabei anzustrengen oder zu verkrampfen –, das hintere Bein durch die Ferse hindurch zu verlängern, während Sie die Brust heben. Lassen Sie den Atem ungehindert durch den Körper strömen.

Setzen Sie den rechten Fuß nach hinten in den HUND MIT DEM GESICHT NACH UNTEN, und *wiederholen Sie die Haltung mit dem linken Bein.* Nachdem Sie den AUSSTELLSCHRITT mit dem linken Bein gemacht haben, setzen Sie den Fuß wieder nach hinten in den HUND MIT DEM GESICHT NACH UNTEN.

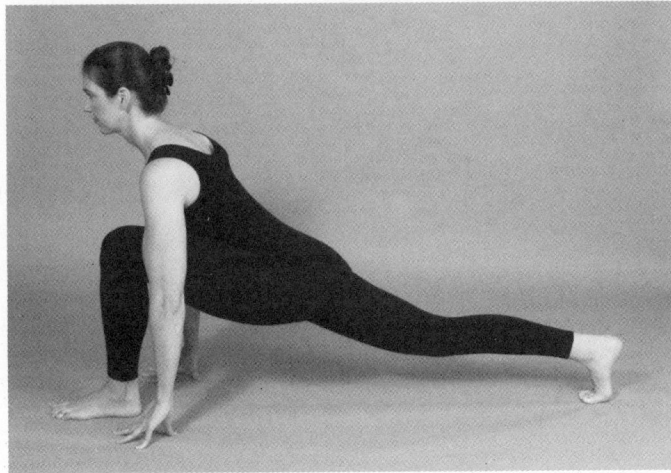

Achten Sie darauf, ob der Geist von da, wo Sie gerade sind, in die nächste Position vorauseilt, oder ob Sie in dieser kurzen Vinyasa vollkommen präsent sein können. Dadurch entwickeln Sie Beständigkeit in der Praxis, die Sie für die späteren Vinyasas brauchen.

5. Der Ausstellschritt in den Stand (Variante Kriegerhaltung I)

10–25 Atemzüge auf jeder Seite

Stellen Sie Ihren rechten Fuß zwischen die Hände in den AUSSTELLSCHRITT, aber kommen Sie diesmal aus dieser Haltung nach oben in den AUSSTELLSCHRITT IN DEN STAND, der eine Variante der KRIEGERHALTUNG I ist. Strecken Sie sich aktiv bis in den hinteren Fuß, und lassen Sie das Steißbein aus dem unteren Rücken tiefer sinken, während Sie beide Arme nach oben zur Decke führen. Verhindern Sie, dass Ihre Schultern zu den Ohren gehen, und strecken Sie sich aus den Seiten des Körpers nach oben.

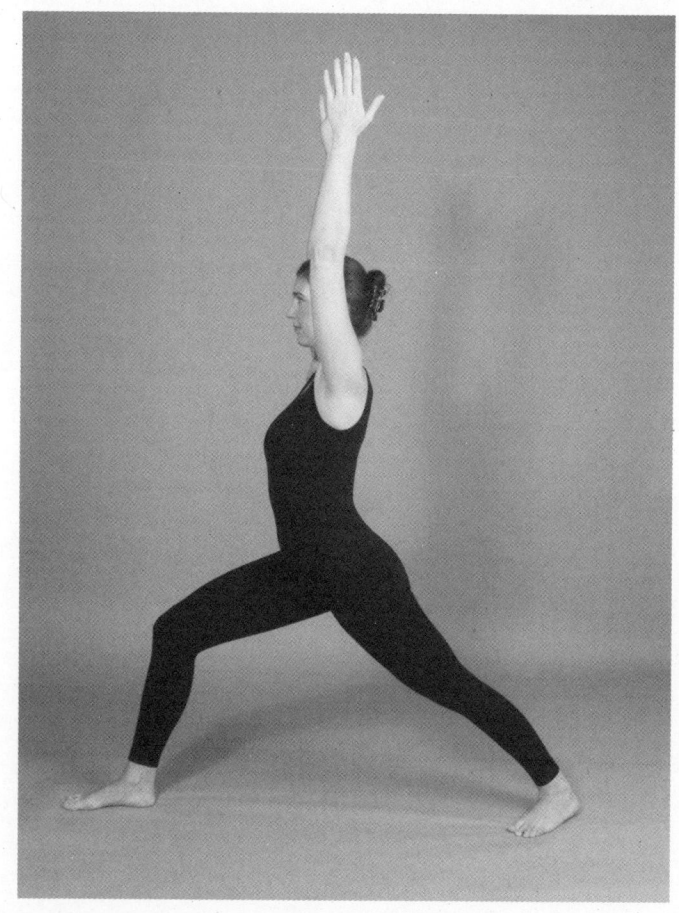

Während Sie atmen, sollten Sie alle Empfindungen betrachten, die sich einstellen. Achten Sie darauf, wie der Widerstand gegenüber diesen Gefühlen stärker wird, je länger Sie in der Haltung verweilen und je mehr sie an Intensität zunehmen. Können Sie wahrnehmen, wie sich der Geist eventuell „nach vorne lehnt", um sich aus der Haltung zu lösen? Verbinden Sie sich mit dem Atem, und versuchen Sie, in diesen Empfindungen zu lächeln. Achten Sie auch darauf, wie der Geist, sobald die Empfindungen auftauchen und intensiver werden, Geschichten entwickelt: „Wieso ist dieser verdammte Lehrer so gemein? Wie lange lässt er uns noch hier stehen?" Verankern Sie sich in Ihrem Atem und schauen Sie, ob Sie die Geistesaktivität einfach nur wahrnehmen können, ohne sich mit ihr zu identifizieren.

Beenden Sie den AUSSTELLSCHRITT IN DEN STAND, indem Sie in den HUND MIT DEM GESICHT NACH UNTEN gehen. Wenn Sie sehr wach sind, werden Sie sich vielleicht dabei ertappen, dass Sie das Gefühl der Entspannung festhalten wollen. Sie sollten jedoch nach ein bis zwei Atemzügen im HUND MIT DEM GESICHT NACH UNTEN den linken Fuß nach vorn stellen und *den* AUSSTELLSCHRITT *und die* KRIEGERHALTUNG I *auf dieser Seite wiederholen.* Auch diesmal achten Sie bitte auf alles, was im AUSSTELLSCHRITT auftaucht.

Wenn Sie sich jetzt wieder im HUND MIT DEM GESICHT NACH UNTEN entspannen, achten Sie darauf, ob sich der Wunsch, die Entspannung festzuhalten, erneut einstellt. Natürlich ist es nicht falsch, die Entspannung zu genießen, doch was würde geschehen, wenn wir jetzt 20, 30 oder vielleicht 40 Atemzüge lang im HUND MIT DEM GESICHT NACH UNTEN verweilten? Sie würden sich sicherlich danach sehnen, auch dieser Erfahrung zu entkommen, selbst wenn Sie dazu wieder in den AUSSTELLSCHRITT IN DEN STAND gehen müssten! Das ist der anscheinend endlose Kreislauf des „hierhin, dorthin", dem wir uns unterwerfen. Wenn wir jedoch bei unseren Empfindungen bleiben, wenn wir in einer Achtsamkeit verweilen, die auf dem Atem aufbaut, können wir anfangen, die Konditionierungen zu erkennen und loszulassen. Gehen Sie aus dem HUND MIT DEM GESICHT NACH UNTEN mit kleinen Schritten und heruntergedrückten Fersen nach vorn in die HÄNGENDE VORBEUGE.

Variation

Falls es momentan noch zu schwierig ist, die Arme über den Kopf zu strecken, können Sie mit den Händen sanft auf den Oberschenkel des vorderen Beins drücken, um die Schultern darin zu unterstützen, nach hinten zu rollen, und die Brust zu heben und zu weiten.

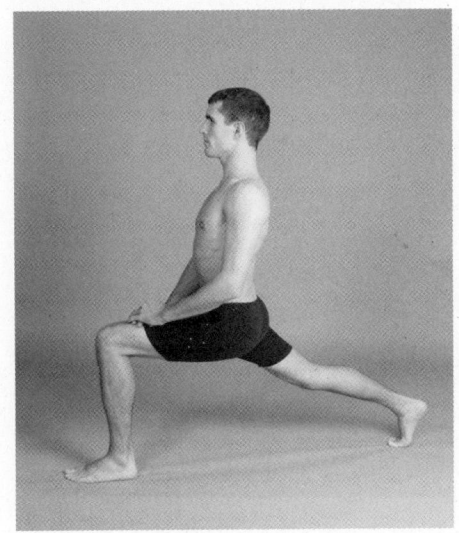

6. Hängende Vorbeuge

8–15 Atemzüge

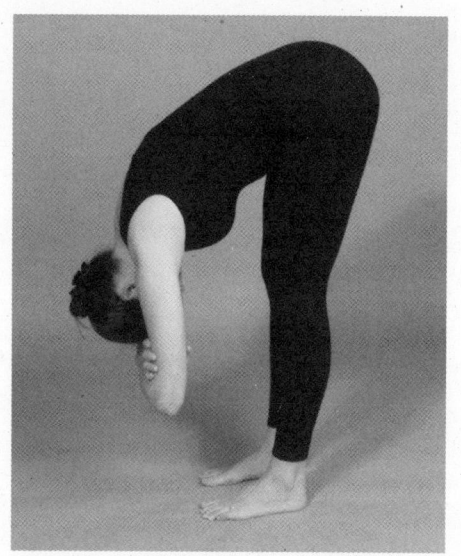

Stellen Sie die Füße faustbreit (hüftgelenkbreit) auseinander, und strecken Sie die Sitzbeine nach oben, während der Oberkörper über den Beinen hängt. Falls Sie Verspannungen im unteren Rücken spüren, können Sie etwas in die Knie gehen, um sich zu entspannen. Verschränken Sie nun die Arme, umfassen Sie die Ellenbogen, und lassen Sie sich einfach hängen. Atmen Sie natürlich ein und aus, und bleiben Sie wach für alles, was in Ihrem Körper und Geist geschieht.

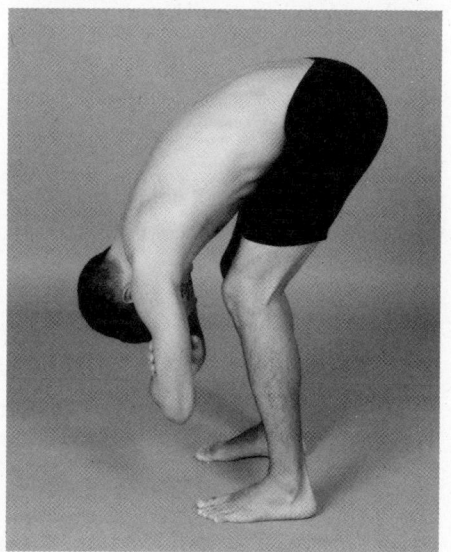

Variation

Wenn Ihre Achillessehnen zu straff sind, werden Sie feststellen, dass sich der untere Rücken rundet, was zu Verspannungen führen kann. Beugen Sie die Knie, um den Rücken zu entlasten, und lassen Sie den Oberkörper auf den Oberschenkeln ruhen. Das wird den unteren Rücken und das Kreuzbein stabilisieren und erlaubt es Ihnen, sich aus dem Hüftgelenk und nicht aus dem Rücken heraus zu beugen. Strecken Sie beständig die Sitzbeine nach oben, während Sie zugleich durch die Füße hindurch nach unten drücken.

Die Praxis des Achtsamkeits-Yoga

7. Aufrollen in den Stand

20–45 Sekunden

Lösen Sie die Arme, und lassen Sie sie entspannt nach unten sinken. Versuchen Sie nicht, sie in irgendeiner bestimmten Position zu halten. Die Knie sind leicht gebeugt. Ziehen Sie nun den Nabel zur Wirbelsäule hin ein, und rollen Sie sich Wirbel für Wirbel langsam auf. Achten Sie darauf, wie stark oder wie schwach Sie Ihre Wirbelsäule spüren. Atmen Sie ganz natürlich ein und aus.

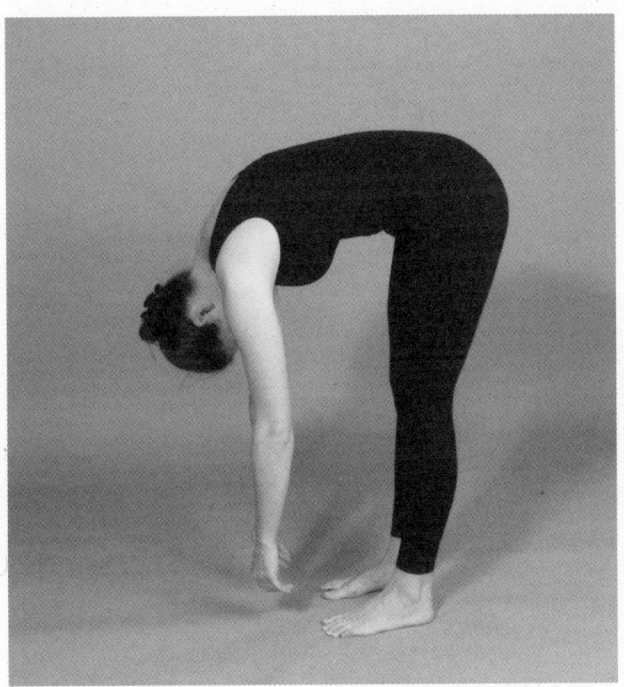 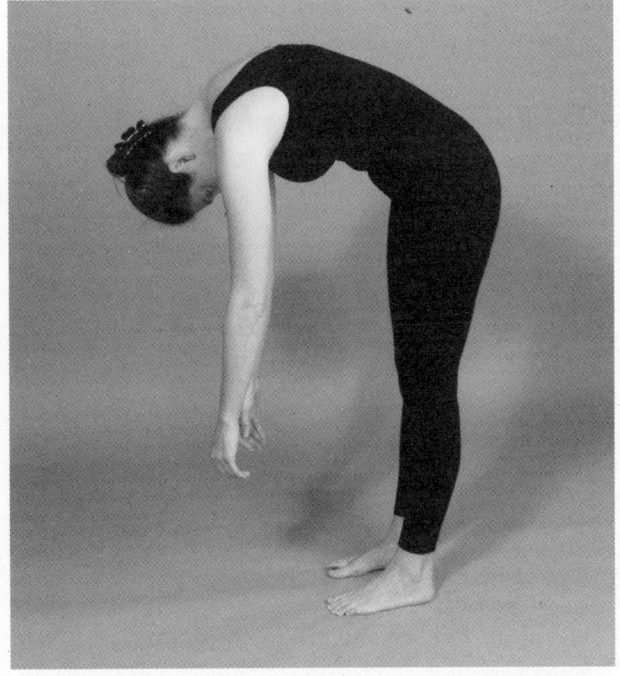

Halten Sie die Augen geöffnet, und achten Sie darauf, ob Sie die Arme zu den Beinen führen oder sie von ihnen wegbewegen. Können Sie bewusst loslassen und sich der Schwerkraft überantworten? Richten Sie sich langsam in die BERGHALTUNG auf, und spüren Sie, wo Ihr Körperempfinden dominiert. Wie verlagern und verändern sich diese Gefühle, während Sie langsam nach oben kommen? Machen Sie sich jede Neigung des Geistes, auszuwählen, zu urteilen und zu vergleichen, bewusst.

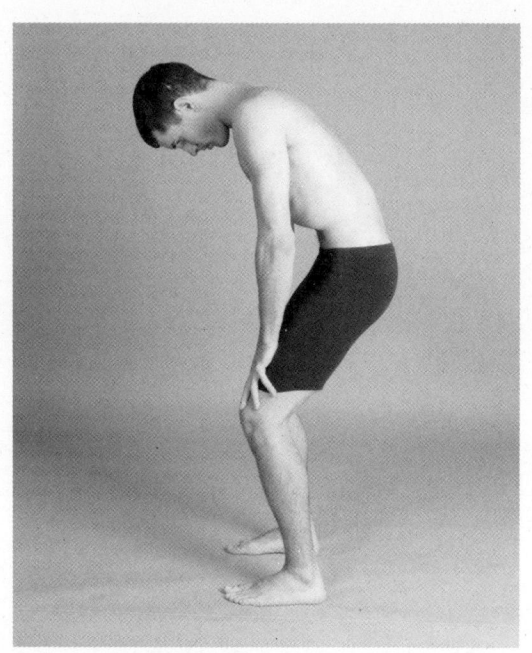

Variation

Wenn Sie selbst mit gebeugten Knien Schmerzen im unteren Rücken empfinden, können Sie sich mit den Händen auf den Oberschenkeln abstützen.

8. Die Berghaltung/Aufrechter Stand im Gleichgewicht

2–5 Minuten

Die Füße stehen hüftgelenkbreit auseinander, parallel zur Mittellinie der Füße (die gerade Linie zwischen zweitem und drittem Zeh). Wenn Sie Ihre Füße entlang dieser Mittellinie aufstellen, werden die großen Zehen etwas näher zueinander stehen als die Fersen. Spüren Sie, wie das Gewicht Ihres Körpers durch die Beine direkt vor den Fersen in den Boden sinkt. Lassen Sie die Wirbelsäule aus dem Beckenboden nach oben wachsen, heben Sie das Brustbein, und lassen Sie die Schultern entspannt nach hinten sinken.

In vielen Klassen wird die BERGHALTUNG nur als eine „Durchgangs-Asana" auf dem Weg zu interessanteren Haltungen praktiziert. Verweilen Sie hier mindestens für die Dauer der vorgeschlagenen zwei Minuten, und achten Sie darauf, welche geistigen Formationen auftauchen. Praktizieren Sie „Stehmeditation", und „stehen Sie einfach nur".

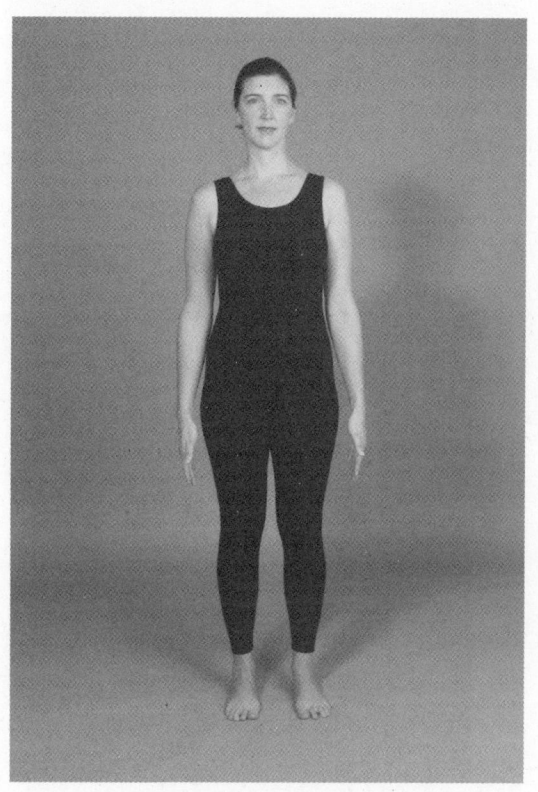 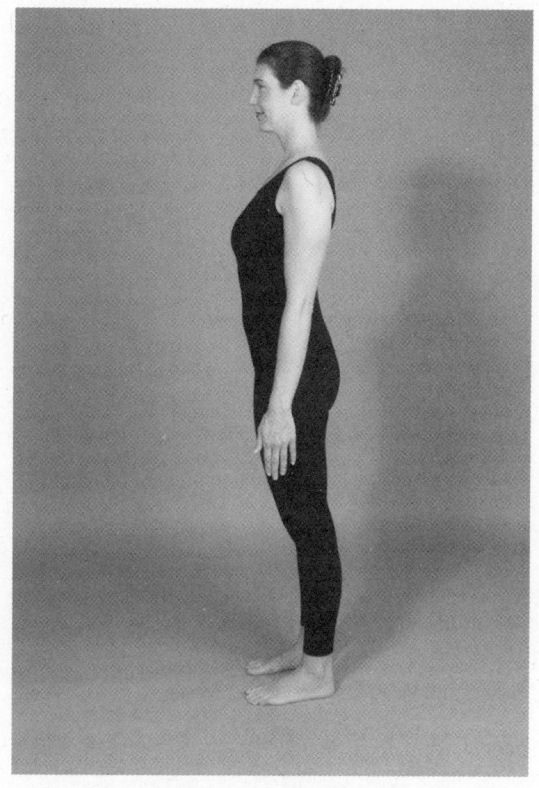

9. Die Mondsichel

3–8 Atemzüge auf jeder Seite

Heben Sie Ihre Arme beim Einatmen nach oben, und legen Sie die Handflächen aneinander. Ausatmend lehnen Sie sich nach links und bewegen die Hüfte dabei nach rechts. Während Sie in dieser Haltung atmen, sollten Sie versuchen, sich einatmend kontinuierlich bis in die Fingerspitzen zu strecken und ausatmend die Hüfte zur Seite zu bewegen.

Betrachten Sie die Eigenschaften des Atems; wo Sie ihn am stärksten spüren und wie er sich auf der linken und rechten Körperseite unterscheidet. Wenn Sie wieder zur Mitte zurückkehren wollen, atmen Sie ein und richten sich durch die Finger hindurch zur Decke auf.

Wiederholen Sie die Übung auf der anderen Seite.

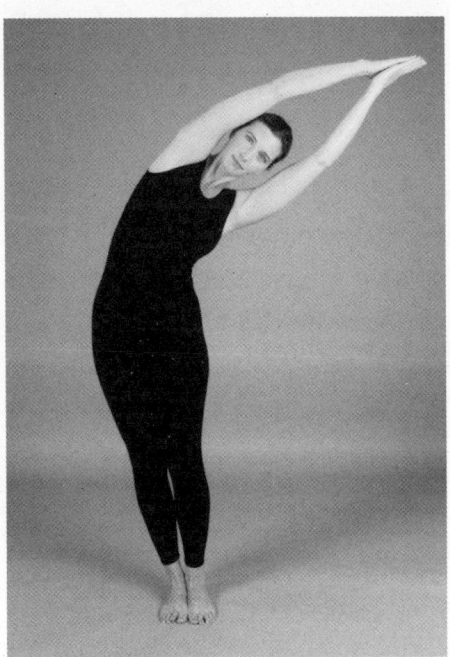
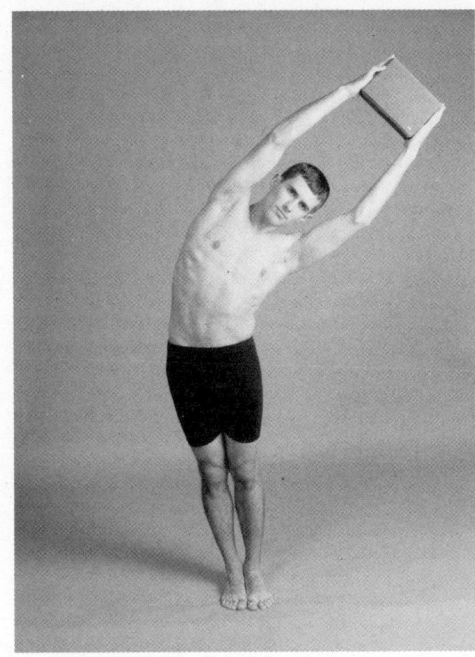

Variation

Wenn Sie Verspannungen in den Schultern haben, können Sie einen Holzblock zwischen den Händen halten, gegen den Sie pressen, während Sie sich zur Decke strecken. Dadurch öffnet sich Ihre Rückenmuskulatur. Diese Offenheit sollten Sie auch dann beibehalten, wenn Sie sich zur Seite neigen.

10. Das Segel

3–8 Atemzüge

Beginnen Sie in der MONDSICHEL, und verschränken Sie Ihre Finger bis auf die Zeigefinger, blicken Sie nach oben, aber heben Sie das Kinn nur so weit an, bis Sie Ihre kleinen Finger sehen können. Legen Sie den Kopf nicht ganz in den Nacken. Dann, während Sie damit fortfahren, sich durch die Zeigefinger hindurch zu strecken, schieben Sie Ihre Hüfte nach vorn und heben das Brustbein, um den Herzbereich zu öffnen. Diese Haltung ist eine RÜCKBEUGE IM STEHEN, in der die Bewegung durch die Arme nach oben und, von der Mitte aus, nach vorn geht.

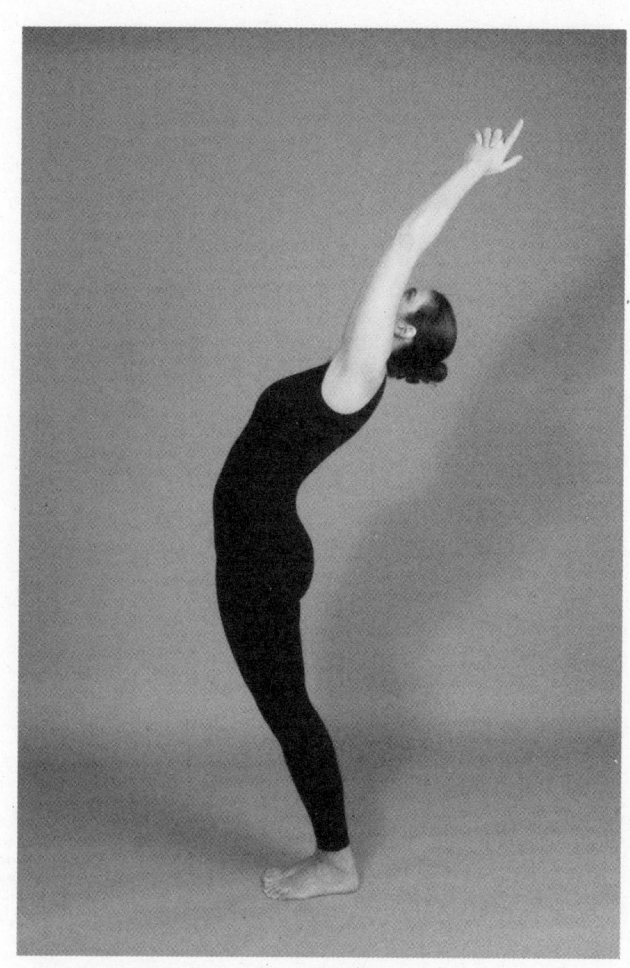

Atmen Sie; betrachten Sie die Eigenschaften Ihres Atems und die Eigenschaften Ihrer Haltung, Ihres Gleichgewichts und Ihres Bemühens. Spannen Sie sich zu sehr an? Wenn Sie dies bemerken, kommen Sie einfach etwas nach vorn. Lassen Sie alle Überlegungen los, irgendeine abstrakte Vorstellung von Vollkommenheit verwirklichen zu müssen. Wenn Sie die Haltung beenden wollen, atmen Sie ein und richten sich durch die Fingerspitzen hindurch auf, so, als wollten Sie sich zum Himmel strecken. Ausatmend lassen Sie die Arme seitlich herabsinken.

11. Stehende Vorwärtsbeuge

6–12 Atemzüge

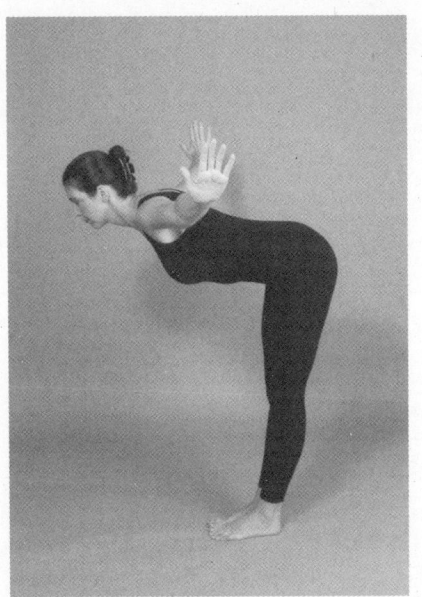

Heben Sie einatmend die Arme über den Kopf. Beim Ausatmen ziehen Sie die Oberschenkel nach hinten, während der Oberkörper aus den Hüften heraus gerade nach vorn abknickt. Währenddessen senken Sie beide Arme über die Seite auf einen Winkel von 45°, um möglichen Druck auf den Rücken auszugleichen.

Atmen Sie in der STEHENDEN VORWÄRTSBEUGE. Achten Sie auch weiterhin darauf, ob Sie während des Ein- und Ausatmens präsent bleiben und auch ob der Geist, wie subtil auch immer, auswählt und beurteilt.

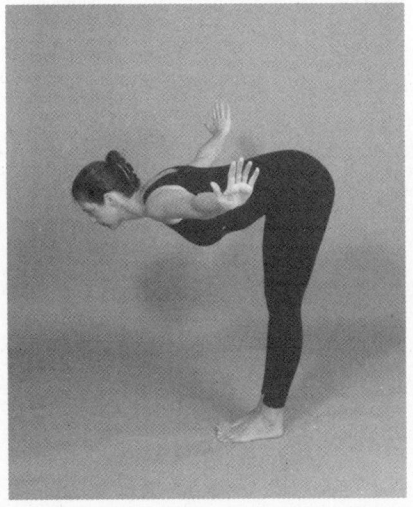
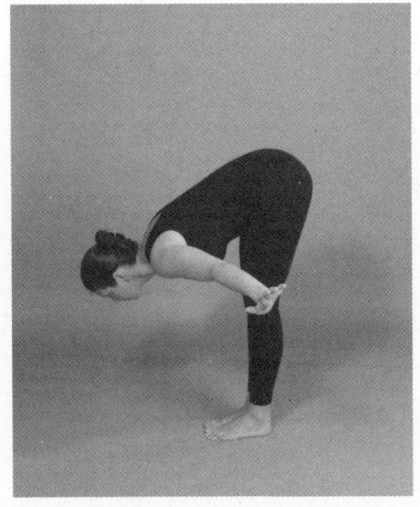
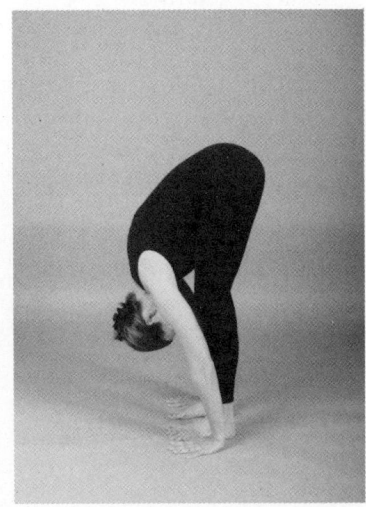

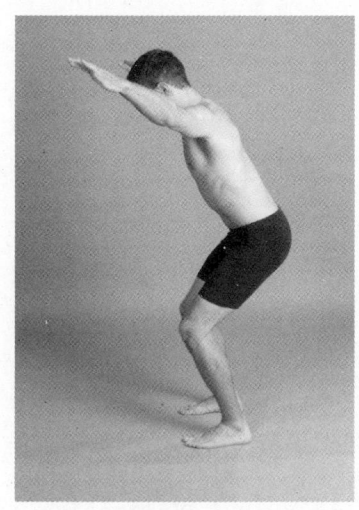

Variation

Falls Achillessehnen und Hüften zu wenig gedehnt sind, um mit einem flachen Rücken in die STEHENDE VORWÄRTSBEUGE zu gehen, sollten Sie die Knie so weit beugen, wie es nötig ist, um den Druck auf den Rücken auszugleichen.

12. Gestreckte Vorbeuge

3–5 Atemzüge

Atmen Sie in der STEHENDEN VORBEUGE ein, und heben Sie den Oberkörper aus den Hüften heraus an. Strecken und verlängern Sie den Rücken, bis er – wie wenn Sie in der KUH einatmen – eine sanfte Krümmung hat. Heben Sie den Brustkorb, öffnen Sie den Herzbereich, und blicken Sie in Richtung Horizont. Spannen Sie den Nacken nicht an. Nehmen Sie einfach nur den Kopf nach oben, ohne den eleganten Bogen Ihres Rückens zu verändern, und heben Sie den Blick.

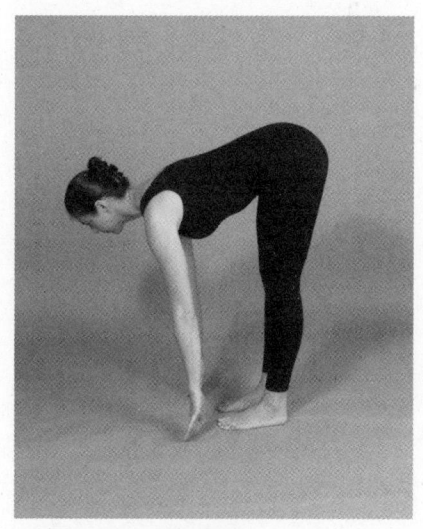

Sie können die Fingerkuppen aufstellen und die Schultern von den Ohren weg nach hinten sinken lassen, um die Öffnung des Herzbereichs zu unterstützen. Heben Sie die Sitzbeine zur Decke und nach hinten, weg vom Kopf, während Sie die Beine im Boden verankern.

Lassen Sie sich ausatmend tief in die STEHENDE VORBEUGE sinken.

Gehen Sie mit dem Einatmen in die Umkehrung der STEHENDEN VORWÄRTSBEUGE. Führen Sie die Arme über die Seiten nach oben, und halten Sie den Rücken gerade. Ausatmend senken Sie die Arme und stehen in der BERGHALTUNG.

Variation

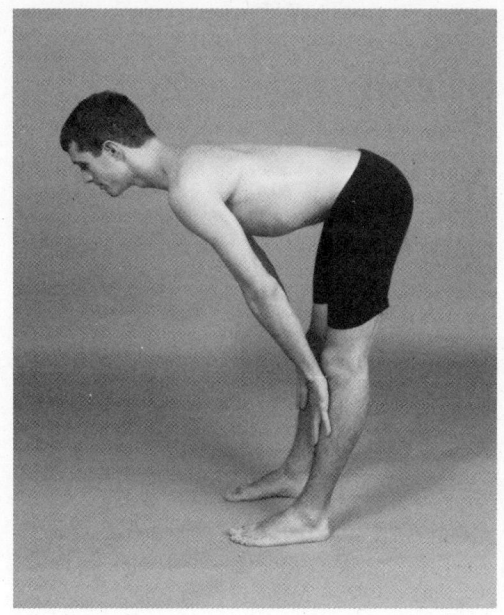

Wenn Ihre Hüfte oder die Muskulatur auf der Rückseite der Beine zu wenig gedehnt ist, sodass Sie in der STEHENDEN VORBEUGE die Knie beugen, können Sie Ihre Beine einatmend strecken und die Hände zur Unterstützung auf die Schienbeine legen. Wie in der KUH rollen Sie das Becken nach vorn. Lassen Sie die Schultern von den Ohren weg nach unten absinken, und spreizen Sie die Sitzbeine nach hinten weg.

Variationen des Sonnengrußes

13. Abgewandelter Sonnengruß

1–3 Wiederholungen

In dieser Abwandlung des klassischen SONNENGRUSSES setzen wir alle bekannten Haltungen ein, mit denen wir bisher gearbeitet haben. Es wird keine Überraschungen geben. Das wird uns durch den Bewegungsablauf führen, durch die Positionen und Bewegungen des Körpers, die sich ständig verändernde Landschaft der Empfindungen, den unbeständigen Strom der Emotionen und Gedanken, der auftaucht, einen Moment verweilt und verschwindet, und unterstützt uns darin, im Atem präsent zu sein.

- BERGHALTUNG.

- Führen Sie einatmend die Arme über den Kopf.

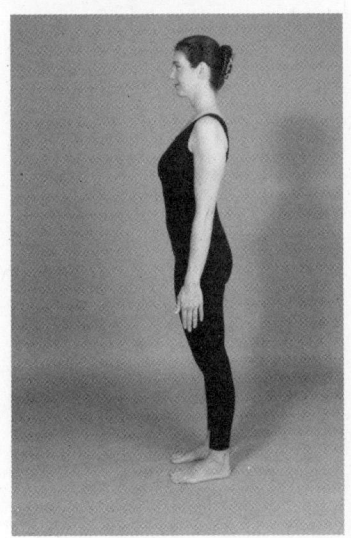 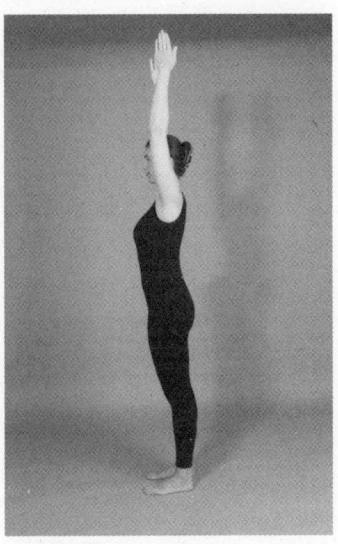

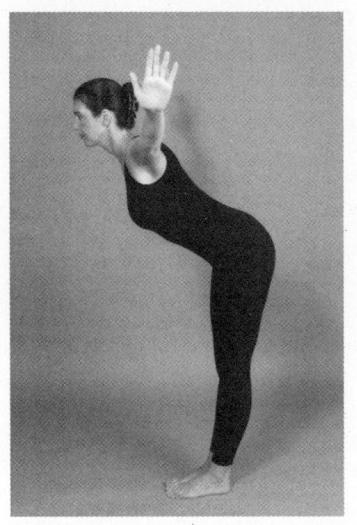
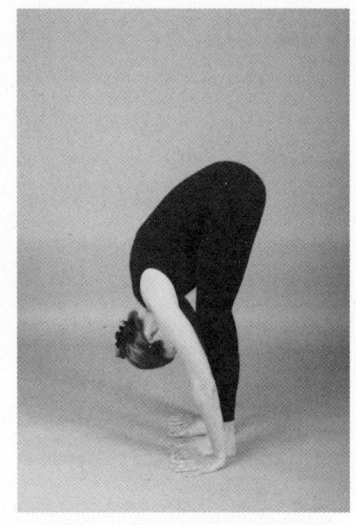

- Ausatmen. STEHENDE VORWÄRTSBEUGE in die STEHENDE VORBEUGE.

- Einatmen in die GESTRECKTE VORBEUGE.

- Ausatmend machen Sie mit dem rechten Bein einen Schritt nach hinten in den AUSSTELLSCHRITT.

- Einatmend strecken Sie sich bis in den hinteren Fuß, lassen die Schultern nach hinten unten absinken und heben den Herzbereich an.

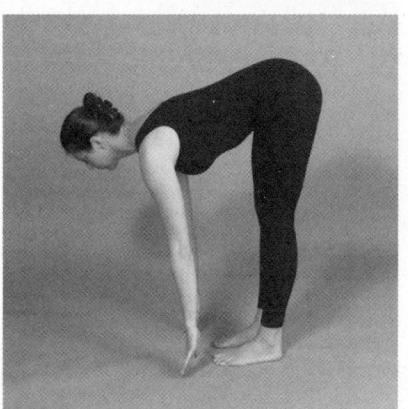

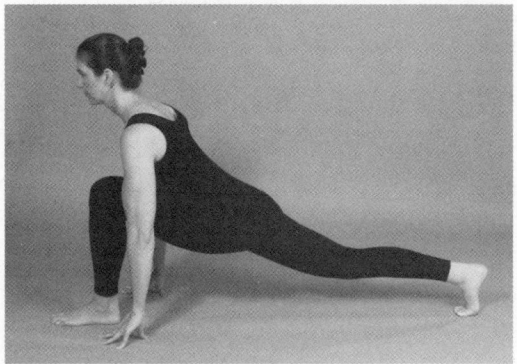

Die Praxis des Achtsamkeits-Yoga

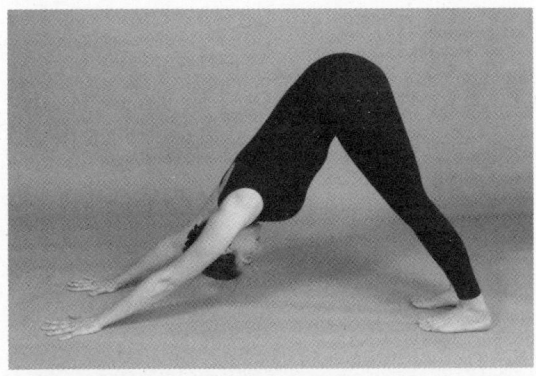

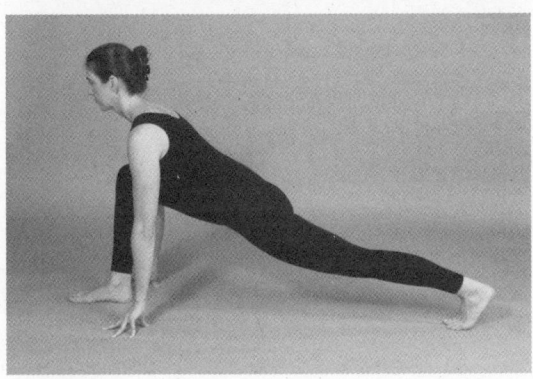

- Ausatmend machen Sie mit dem linken Bein einen Schritt nach hinten in den HUND MIT DEM GESICHT NACH UNTEN. Verweilen Sie 3–5 Atemzüge lang in dieser Haltung.

- Am Ende des letzten Ausatmens im HUND MIT DEM GESICHT NACH UNTEN machen Sie mit Ihrem rechten Fuß einen Schritt nach vorn in den AUSSTELLSCHRITT.

- Atmen Sie ein, heben Sie die Brust, und strecken Sie sich bis in den linken Fuß.

- Ausatmend führen Sie den linken Fuß nach vorn in die STEHENDE VORBEUGE.

- Einatmend gehen Sie in die GESTRECKTE VORBEUGE.

- Sinken Sie mit dem nächsten Ausatmen in eine tiefe VORBEUGE.

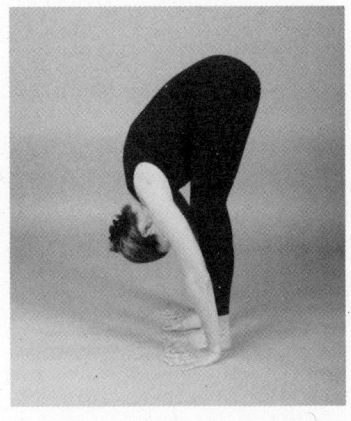
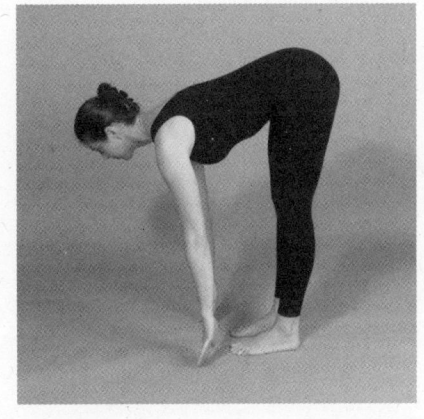
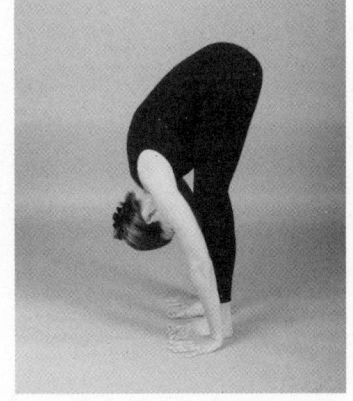

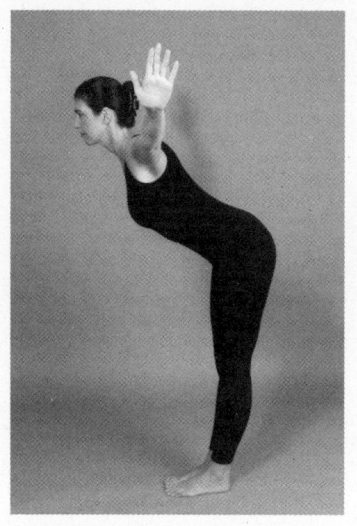 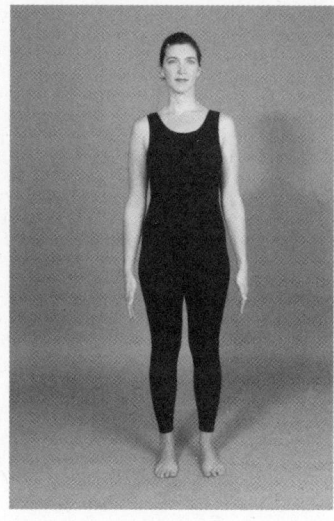

- Gehen Sie einatmend in die Umkehrung der STEHENDEN VORWÄRTSBEUGE. Strecken Sie die Arme bis in die Fingerspitzen, und führen Sie sie seitlich nach oben.

- Ausatmend senken Sie die Arme seitlich zurück in die BERGHALTUNG.

Das ist die eine Hälfte des SONNENGRUSSES. Jetzt *wiederholen Sie den Gruß*, indem Sie mit dem linken Bein einen Schritt nach hinten in den AUSSTELLSCHRITT machen und aus dem HUND MIT DEM GESICHT NACH UNTEN mit dem linken Fuß nach vorn in den AUSSTELLSCHRITT gehen.

14. Sonnengruß A

1–3 Wiederholungen

Wir führen hier zwei neue Haltungen ein: die BRETTHALTUNG und die ACHT-PUNKTE-HALTUNG. Damit verfügen wir jetzt über alle verbindenden Bewegungsabläufe des vollständigen klassischen SONNENGRUSSES.

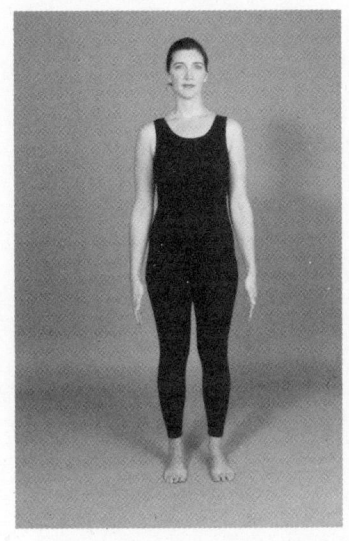 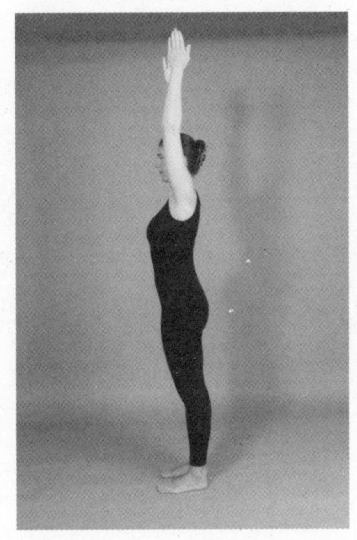 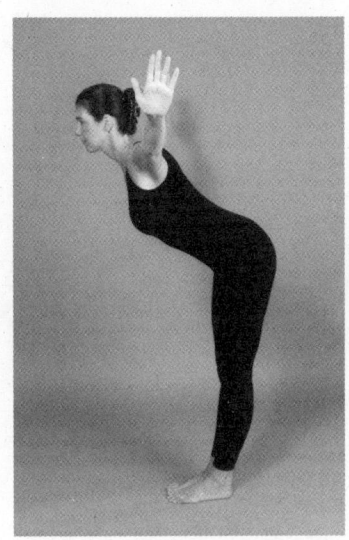

- BERGHALTUNG.

- Führen Sie einatmend die Arme über den Kopf.

- Ausatmen. STEHENDE VORWÄRTSBEUGE in die STEHENDE VORBEUGE.

- Gehen Sie einatmend in die GESTRECKTE VORBEUGE.

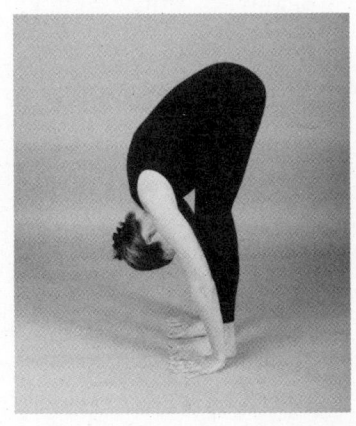 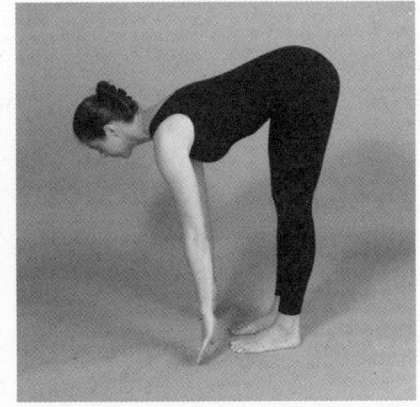

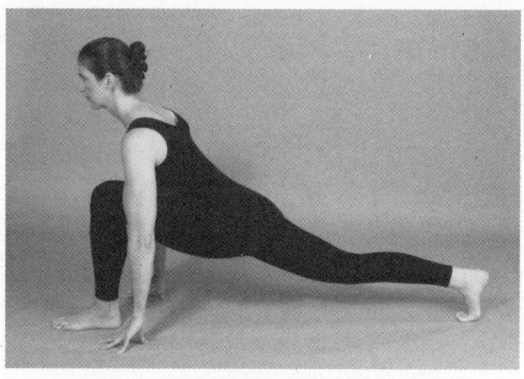
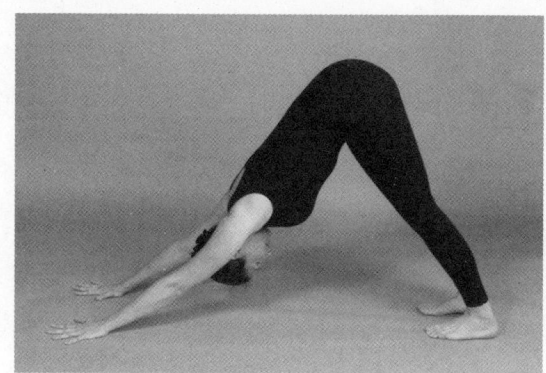

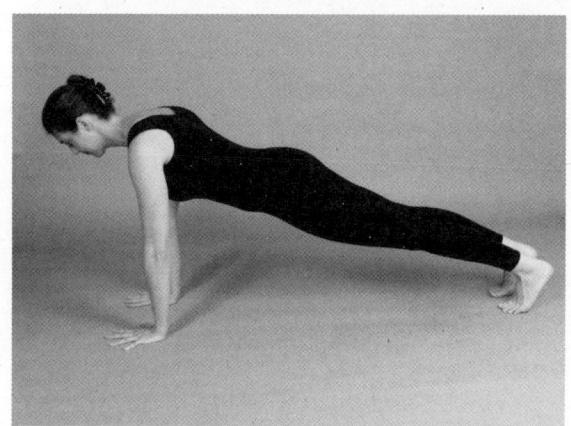

- Ausatmend machen Sie mit dem rechten Bein einen Schritt nach hinten in den AUSSTELLSCHRITT.

- Einatmend heben Sie den Herzbereich an, lassen die Schultern nach hinten unten absinken und strecken sich bis in den hinteren Fuß.

- Ausatmend machen Sie mit dem linken Bein einen Schritt nach hinten in den HUND MIT DEM GESICHT NACH UNTEN.

- Gehen Sie ausatmend in die BRETTHALTUNG. Diese Haltung ist wie die Ausgangsposition für einen Liegestütz. Drücken Sie mit den Händen gegen den Boden – Handgelenke, Ellenbogen und Schultern stehen senkrecht übereinander –, und entspannen Sie den Bereich zwischen dem Herzen und den Schulterblättern. Strecken Sie sich durch die Füße hindurch, als würden Sie in der BERGHALTUNG stehen. Achten Sie darauf, dass Sie im unteren Rücken und Becken nicht durchhängen, indem Sie das Steißbein zu den Fersen und den Nabel nach innen, zu den Lendenwirbeln hinziehen.

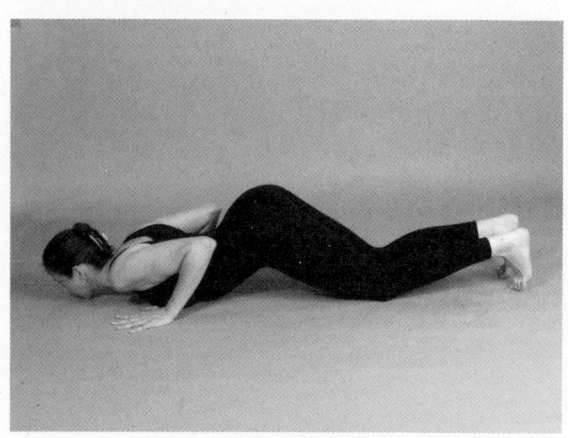

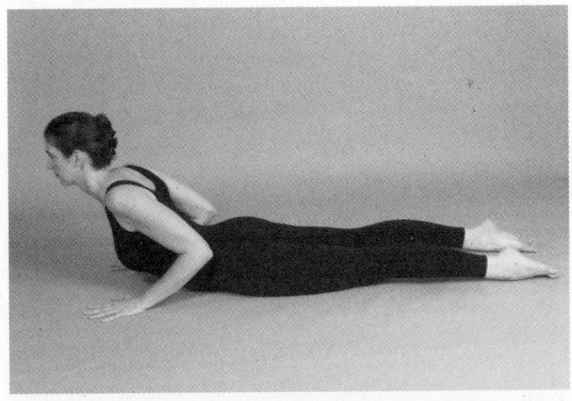

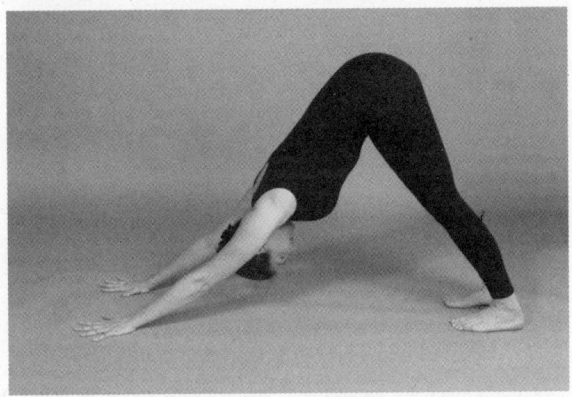

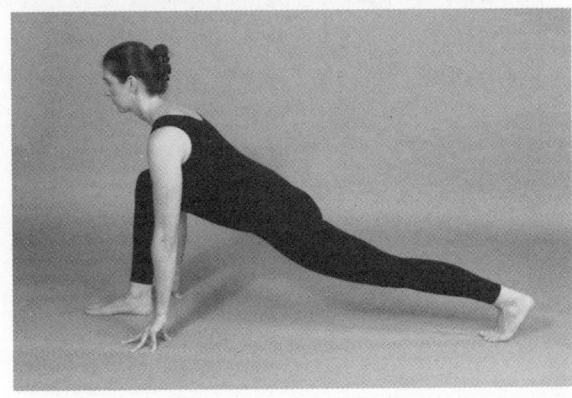

- Gehen Sie ausatmend in die ACHT-PUNKTE-HALTUNG. Sie wird so genannt, weil beim Ausatmen Knie, Brustkorb und Kinn am Boden abgelegt werden. Die acht Punkte, die dann in Bodenkontakt sind, sind die beiden Füße, beide Knie, der Brustkorb, das Kinn und beide Handflächen. Achten Sie darauf, dass die Ellenbogen seitlich anliegen und nicht abknicken, wenn Sie sie nach hinten biegen. Das Ellenbogengelenk sollte zur Decke zeigen, und die Unterarme *werden nicht* am Boden abgelegt.

- Gehen Sie einatmend in die KOBRAHALTUNG. Drücken Sie mit den Hüften gegen den Boden, und ziehen Sie den Brustkorb zwischen den Händen nach vorn; stellen Sie die Zehen auf, und rollen Sie sich nach oben in die KOBRAHALTUNG.

- Ausatmend kehren Sie in den HUND MIT DEM GESICHT NACH UNTEN zurück. Stellen Sie die Zehen auf, und heben Sie die Sitzbeine nach oben hinten, während Sie gegen den Boden pressen und Ihre Arme strecken. Verweilen Sie 3–5 Atemzüge lang in dieser Haltung.

- Am Ende des letzten Ausatmens im HUND MIT DEM GESICHT NACH UNTEN machen Sie mit dem rechten Fuß einen Schritt nach vorn in den AUSSTELLSCHRITT.

- Atmen Sie ein, heben Sie die Brust, und strecken Sie sich bis in den linken Fuß.

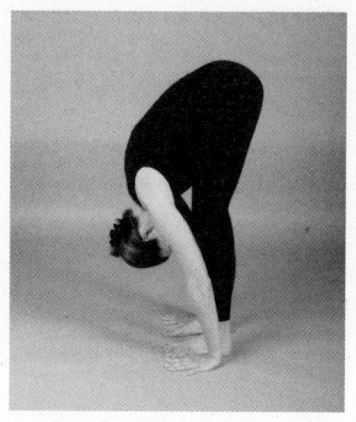 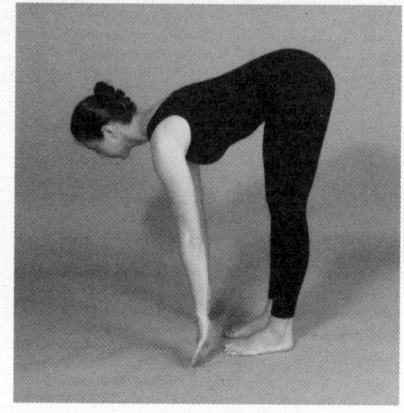

- Ausatmend führen Sie den linken Fuß nach vorn in die STEHENDE VORBEUGE.

- Einatmend gehen Sie in die GESTRECKTE VORBEUGE.

- Sinken Sie mit dem nächsten Ausatmen in eine tiefe VORBEUGE.

- Gehen Sie einatmend in die Umkehrung der STEHENDEN VORWÄRTSBEUGE. Führen Sie die Arme seitlich nach oben zur Decke.

- Ausatmend senken Sie die Arme seitlich zurück in die BERGHALTUNG.

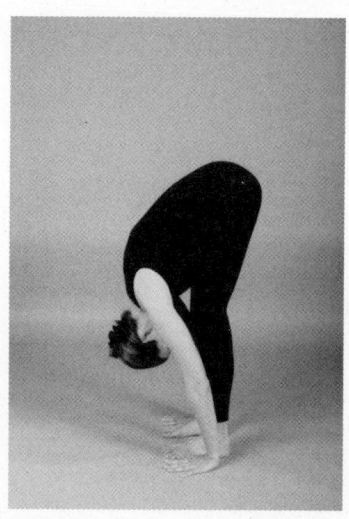 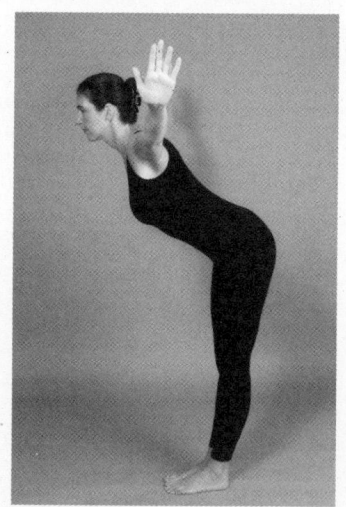 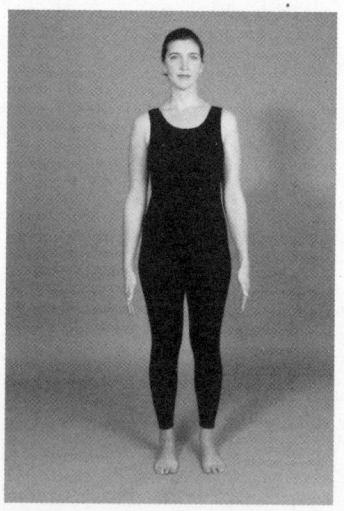

Wiederholen Sie den Gruß, indem Sie mit dem linken Bein einen Schritt nach hinten in den AUSSTELLSCHRITT machen und aus dem HUND MIT DEM GESICHT NACH UNTEN mit dem linken Fuß nach vorn in den AUSSTELLSCHRITT gehen.

*15. Sonnengruß B

1–3 Wiederholungen

Diese Variante ist eine Abänderung des SONNENGRUSSES A, die in der Tradition des Ashtanga-Yoga praktiziert wird. Sie umfasst die KRIEGERHALTUNG I und eine Asana, die neu für uns ist: die KRAFTVOLLE HALTUNG.

- BERGHALTUNG.

- Strecken Sie die Arme einatmend über den Kopf, und beugen Sie gleichzeitig die Knie auf 90° in die KRAFTVOLLE HALTUNG. Pressen Sie die Füße gegen den Boden, während Sie sich durch sehr starke Arme hindurch nach oben strecken. Achten Sie darauf, den unteren Rücken nicht zu sehr durchzubiegen.

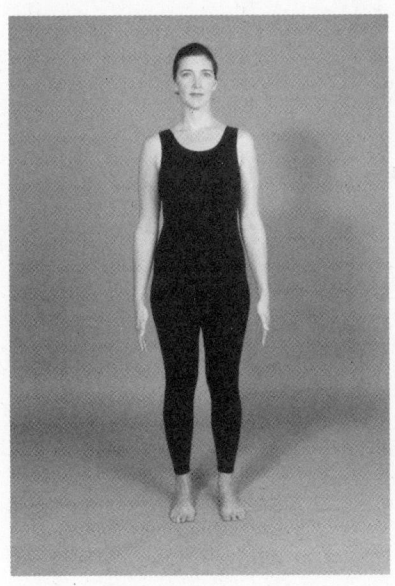 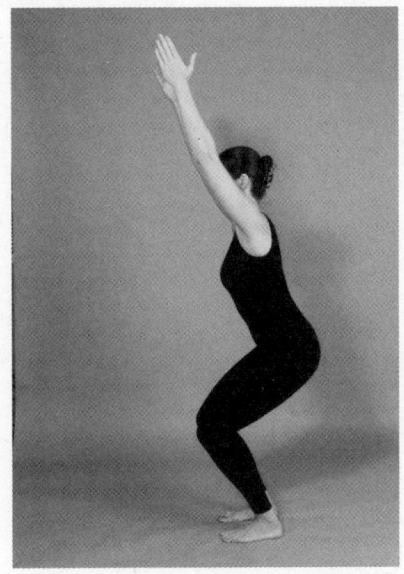

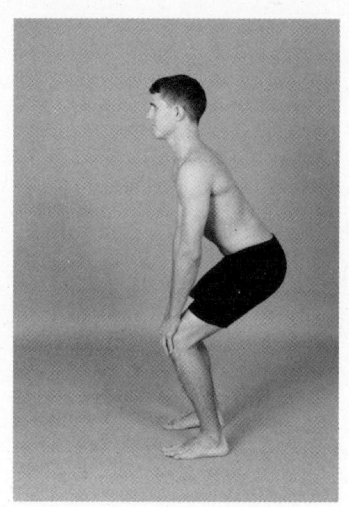

Variation

Wenn diese Haltung für Ihren unteren Rücken zu anstrengend ist, können Sie zur Unterstützung die Hände auf die Oberschenkel legen. Strecken Sie die Wirbelsäule, und öffnen Sie sich im Rücken.

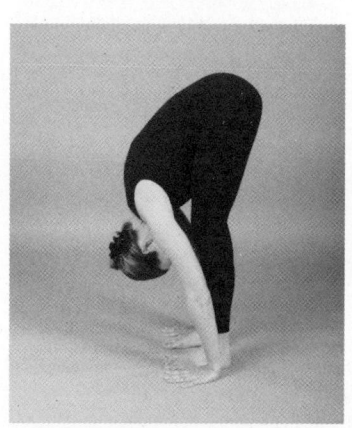 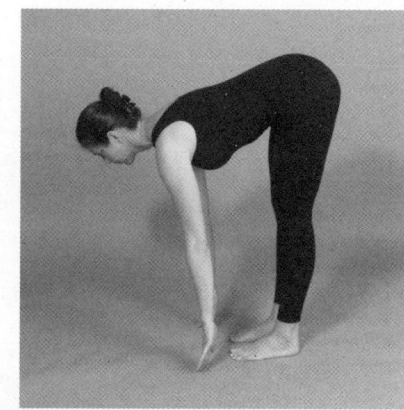

- Gehen Sie ausatmend in die STEHENDE VORBEUGE.

- Einatmen in die GESTRECKTE VORBEUGE.

- Strecken Sie ausatmend Ihr rechtens Bein nach hinten in den AUSSTELLSCHRITT.

- Einatmend heben Sie den Herzbereich an und strecken sich bis in den hinteren Fuß.

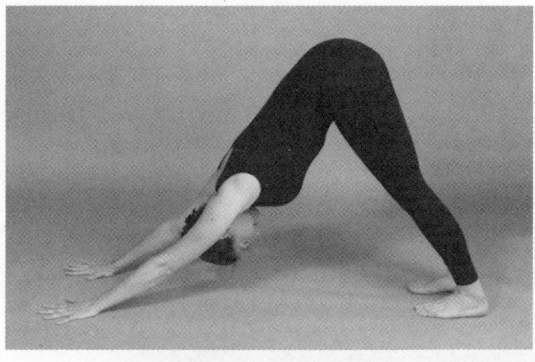

- Ausatmend nehmen Sie das linke Bein nach hinten in den HUND MIT DEM GESICHT NACH UNTEN.

- Einatmend bringen Sie den rechten Fuß nach vorn und drehen den linken Fuß, sodass Sie sich in die KRIEGERHALTUNG I aufrichten können. Verweilen Sie 3–5 Atemzüge lang in dieser Haltung.

- Am Ende des letzten Ausatmens machen Sie einen Schritt zurück in den HUND MIT DEM GESICHT NACH UNTEN.

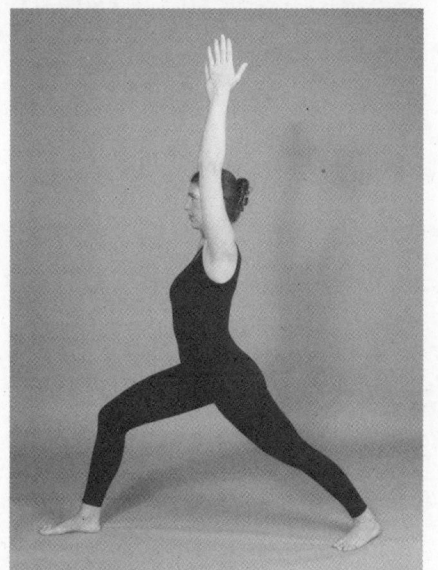

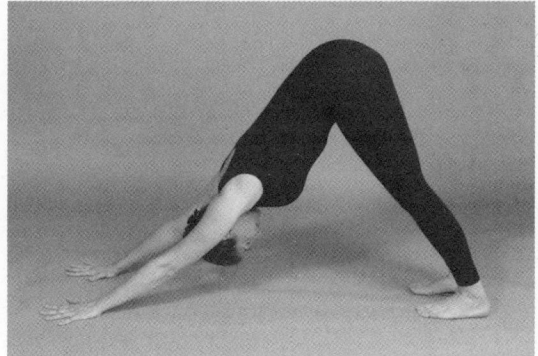

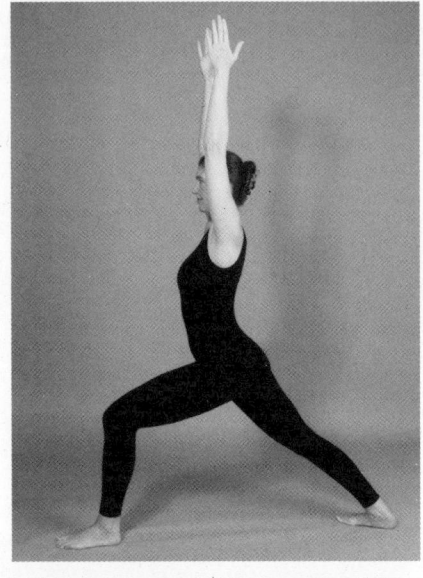
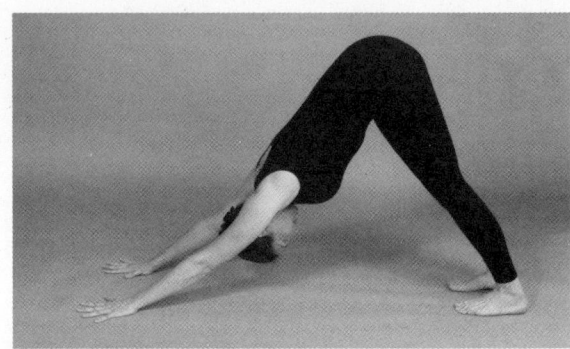
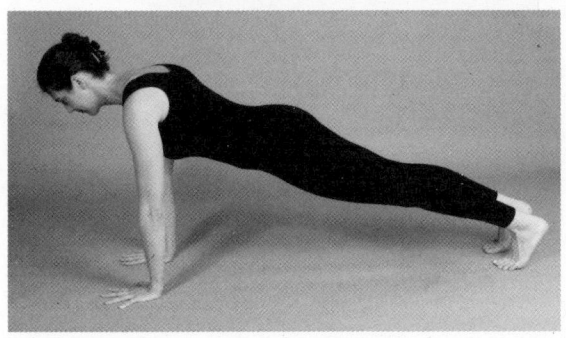
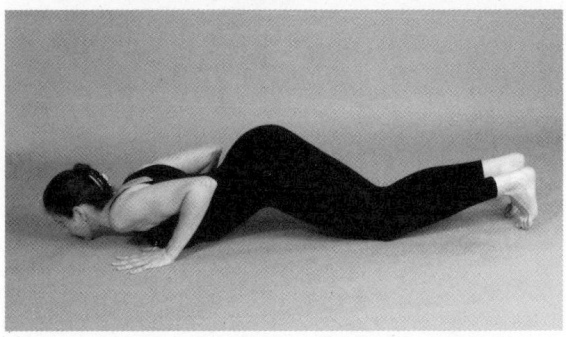

- Einatmend bringen Sie den linken Fuß nach vorn und drehen den rechten Fuß, sodass Sie sich in die KRIEGERHALTUNG I aufrichten können. Verweilen Sie 3–5 Atemzüge lang in dieser Haltung.

- Am Ende des letzten Ausatmens machen Sie einen Schritt zurück in den HUND MIT DEM GESICHT NACH UNTEN.

- Gehen Sie einatmend in die BRETTHALTUNG.

- Gehen Sie ausatmend in die ACHT-PUNKTE-HALTUNG.

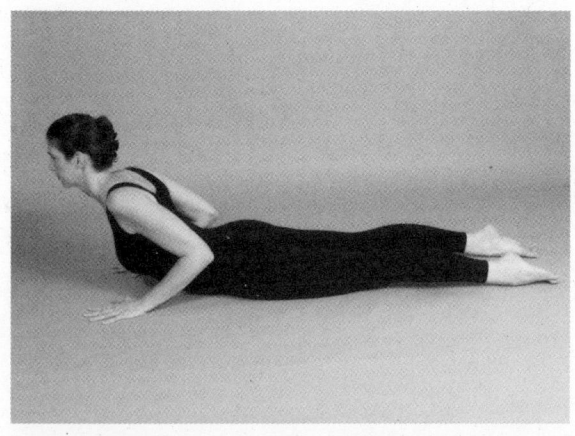

- Rollen Sie sich einatmend in die KOBRAHALTUNG auf.

- Gehen Sie ausatmend in den HUND MIT DEM GESICHT NACH UNTEN. Verweilen Sie 3–5 Atemzüge lang in diesem vierten und letzten HUND dieser Reihe.

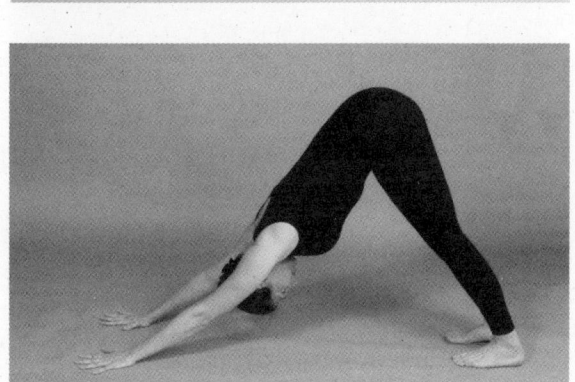

- Mit dem letzten Ausatmen machen Sie einen Schritt mit dem rechten Fuß nach vorn in den AUSSTELLSCHRITT.

- Atmen Sie ein, heben Sie die Brust, und strecken Sie sich bis in die linke Ferse.

- Ausatmend führen Sie den linken Fuß nach vorn in die STEHENDE VORBEUGE.

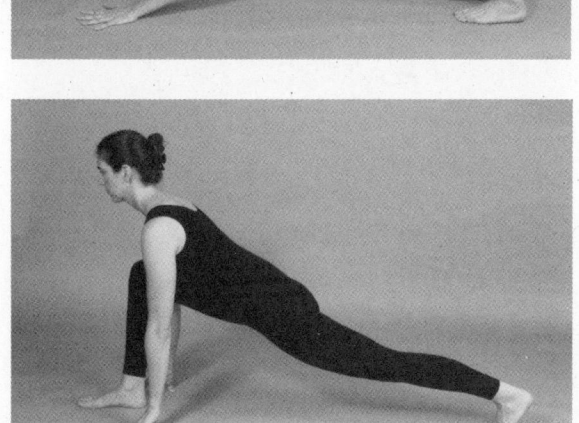

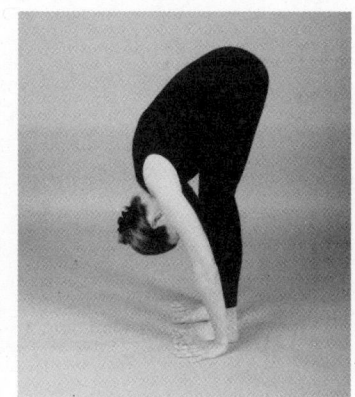

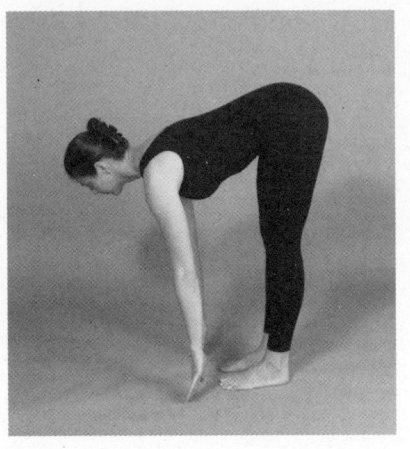 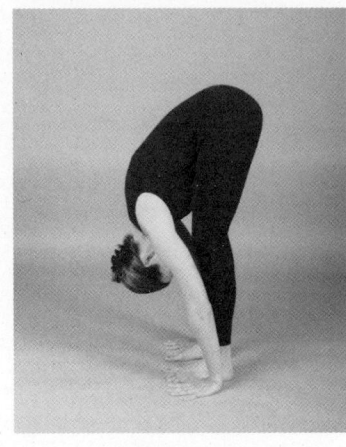

- Einatmend gehen Sie in die GESTRECKTE VORBEUGE.

- Sinken Sie mit dem nächsten Ausatmen in eine tiefe VORBEUGE.

- Gehen Sie einatmend in die KRAFTVOLLE HALTUNG.

- Ausatmend strecken Sie die Beine, senken die Arme seitlich ab und enden in der BERGHALTUNG.

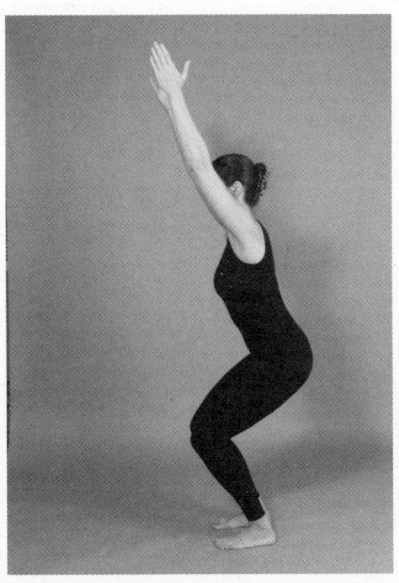 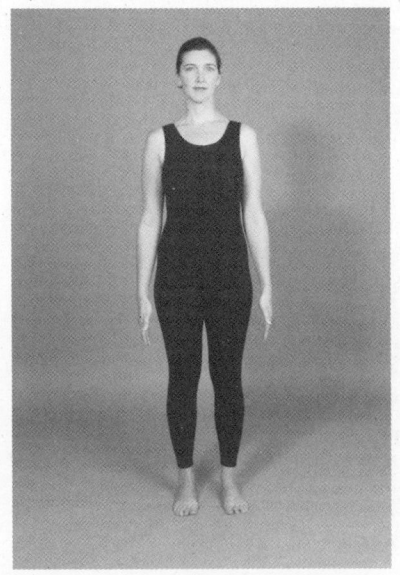

Wiederholen Sie den vollständigen Gruß, indem Sie immer mit dem linken Fuß beginnen.

16. Krieger-Vinyasa

Dieser Name weißt auf eine anspruchsvolle Übungsreihe hin, die die KRAFTVOLLE HALTUNG, die KRIEGERHALTUNGEN I und II und, bei einigen Asanas, ein längeres „Halten" umfasst. Verweilen Sie im Atem, lassen Sie Ihren Geist leicht werden, und geben Sie jeden Widerstand und alle Anstrengung auf.

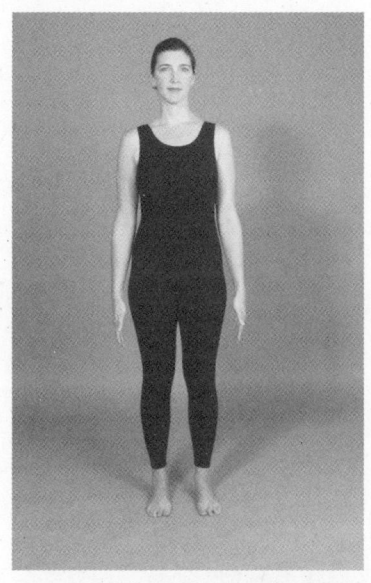 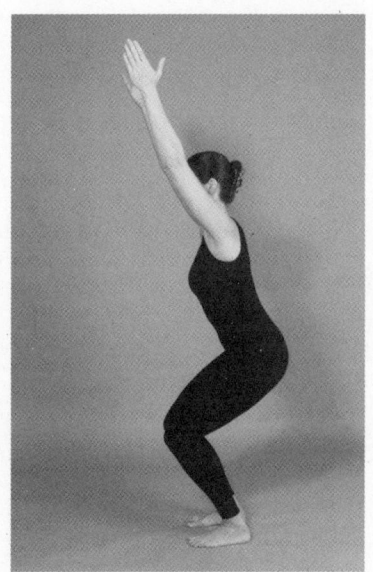

- BERGHALTUNG.

- Gehen Sie einatmend in die KRAFTVOLLE HALTUNG.

- Gehen Sie ausatmend in die STEHENDE VORBEUGE.

- Einatmen in die GESTRECKTE VORBEUGE.

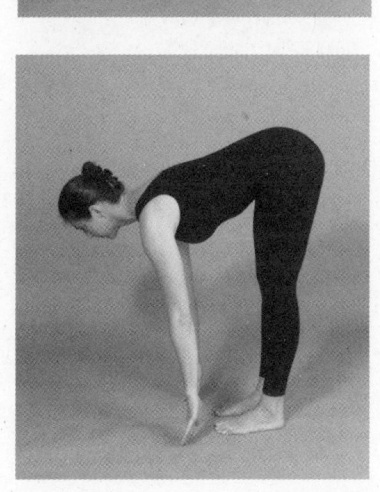

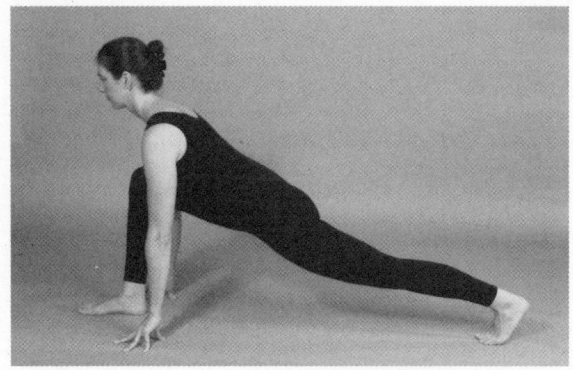

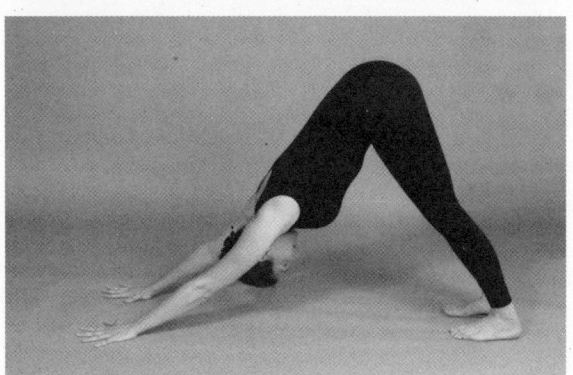

- Strecken Sie ausatmend Ihr rechtens Bein nach hinten in den AUSSTELLSCHRITT.

- Einatmend heben Sie den Herzbereich an und strecken sich bis in den hinteren Fuß.

- Ausatmend nehmen Sie das linke Bein nach hinten in den HUND MIT DEM GESICHT NACH UNTEN.

- Einatmend bringen Sie den rechten Fuß nach vorn und richten sich in die KRIEGERHALTUNG I auf. Verweilen Sie 10 Atemzüge lang in dieser Haltung. Machen Sie sich alles bewusst, was in Ihrem Körper und Geist geschieht. Versuchen Sie, jeden Widerstand gegen diese Haltung aufzugeben.

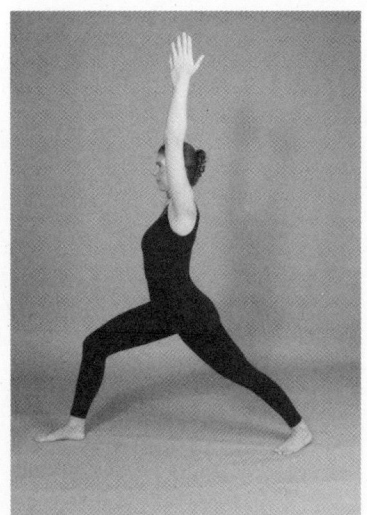

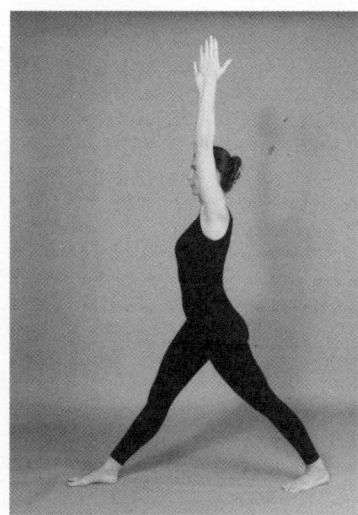

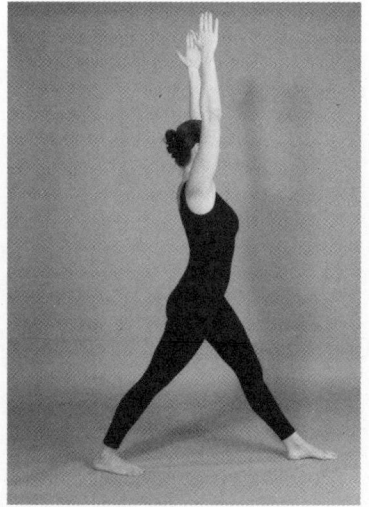

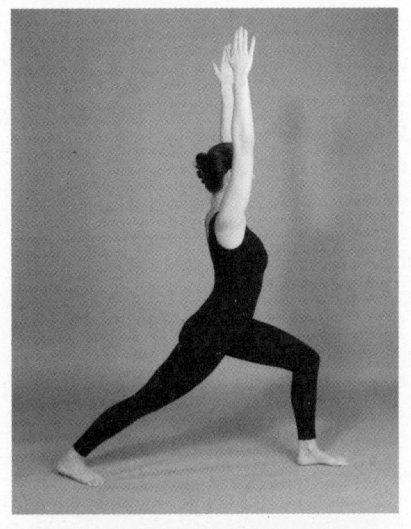

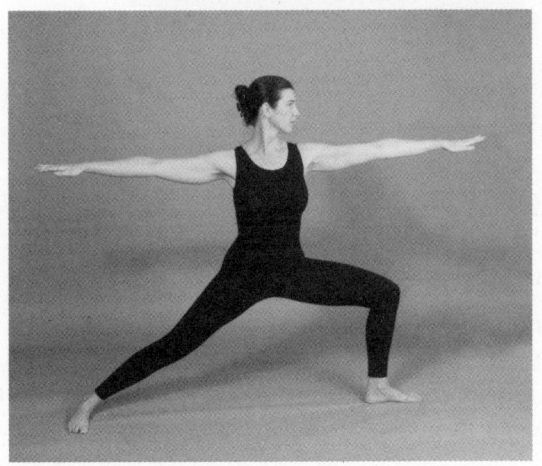

- Strecken Sie während des 10. Einatmens das rechte Bein. Drehen Sie die Füße, und rotieren Sie Becken und Oberkörper um 180° nach links, sodass Sie jetzt über das gestreckte linke Bein blicken.

- Ausatmend beugen Sie das linke Knie in die KRIEGERHALTUNG I. Verweilen Sie hier für 10 Atemzüge. Achten Sie vor allem darauf, ob der Geist die linke Seite mit der rechten vergleicht. Können Sie die Unterschiede einfach nur betrachten und erfahren, ohne sie zu bewerten? Erkennen Sie, dass jede Bewertung Sie von der gelebten momentanen Erfahrung abtrennt.

- Öffnen Sie während des 10. Einatmens Ihre rechte Hüfte, und senken Sie die Arme parallel zum Boden in die KRIEGERHALTUNG II. Verweilen Sie hier für 10–20 Atemzüge. Während sich die Empfindungen in den Schultern (und an anderen Stellen, an denen Sie sie spüren) verstärken, sollten Sie darauf achten, wie sich der Geist von diesen Gefühlen abtrennt. Aus diesem geistigen Vorgang des Sich-Abwendens entsteht eine ganze Kette von Handlungen. Der Geist verwandelt die Empfindungen in eine „Sache", eine „Entität", die dann als bedrohlich erfahren wird. Durch diese Aufspaltung entsteht Dukkha. Vielleicht dauern der Schmerz und das Unbehagen an, doch wenn Sie den Widerstand und die Geschichten, die der Geist kreiert, aufgeben können, wird ein großer Teil des Leidens und des Schmerzes abfallen.

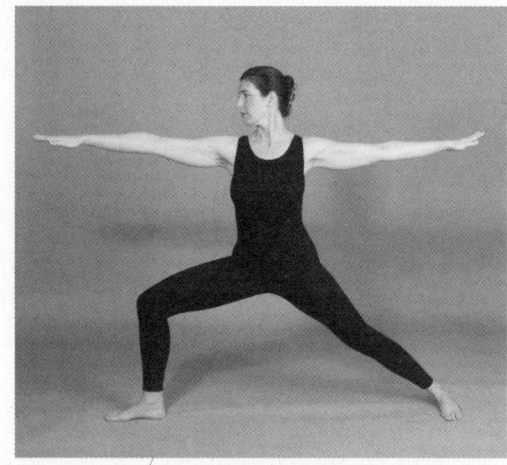

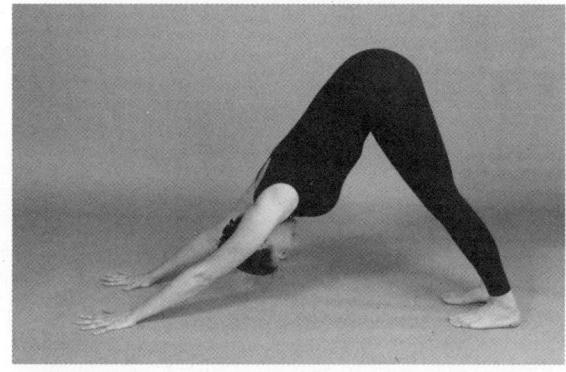

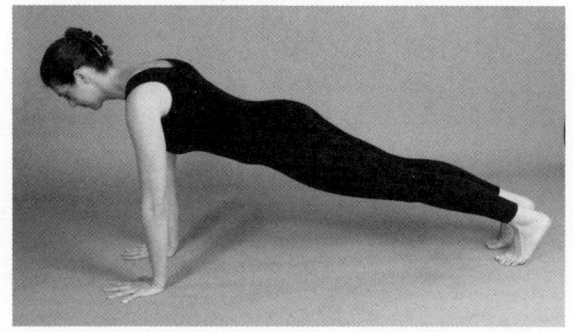

- Mit dem letzten Einatmen strecken Sie das linke Bein und drehen die Füße nach rechts. Halten Sie die Arme weiterhin parallel zum Boden.

- Ausatmend gehen Sie auf dieser Seite in die KRIEGERHALTUNG II. Stehen Sie weitere 10–20 Atemzüge lang, und setzen Sie Ihre Meditation über die geistigen Formationen fort. Finden Sie heraus, ob Sie sich von der direkten Erfahrung nicht abtrennen, wenn Sie präsent bleiben und dem Atem folgen. Denken Sie daran: Sie entfernen sich von Ihrer Erfahrung, wenn Sie sich in eine Geschichte, in Widerstand oder eine Beurteilung verstricken. Sobald wir mit unserer Erfahrung eins sind, gibt es keinen Raum für Urteile und Vergleiche.

- Am Ende des letzten Ausatmens machen Sie einen Schritt zurück in den HUND MIT DEM GESICHT NACH UNTEN. Achten Sie während dieses Wechsels darauf, was mit den Empfindungen und den Eigenschaften Ihres Geistes geschieht. Lernen Sie von dieser Lektion in Unbeständigkeit. Will der Geist an der Freude über dieses Nachlassen der starken Empfindungen festhalten? Können Sie das genießen, ohne sich in Festhalten zu verstricken?

- Gehen Sie einatmend in die BRETTHALTUNG.

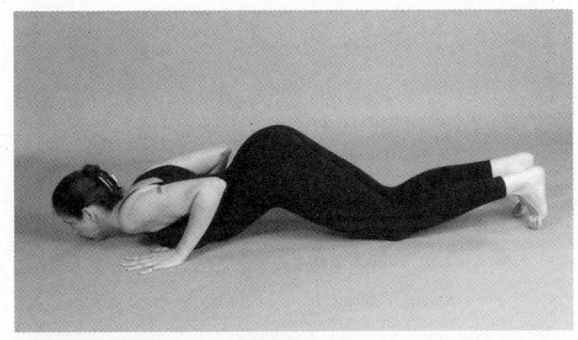

- Gehen Sie ausatmend in die ACHT-PUNKTE-HALTUNG.

- Gehen Sie einatmend in die KOBRAHALTUNG.

- Gehen Sie ausatmend in den HUND MIT DEM GESICHT NACH UNTEN. Verweilen Sie hier 3–5 Atemzüge lang.

- Mit dem letzten Ausatmen machen Sie mit dem rechten Fuß einen Schritt nach vorn in den AUSSTELLSCHRITT.

- Einatmend heben Sie den Herzbereich an und strecken sich bis in die linke Ferse.

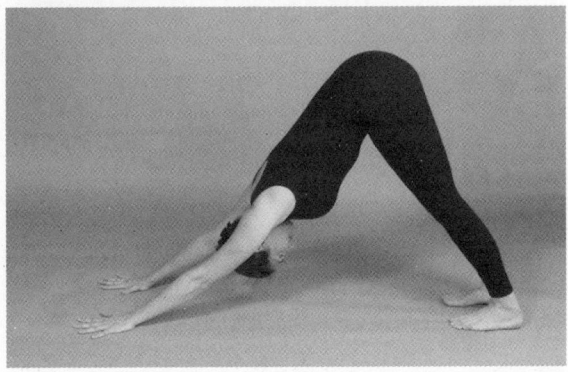

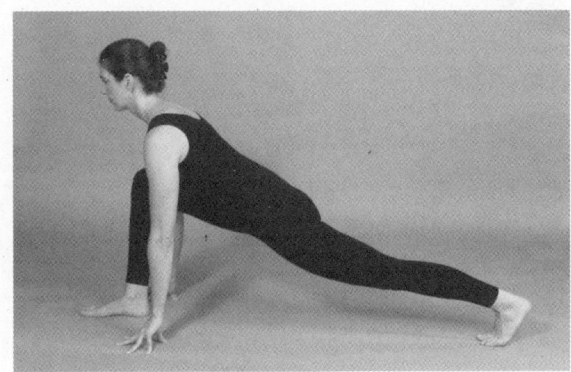

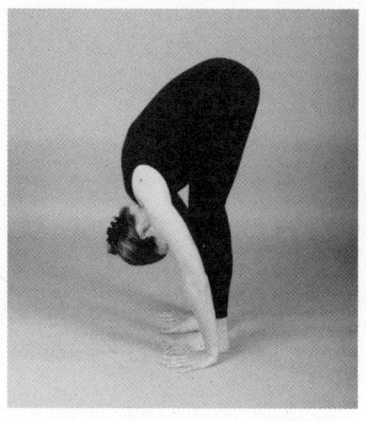 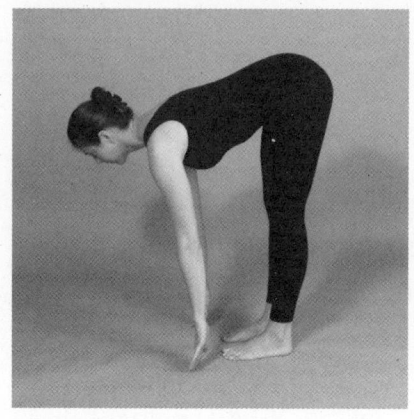 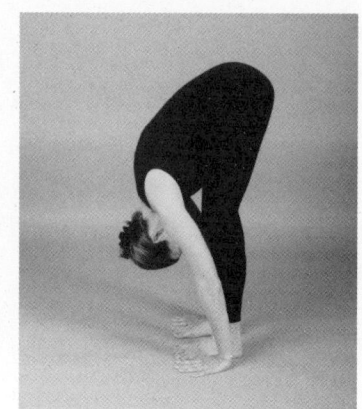

- Gehen Sie ausatmend in die STEHENDE VORBEUGE.

- Gehen Sie einatmend in die GESTRECKTE VORBEUGE.

- Sinken Sie mit dem nächsten Ausatmen in eine tiefe VORBEUGE.

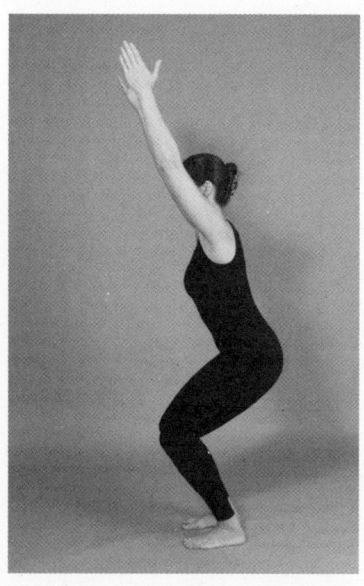 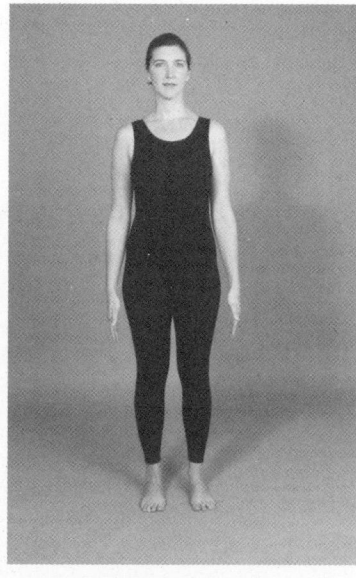

- Gehen Sie einatmend in die KRAFTVOLLE HALTUNG.

- Gehen Sie ausatmend in die BERGHALTUNG. Stehen Sie 10–20 Atemzüge lang, und machen Sie sich Ihren gesamten Körper und die Eigenschaften Ihres Geistes bewusst.

Aus diesen Vinyasa-Abfolgen gehen wir in:

17. Die Heuschrecke (Variante II und III)

4–10 Atemzüge in jeder Variante

Kommen Sie mit geschlossenen Beinen in die Bauchlage. Legen Sie Ihre Arme auf den Rücken und verschränken Sie die Finger.

Drücken Sie die Leisten, die Hüften und die Oberseite der Füße fest gegen den Boden, während Sie einatmend Oberkörper, Schultern und Kopf in einem Bogen nach oben aufrollen. Heben Sie die bis in die verschränkten Hände gestreckten Arme nach oben; drücken Sie dabei die Handgelenke aneinander. Betrachten Sie, während Sie in dieser Haltung weiteratmen, wie sich der Atem durch den Körper bewegt und wie er zugleich den Körper bewegt. Nach vier Atemzügen heben Sie die bis in die Füße gestreckten Beine vom Boden an. Atmen Sie in dieser Haltung, und lassen Sie sich durch den Atem in Ihrem Bemühen leiten.

Während Sie von einer Sequenz dieser Haltung in die nächste gehen, sollten Sie auf die Eigenschaften Ihres Geistes achten. Bleibt er die gesamte Entwicklung der Haltung hindurch gesammelt, oder ist er abgelenkt?

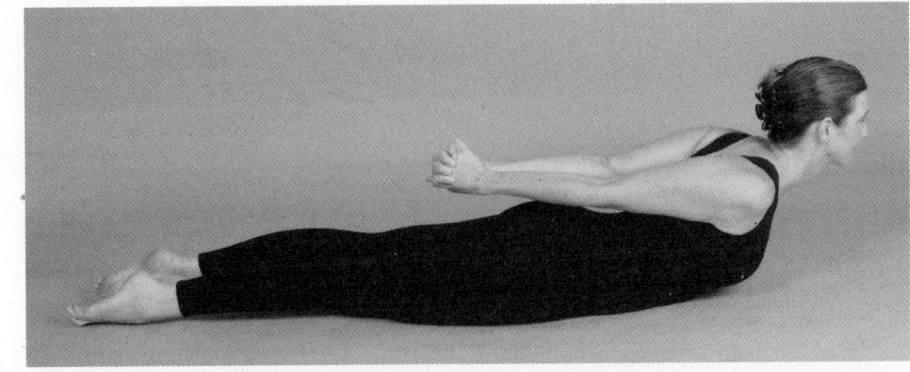

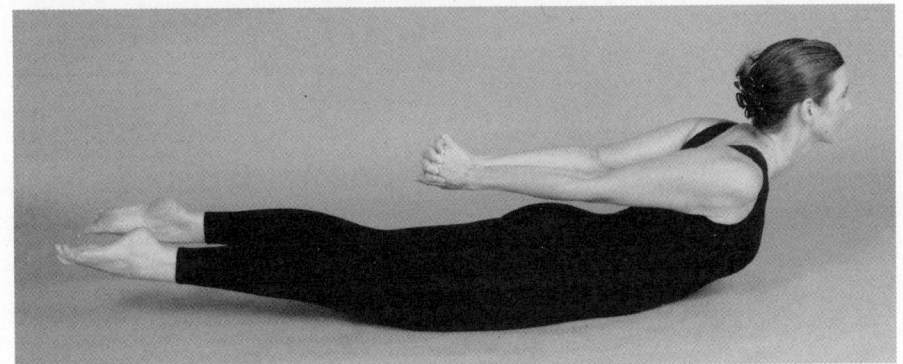

18. Die Bogenhaltung

6–12 Atemzüge; 1–3 Wiederholungen

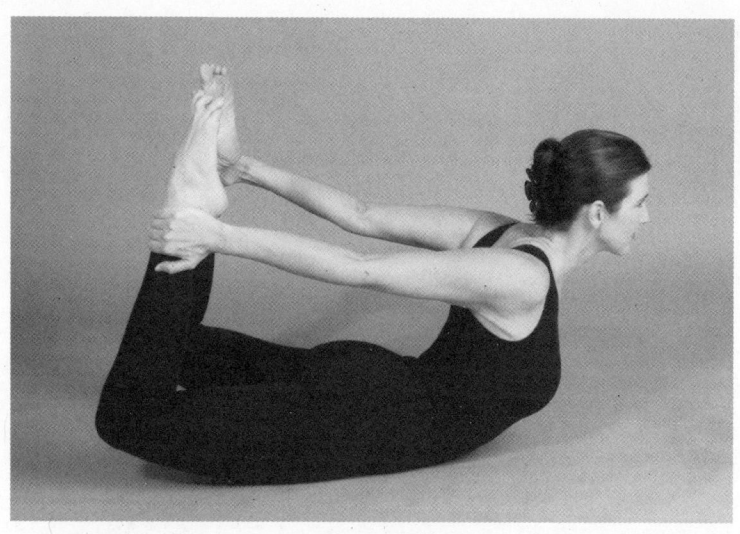

Beugen Sie in der Bauchlage beide Beine, und umfassen Sie die Fußgelenke. Die Knie stehen hüftbreit auseinander. Entspannen Sie die Unterseite des Körpers. Öffnen Sie sich im unteren Rücken, indem Sie das Steißbein leicht nach unten sinken lassen.

Nun atmen Sie ein, drücken mit der Fußoberseite gegen die Hände und heben die Oberschenkel an. Unterstützen Sie mit dieser zweifachen Aktivität Ihrer Beine das Heben von Kopf, Schulter und Brust. Vermeiden Sie es, mit den Armen zu ziehen. Respektieren Sie Ihren Körper und seine Fähigkeiten. Heben Sie sich nur so weit vom Boden an, dass Sie keine Anspannung im unteren Rücken verspüren, und verlängern Sie sich von dort bis in Ihre Gesäßmuskeln.

Legen Sie sich ausatmend zurück auf den Boden.

Obwohl diese Haltung auf viele Menschen belebend wirkt, sehen Sie ihr vielleicht mit einer gewissen Unruhe entgegen. Wie prägt das Ihren Atem und Geist, falls dem so ist, und wie beeinflusst es die Erfahrung der Haltung?

19. Die Krokodilshaltung

15–30 Atemzüge

Öffnen Sie in der Bauchlage die Beine, sodass die Füße ungefähr 40 cm auseinander liegen und die Zehen auswärts gedreht sind. Ihre Stirn ruht auf den verschränkten Unterarmen.

In dieser Lage können Sie die Bewegung der Zwerchfellatmung spüren. Achten Sie darauf, wie der Atem Bewegungen im unteren Rücken und in der Gesäßmuskulatur verursacht, und verfolgen Sie die sanften Bewegungen durch Ihren Rücken bis in die Schultern sowie, nach unten, durch die Beine bis in die Füße.

Dies ist eine Entspannungshaltung. Achten Sie darauf, wie sich der Geist nach den vorausgegangenen anstrengenden Übungen möglicherweise in Fantasien verliert. Bleiben Sie wach und präsent, während Sie sich hier ausruhen.

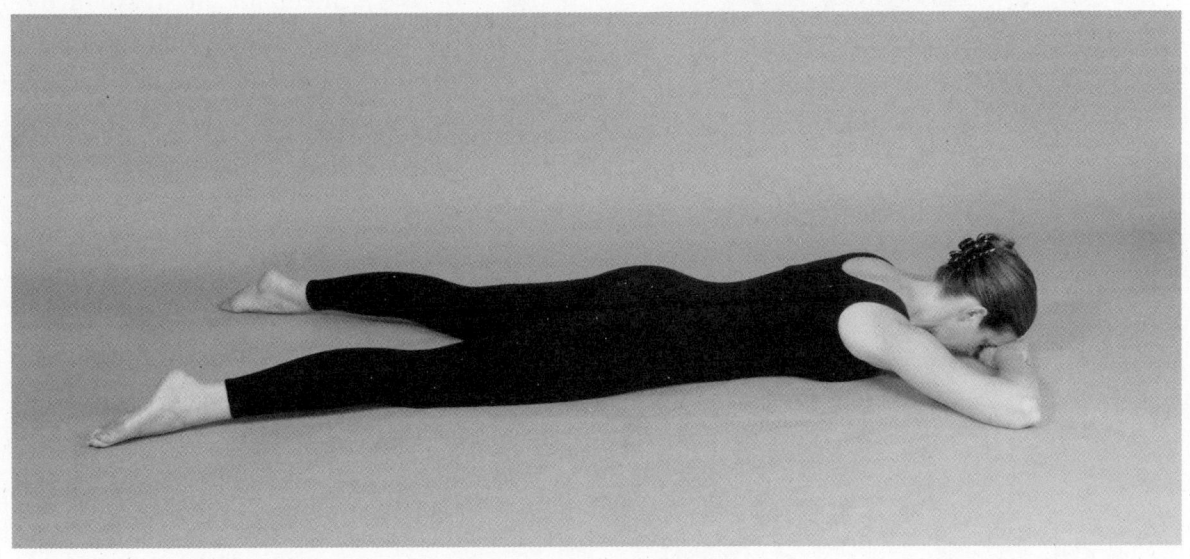

20. Die Embryohaltung

15–30 Atemzüge

Heben Sie sich in die EMBRYOHALTUNG, und lassen Sie die Sitzbeine in die Fersen sinken. Die großen Zehen berühren sich, und die Knie liegen etwas auseinander. Lassen Sie den Oberkörper entspannt auf den Oberschenkeln ruhen. Legen Sie die Stirn auf den Boden und die Arme neben die Beine. Achten Sie darauf, Ihr Gewicht nicht auf den Kopf und den Nacken zu legen, sondern verlagern Sie es auf die Fersen, indem Sie den Abstand zwischen den Knien verändern. Bleiben Sie vollkommen entspannt in der Haltung, und atmen Sie ganz natürlich. Wo erfahren Sie den Atem? Bemerken Sie Veränderungen im Atem, während Sie hier verweilen? Indem Sie den Atem einfach nur so sein lassen, wie er ist, wird sich in-

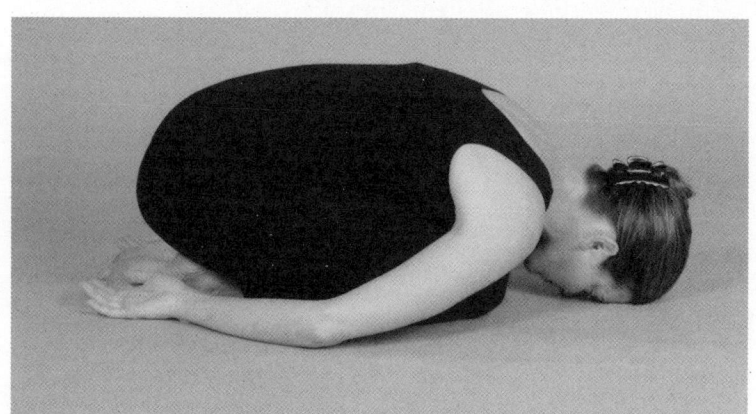

nere Sammlung einstellen, während Sie in der Haltung ruhen. Betrachten Sie die Eigenschaften Ihres geistigen Zustandes. Was geschieht im Geist, wenn die körperliche Anstrengung schwach ist? Bleibt er präsent und in einer offenen Aufmerksamkeit, oder wird er müde und dumpf.

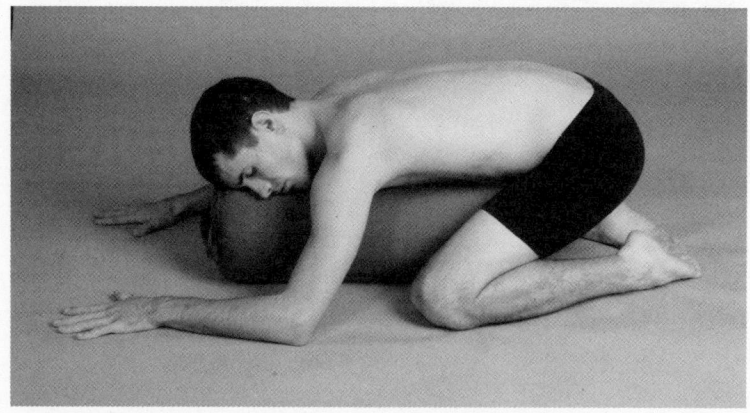

Variation

Wenn Sie mit den Hüften nicht auf die Fersen kommen und das meiste Gewicht im Oberkörper und Kopf spüren, sollten Sie Ihren Oberkörper auf eine Nackenrolle oder mehrere Decken legen. Dadurch wird er gestützt, und der Kopf kann in Hüfthöhe ruhen.

21. Die Diamanthaltung (Variante)

6–20 Atemzüge

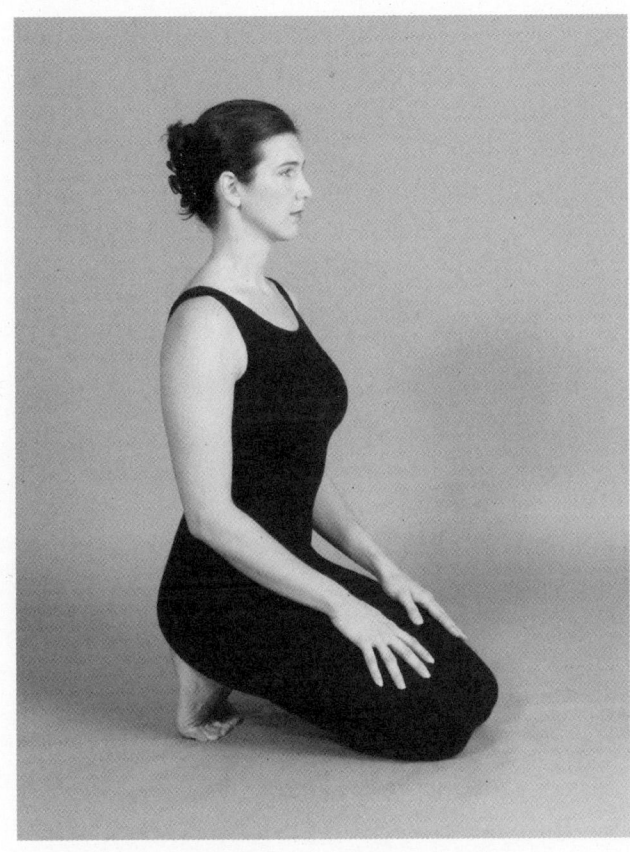

Legen Sie Knie und Fußgelenke aneinander, stellen Sie die Zehen auf, und setzen Sie sich auf die Unterschenkel. Versuchen Sie, die Fersen in den Raum zwischen den Sitzbeinen zu legen. Richten Sie die Wirbelsäule aus dem Beckenboden heraus vollständig auf. Verlängern Sie die Scheitelkrone. Schultern und Rücken sind entspannt, und der Brustbereich ist weit und angehoben.

Während Sie in dieser Haltung sitzen, können starke Empfindungen in den Knien und Fußgelenken, vor allem aber auch in den Zehgelenken auftauchen. Betrachten Sie achtsam ihre Eigenschaften. Versuchen Sie, mit unangenehmen Gefühlen umzugehen, und respektieren Sie tatsächlichen Schmerz. Achten Sie auf Ihre Reaktionen und Abneigungen, und kehren Sie mit dem Atem zur reinen Aufmerksamkeit gegenüber den Empfindungen zurück. Lassen Sie Ihr Skript los, und betrachten Sie einfach nur, was geschieht. Erfahren Sie Ihre Empfindungen in einer anderen Art und Weise, wenn Sie sich einige Atemzüge lang von der Anspannung Ihrer Abneigung und Ihres Widerstands frei machen können?

Beenden Sie die Haltung, indem Sie die Beine unter dem Körper hervorziehen.

22. Gebundene Winkelhaltung

6–20 Atemzüge

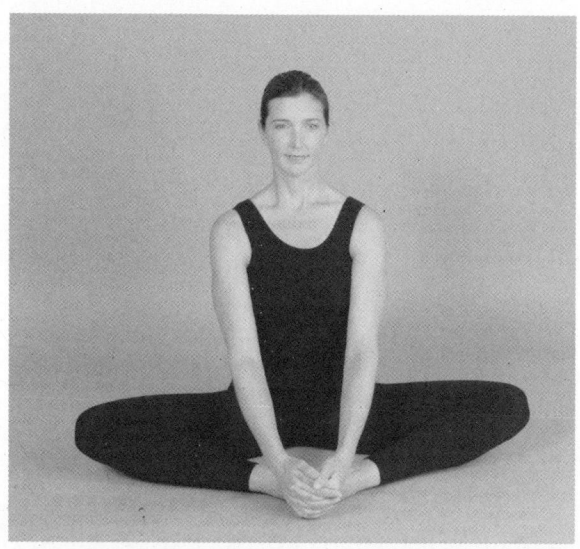

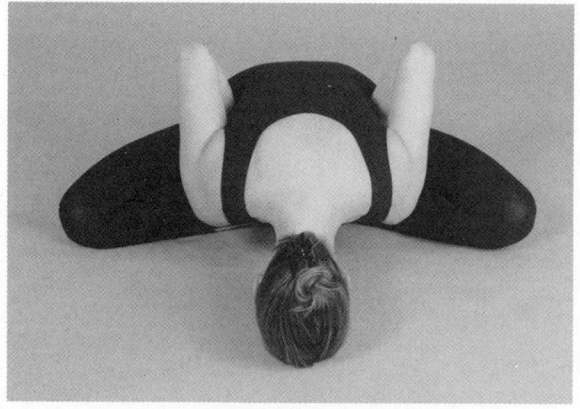

Legen Sie die Fußsohlen im Sitzen aneinander, umfassen Sie die Fußgelenke, ziehen Sie die Füße 8–12 cm vor die Leistenbeuge, und lassen Sie die Beine seitlich abfallen. Drücken Sie die Knie nicht zum Boden hin, sondern pressen Sie die Fersen und die Außenkanten der Füße gegeneinander; das hilft, die Knie auseinander streben zu lassen. Benutzen Sie die Arme, um den Oberkörper zu unterstützen, sich aus dem Beckenboden heraus nach vorn auf die Spitzen der Sitzbeine zu heben, sodass das Kreuzbein sich nach innen legt und nicht rundet.

Knicken Sie aus dieser Haltung in eine Vorbeuge ab. Achten Sie auf die Streckung der Wirbelsäule, auch wenn der mittlere Rücken sich leicht biegen wird.

Entspannen Sie sich. Betrachten Sie die Eigenschaften Ihres Geistes, während Sie in Ihrem Atem verweilen. Wie spiegeln diese Eigenschaften das, was im Körper geschieht? Falls Sie an der Innenseite der Oberschenkel eine intensive Dehnung spüren, sollten Sie einmal darauf achten, wie der Geist dies sofort als unangenehm einordnet und Geist, Atem und Körper sich dadurch anspannen. Wenn Sie jedoch in der Lage sind, diese Empfindungen mit dem Atem anzunehmen und die geistigen Formationen loszulassen, werden Sie möglicherweise erstaunt feststellen, dass die Gefühle gar nicht so unangenehm, sondern einfach nur „anders" sind. Die gleiche Verhaltensenergie benutzen wir, um uns von Menschen und Situationen zurückzuziehen, die der Geist als „anders" betrachtet.

Richten Sie sich mit gestreckter Wirbelsäule auf, entspannen Sie sich, und strecken Sie die Beine.

23. Vorbeuge mit gespreizten Beinen

6–20 Atemzüge

Sitzen Sie mit gegrätschten Beinen, wobei Knie und Zehen direkt nach oben zeigen. Lassen Sie sie nicht zur Seite abfallen. Legen Sie die Hände hinter den Rücken, während Sie den unteren Rücken und das Kreuzbein sanft in den Oberkörper ziehen. Vermeiden Sie es, das Becken nach hinten fallen zu lassen, denn das würde den unteren Rücken beugen. Drücken Sie mit der Unterseite der Beine gegen den Boden, halten Sie auch mit den Fersen Bodenkontakt, und verlängern Sie sich aus den Sitzbeinen heraus bis in die Fersen.

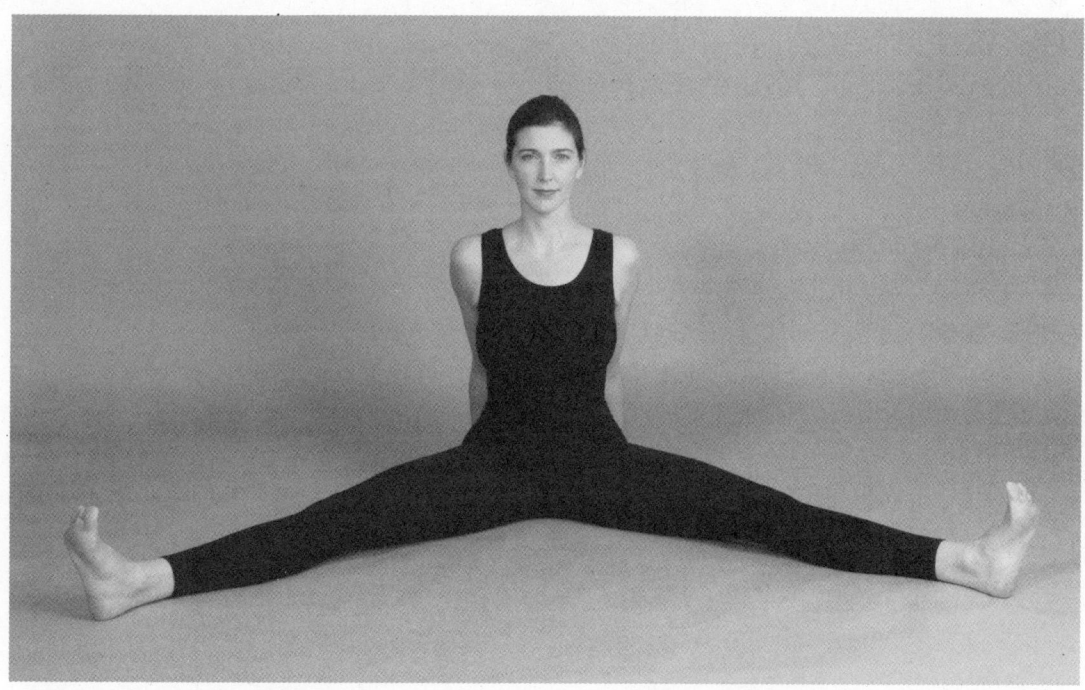

Beugen Sie sich langsam nach vorn, und achten Sie darauf, dass Knie und Zehen direkt nach oben zeigen. Legen Sie die Handflächen auf den Boden oder umfassen Sie die großen Zehen. Halten Sie den Rücken gerade, während Sie immer tiefer in die Vorbeuge sinken.

Ihr Atem sollte ganz natürlich fließen, während Sie Ihre Empfindungen betrachten. Wo stellen sich Empfindungen ein? Mit welchen Eigenschaften reagiert Ihr „geistiger Raum" auf die Gefühle Ihres Körpers?

Um sich aufzurichten, strecken Sie sich aus dem Herzbereich nach oben, und kehren Sie in die Ausgangsposition zurück.

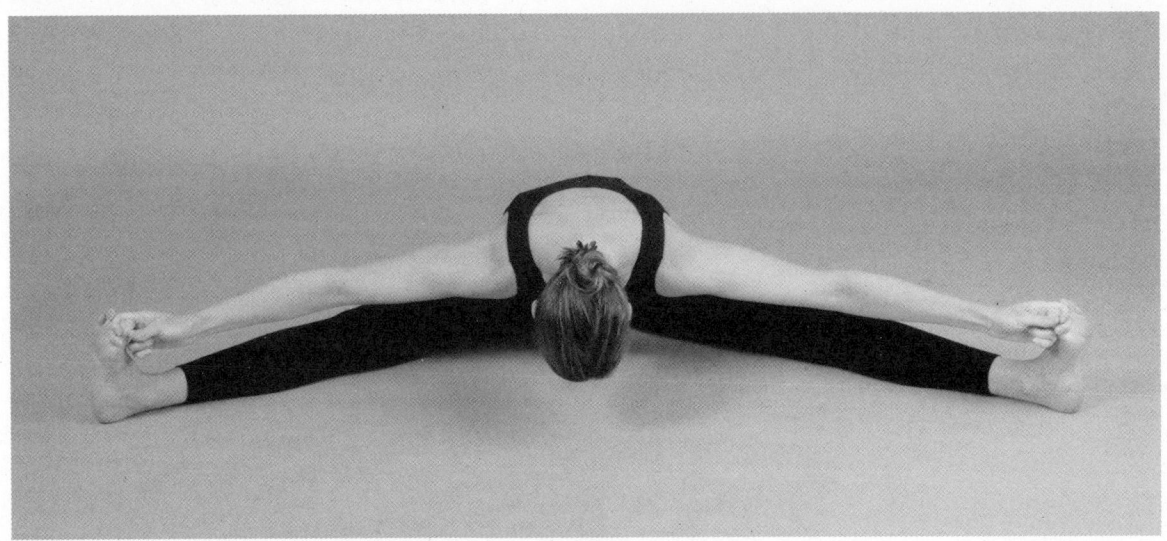

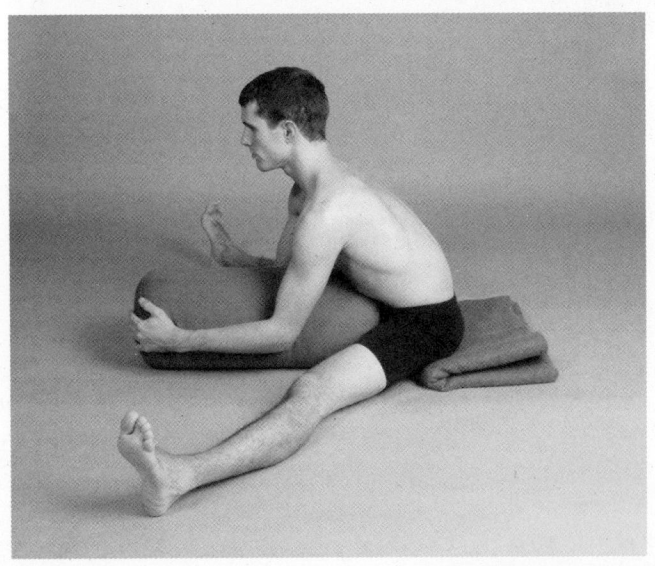

Variation

Bei denjenigen unter uns, deren Achillessehnen zu straff sind, ist der untere Rücken in dieser Haltung meist etwas gerundet. In diesem Fall, aber auch, wenn die Innenmuskulatur Ihrer Oberschenkel noch nicht genügend gedehnt ist, können Sie sich auf eine oder zwei Decken setzen. Richten Sie die Wirbelsäule auf, beugen Sie sich nach vorn, und lassen Sie den Oberkörper auf einer Nackenrolle oder einem Stapel Decken ruhen. Achten Sie darauf, dass die Beine der gesamten Länge nach aktiv gegen den Boden drücken.

24. Die Vorbeuge über einem Bein

10–25 Atemzüge

Beginnen Sie in der STOCKHALTUNG (Seite 148). Beugen Sie das rechte Knie gerade nach oben, und gleiten Sie gleichzeitig mit der rechten Ferse so nahe wie möglich an das rechte Sitzbein. Dann lassen Sie Ihr rechtes Bein zur Seite absinken.

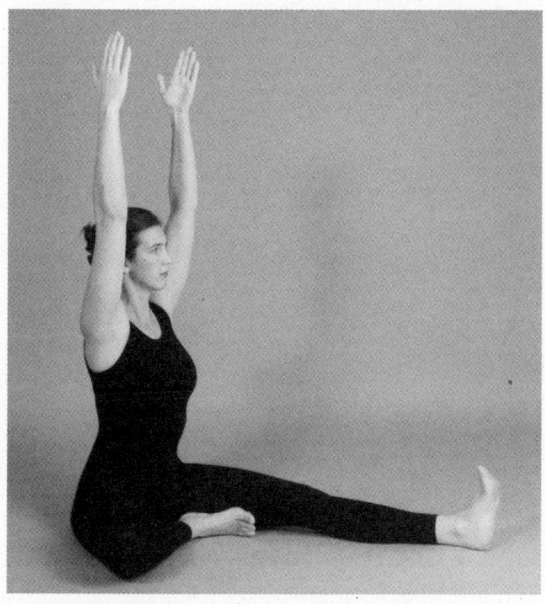 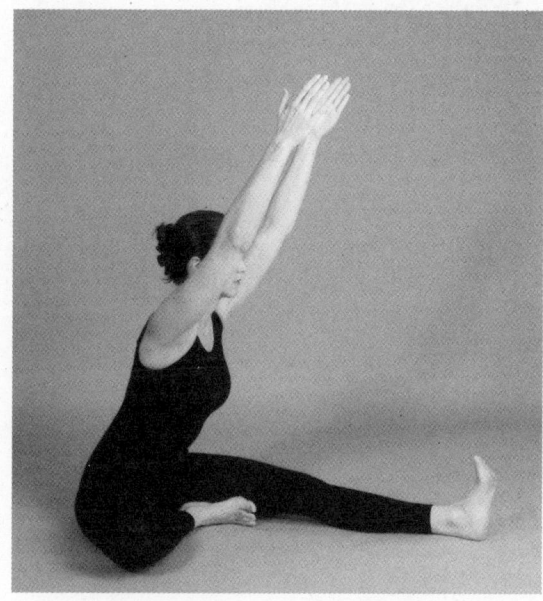

Strecken Sie die Arme über den Kopf, verlängern Sie den Oberkörper, beugen Sie sich entspannt nach vorn, und umfassen Sie das linke Schienbein oder den Fuß. Verankern Sie sich mit den Beinen im Boden, und wachsen Sie mit Ihrem Brustkorb weiter nach vorn über das linke Bein. Indem Sie das Becken nach vorn bringen und in den Hüften abknicken, spreizen sich Ihre Sitzbeine nach hinten und öffnen sich. Ziehen Sie nicht, aber gehen Sie bis an Ihre Grenze, und achten Sie auf den Widerstand, den Sie möglicherweise auf der Unterseite des gestreckten Beins empfinden. Sie müssen nirgendwo hingelangen, versuchen Sie jedoch, sich in Ihrem Widerstand zu entspannen und einfach *hier* zu sein. Während wir in diese Vorbeuge im Sitzen gehen, kann sich der Geist entweder in Fantasien verlieren oder in Kommentare

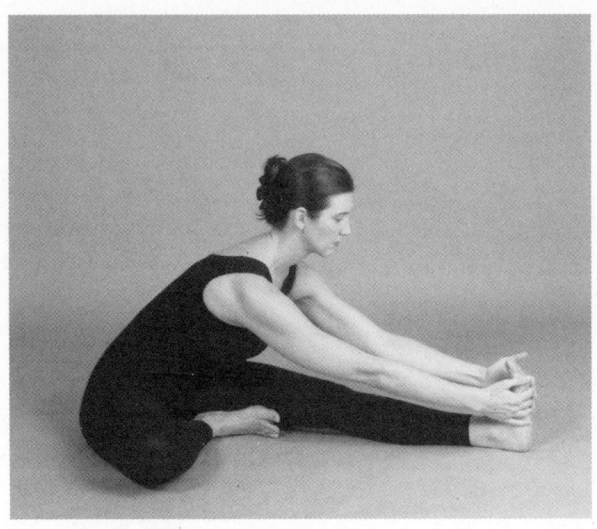
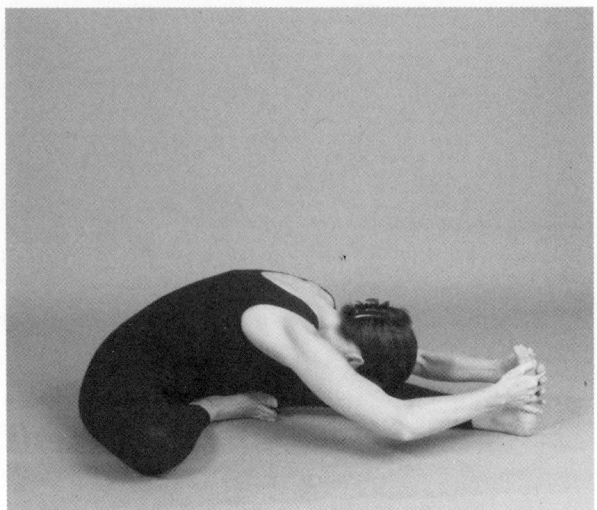

hineinsteigern. Betrachten Sie einfach nur, was geschieht. Fängt der Geist an, sich in natürlicher Weise zu entspannen und loszulassen, wenn Sie einfach nur achtsam bleiben und sich im Atem verankern?

Um die Haltung zu beenden, richten Sie sich mit dem Einatmen gestreckt auf. Ausatmend kehren Sie in die Ausgangsposition zurück.

Wiederholen Sie die Übung auf der anderen Seite.

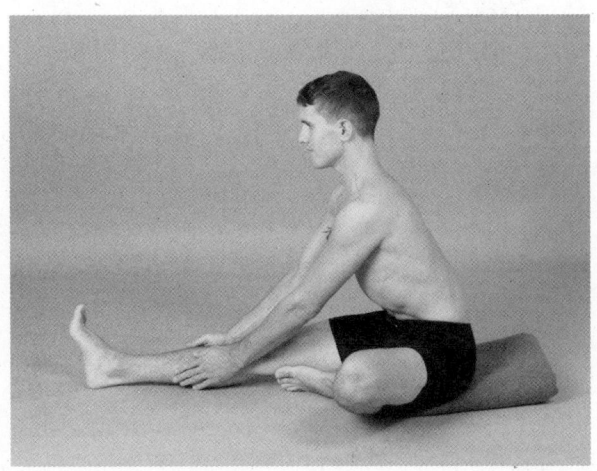

Variation

Wenn Sie zu sehr mit gebeugtem unteren Rücken und nicht aus den Hüften heraus in diese Vorbeuge gehen, sollten Sie sich eine oder zwei Decken unterlegen, damit Sie sich mit geradem Oberkörper auf das gestreckte Bein absinken lassen können. Gehen Sie nicht tiefer, wenn Sie spüren, dass das Becken nach hinten rollt und der untere Rücken sich rundet. In diesem Fall können Sie zur Unterstützung mit den Händen sanft gegen den Unterschenkel drücken.

25. Der Drehsitz

10–15 Atemzüge auf jeder Seite

Bringen Sie das linke Bein in eine einfache Sitzhaltung mit gekreuzten Beinen, indem Sie es in Richtung der rechten Hüfte ziehen, bis sich die Ferse an die Außenseite der Hüfte anschmiegt. Nun stellen Sie den rechten Fuß über die linke Hüfte und verankern sich mit der Fußsohle fest im Boden. Legen Sie den linken Arm knapp unterhalb des Knies an das rechte Bein, und drücken Sie mit der rechten Hand hinter dem Rücken gegen den Boden. Das unterstützt Sie darin, die Wirbelsäule zu verlängern und gleichzeitig die Beine im Boden zu verankern. Drehen Sie sich langsam nach rechts; der linke Arm hilft Ihnen dabei, die linke Seite des Körpers nach rechts zu verlagern.

Um etwas mehr Druck auszuüben, können Sie den linken Arm an die Außenseite des rechten Beins legen, doch auch in diesem Fall sollten Sie die Drehung ganz natürlich aus dem Beckenboden aufsteigen lassen. Am Ende der Drehbewegung des Oberkörpers wendet sich auch der Kopf nach rechts. Dabei bleibt der Nacken entspannt, und Sie sollten darauf achten, dass Sie die Bewegung nicht mit dem Kinn einleiten.

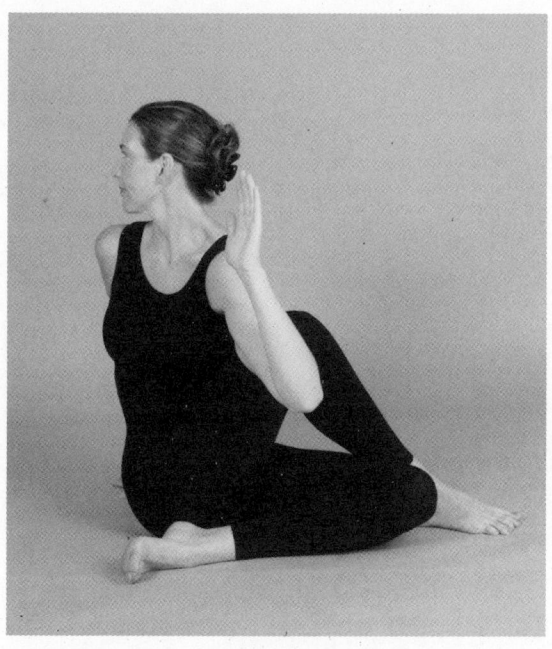 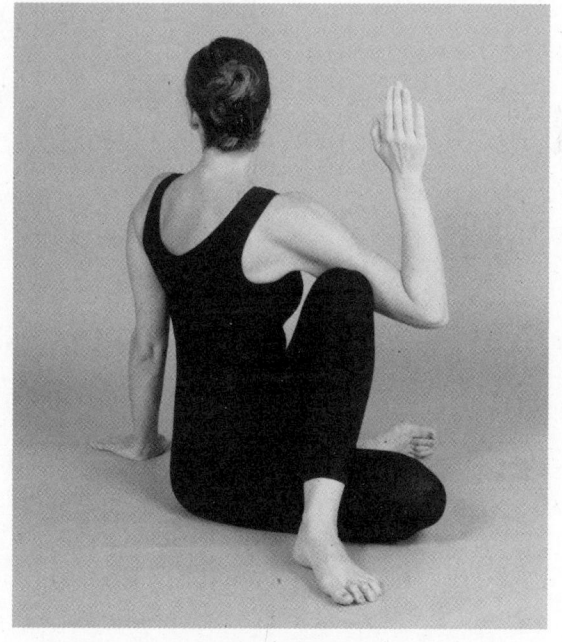

Bleiben Sie bei Ihrem Atem, der Sie darin unterstützt, Ihre Gefühle zu untersuchen. Wie spiegelt sich die physische Erfahrung des Drucks, den diese Drehung bewirkt, in Ihrem Geist?

Beenden Sie ausatmend die Haltung, indem Sie sich langsam aus der Drehung lösen.

Wiederholen Sie die Übung auf der anderen Seite.

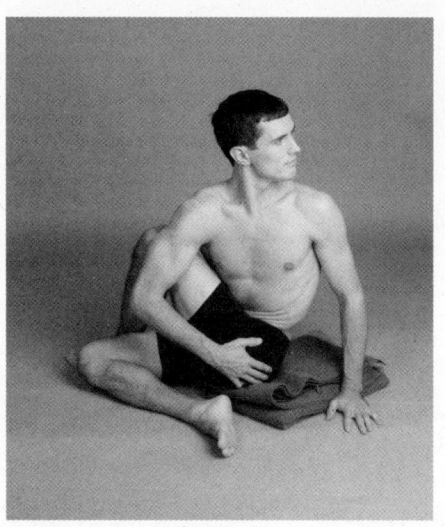

Variation

Falls Ihre Hüften nicht genügend gedehnt sind, werden Sie feststellen, dass Sie im Becken und im unteren Rücken absinken, wenn Sie die Beine kreuzen, um die Drehung einzuleiten. Versuchen Sie, in der Eingangsstellung die natürliche Krümmung der Wirbelsäule beizubehalten, indem Sie sich auf mehrere Decken setzen.

Sie sollten das Gefühl haben, aus dem Becken heraus aufwärts zu streben, während Sie die Wirbelsäule von unten nach oben schrauben. Wenn Sie die hintere Hand auf einen Holzblock legen, wird Ihnen das ebenfalls helfen, in dieser Haltung nicht einzusinken.

26. Die Vorbeuge über beide Beine

10–20 Atemzüge

Strecken Sie sich aus der STOCKHALTUNG nach vorn, und umfassen Sie die Füße oder die Unterschenkel. Entspannen Sie sich in der Leistenbeuge, sodass die Oberschenkel leicht nach innen rollen können und die Sitzbeine sich nach hinten wegspreizen und öffnen. Denken Sie eher daran, den Oberkörper nach oben und über die Beine zu strecken, und nicht so sehr, wie tief Sie in die Haltung gehen. Ihr Rücken wird sich runden, doch das sollte gleichmäßig geschehen und erst, nachdem Sie aus den Hüften heraus abknicken. Beugen Sie die Ellenbogen zur Seite, und ziehen Sie die Brust mit der Kraft Ihrer Arme über die Beine. Ihr Blick sollte auf die Zehen gerichtet sein, bis das Kinn auf den Schienbeinen ruht. Dann richten Sie den Blick nach innen oder auf Ihr „drittes Auge".

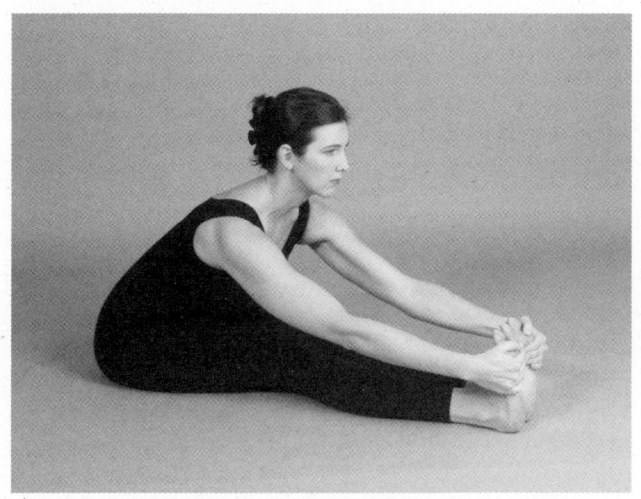
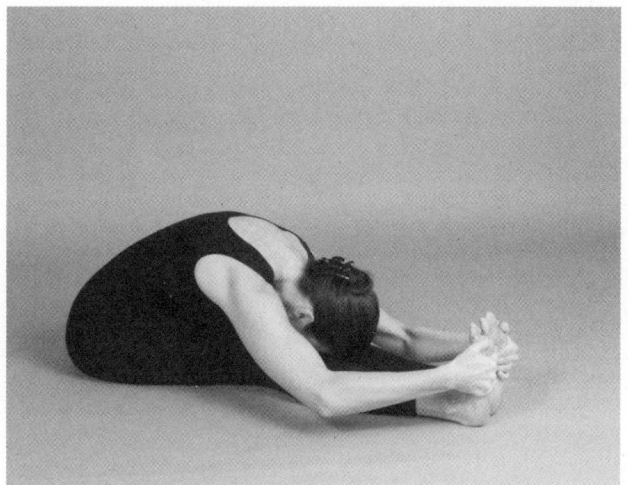

Konzentrieren Sie sich auf den Atem, während Sie sich der Haltung überlassen. Finden Sie insbesondere hier das Gleichgewicht zwischen Anstrengung und Vertrauen in die Haltung. Verspannen Sie sich nicht. Verweilen Sie achtsam in den auftauchenden Gefühlen, ohne ihnen irgendwelche Interpretationen, Projektionen oder Identifikationen hinzuzufügen.

Atmen Sie ein, um die Vorbeuge zu beenden, und richten Sie den Herzbereich nach vorn oben auf. Kehren Sie ausatmend in die Ausgangsposition zurück.

Variation

Wir wollen diese Haltung aus einer Position ausführen, in der wir fest mit unseren Sitzbeinen verankert sind und uns aus der Hüfte heraus nach vorn beugen. Wenn Sie die natürliche Krümmung des unteren Rückens in der STOCKHALTUNG nicht beibehalten können und spüren, dass er sich rundet, sollten Sie eine oder zwei Decken unterlegen.

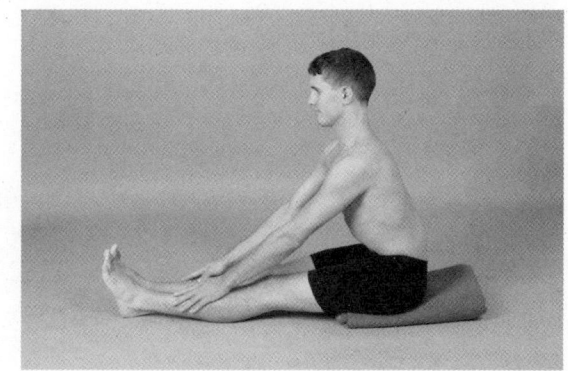

Halten Sie den Rücken gestreckt, kümmern Sie sich nicht so sehr darum, ob Sie mit dem Kopf die Beine erreichen, sondern gehen Sie bis an Ihre Grenze, und lassen Sie die Dehnung aus der Unterseite der Beine und den Hüften kommen.

27. Die umgekehrte Bretthaltung

4–8 Atemzüge

Legen Sie die Handflächen in der STOCKHALTUNG hinter die Hüfte, sodass die Fingerspitzen zu den Füßen oder von ihnen wegweisen (üben Sie diese Varianten abwechselnd, da beide ihre Vorteile haben). Heben Sie einatmend das Becken nach oben, und strecken Sie die Fußsohlen so weit wie möglich zum Boden hin. Das Steißbein strecken Sie in Richtung der Füße. Achten Sie darauf, dass Ihre Arme gestreckt sind und die Handgelenke sich direkt unter den Schultern befinden. Das Kinn können Sie entweder zum Brustbein führen, oder Sie legen den Kopf entspannt in den Nacken, wo er von den Muskeln des oberen Rückens getragen wird. In diese Haltung können manchmal große Widerstände auftauchen. Konzentrieren Sie sich auf den Atem, und betrachten Sie jeden Widerstand, den der Geist dagegen aufbaut, in dieser Haltung zu verweilen. Kehren Sie ausatmend in die Ausgangsposition zurück, wenn Sie die Haltung beenden wollen.

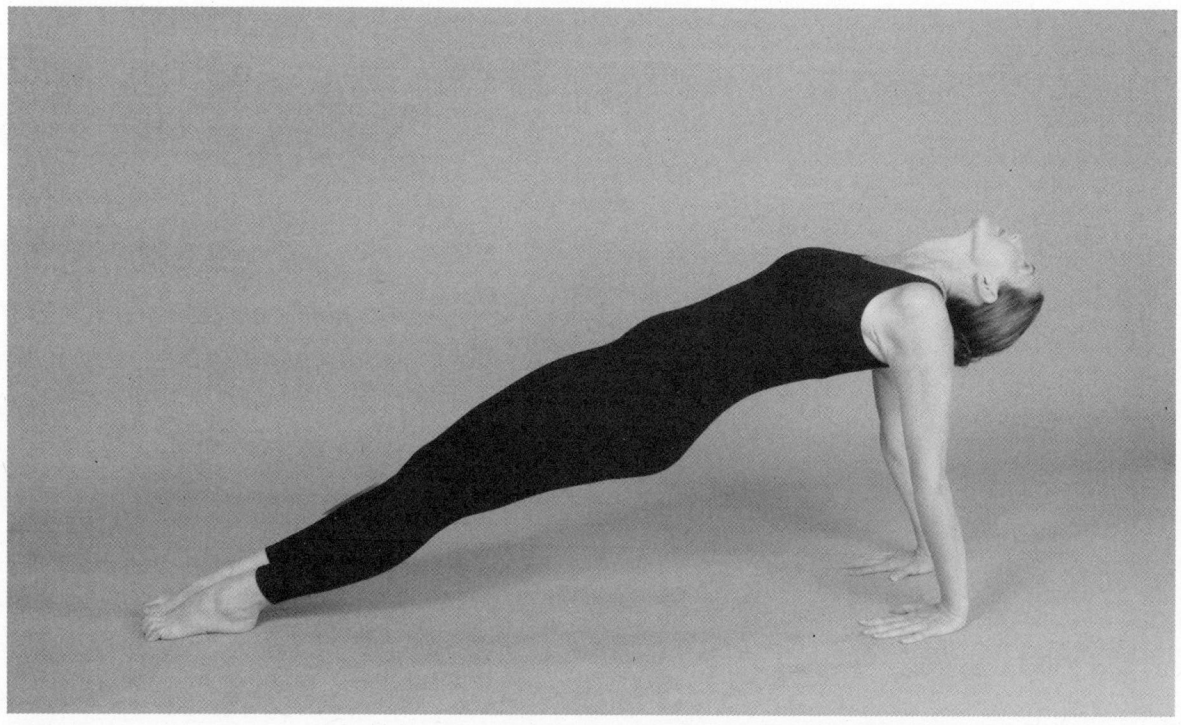

28. Die Totenhaltung

5–15 Minuten

Legen Sie in der TOTENHALTUNG die Beine mit auswärts gedrehten Zehen 25–35 cm auseinander. Die Arme liegen mit den Handflächen nach oben einige Zentimeter neben dem Körper am Boden.

Verweilen Sie mit Ihrer Aufmerksamkeit zuerst an den Stellen des Körpers, wo Sie den Atem spüren. Denken Sie daran: Lassen Sie den Wunsch los, kontrollieren oder manipulieren zu wollen, und verfolgen Sie einfach nur, was gerade geschieht. Sie sollten Ihre Achtsamkeit immer genau dorthin lenken, wo Sie etwas empfinden.

Verweilen Sie bei der Empfindung des Atems, dem leichten Gefühl der Ausdehnung, wenn Sie einatmen, und dem Gefühl der Entspannung, wenn Sie ausatmen. Erweitern Sie Ihre Achtsamkeit nach einer Weile auf den gesamten Körper. Öffnen Sie sich für alle Empfindungen, die auftauchen, während Sie am Boden liegen, und nehmen Sie sie an. Achten Sie darauf, ob die Gefühlsqualität angenehm, unangenehm oder neutral ist. Erkennen Sie, ob Sie vielleicht an den angenehmen Erfahrungen festhalten, die unangenehmen zurückweisen, oder aber, ob sich Ihr Geist in der Abwesenheit besonders starker Empfindungen „ausblendet".

Richten Sie die Aufmerksamkeit jetzt auf sich selbst. Welche geistigen Zustände erkennen Sie? Denken Sie bitte daran, dass geistige Formationen nicht nur das umfassen, was wir normalerweise als Emotionen

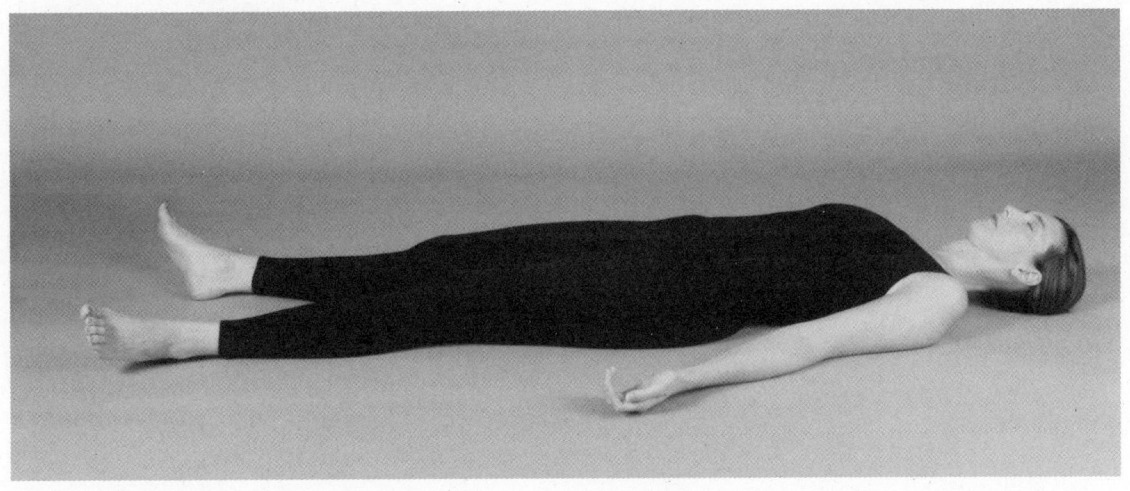

bezeichnen, sondern auch Fantasien, Dumpfheit, Achtsamkeit, logisches Denken und Urteilskraft. Unsere Praxis besteht darin, ohne Abneigung oder Festhalten das zu verfolgen, was da ist. Indem wir tief in die geistigen Formationen schauen, befreien sie sich selbst, solange wir ihnen mit unserem Anhaften und Abweisen keine Nahrung geben.

29. Sitzmeditation

5–40 Minuten

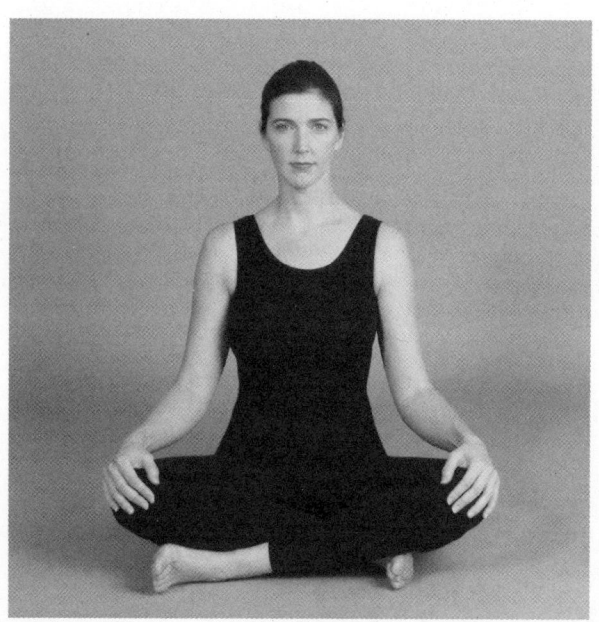 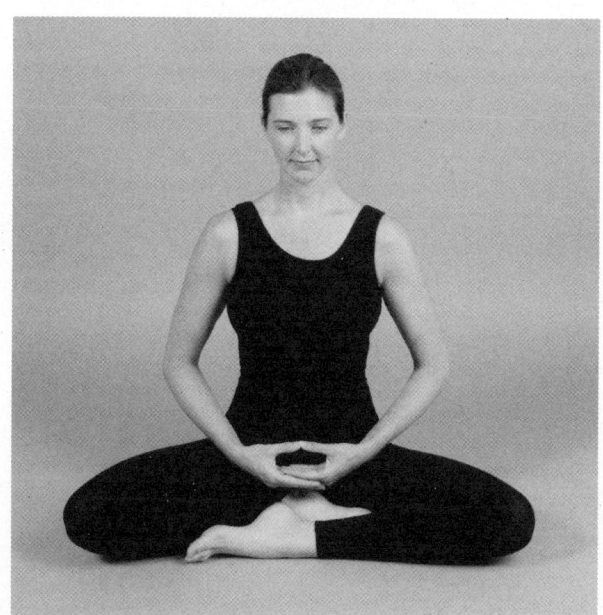

Sitzen Sie in einer der Asanas mit gekreuzten Beinen. Finden Sie Ihre Mitte, und verlängern Sie den Oberkörper von den Hüften bis unter die Achseln. Achten Sie darauf, dass die Schulterblätter den oberen Rücken kraftvoll tragen und der untere Rücken seine natürliche Krümmung behält.

Wenn der Praktizierende ein- oder ausatmet und dabei seinen Geist bewusst wahrnimmt, wenn er ihn durch den Atem glücklich und leicht werden lässt oder zu sammeln trachtet oder zu befreien sucht, so verweilt er friedvoll bei der Beobachtung des Geistes im Geist, ist beharrlich und vollkommen wach, versteht klar seinen Zustand und ist über jedes Verlangen wie auch jedes Gefühl der Abneigung dem Leben gegenüber hinausgelangt. Diese Übungen des Atmens in voller Achtsamkeit gehören zur dritten Verankerung der Achtsamkeit: dem Geist. Ohne die volle Bewusstheit des Atmens können meditative Stabilität und Verstehen nicht wachsen.

Intermezzo

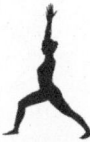

Wie ein Baum den Dharma lehrt

Es gibt eine ganze Reihe von Gleichgewichtshaltungen. Bei einigen wird die Balance auf einem Bein gehalten und der Körper in ganz viele Formen gebogen, gedreht und gefaltet. Bei anderen balanciert man auf den Armen oder auf dem Kopf, und auch hier ergeben sich Varianten, je nachdem, in welche Formen der Körper gebogen, gedreht und gefaltet wird.

Ich habe jedoch nur eine einzige grundlegende Gleichgewichtshaltung aufgenommen, da sie eine Eleganz auszeichnet, die uns tief in den Geist blicken lässt. Die Einfachheit ihrer Linienführung erlaubt es uns außerdem, mit etwas weniger Anstrengung in ihr zu verweilen als in komplexeren Gleichgewichtshaltungen.

Wenn wir in der BAUMHALTUNG stehen und achtsam praktizieren, können wir unsere unbewusste Angewohnheit erkennen, den Atem anzuhalten – als ob unser eigener Atem uns zu Fall bringen könnte. Wenn wir dieses Anhalten des Atems bemerken, können wir auch erkennen, dass wir in unserem Körper sehr viel Anspannung festhalten und uns dagegen wehren, uns zu wiegen. Doch gerade Bäume wiegen sich! Diese physische Anspannung – auf die Zähne beißen, die Zunge gegen den Gaumen pressen, die Rippen festhalten, ja manchmal sogar das Gesicht verzerren – spiegelt sich in einer entsprechenden Anspannung des Geistes wider. Der innere Monolog steht einem buchstäblich ins Gesicht geschrieben:

„Mist! Ich falle um! Wieso kann ich mein Gleichgewicht nicht halten? Gestern hat's doch geklappt! Ich kann das einfach nicht! Ich bin nicht gut im Balancieren! *Konzentriere dich*!

In jeder Klasse, die ich lehre, halte ich meine Schülerinnen und Schüler dazu an, nicht mit dem Atmen aufzuhören und die Mundwinkel hochzuziehen. Nicht nur, damit sie besser aussehen, sondern, weil das die Verspannungen im Gesicht lockert. Wenn das Gesicht entspannt ist, lockert sich auch der Geist. Dann wird man leichter. Wenn meine Schüler ihr Gleichgewicht verlieren, sage ich ihnen, sie sollen daran denken, dass sie einfach wieder von vorn anfangen können. Patanjali definiert die Asana als „eine Haltung, die stabil und angenehm ist". Meiner Meinung nach hat diese Definition eine wichtige Bedeutung für die Qualität unseres Geistes. Nehmen wir an, Sie verlieren im BERG Ihr (physisches) Gleichgewicht, wackeln und müssen den Fuß herunternehmen. Kann Ihr Geist dann trotzdem noch stabil und angenehm sein? In diesem Fall praktizieren Sie wirklich Yoga!

Das ganze Drama um die Gleichgewichtshaltungen rührt zu einem großen Teil daher, dass wir uns nicht der Wirklichkeit öffnen, sondern einem Ideal nachstreben. Die meisten von uns stellen sich Gleichgewicht als einen Seinszustand vor. Wir glauben, es sei irgendetwas Statisches, und wenn wir es erreichen, haben wir es geschafft, und alles wird gut sein. Das drückt sich auch in Gedanken wie „Wenn ich diesen Abschluss erst einmal habe, werde ich anerkannt sein", „Wenn ich erst einmal verheiratet / ver-partnert bin, werde ich bis ans Ende meines Lebens glücklich sein" oder „Wenn ich erst einmal erleuchtet bin, werde ich frei sein" aus.

Ich mache mich hier darüber natürlich nicht wirklich lustig. Die Vorstellung von Gleichgewicht als einem Seinszustand ist eine unserer zerstörerischsten Mythen. Doch wenn wir den BAUM praktizieren, wenden wir das Gegenmittel an. Gleichgewicht ist ein Prozess. Ganz egal, wie lange und wie unbewegt Sie im BAUM stehen können, vielleicht ohne je dabei mit Ihrem Oberkörper zu wackeln, achten Sie doch einfach einmal darauf, wie viel Arbeit Ihre Standbein (und die Muskeln) leisten muss! Der Fuß, auf dem Sie stehen, macht permanent mikroskopische Ausgleichsbewegungen, um die Balance zu halten. Trotzdem vergleichen wir unsere gelebte Erfahrung mit der Vorstellung, die wir uns vom Gleichgewicht machen, und der gegenüber hat unsere Erfahrung (unser Leben) natürlich keinerlei Bestand!

Eine weitere Lektion erhalten wir, wenn wir uns aus der BAUMHALTUNG in die BERGHALTUNG lösen. Immer wenn ich eine neue Gruppe von Schülern unterrichte, schütteln alle zweifelsohne ihre Zehen und drehen die Fußgelenke ihres Standbeines. Sie tun dies, weil gewisse Empfindungen auftauchen, nachdem wir mit unserem ganzen Gewicht auf einem Fuß gestanden haben. Diese Empfindungen fühlen sich an, als wäre das Bein eingeschlafen.

Die meisten Anfänger gestatten es sich nicht, diese Empfindungen zu spüren, sondern versuchen, sie auf der Stelle „loszuwerden". Dies ist keine wirklich bewusste Handlung, sondern in der Tat eine meist ganz und gar unbewusste Reaktion. Ich möchte ihnen mit diesem Beispiel zeigen, wie automatisch unsere Abneigungen sind. Wenn wir die Übung auf dem anderen Bein wiederholen, ermutige ich sie, die Empfindungen, die dann auftauchen, einfach nur zu betrachten und zu erkennen, was geschieht.

Viele sind überrascht davon, wie stark der Wunsch ist, sich von den Empfindungen abzuwenden. Sie sind noch überraschter, wenn sie erkennen, dass diese Empfindungen meist nicht sonderlich schmerzvoll oder unangenehm sind. Einer Schülerin wurde bewusst, dass sie ihren Fuß einfach nur ausschüttelte, weil ihr diese Gefühle unbekannt und fremd waren. Diese Macht unserer Gewohnheit, sich von unbekannten, abweichenden Empfindungen abzuwenden, unterscheidet sich nicht von unserer Haltung, von Menschen, Emotionen, Beziehungen und Situationen abzurücken, nur weil sie uns fremd und unbekannt sind. Indem wir auf der Matte mit diesen Mustern arbeiten, öffnet sich unser gesamtes Leben; es wird weiter und nimmt immer mehr an.

Der BAUM ist eine meiner bevorzugten Meditations-Asanas. Sie hat mir vieles über mich beigebracht. Ich hoffe, Sie wird sie lehren, bei Ihren Erfahrungen zu bleiben, das anzunehmen, was ist, und an nichts festzuhalten.

Kapitel zehn

Achtsame Betrachtung der Geistesobjekte: Die Dharmas in den Dharmas

Wenn ich einatme, bin ich mir der unbeständigen Natur aller Dharmas bewusst.
Wenn ich ausatme, bin ich mir der unbeständigen Natur aller Dharmas bewusst.

Wenn ich einatme, bin ich mir der Auflösung allen Anhaftens bewusst.
Wenn ich ausatme, bin ich mir der Auflösung allen Anhaftens bewusst.

Wenn ich einatme, betrachte ich die vollkommene Befreiung.
Wenn ich ausatme, betrachte ich die vollkommene Befreiung.

Wenn ich einatme, betrachte ich das Loslassen.
Wenn ich ausatme, betrachte ich das Loslassen.

Wie wir bereits gesehen haben, ist keine dieser Übungen der Höhepunkt der anderen, da wir sie in Wirklichkeit alle schon von Anfang an praktiziert haben. Der Geist kann von seinen Objekten nicht getrennt werden. In der dritten Verankerung der Achtsamkeit haben wir gesehen, dass der Geist das Bewusstsein, Gefühle und geistige Formationen (Abneigung und Festhalten zum Beispiel) umfasst. Wenn wir fühlen, fühlen wir *etwas*, und dieses Etwas ist das Objekt des Geistes. Geist und Objekt stehen in einer Beziehung des „Inter-Seins". In der Praxis der Achtsamkeit können wir verstehen, dass der Geist beides ist: Subjekt und Objekt des Bewusstseins. Wenn Subjekt und Objekt eins sind, haben wir Samadhi verwirklicht. Das ist Yoga.

Alle physischen Phänomene (der Körper und seine Prozesse, einschließlich des Atems), alle psychischen Phänomene (der Geist und seine Prozesse, einschließlich der Gefühle, Gedanken und des Bewusstseins) und alle materiellen Phänomene (die Erde selbst, einschließlich der Elemente und Naturphänomene) sind Objekte des Geistes. Sie alle sind ganz und gar Geist, ganz und gar Körper, und sie alle sind Dharmas. Wie Sie jetzt verstehen werden, haben wir mit diesen „Objekten" bereits von der ersten Übung an gearbeitet, als wir anfingen, das Eintreten und Austreten des Atems tief zu betrachten.

Was sich verändert, wenn wir uns der ersten Übung dieser vierten Tetrade zuwenden, ist der Blickwinkel. Wenn wir jetzt zum Beispiel den Atem betrachten, machen wir uns seine unbeständige Natur bewusst. Wir können durch alle vorangegangenen zwölf Übungen gehen und unsere Aufmerksamkeit auf die unbeständige Natur ihrer Objekte richten. Wir können über den Körper meditieren und seine Unbeständigkeit erkennen, die Unbeständigkeit und den konstanten Wandel unserer Gefühle und Gedanken. Wir können die Unbeständigkeit und die sich beständig ändernde Natur der geistigen Formationen erkennen.

Die Übung des bewussten Atmens beleuchtet die sich beständig verändernde, unbeständige Natur von allem, was existiert. Damit ist jedoch nicht einfach nur eine philosophische Betrachtung gemeint, sondern ein wirkliches Erkennen und Erfahren. Wir müssen mit der Unbeständigkeit *praktizieren*. Tiefe Erkenntnis oder Einsicht (Prajna) in die Unbeständigkeit ist eines der Dharma-Tore, das uns die abhängig entstandene, konditionierte und selbstlose Natur aller Phänomene bewusst macht. Wenn wir diese dreizehnte Übung praktizieren, werden wir feststellen, dass die letzten drei dieser abschließenden Gruppe von vier Übungen in ihr enthalten sind. So wie es in unserer Praxis von Anfang an eine natürliche Entwicklung gegeben hat, in der jede Übung sich aus der vorangegangenen entfaltete, so kann es in dieser letzten Gruppe im Endeffekt kein wirkliches Loslassen ohne tiefe Einsicht in die Unbeständigkeit geben. Aus diesem Grund werde ich diesen Aspekt der vierten Verankerung der Achtsamkeit betonen.

Alle, die über eine gewisse Zeit Yoga-Asana praktiziert haben, werden bestätigen können, dass dies ein hervorragender Weg ist, um die Veränderungen und das Altern des Körpers zu betrachten. Manchmal können wir von einem Tag auf den anderen einschneidende Veränderungen erkennen. Natürlich werden uns viele dieser Veränderungen anfangs recht „positiv" erscheinen, etwa wenn wir feststellen, dass unsere Beweglichkeit sich verbessert hat und unsere Kraft und Ausdauer zunehmen. Doch irgendwann werden wir feststellen, dass etwas, das wir gestern noch tun konnten, uns heute Schwierigkeiten bereitet. Ganz gleich, wie ausdauernd Sie praktizieren, der Alterungsprozess ist nicht aufzuhalten. Selbst der große Yogi B. K. S. Iyengar, der in seinen Achtzigern vieles kann, wozu die meisten Yogis, die nur halb so alt sind wie er, nicht fähig sind, ist nicht mehr in der Lage, all das zu tun, wozu er vor zwanzig oder dreißig Jahren noch imstande war.

Wenn Menschen hören, dass die Betrachtung der Unbeständigkeit ein Schwerpunkt der Praxis ist, empfinden viele das als einen „Dämpfer". Medizin muss jedoch manchmal bitter sein. Es muss jedoch kein „Dämpfer" sein, wenn wir erkennen, dass vieles von unserem Unglück und Leiden daher rührt, dass wir uns von Veränderungen und der Wahrheit der Unbeständigkeit abwenden, und wir schließlich verstehen, wie befreiend die tiefe Einsicht in diese Prozesse ist. Wenn wir über eine rein intellektuelle Betrachtung der Unbeständigkeit hinausgehen und sie wirklich erkennen, werden wir anfangen zu verstehen, wie dumm und unrealistisch es ist, an dem festzuhalten, was von Natur aus unbeständig ist. Es verurteilt uns zu leiden. Wenn wir versuchen, der Wirklichkeit gegenüber blind zu bleiben, kostet uns das eine Menge Energie, und wir werden letztendlich damit scheitern. Ein weiterer Grund, warum mir die Praxis der Asanas so wertvoll erscheint, ist der, dass wir mit offenen Augen dem Leben gegenüber vollständig präsent sein können, Moment für Moment, Atemzug für Atemzug, indem wir mit unserem Körper arbeiten und mit ihm vertraut werden. Das ist die Praxis eines spirituellen Kriegers – der sich niemals abwendet –, und jeder Yoga-Lehrer wird seine Schülerinnen und Schüler in der einen oder anderen Weise beständig daran erinnern, weil wir alle dies hören müssen.

Buddha betonte in seinen Yoga-Lehren die Entwicklung von Einsicht in die Unbeständigkeit, weil dies ein so wunderbares Tor in seine zentralen Lehren darstellt: die Wahrheit von Dukkha, seinen Ursachen und seiner Beendigung; Einsicht in *anatta* oder Nicht-Selbst; die Erkenntnis von *shunyata*, der Leerheit von einem abgetrennten Selbst, und *tathata*, dem Verständnis der „Soheit" aller Dharmas. Es wird gesagt, dass alle authentischen Lehren Buddhas das „Dharma-Siegel" der Unbeständigkeit, der Wahrheit vom Leiden, des Nicht-Selbst und des Nirvana oder der Befreiung tragen. Durch die Praxis der Unbeständigkeit durchdringen wir die Drei Tore der Befreiung: Leerheit (Shunyata), Zeichenlosigkeit *(animitta/alaksana)* und Absichtslosigkeit *(apranihita)*.

S. N. Goenka bezeichnet die klare Einsicht in die Unbeständigkeit als das Herz der Vipassana-Meditation. In seinem Ansatz beobachten die Meditierenden die sich beständig ändernden Empfindungen im Körper. Wenn wir Achtsamkeits-Yoga praktizieren, können wir die permanente Verwandlung aller Phänomene, die wir erfahren, betrachten. Auch in diesem Fall beginnen wir mit dem Atem und erkennen, dass er sich ständig verwandelt – keine zwei Atemzüge sind gleich. Wenn wir durch den Körper gehen, werden wir der unablässigen Veränderungen gewahr werden – manche weniger offenkundig als andere –, wenn wir das Schlagen unseres Herzens, unsere Empfindungen und die wechselnden Positionen des Körpers im Raum betrachten.

Wir können wirklich sehen, wie unsere Emotionen und Gedanken sich in einer konstanten Bewegung befinden. Ein Objekt folgt auf das andere, und selbst wenn wir in einem bestimmten Gefühl gefangen zu sein scheinen, werden wir, wenn wir nur tief genug blicken, erkennen, dass seine Qualität und Intensität beständig variiert. Wir sehen, wie der Geist von einem Gedanken zum anderen springt – oftmals in einem anscheinend bizarren und zufälligen Prozess. Und wir können erkennen, dass selbst die tiefe Stille, die Leichtigkeit, das Glück und die Freude, die wir in unserer Praxis erfahren können, unbeständig sind. Dabei handelt es sich nicht einfach nur um philosophische Betrachtungen, Vorstellungen oder Schlussfolgerungen, sondern um einen tiefen, durchdringenden Blick auf die Wirklichkeit unserer gelebten Erfahrung. Letztendlich werden wir durch das, was wir sehen, erkennen, dass wir Unbeständigkeit *sind.*

Buddha erwähnt zwei Arten der Unbeständigkeit: die Veränderungen, die in jedem Moment geschehen, und solche, die sich durch einen vollständigen Kreislauf von Entstehen, Dauer und Vergehen auszeichnen und zu einer umfassenden Verwandlung führen. Wenn wir Teewasser aufsetzen, verändert es sich in jedem Moment dadurch, dass es heißer wird. Wenn schließlich Dampf entsteht, erkennen wir die zyklische Unbeständigkeit des Wassers. In unserer Praxis betrachten wir beide Arten des Wandels.

Immer wieder wird behauptet, dass Dukkha auf dem Wandel oder der Unbeständigkeit *(anicca)* beruht. Eine klassische Formel beschreibt die Drei Dharma-Tore so: „Unbeständig, deshalb leidvoll, deshalb Nicht-Selbst". Leiden ist jedoch keine Konsequenz der Unbeständigkeit und deshalb auch nicht unauflösbar mit ihr verknüpft. Die Wurzel unseres Leidens ist unser Festhalten an dem, was von Natur aus unbeständig ist. Unser Festhalten, und nicht die Wirklichkeit der Unbeständigkeit, ist die Ursache unseres Dukkhas. Wenn wir das Leben wirklich anerkennen und feiern wollen, müssen wir fähig sein, die Unbeständigkeit anzuerkennen und zu feiern.

Wenn wir nur einen oberflächlichen Blick auf die Unbeständigkeit werfen, nehmen wir vielleicht an, dass es sich dabei um einen negativen Aspekt des Lebens handelt. Alles, was wir lieben, ändert sich, und früher oder später müssen wir uns davon trennen. In der klaren Einsicht des Vipassana können wir jedoch sehen, dass Unbeständigkeit weder positiv noch negativ ist. Sie ist einfach nur das, was ist, die „Soheit" der Dinge, so wie sie sind. Außerdem ist Unbeständigkeit nicht nur ein Aspekt des Lebens, sondern sein Herz: Ohne sie wäre Leben nicht möglich. Ein Leben ohne Veränderung ist nichts weiter als ein Konzept, dem es an Realitätsbezug mangelt. Außerdem: Wie sollten wir hoffen, unser Leiden verwandeln zu können, wenn es keine Veränderung gibt?

Wenn wir davon ausgehen, dass das Selbst etwas ist, das über die Zeit Bestand hat, dann führt uns die tiefe Einsicht in die unablässige Verwandlung aller Dharmas unweigerlich zu der Erkenntnis, dass allen Dingen ein solches unveränderliches Selbst fehlt. Das ist die zentrale Beobachtung, die Buddha in seinem Blick auf alle Phänomene gemacht hat.

Damit soll jedoch nicht gesagt werden, dass Sie und ich nicht existieren, sondern nur, dass wir nicht so existieren, wie wir uns das normalerweise vorstellen. Sie und ich (und alle Dinge) verfügen über keinen dauerhaften, unabhängigen und wesenhaften Kern. Wir sind ein Prozess, der sich in einem permanenten Fluss befindet, der wiederum von allem anderen, das ebenfalls in beständigem Wandel ist, bedingt wird. Diese Einsicht in Nicht-Selbst ist gemeint, wenn von Leerheit (Shunyata) die Rede ist. Leerheit an sich ist keine „Sache", die unseren Wesenskern ausmachen würde. Leerheit bedeutet einfach nur, dass wir und alle Phänomene leer von einem abgetrennt existierenden, dauerhaften Selbst sind. Unbeständigkeit ist einfach nur *so*. Sie ist einfach nur *dies*!

Da wir *leer* von einem abgetrennten Selbst sind, können wir sagen, dass wir *voll* von allem sind, was ist. Leer zu sein von einem abgetrennten Selbst bedeutet, sich im „Intersein" mit allem zu befinden, was ist. Wenn wir tief in unseren Körper, unsere Gefühle, Wahrnehmungen, geistigen Formationen und unser Bewusstsein blicken, werden wir sehen, dass nichts davon aus sich selbst heraus existieren kann. Es kann mit allem anderen nur „inter-sein". Um Thich Nhat Hanhs wunderbares Beispiel zu borgen: Können Sie, während Sie diese Seite lesen, den Baum sehen, von dem das Papier stammt? Und was ist mit dem Baum? Er hängt von seinen Vorfahren ab, der Erde, den Nährstoffen, dem Regen und der Sonne. Dieses Blatt Papier und die Worte, die darauf stehen, befinden sich in einer Beziehung des „Interseins" mit den Bäumen, dem Regen, der Erde und der Sonne. Um vor Ihnen zu liegen, muss es dieses „Intersein" auch mit den Holzfällern, der Papierfabrik, den Transportunternehmen, den Druckern und Verlegern geben. Außerdem sind da auch noch mein Geist und mein Bewusstsein, dem diese Worte entspringen, und Ihr Geist und Bewusstsein, die sie aufnehmen. Leerheit und Unbeständigkeit sind nicht zwei.

Unbeständigkeit führt uns auch durch das Dharma-Tor der Zeichenlosigkeit. Die Wirklichkeit der Soheit – von allem, was existiert – liegt jenseits aller Konzepte und verbalen Ausdrucksmöglichkeiten. Alle Klassen von Gedanken und Wahrnehmungen sind Zeichen. Zeichen sind wunderbare Werkzeuge – es sind Modelle und Pläne, die wir benutzen können, sie werden jedoch zu Fallen, wenn wir sie mit der absoluten Wahrheit verwechseln. Welle und Wasser sind ein Beispiel, mit dem immer wieder die zeichenlose Natur der Wirklichkeit verdeutlicht wird. Eine Welle kann groß oder klein sein, sie kann entstehen oder sie kann verschwinden. „Groß", „klein", „entstehen", „verschwinden" sind Zeichen – besondere Merkmale einzelner Phänomene. Je nachdem, welches Zeichen sie hat, sind wir über eine bestimmte Welle, mit der wir uns identifizieren, glücklich oder unglücklich. Wenn wir jedoch die Natur dieser Welle berühren können – wenn wir das Wasser berühren, dann überschreiten wir alle Zeichen. Wenn wir das Zeichenlose berühren, überschreiten wir unsere Ängste und unser Dukkha.

Das Zeichenlose – was einfach nur ein anderer Begriff für Nirvana ist – berühren wir, wenn wir tief in die unbeständige und selbstlose Natur der Wirklichkeit blicken. Nirvana ist kein Ort, an den wir uns begeben, sondern kann vielleicht am besten als das Verlöschen aller Vorstellungen und Ideen über die Wirklichkeit und wie sie sein sollte verstanden werden, sodass wir die Wirklichkeit wahrnehmen können, wie sie tatsächlich ist. Und tatsächlich gibt es keinen anderen Ort, an den wir gehen könnten, um das Zeichenlose zu berühren, als genau diese Welt der Zeichen. Wenn Sie ganz in die Welle eintauchen, berühren Sie das Wasser. Um in die Soheit des Wassers einzudringen, müssen Sie in die Zeichen des Wassers eindringen und die wahre Natur seines „Interseins" erkennen. Thich Nhat Hanh sagt dazu: „Die Wirklichkeit von allem, was existiert, ist seine Zeichenlosigkeit, denn es ist eine Wirklichkeit, die mit Konzepten und Worten nicht erfasst werden kann. Da sie nicht erfasst werden kann, wird sie ‚leer' genannt. Doch Leerheit ist keine Nicht-Existenz, die im Gegensatz zur Existenz stünde. Leerheit ist Zeichenlosigkeit, frei von allem Gefangensein in Konzepten – Geburt / Tod; Existenz / Nichtexistenz; Zunahme / Abnahme; rein / unrein."

Schließlich, da alle Dharmas leer sind und ihre Wirklichkeit jenseits von Konzepten liegt, betreten wir durch die Einsicht in die Unbeständigkeit das Tor der Absichtslosigkeit (Apranihita). Die Welle verwirklicht die Soheit des Wassers nicht, indem sie sich selbst Wasser zuführt. Der wahren Natur von allem, was ist, können wir weder etwas hinzufügen, noch können wir ihr etwas wegnehmen. Befreiung suchen wir nicht außerhalb von dem, was ist. Denn die erwachte Natur ist in allen Dharmas bereits vollständig präsent. Ein Schüler fragte den vietnamesischen Meister Thang Hoi, der im 10. Jahrhundert lebte: „Wo können wir die Welt, in der es weder Geburt noch Tod gibt, berühren?" Er antwortete: „Genau hier, in der Welt von Geburt und Tod."

In unserer Praxis des Achtsamkeits-Yoga drückt sich die praktische und konkrete Übung der Einsicht in die Unbeständigkeit und den Wandel ganz einfach darin aus, sie in unserer Erfahrung der Asanas zu betrachten. Verstricken Sie sich nicht in philosophische Konzepte, und versuchen Sie auch nicht, Unbeständigkeit als eine Sache zu begreifen, nach der wir suchen und die es zu betrachten gilt, sondern erkennen Sie einfach nur die Wirklichkeit des Wandels in Ihrem Körper-Geist, genau hier, genau jetzt, genau dies. Indem wir die Asanas länger halten und uns langsamer bewegen, können wir betrachten, wie alles sich von Moment zu Moment verwandelt. Wir können in der KRIEGERHALTUNG II (merken Sie, dass dies eine meiner Lieblingshaltungen ist?) beobachten, wie die Empfindungen von Moment zu Moment intensiver werden und wie unsere Reaktionen durch diese immer stärker werdenden Gefühle sich entwickeln und verändern.

Anfangs, sobald diese Empfindungen auftauchen, kommen wir zu dem Schluss, dass der Schmerz eine unabhängige Sache ist. Wir identifizieren uns mit ihm und denken vielleicht: „Meine Schultern bringen mich um." Möglicherweise taucht im Geist dann die Fantasie auf, dass wir diese Haltung und unseren Lehrer, der uns viel zu lange – zumindest viel zu lange für unseren Geschmack – in dieser Haltung bleiben lässt, hassen. Alternativ können wir uns jedoch vornehmen, ganz genau zu verfolgen, was geschieht. Unsere Empfindungen wirklich zu betrachten. Wenn wir uns daran halten, werden wir erkennen, dass die Empfindungen nicht persönlicher Natur sind. Dann wird unser Gefühl eines Selbst weniger fest und beständig sein. Es gibt dann einfach nur Empfindungen, und diese verändern sich von Moment zu Moment. Den Schmerz und alle unangenehmen Gefühle werden wir schließlich als leer erkennen. Sie sind ein abhängig entstandener, natürlicher Prozess. Das gilt auch für andere Gefühle, geistige Formationen und das Bewusstsein.

Wenn wir uns dann aus der Haltung lösen, erfahren wir die zyklische Veränderung des Verschwindens der Empfindungen und den Beginn eines neuen Kreislaufs von Gefühlen und Reaktionen, sobald wir nach dem Gefühl der Erleichterung greifen, das wir jetzt empfinden. Es festzuhalten und der Versuch, ihm Dauer zu verleihen, lässt zusätzliches Dukkha entstehen. Wenn wir die Empfindungen und Gedanken jedoch einfach nur zulassen, wird die Unbeständigkeit, die wir erfahren, uns darin unterstützen, an dem Gefühl der Erleichterung nicht festzuhalten. Dann können wir es einfach genießen, vorbeiziehen lassen und uns in die nächste Asana begeben. In der schnelleren Vinyasa-Praxis können wir diese zyklische Struktur der Veränderung zum Beispiel im Verlauf des SONNENGRUSSES betrachten.

Wenn wir uns kraftvoll bewegen, uns in eine anstrengende Haltung begeben, sitzen oder still liegen, können wir in der Achtsamkeit auf den Atem, der sich unablässig verwandelt, verweilen. Richard Rosen, der Autor von *The Yoga of Breath*, formulierte das folgende „somatische Koan": „Wer ist der Atmende?" In unserer achtsamen Betrachtung kommen wir möglicherweise zu der paradoxen Einsicht, dass es zwar zweifelsohne das Atmen gibt, aber ein Atmender nicht gefunden werden kann. Der Gedanke „Ich bin der Atmende" wird als das erkannt, was er ist, ein Gedanke, den wir der reinen Erfahrung und der direkten Wirklichkeit hinzufügen. Wenn wir in der TOTENHALTUNG liegen, können wir nach und nach spüren, wie der Atem in den Körper eingeht und ihn verlässt, wie er uns atmet – doch selbst das ist einfach nur ein Gedanke.

Wenn wir in unserer Praxis des Anapanasati bisher die Idee eines „Atmenden" oder „Zeugen" aufrechterhalten haben, können wir diese letzten Überreste eines Ich-Bewusstseins durch die tiefe Erkenntnis der Unbeständigkeit auflösen. Dann haben wir nicht mehr den Eindruck, „ich bin achtsam" oder „ich betrachte". Anfangs bedarf es eines Zeugen, um unsere Identifikation mit dem sich permanent verändernden Strom der Sinnes- und geistigen Erfahrungen zu durchbrechen, doch jetzt müssen wir erkennen, dass selbst der Zeuge nichts anderes als eine geistige Formation ist.

Zu Beginn lässt dies in vielen Praktizierenden Angst und Unsicherheit aufkommen: „Soll das heißen, dass ich dann zu existieren aufhöre?" Die Frage selbst basiert jedoch auf der fälschlichen Annahme, dass ein „Ich" überhaupt – auch jetzt – existiert habe. Buddhas Lehre verlangt nicht, dass wir das Selbst oder Ego *zerstören*, sondern sie zeigt uns, dass die Idee eines Selbst auf unserer Unwissenheit über die Wirklichkeit beruht. Wenn diese Unwissenheit von uns abfällt, fällt auch die falsche Vorstellung eines Selbst von uns ab. Sobald das deutlich geworden ist, gibt es keine Grundlage mehr für Angst. Wenn wir regelmäßig praktizieren, werden wir „Perlen der Leerheit" schmecken. Durch viele dieser kleinen Geschmackserlebnisse, oder aber durch einen intensiven, tiefen Schluck, wird sich das eigene Leben verwandeln.

Durch die tiefe Einsicht in die Wirklichkeit der Unbeständigkeit lassen wir nach und nach unser Festhalten an jenen flüchtigen Phänomenen los, an die wir uns so lange geklammert haben. Wir erkennen, dass das Festhalten nicht nur eine Ursache des Leidens, sondern selbst eine Form des Leidens ist. Die zweite Betrachtung der vierten Tetrade befasst sich mit der wachsenden Erkenntnis des Verschwindens oder Auflösens des Anhaftens und Ergreifens. Immer dann, wenn wir Gedanken haben wie „Wenn ich das (was auch immer ‚das' ist) haben könnte, wäre ich glücklich", erfahren wir Festhalten, Ergreifen und Anhaften. Dies zeigt sich in unserer Asana-Praxis jedes Mal, wenn wir glauben, dass wir ein besserer Yogi wären, *wenn wir nur* eine bestimmte Haltung einnehmen oder sie verbessern könnten. Hüten Sie sich vor diesem „wenn ich nur"!

Wenn unsere Erkenntnis, dass jedes Objekt, nach dem es uns verlangt, sich von Natur aus permanent verändern und ganz sicher auflösen wird, wächst, wird auch unser Wunsch, dass dieses Objekt etwas sein soll, was es nicht ist (beständig), und uns etwas gibt, was es nicht kann (beständiges Glück), nachlassen und verschwinden. In dieser zweiten Übung verfolgen wir den Prozess der Auflösung des Anhaftens. Im Achtsamkeits-Yoga haften wir nicht mehr so sehr an einem bestimmten Resultat, sobald wir die Unbeständigkeit unserer Erfahrung – körperlicher und geistiger – erkennen. Dann sind wir offen für das, was geschieht, und quälen uns nicht mehr mit irgendeiner Vorstellung von dem, was geschehen sollte. In einer klassischen Analogie wird die Betrachtung der Auflösung des Festhaltens und Anhaftens damit verglichen, dass wir verfolgen, wie sich die Flecken auf einem weißen Tuch im klaren Licht der Sonne auflösen. Achtsamkeit ist das klare Licht, in dem sich die Anhaftungen des Geistes auflösen.

Auf viele wirkt die *Idee* des Nicht-Anhaftens oder der Leidenschaftslosigkeit kalt und unsympathisch, doch wird dabei Nicht-Anhaften mit Gleichgültigkeit verwechselt – was ganz und gar nicht dasselbe ist. Meiner Ansicht nach ist es gerade die Erfahrung des Anhaftens, die leblos ist, da wir das Objekt unseres Anhaftens (entweder eine Beziehung oder ein Gefühl, ein Konzept oder ein materielles Objekt) damit zu etwas machen, was sich nicht verändern und dauern soll. Diese enge Tunnelsicht entzieht dem Leben seine Kraft und Energie und versucht, den lebendigen Moment einzufrieren und zu verpacken. Stellen

Sie sich vor, Sie würden so sehr an einem bestimmten Ton eines Musikstücks hängen, dass Sie versuchen, ihn festzuhalten und andauern zu lassen. Genau dadurch würden Sie die Schönheit und Vollständigkeit der Komposition zerstören. Nur das Nicht-Anhaften – genauer gesagt, seine Praxis – erlaubt es uns, die Musik in ihrem Vorbeiziehen vollkommen genießen zu können.

In unserem Geist schmieden wir Ketten des Anhaftens, mit denen wir uns an die eingeschränkte Sicht fesseln, dass das Leben *mein* Leben ist, *mein* Körper, *mein* Geliebter, *meine* Familie, *mein* Besitz. Wenn wir durch die Einsicht in Unbeständigkeit und Nicht-Selbst die Wirklichkeit des „Interseins" erkennen, werden wir jede Begrenzung, die wir für uns geschaffen haben, überschreiten, und deutlich sehen, dass unser Leben nicht wirklich uns gehört, sondern die Gesamtheit allen Lebens umfasst. Unbeständigkeit und das Verschwinden eines bestimmten Phänomens (einschließlich unseres Körper-Geistes) berührt die Soheit des Lebens nicht, wie auch das Entstehen und Verschwinden einer Welle keinen Einfluss auf die Existenz des Wassers hat.

Der Sanskrit- oder Pali-Begriff *viraga* (oder *vairagya*), der mit „verlöschen" übersetzt wird, bedeutet auch „ohne Anhaften" oder „Leidenschaftslosigkeit". Patanjali sagt im *Yoga-Sutra*, dass Praxis und Leidenschaftslosigkeit die zwei Pfeiler der yogischen Disziplin sind. Praxis umfasst alle „Techniken", die Yogis einsetzen, um Einsicht zu entwickeln, während Leidenschaftslosigkeit oder Nicht-Anhaften die Haltung beschreibt, um die sie sich in der Praxis bemühen. Natürlich geschieht es nur durch die Vertiefung der eigenen Praxis, dass Nicht-Anhaften sich entwickeln kann.

Aus dem tiefen Eintauchen in die Unbeständigkeit erwächst die Auflösung des Anhaftens, um die es in der vierzehnten Betrachtung geht, sowie die Entfaltung der vollkommenen Befreiung, die in der fünfzehnten Übung verwirklicht wird. Der Begriff, der hier mit „vollkommener Befreiung" übersetzt wird, lautet auf Pali und Sanskrit „Nirodha". Es ist ein Wort, das nur schwer zu übersetzen ist, und doch ist es für die gesamte Yoga-Praxis von zentraler Bedeutung. Im *Yoga-Sutra* sagt Patanjali: „Yoga ist Nirodha der Bewegungen im Feld des Bewusstseins." Während der Begriff durchaus mit „Befreiung" übersetzt werden kann, sind viele der Ansicht, dass damit eher eine „Zügelung" gemeint sei. Es werden vier Ebenen von Nirodha erwähnt, die in einer vollständigen Zügelung der geistigen Aktivitäten kulminieren, die mit der Verwirklichung der „Wolke der Dharma-Ekstase" *(dharma megha samadhi)* gleichgesetzt wird.

In den Lehren Buddhas wird mit Nirodha die dritte Edle Wahrheit von der Aufhebung oder Befreiung des Leidens bezeichnet und damit immer wieder als Synonym für Nirvana benutzt. Neben „Befreiung" wird die Bedeutung des Begriffs häufig auch mit „Loslösung", „Stillen" oder „Auslöschen" angegeben. Vielleicht können wir die Bedeutung besser verstehen, wenn wir die Aktivität betrachten, die damit gemeint ist.

Was wird losgelöst? Man könnte sagen, dass im Geist alles Anhaften losgelöst wird, alle Geistesaktivität, die uns an Dukkha bindet. Was wird gestillt? Unser Leiden wird gestillt, wie ein Feuer, das mit Wasser gelöscht wird. Das Feuer unseres Leidens wird ausgelöscht. Und was wird gezügelt? All unsere irrtümlichen Ideen, alle Vorstellungen, die uns davon abhalten, die Wirklichkeit so zu erfahren, wie sie ist. Insbesondere ist damit die Zügelung unserer Vorstellungen über Geburt und Tod, Beständigkeit und Vernichtung, Sein und Nichtsein, Kommen und Gehen – das, was in der Tradition als die „acht Konzepte" bezeichnet wird – gemeint. Da es diese Konzepte oder Vorstellungen sind, die die Grundlage unseres Leidens bilden und sich in Festhalten und Abneigung äußern, müssen wir über diese Vorstellungen hinausgehen. Dann erkennen wir, dass die Wirklichkeit jenseits *aller* Ideen ist.

Es gibt unterschiedliche Ebenen der Befreiung, und Nirodha ist ein Prozess. Während wir Asanas praktizieren, können wir viele kleine Momente der Befreiung erleben. Wir erfahren zum Beispiel eine unangenehme Empfindung und die geistige Formation der Abneigung. Mit Achtsamkeit können wir erkennen, wie sehr wir daran festhalten, uns gut fühlen zu wollen, doch mit der Einsicht in die Unbeständigkeit löst sich dieses Anhaften immer mehr auf. Mit der Zeit wird diese Auflösung, sobald sich die Erfahrung einstellt, immer stärker sein, und schließlich werden wir von dieser bestimmten Anhaftung befreit. Dies ist ein vorübergehender, aber potenziell tiefer Geschmack der Befreiung. Eine Bedeutung des Begriffs Nirvana ist „Kühle". Wenn wir diese Metapher ein klein wenig strapazieren, können wir sagen, dass das Feuer unseres Anhaftens und die Hitze von Dukkha von der Kühle des Nirvana ausgelöscht werden.

Mit der letzten Übung der vierten Tetrade sind wir schließlich beim Loslassen angelangt. *Sie* lassen jedoch nicht los. Loslassen ist nichts, worum Sie sich bemühen können, sondern es geschieht einfach, weil es nichts mehr gibt, was Sie festhalten könnten. Wie ich bereits erwähnt habe: Das Allerletzte, was losgelassen wird, ist die Idee eines abgetrennten, beständigen Selbst. Im Verlauf der vorausgegangenen Betrachtungen gab es noch diesen Überrest eines Ich-Bewusstseins, der die Einsicht in Unbeständigkeit, Auflösung des Anhaftens und vollkommene Befreiung für sich beanspruchen konnte. Die Ironie liegt darin, dass es sich um ein Loslassen von etwas handelt, was es nie gegeben hat!

Der Pali-Begriff für diese Betrachtung kann mit „zurückwerfen" oder „zurückgeben" übersetzt werden. Wir geben alles, was wir festgehalten haben, zurück. Wir wollten alles horten und für uns selbst besitzen, was eigentlich dem Leben und der Natur gehört. Höchste Einsicht besteht Buddha zufolge darin, nichts für ein Selbst oder dem Selbst zugehörig zu halten. Mit dieser sechzehnten Betrachtung geben wir alles zurück, was wir für ein Selbst oder ihm zugehörig gehalten haben.

Die Wirklichkeit lassen wir nicht los. Was wir loslassen, sind unsere irrtümlichen Wahrnehmungen und falschen Vorstellungen über die Wirklichkeit. Zu dem sterbenden Anathapindika sagt Shariputra im *Sutra über die Lehren, die an die Kranken gerichtet sind*: „Diese Augen sind nicht ich. Ich verfange mich nicht in diesen Augen." Diese Einsicht muss den gesamten Prozess des Körper-Geistes umfassen, einschließlich aller Sinne, der Geistesobjekte und des Bewusstseins. „All diese Dinge sind nicht ich. Ich verfange mich nicht in ihnen." Dann wird in diesem Sutra ausgeführt, dass alle Dinge aus Ursachen und Bedingungen entstehen. Wenn diese Ursachen und Bedingungen sich verändern und auflösen, hören diese „Dinge" auf, sich zu manifestieren. Es ist die wahre Natur aller Dinge, dass sie weder geboren werden noch sterben. In unserer Praxis sollten wir erkennen, dass wir nicht in diese „Hülle aus Haut und Knochen" eingeschlossen sind, denn unser Leben ist grenzenlos, frei von allen Trennungen, die uns gefangen halten, und jenseits von Raum und Zeit. Aus diesem Grund wird gesagt, dass wir nicht für uns selbst praktizieren. Wenn wir praktizieren, um unseren Geist zu befreien, praktizieren wir zugleich, um alle Wesen zu befreien.

Damit lassen wir unsere gesamte Last los – eine Last, die wir durch unsere irrtümliche Wahrnehmung der Wirklichkeit immer wieder neu geschaffen haben. Die Probleme werden nicht gelöst, sondern sie hören auf, ein Problem zu sein. Was uns niedergedrückt hat, fällt ab, und wir werden erleuchtet, werden „licht und leicht". Mit der Zeit wurde der Begriff der Erleuchtung immer stärker konkretisiert und zu einem Seinszustand gemacht. Wenn wir so darüber nachdenken, wird die Erleuchtung zu einem einmaligen Ereignis, etwas, das in ferner Zukunft geschieht.

Thich Nhat Hanh spricht folgende Warnung aus: „Loslassen bedeutet nicht, dass wir uns von einer Sache abwenden, um eine andere zu suchen." Loslassen bedeutet, dass wir alles durchschauen, was uns fälschlicherweise von der Wirklichkeit, so wie sie ist, abtrennt. Aus dieser Perspektive – darauf habe ich bereits in der Einführung hingewiesen – besteht die Grenze zwischen uns und der absoluten Wirklichkeit, zwischen uns und anderen nicht wirklich. Letztendlich gibt es nichts, was weggenommen, hinzugefügt oder zusammengeführt werden müsste. Erleuchtung finden wir nicht, indem wir uns von unserer menschlichen Natur abwenden, sondern, als ihre Erfüllung, inmitten unserer existenziellen menschlichen Natur. In unserer Praxis können wir schließlich selbst erkennen, dass es möglich ist, alle unsere Lasten abzuwerfen – das schwere Gewicht loszulassen, das uns so lange niedergedrückt hat. Der Sufi-Dichter Rumi fasst es in folgende Worte: „Wie lange noch wollen wir unsere Taschen wie Kinder mit Sand und Steinen füllen? Lass die Welt los. Wenn wir sie festhalten, werden wir uns niemals kennen, uns niemals aufschwingen."

Im Loslassen der Erleuchtung sind wir in allem, was gerade geschieht, ohne dabei irgendein persönliches Programm zu verfolgen. Sobald der Wunsch auftaucht, etwas möge anders sein, als es ist, blicken wir tief in ihn hinein, bis er sich auflöst und abfällt.

Die sechzehn Übungen oder Betrachtungen des *Anapanasati-Sutta* sind wie die Stufen eines Trainingsprogramms, und sie sind wie die Schalen einer Zwiebel. Als Trainingsprogramm können wir ihnen Schritt für Schritt folgen und sie mit immer größerer Genauigkeit und Verfeinerung wiederholen. Oder wir tragen die einzelnen Schichten einer Zwiebel ab, von der Oberfläche bis zu ihrem leeren Kern, während wir in ihren Geruch eintauchen. In beiden Fällen gelangen wir an einen Punkt, an dem wir jedes Anhaften an formaler Praxis loslassen. Selbstverständlich werden wir immer noch in Meditation sitzen und Asanas praktizieren, doch jetzt sind es die verinnerlichte Aufmerksamkeit und Einsicht, die das gesamte Leben zu einem Feld der Praxis, einem „formlosen Feld der Barmherzigkeit", wie es in der Zen-Tradition heißt, werden lassen.

Während ich an diesem Kapitel schrieb, erhielt ich den Brief einer Schülerin, die einige Monate zuvor ihren Verlobten bei einem schrecklichen Unfall verloren hatte. Sie schrieb: „Die Yoga-Praxis und Buddhas Lehren haben mein Leben tief beeinflusst. Die Erfahrung des Yoga und die Achtsamkeit gegenüber dem Leben hatten eine große Wirkung in dieser Zeit einschneidender Veränderungen ... Sie haben mich durch sehr schwierige und anstrengende Momente geleitet."

Viele Schülerinnen und Schüler, die über einen langen Zeitraum regelmäßig praktizieren, haben ähnliche Erfahrungen formuliert. Manche fingen in Zeiten von Unfrieden und innerer Aufruhr an zu praktizieren. Viele suchten dadurch ein Leben, das frei von Problemen sein sollte. Sie suchten nach einen Leben, das anders sein sollte, als es ist. Was sie gefunden haben, ist, dass das Leben manchmal zwar immer noch „beschissen" ist, dass es aber nicht mehr so hartnäckig an ihnen zu kleben scheint. Sie spüren mehr Leichtigkeit und Sicherheit in den Formen, in denen sich ihr Leben ausdrückt. Schließlich ist das die eigentliche Definition von Asana.

Achtsamkeits-Yoga:
Die vierte Übungsreihe

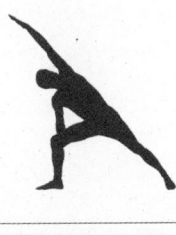

Diese letzte Übungsreihe benutzt, wie die letzte Tetrade der Betrachtungen, alles, womit wir bereits gearbeitet haben. Der Schwerpunkt liegt jedoch auf den subtileren Aspekten der Erfahrung, auf Unbeständigkeit, Nicht-Selbst, Befreiung und Loslassen. Langsame Bewegungen und Vinyasa, Elemente aus den ersten drei Übungsabfolgen, erlauben es uns, die Unbeständigkeit in jedem Moment, aber auch in ihrer zyklischen Natur zu betrachten.

Denken Sie bitte daran, dass selbstverständlich jede Abfolge von Haltungen als Achtsamkeits-Yoga praktiziert werden kann. Sobald Sie mit dieser Art und Weise zu praktizieren vertraut geworden sind, möchten Sie vielleicht Ihre eigenen Übungsreihen oder die anderer Lehrer so angehen. Anfänger können die Krieger-Vinyasa und andere Haltungen, die zu schwierig erscheinen, auslassen.

1. Die Totenhaltung

3–5 Minuten

Beginnen Sie in der TOTENHALTUNG. Legen Sie die Beine mit auswärts gedrehten Zehen 25–35 cm auseinander. Die Arme liegen mit den Handflächen nach oben einige Zentimeter neben dem Körper am Boden.

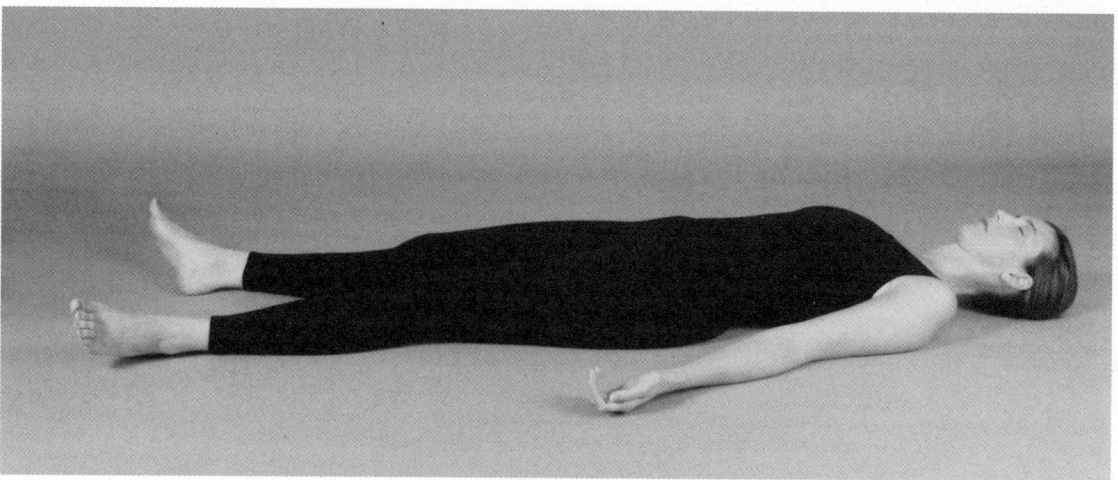

Verweilen Sie mit Ihrer Aufmerksamkeit zuerst an den Stellen des Körpers, wo Sie den Atem spüren. Betrachten Sie einfach, wie der Atem kommt und geht. Denken Sie daran: Lassen Sie den Wunsch los, kontrollieren oder manipulieren zu wollen, und verfolgen Sie einfach nur, was gerade geschieht.

Als Erstes werden Sie bemerken, dass der Atem eine Richtung hat. Er dringt in den Körper ein und verlässt ihn wieder. Erkennen Sie Ihr Einatmen als Einatmen und Ihr Ausatmen als Ausatmen. Spüren Sie die besondere Gefühlsqualität des Einatmens und die besondere Gefühlsqualität des Ausatmens. Vertiefen Sie danach Ihre Betrachtung, und erkennen Sie, dass jeder Atemzug unbeständig ist. Er entsteht, dauert und löst sich auf. Betrachten Sie den Prozess des Atmens.

Wenden Sie sich nun den verschiedenen anderen Qualitäten des Atems zu. Folgen Sie dem gesamten „Atem-Körper", und erkennen Sie einen langen Atemzug als einen langen Atemzug und einen kurzen als einen kurzen. Versuchen Sie nicht, sie anzugleichen. Atmen Sie einfach, und betrachten Sie, was geschieht. Der Atem kann lang oder kurz sein, gleichmäßig oder ungleichmäßig, tief oder flach, schwer oder sanft. Betrachten Sie einfach nur den Atem, seien Sie aufmerksam, und versuchen Sie nicht, ihm irgendeine bestimmte Qualität zu verleihen. Während Sie so auf den Atem konzentriert sind, achten Sie auf alle Veränderungen, die ganz natürlich passieren. Welche Qualität auch vorherrschen mag, achten Sie darauf, wie sie sich mit der Zeit verändert und wie eine von der anderen abgelöst wird.

Dann, während Sie weiterhin den Atem ganz natürlich kommen und gehen lassen, erweitern Sie Ihre Achtsamkeit auf den gesamten Körper. Haben Sie irgendwo Verspannungen? Spannen Sie vielleicht noch Ihre Beine oder Gesäßmuskeln an, als ob Sie sich immer noch aufrecht halten müssten? Jetzt, da Sie darauf aufmerksam geworden sind, lässt die Anspannung nach, ohne dass Sie sich darum besonders bemühen? Spüren Sie das Gewicht und Volumen des Körpers, der gegen den Boden presst. Können Sie die Spitzen Ihrer Finger und Zehen fühlen, ohne sie zu bewegen? Wie wissen Sie eigentlich, wo sich Ihr Körper im Raum befindet, wenn Sie sich nicht bewegen und still sind? Erfahren Sie feste, beständige körperliche Begrenzungen, oder sind die Umrisse des Körpers eher unscharf?

Während Sie sich auf den Atem, der durch den Körper geht, konzentrieren, sollten Sie sich fragen: „Wer ist der Atmende?" Lassen Sie jede Antwort los. Hören Sie nicht auf zu fragen.

2. Rückenlage mit angezogenem Bein

45–60 Sekunden auf jeder Seite

Ziehen Sie langsam die rechte Ferse über den Boden, und beugen Sie das Knie in Richtung der Decke, während Sie den Fuß bis zum Gesäß führen. Achten Sie dabei auf die Gefühlsqualität im Bein und im gesamten Körper. Nehmen Sie irgendwelche Veränderungen in der Gewichtsverteilung oder in Ihrem Körperschwerpunkt im Becken wahr, während der Fuß zum Gesäß gezogen wird? Wenn Sie dort angekommen sind, heben Sie den Fuß ganz langsam vom Boden, lassen das Knie auf die Brust sinken und umfassen es mit beiden Händen. Achten Sie auf die subtilen Veränderungen, die Sie möglicherweise auf der Ebene der Empfindungen, des Atems und der geistigen Formationen erfahren. Können Sie, wenn Sie aufmerksam sind, die lebendige Wahrheit der Unbeständigkeit erkennen?

Nach 6–8 Atemzügen setzen Sie den Fuß direkt vor dem Gesäß langsam wieder auf den Boden und strecken das Bein ganz allmählich aus. Achten Sie auf den deutlich zu spürenden Punkt, an dem

Sie das Gewicht des Beins vollständig zur Erde hin loslassen können, und betrachten Sie dann alle Veränderungen des Atems und in der Gefühlsqualität des Körpers. Haben Sie den Atem angehalten oder sich im Körper verspannt? Dieser gesamte Prozess umfasst auch die Einsicht in die zyklische Veränderung und die Erkenntnis, dass der Kreislauf unserer Verhaltensmuster – Abneigung und Festhalten – durch Achtsamkeit verändert werden kann.

Wiederholen Sie die Übung mit dem anderen Bein.

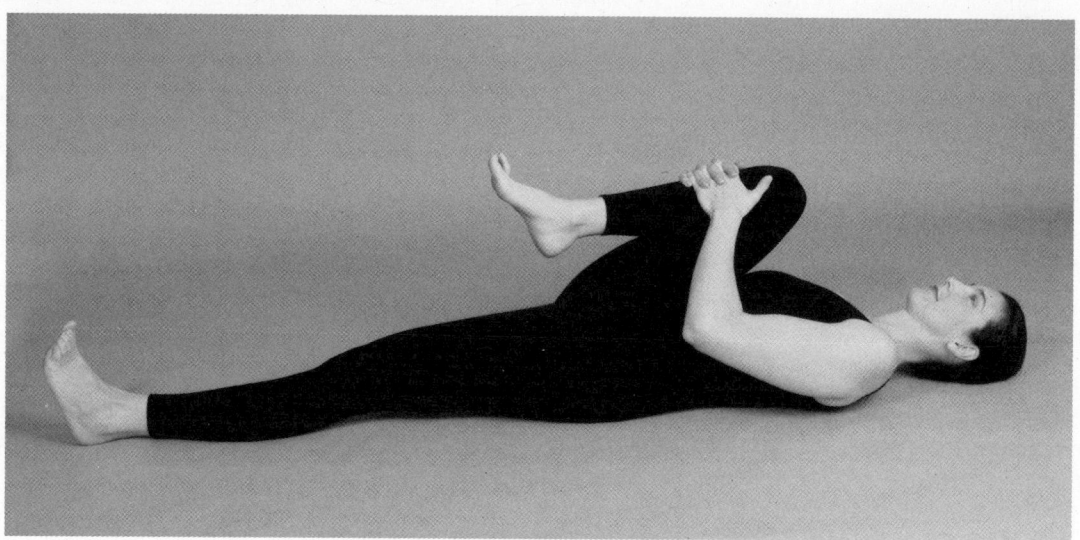

3. Einfache Sitzhaltung mit gekreuzten Beinen

2–5 Minuten

Sitzen Sie mit gekreuzten Beinen, sodass Ihre Füße unter den Knien liegen. Setzen Sie sich auf die Spitzen Ihrer Sitzbeine (vermeiden Sie es, das Becken nach hinten zu kippen und im unteren Rücken einzusinken). Legen Sie die Hände neben der Hüfte ab, und spüren Sie, wie die Sitzbeine in den Boden sinken, während der Scheitelpunkt des Kopfes gleichzeitig nach oben strebt und die Wirbelsäule streckt. Fühlen Sie, an welchen Stellen des Körpers Sie Ihr Gewicht spüren, während er in die Erde presst.

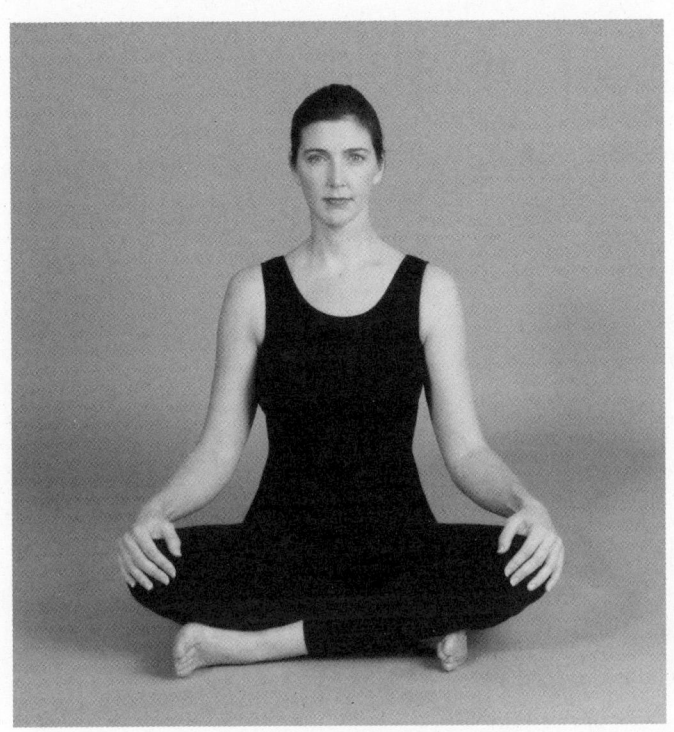

Jetzt legen Sie die Hände auf die Knie, schließen die Augen und spüren der Gefühlsqualität des „Einfach-nur-Sitzens" nach. Achten Sie darauf, wie mit der Zeit verschiedene Empfindungen auftauchen: Kribbeln, unangenehmes Stechen, Herzklopfen, Müdigkeit, Klarheit. Betrachten Sie diese, und verfolgen Sie, wie sie sich beständig verändern. Erkennen Sie, wie das Gefühl eines Selbst stärker wird, sobald Sie auf diese Empfindungen mit Abneigung oder Festhalten reagieren, sie beurteilen oder vergleichen? Spüren Sie, wenn Sie sich wieder mit dem verbinden, was gerade geschieht, wie Ihre Erfahrung offener und entspannter wird, selbst wenn die Empfindungen weiter andauern?

4. Vorbeuge aus der Einfachen Sitzhaltung

8–12 Atemzüge auf jeder Seite

Nun beugen Sie sich über die gekreuzten Beine nach vorn und lassen die Stirn auf den Armen ruhen. Achten Sie, während Sie sitzen, darauf, wo Sie in dieser Vorbeuge den Atem erfahren. Spüren Sie, wie der Bauch auf die Oberschenkel presst? Können Sie den Atem im Rücken fühlen? Vielleicht fällt Ihnen auch auf, wie sich die Rippen bei jedem Atemzug ausdehnen und zusammenziehen. Achten Sie darauf, ob Sie irgendwo im Körper Verspannungen spüren, und lassen Sie sie los. Fühlen Sie, wie jedes Einatmen Sie ein wenig aufrichtet, während jedes Ausatmen Sie wieder tief in der Vorbeuge verankert? Falls Ihnen diese Bewegung bewusst ist, sollten Sie sie weder übertreiben noch unterdrücken. Erlauben Sie dem Atem, den

Körper frei zu bewegen, und entspannen Sie sich in dieser Erfahrung der Bewegung. Achten Sie auch hier auf alle Veränderungen in Körper und Geist, während Sie in der Haltung verweilen.

Richten Sie sich auf, indem Sie den Nabel zur Wirbelsäule hin einziehen und sich Wirbel für Wirbel aufrollen, bis Sie sich wieder in der EINFACHEN SITZHALTUNG MIT GEKREUZTEN BEINEN befinden.

Wechseln Sie die Beine, und wiederholen Sie die Übung.

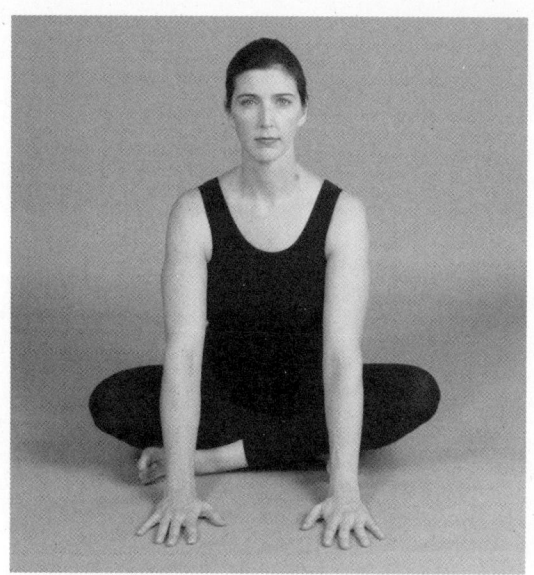 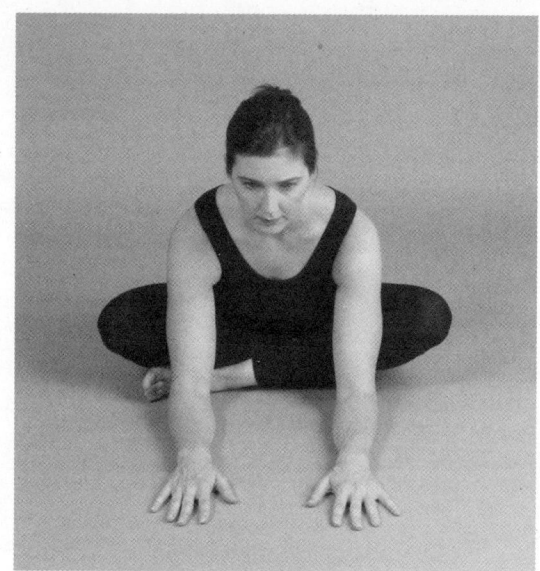

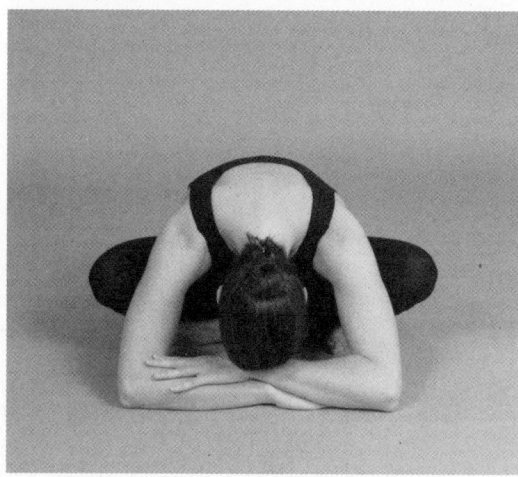

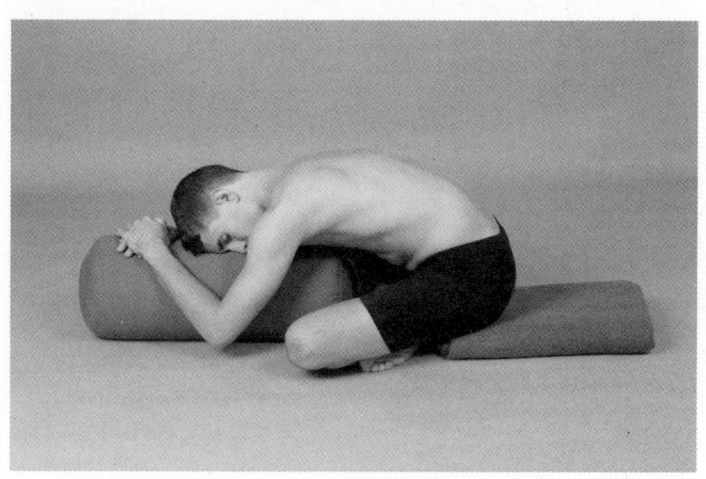

Variation

Falls Sie merken, dass Ihr unterer Rücken sich zu sehr rundet und Sie mit Ihren Unterarmen und dem Kopf nicht den Boden erreichen, können Sie sich auf eine oder zwei Decken setzen. Sitzen Sie so, dass Ihr Becken erhöht liegt und Sie sich aus den Hüften heraus nach vorn beugen können. Lassen Sie Ihren Oberkörper mit gestreckter Wirbelsäule auf einer Nackenrolle oder mehreren Decken ruhen.

5. Seitendehnung im Sitzen

8–12 Atemzüge auf jeder Seite

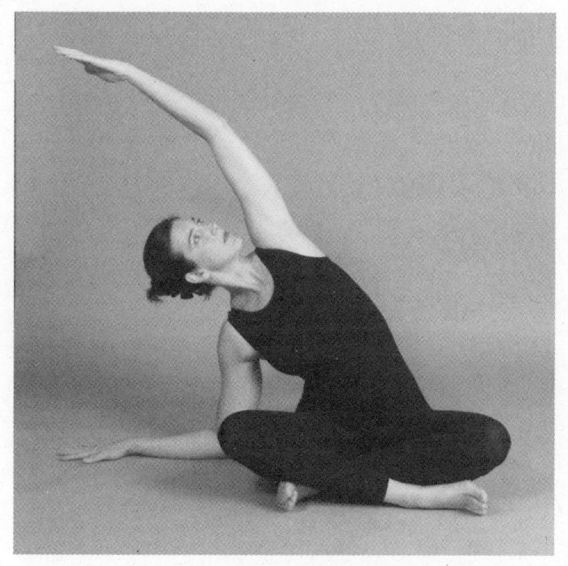

Legen Sie Ihre rechte Hand neben der Hüfte auf den Boden, und strecken Sie den linken Arm nach oben. Neigen Sie sich nach rechts, und gleiten Sie mit der rechten Hand langsam nach außen, bis der Unterarm am Boden liegt. Verankern Sie Ihr linkes Sitzbein im Boden, während Sie sich bis in die Fingerspitzen der linken Hand strecken; dabei sollte der rechte Unterarm so parallel wie möglich am Boden liegen. Wenn es nicht zu anstrengend ist, drehen Sie jetzt Ihr Gesicht und schauen nach oben. Falls Ihnen der linke Arm die Sicht zur Decke versperrt, können Sie versuchen, ihn zum Ohr hin zu verlagern.

Fühlen Sie, während Sie in dieser Haltung sitzen, wo Sie den Atem erfahren. Spüren Sie den Unterschied zwischen der linken und der rechten Seite des Körpers.

Achten Sie darauf, wie schnell der Geist etwas erreichen will und nach „etwas mehr Dehnung" verlangt. Was geschieht, wenn Sie diesen Impuls loslassen und der Atem darüber entscheidet, wo Sie sein sollen? Atmen Sie ein, und richten Sie sich auf; strecken Sie dabei die Finger der linken Hand bis zur Decke aus. Atmen Sie aus, und lassen Sie den linken Arm zur Seite sinken.

Während wir uns zur Seite lehnen, dort atmen und uns dann wieder gerade aufrichten, entsteht und vergeht ein ganzer zyklischer Prozess. Wie viel dieses Prozesses ist Ihnen wirklich bewusst geworden, und wie viel haben Sie einfach nicht bemerkt? Achten Sie auf das, was geschieht, wenn Sie sich zur anderen Seite lehnen.

Wiederholen Sie die Übung auf der anderen Seite.

6. Katze und Kuh

6–10 Wiederholungen im eigenen Atemrhythmus

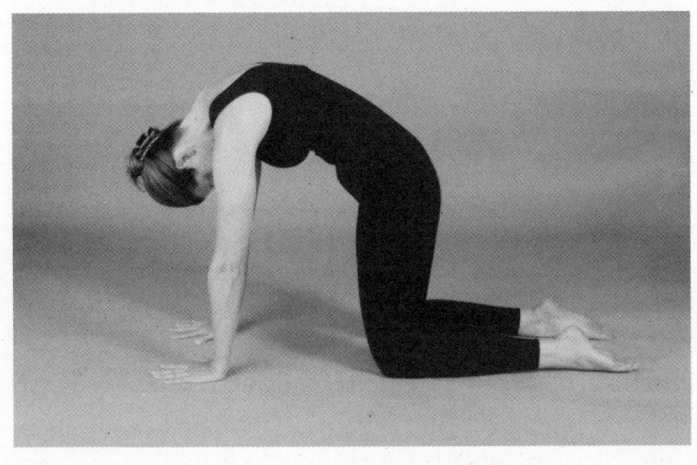

Stellen Sie die Hände direkt unter die Schultergelenke und die Knie unter die Hüftgelenke. Runden Sie beim Ausatmen Ihren Rücken wie eine grimmige Katze nach oben, und rollen Sie Becken und Steißbein nach unten und innen ein. Lassen Sie den Kopf entspannt hängen, und blicken Sie in Richtung des Beckens. Dann atmen Sie ein und biegen den Rücken sanft nach unten durch, indem Sie das Becken nach vorn rollen; dabei sinkt der Bauch nach unten, während sich der Scheitelpunkt des Kopfes und die Sitzbeine zur Decke hin strecken, bis Ihr Rücken eine sanfte Krümmung hat. Er hat jetzt die Form eines Kuhrückens.

Ihr natürlicher Atem sollte die Länge und den Rhythmus Ihrer Bewegungen bestimmen. Beginnen Sie mit dem Einrollen des Beckens. Die Bewegung, die Sie so einleiten, sollte wie eine Welle sein, die durch

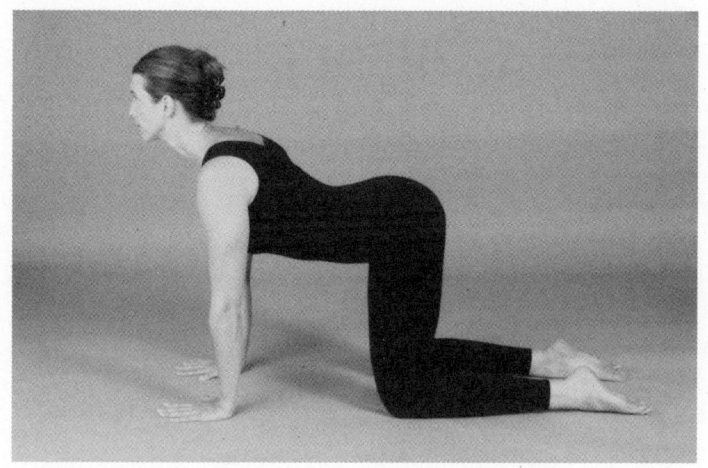

das Wasser läuft. Achten Sie aufmerksam auf den Atemverlauf und alle anderen Vorgänge, während Sie von einer Position in die andere wechseln. Betrachten und spüren Sie, welchen Einfluss diese beständige Bewegung auf Atem, Körper und Geist hat. Achten Sie auch darauf, ob sich der Geist möglicherweise abwendet und der Körper auf „Autopilot" schaltet.

7. Der Hund mit dem Gesicht nach unten

10–30 Atemzüge

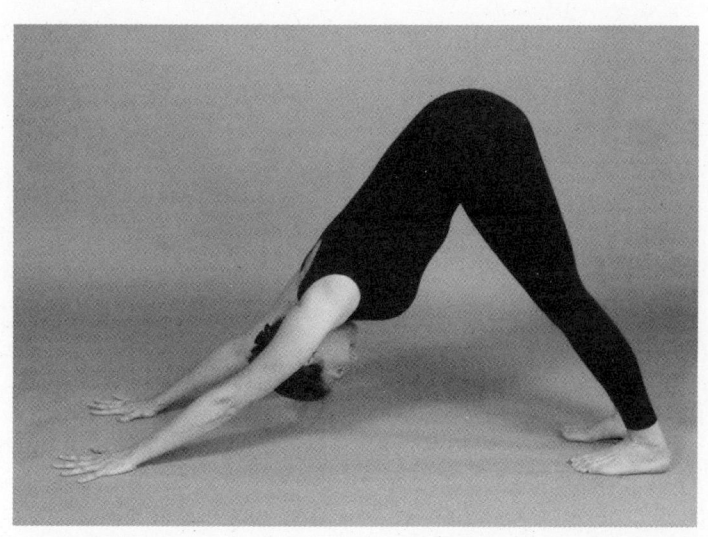

Legen Sie Ihre Hände direkt unter die Schultergelenke und Ihre Knie unter die Hüftgelenke. Stellen Sie nun die Zehen auf, heben die Sitzbeine nach oben hinten und strecken die Beine in den HUND MIT DEM GESICHT NACH UNTEN. Ziehen Sie die Sitzbeine weiter nach oben, und lassen Sie die Fersen so weit wie möglich bodenwärts sinken, ohne dabei die Streckung des Rückens zu vernachlässigen. Achten Sie darauf, wie Ihre Erfahrung der Haltung sich verändert, während Sie in ihr verweilen. Taucht Widerstand in Form von Langeweile,

Wut oder unangenehmen Empfindungen auf? Wenn Sie bemerken, dass Sie in einer bestimmten Reaktion gefangen sind, sollten Sie darauf achten, ob sie sich durch Achtsamkeit verändert. Richten Sie Ihr Augenmerk auf die hintergründigen (oder nicht ganz so hintergründigen) Urteile, die möglicherweise auftauchen, und achten Sie darauf, wie schnell unsere Aufmerksamkeit gegenüber unseren Beurteilungen sich in eine Beurteilung der Urteile ausweitet. Kehren Sie zum Atem und zu dem, was in diesem Moment geschieht, zurück, und lassen Sie den ganzen Prozess des Urteilens los.

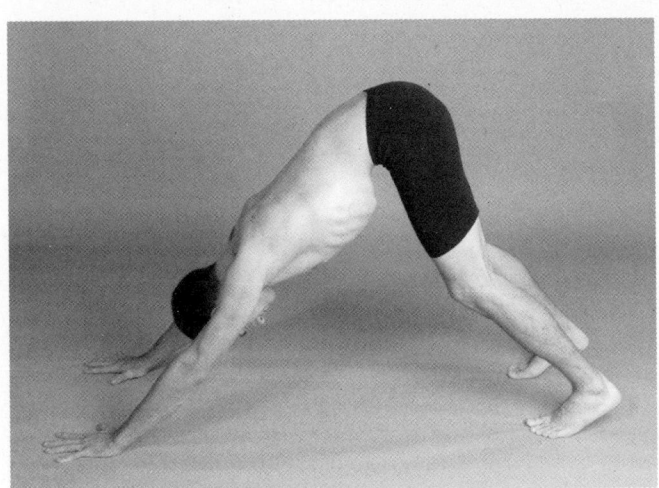

Variation

Falls Ihre Achillessehne zu straff ist, wird sich der untere Rücken runden und stauchen. Stellen Sie in diesem Fall einfach die Beine etwas weiter auseinander, bis Sie spüren, dass sich der Rücken streckt und der untere Rücken seine natürliche Einwärtsbiegung annimmt. Wenn die Muskeln an der Rückseite der Beine nicht sehr gedehnt sind, sollten Sie die Knie ein wenig beugen. Zusätzlich können Sie auch mit dem Abstand der Füße experimentieren, der ruhig etwas größer als Hüftweite sein kann.

8. Der Ausstellschritt

3–6 Atemzüge auf jeder Seite

Stellen Sie den rechten Fuß zwischen die Hände, und strecken Sie das hintere Bein bis in die Ferse. Achten Sie darauf, dass das gebeugte Knie nicht über die Zehen hinausragt. Das vordere Bein sollte im Winkel von 90° gebeugt sein; dazu steht das Schienbein senkrecht, und der Oberschenkel liegt parallel zum Boden. Setzen Sie die Fingerspitzen seitlich auf dem Boden auf, und öffnen Sie die Schultern nach hinten unten, was den Herzbereich weitet. Dabei schauen Sie geradeaus.

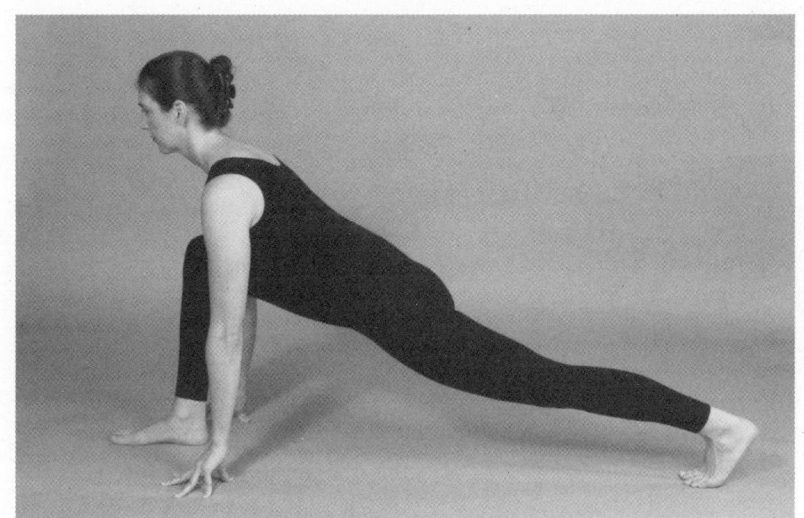

Können Sie – ohne sich dabei anzustrengen oder zu verkrampfen – das hintere Bein durch die Ferse hindurch verlängern, während Sie die Brust heben? Lassen Sie den Atem ungehindert durch den Körper strömen.

Setzen Sie den rechten Fuß nach hinten in den HUND MIT DEM GESICHT NACH UNTEN, und *wiederholen Sie die Haltung mit dem linken Bein.*

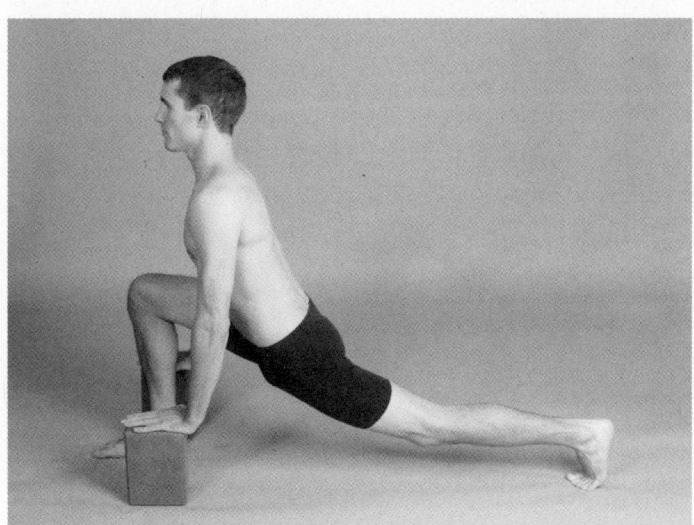

Variation

Wenn Ihre Hüften nicht gedehnt sind, fällt es Ihnen vielleicht schwer, das hinteres Bein ganz zu strecken und gleichzeitig das vordere Bein im Knie um 90° zu beugen. In diesem Fall können Sie Holzblöcke unter Ihre Hände legen. Sie können auch das vordere Knie weniger stark beugen, bis Ihre Hüfte sich mehr geöffnet hat. Lassen Sie den vorderen Oberschenkel in den Boden sinken, während Sie das hintere Bein nach oben zur Decke strecken.

9. Hängende Vorbeuge

6–12 Atemzüge

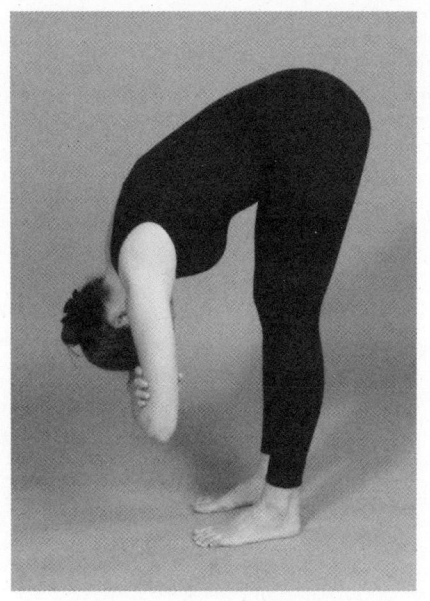

Machen Sie aus dem AUSSTELLSCHRITT einen Schritt nach vorn in die HÄNGENDE VORBEUGE. Stellen Sie die Füße faustbreit (hüftgelenkbreit) auseinander, und strecken Sie die Sitzbeine nach oben, während der Oberkörper über den Beinen hängt. Falls Sie Verspannungen im unteren Rücken spüren, können Sie etwas in die Knie gehen, um sich zu entspannen. Verschränken Sie nun die Arme, umfassen Sie die Ellenbogen, und lassen Sie sich einfach hängen.

In dieser unserer zweiten Vorbeuge ist es sehr wahrscheinlich einfacher zu erkennen, wie der Atem den Körper bewegt. Spüren Sie, wie der Oberkörper sich etwas hebt, wenn Sie einatmen? Achten Sie darauf, wie Sie wieder tiefer in die Vorbeuge sinken, wenn Sie ausatmen. Es ist so, als würde sich Ihr Körper auf einer sanften Welle wiegen. Und bitte denken Sie daran: Sie sollten diese Bewegung weder forcieren noch behindern. Lassen Sie sie einfach zu; erfahren Sie sie. Während Sie in der Vorbeuge hängen, können Sie tiefer in die Dehnung gehen oder auch nicht. Erzwingen Sie nichts. Halten Sie nichts fest, und nehmen Sie alles an, was geschieht. Betrachten Sie einfach nur.

Variation

Wenn Ihre Achillessehnen zu straff sind, werden Sie feststellen, dass sich der untere Rücken rundet, was zu Verspannungen führen kann. Beugen Sie die Knie, um den Rücken zu entlasten, und lassen Sie den Oberkörper auf den Oberschenkeln ruhen. Das wird den unteren Rücken und das Kreuzbein stabilisieren und erlaubt es Ihnen, sich aus dem Hüftgelenk und nicht aus dem Rücken heraus zu beugen. Strecken Sie beständig die Sitzbeine nach oben, während Sie zugleich durch die Füße hindurch nach unten drücken.

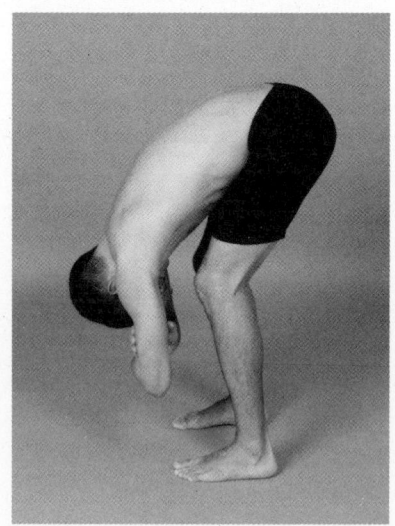

10. Aufrollen in den Stand

20–40 Sekunden

Lösen Sie die Arme, und lassen Sie sie entspannt nach unten sinken. Versuchen Sie nicht, sie in irgendeiner bestimmten Position zu halten. Die Knie sind leicht gebeugt. Ziehen Sie nun den Nabel zur Wirbelsäule hin ein, und rollen Sie sich Wirbel für Wirbel langsam auf. Achten Sie darauf, wie stark oder wie schwach Sie Ihre Wirbelsäule spüren. Atmen Sie ganz natürlich ein und aus.

Halten Sie die Augen geöffnet, und achten Sie darauf, ob Sie die Arme zu den Beinen führen oder sie von ihnen wegbewegen. Können Sie bewusst loslassen und sich der Schwerkraft überantworten? Normalerweise sind wir in den Schultern, im Nacken und in den Armen sehr angespannt. Können Sie die Anspannung erkennen, sobald sie entsteht, und loslassen? Ziehen Sie nicht Ihre Schultern hoch, während Sie sich aufrollen. Lassen Sie sie einfach an ihren Platz zurückrollen. Denken Sie daran, dass Ihr Hals fünf Wirbel hat. Achten Sie darauf, ob Sie jeden einzeln aufrichten und bis zur Schädelbasis aufschichten können.

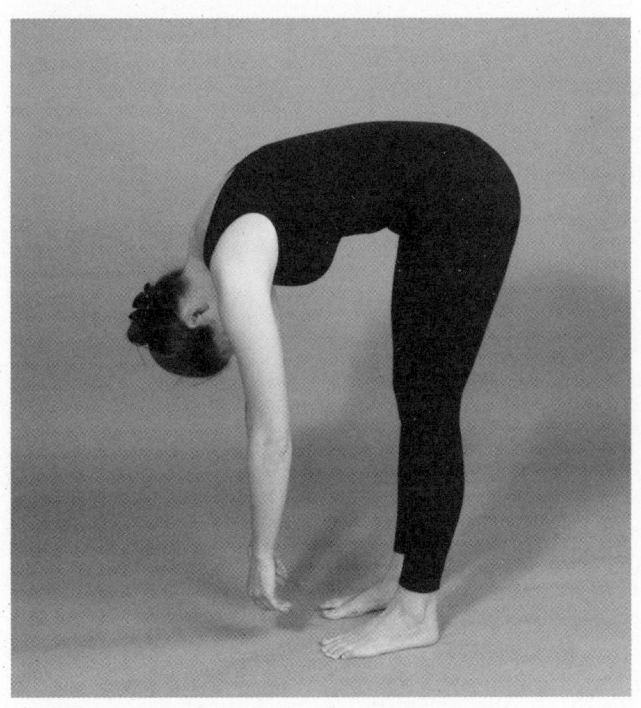 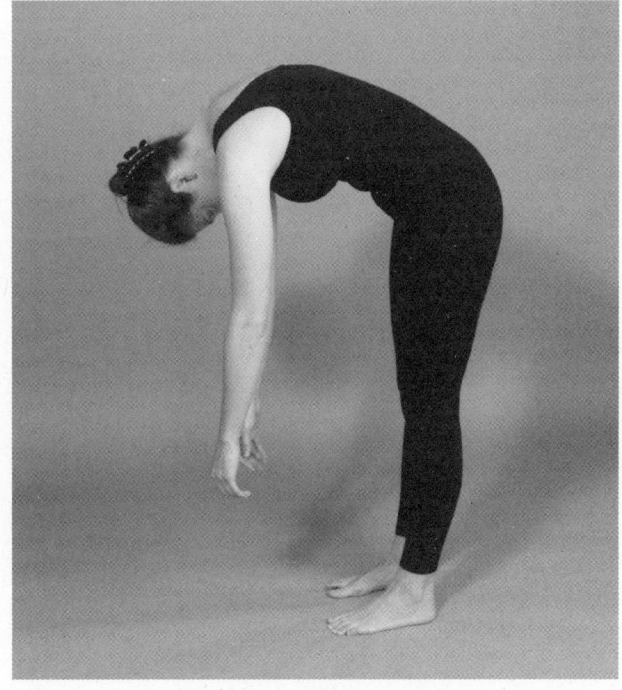

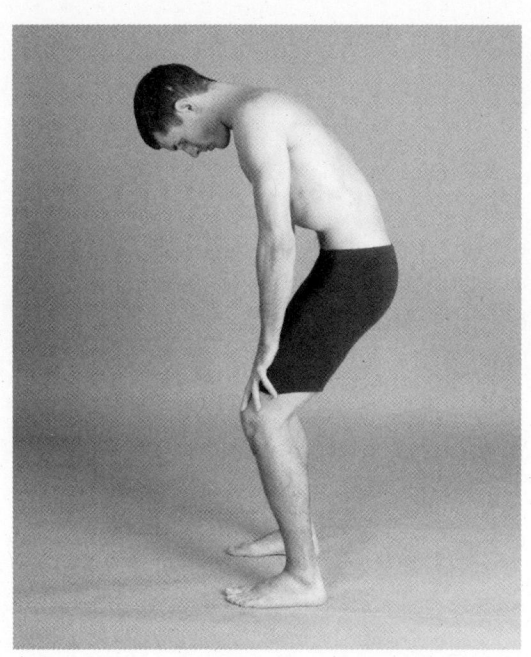

Variation

Wenn Sie selbst mit gebeugten Knien Schmerzen im unteren Rücken empfinden, können Sie sich mit den Händen auf den Oberschenkeln abstützen.

11. Die Berghaltung/Aufrechter Stand im Gleichgewicht

2–5 Minuten

Die Füße stehen hüftgelenkbreit auseinander, parallel zur Mittellinie der Füße (die gerade Linie zwischen zweitem und drittem Zeh). Wenn Sie Ihre Füße entlang dieser Mittellinie aufstellen, werden die großen Zehen etwas näher zueinander stehen als die Fersen. Spüren Sie, wie das Gewicht Ihres Körpers durch die Beine direkt vor den Fersen in den Boden sinkt. Lassen Sie die Wirbelsäule aus dem Beckenboden nach oben wachsen, heben Sie das Brustbein, und lassen Sie die Schultern entspannt nach hinten sinken.

Achten Sie darauf, ob Sie der natürlichen Krümmung der Wirbelsäule nachspüren können: Der Nacken ist leicht nach innen gebogen, während der obere Rücken sanft gerundet ist und der untere Rücken sich wieder nach innen biegt. Vermeiden Sie es, im unteren Rücken zusammenzusinken, und achten Sie darauf, dass die Rippenmuskulatur entspannt bleibt. Schließen Sie jetzt, wie in der ersten Übungsreihe, die

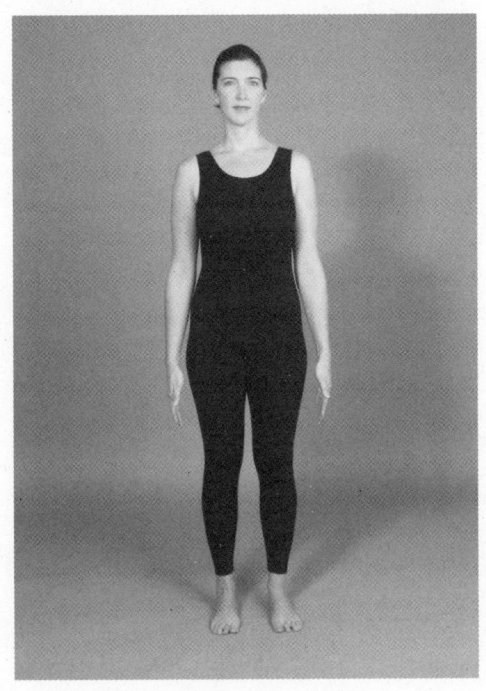

Augen. Halten Sie den Körper aufrecht, und lehnen Sie sich so weit wie möglich nach vorn, ohne dabei umzufallen. Machen Sie sich alle Empfindungen bewusst, die in Ihrem Körper auftauchen, wenn Sie die Muskeln anspannen, um nicht umzufallen. Lehnen Sie sich jetzt in immer kleineren Bewegungen vor und zurück, bis Sie spüren, dass der Atem etwas tiefer und weiter wird. Sie werden feststellen, dass Sie die zentralen Muskeln des Rückens und der Schultern entspannen können, um ganz elastisch und aufrecht zu sein. Lassen Sie sich, wie immer, vom Atem leiten, und machen Sie die Gefühlsqualität des Körpers zu Ihrem Lehrer. Stehen Sie einen Moment lang, wenn Sie wieder in der Mitte und im Gleichgewicht sind, und betrachten Sie, wie Ihre Gefühle sich verändern. Achten Sie darauf, wie die geistigen Formationen sich verändern. Betrachten Sie den Prozess der Veränderung selbst.

12. Die Dreieckshaltung

5–15 Atemzüge auf jeder Seite

Strecken Sie die Arme zur Seite, sodass sie sich parallel zum Boden befinden, und stellen Sie die Füße direkt unter die Fingerspitzen. Drehen Sie den linken Fuß leicht einwärts und den rechten um 90° nach außen. Verankern Sie sich mit beiden Beinen fest im Boden, und richten Sie sich aus der unteren Wirbelsäule heraus auf.

Neigen Sie den Oberkörper über das rechte Bein, und verlagern Sie dabei Ihr Gewicht mehr und mehr auf das hintere Bein. Der untere Arm drückt gegen den Boden, einen Holzblock oder das Schienbein. Wachsen Sie aus der Wirbelsäule heraus, öffnen Sie den Brustbereich, und strecken Sie den oberen Arm in Richtung Decke.

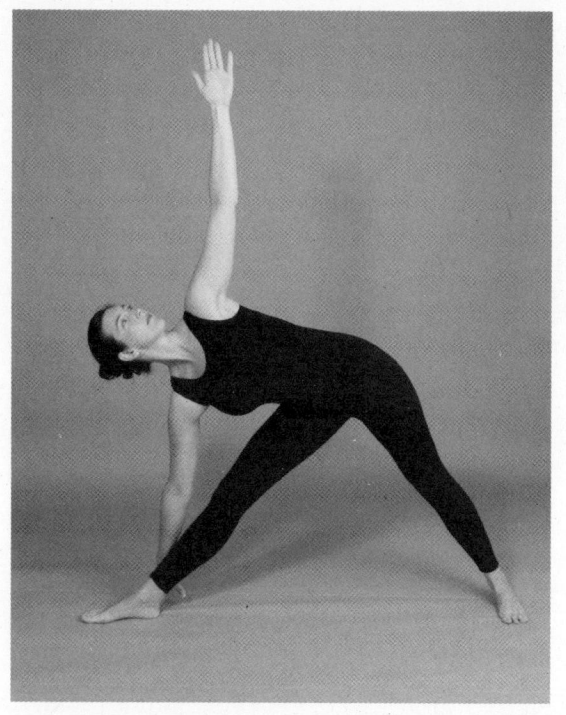

Gehen Sie mit offener Aufmerksamkeit durch den Körper, atmen Sie, machen Sie sich alle Empfindungen und Gedanken bewusst, die entstehen, und fahren Sie damit fort, sie loszulassen. Während Sie in der Haltung verweilen, werden Ihnen verschiedene Empfindungen und Bereiche des Körpers bewusst werden. Achten Sie darauf, ob Sie Ihre Reaktionen loslassen und einfach nur die Veränderungen der Phänomene selbst von Moment zu Moment betrachten können. Sind Sie in der Lage, ihre wahre Natur der Unbeständigkeit zu erkennen?

Um die Haltung zu beenden, sollten Sie sich noch stärker im hinteren Bein verankern und über den linken Arm aufrichten.

Wiederholen Sie die Übung auf der anderen Seite. Achten Sie aufmerksam auf alle Veränderungen in den Empfindungen, während Sie von einer Seite zur anderen wechseln, und machen Sie sich den „vergleichenden Geist" bewusst, der möglicherweise auftaucht. Können Sie einfach nur die Unterschiede betrachten, ohne sie zu bewerten und eine Seite zur „guten" und die andere zur „schlechten" zu machen?

Kehren Sie zu Ihrem Atem zurück, der Ihr Anker im gegenwärtigen Moment ist.

13. Gestreckte Flankendehnung

5–15 Atemzüge auf jeder Seite

Wie in der DREIECKSHALTUNG beginnen Sie damit, die Arme zur Seite auszustrecken, sodass sie sich parallel zum Boden befinden, und die Füße direkt unter die Fingerspitzen zu stellen. Drehen Sie den linken Fuß leicht einwärts und den rechten um 90° nach außen. Verankern Sie sich mit beiden Beinen fest im Boden, und richten Sie sich aus der unteren Wirbelsäule heraus auf.

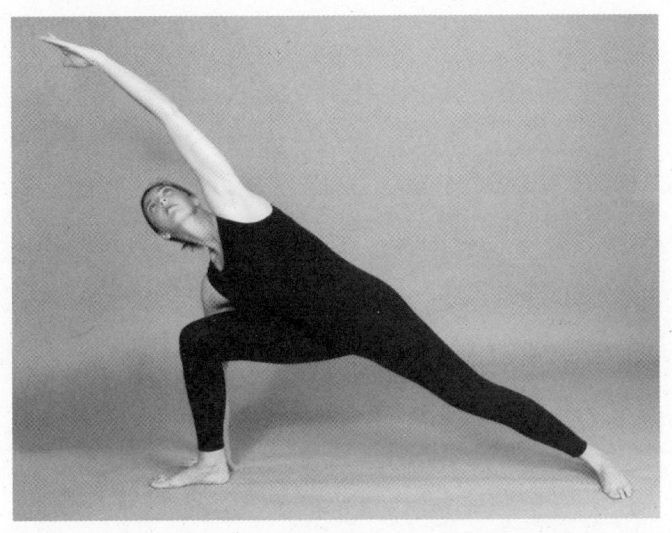

Beugen Sie nun das rechte Bein in einem Winkel von 90°; dabei sollte das Knie in einer Linie mit dem Fußgelenk steht. Das Schienbein steht senkrecht, und der Oberschenkel liegt parallel zum Boden. Stellen Sie als Nächstes die Fingerspitzen an die Außenseite des rechten Fußes, und strecken Sie den linken Arm über dem linken Ohr vollständig nach oben.

Während Sie in dieser Haltung verweilen, sollten Sie darauf achten, dass die Knie immer in einer Linie mit dem Fußrücken stehen. Drücken Sie mit der Hand neben dem rechten Fuß gegen den Boden, und drehen Sie den Oberkörper so, als wollten Sie Ihre Brust zum Himmel hin öffnen. Bleiben Sie bei dem, was Sie von Moment zu Moment erfahren. Erkennen Sie, wie sich alles beständig verändert? Achten Sie auf die Kommentare Ihres Geistes, und versuchen Sie, tiefer zu gehen und in der Offenheit der reinen Aufmerksamkeit zu verweilen.

Um die Haltung zu beenden, drücken Sie mit dem linken Bein und Fuß gegen den Boden, richten sich mit gestrecktem Arm auf und strecken das rechte Bein.

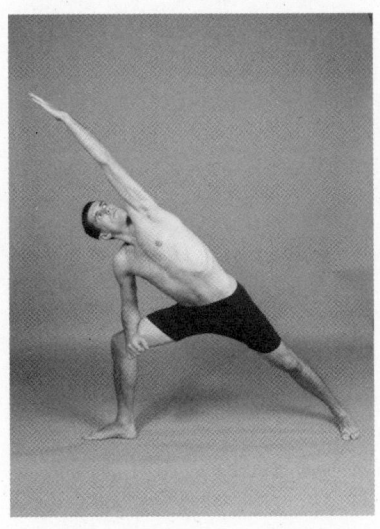 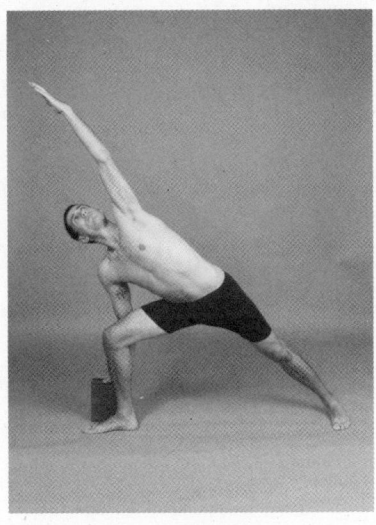

Variation

Falls Ihre Hüfte nicht genügend gedehnt ist, kann der Energiefluss blockiert werden und es entstehen Muskelverspannungen, wenn Sie versuchen, mit der Hand den Boden zu erreichen. Sie können die Hüfte öffnen und Beine und Wirbelsäule besser integrieren, indem Sie den Unterarm knapp oberhalb des Knies auf den Oberschenkel legen oder mit der Hand gegen einen Holzblock drücken.

Variationen des Sonnengrußes

14. Sonnengruß A

1–4 Wiederholungen

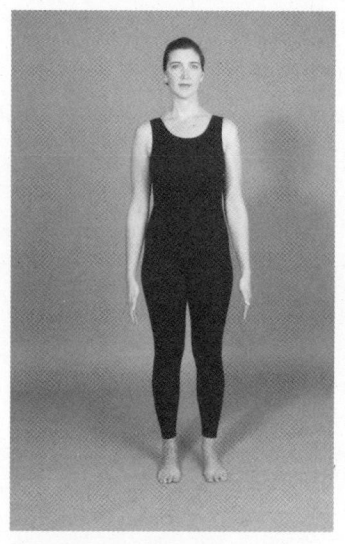 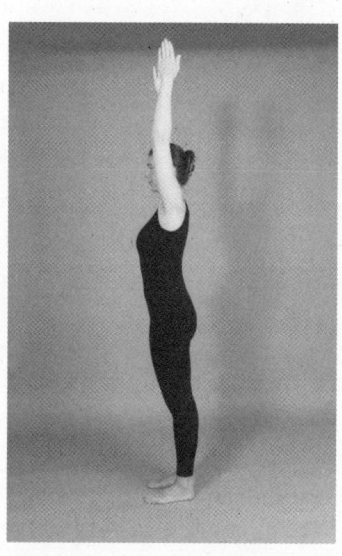 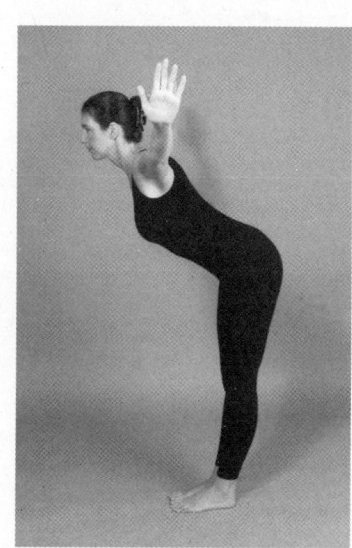

- BERGHALTUNG.

- Führen Sie einatmend die Arme über den Kopf.

- Ausatmen. STEHENDE VORWÄRTSBEUGE in die STEHENDE VORBEUGE.

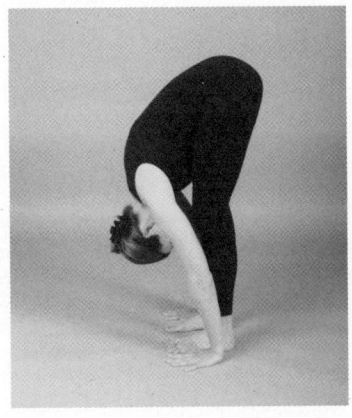 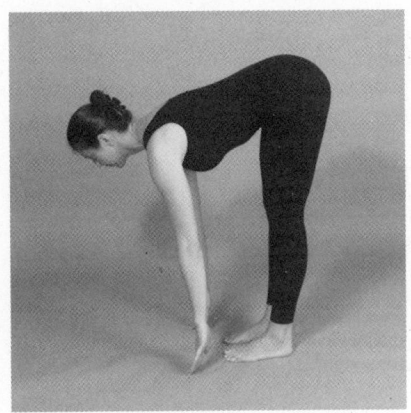

- Gehen Sie einatmend in die GESTRECKTE VORBEUGE.

- Ausatmend machen Sie mit dem rechten Bein einen Schritt nach hinten in den AUSSTELLSCHRITT.

- Einatmend heben Sie den Herzbereich an, lassen die Schultern nach hinten unten absinken und strecken sich bis in den hinteren Fuß.

- Ausatmend machen Sie mit dem linken Bein einen Schritt nach hinten in den HUND MIT DEM GESICHT NACH UNTEN.

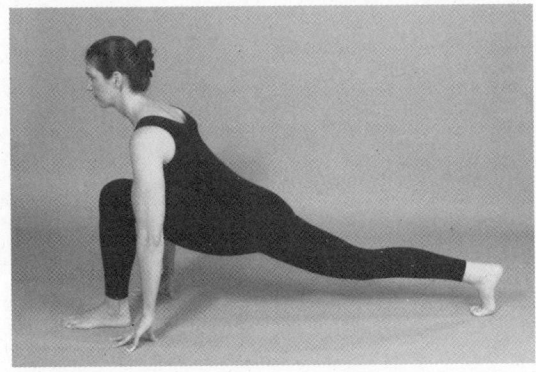 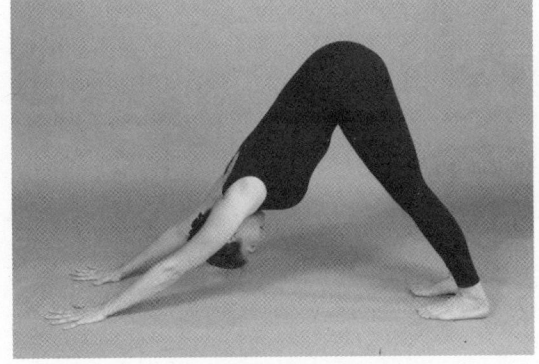

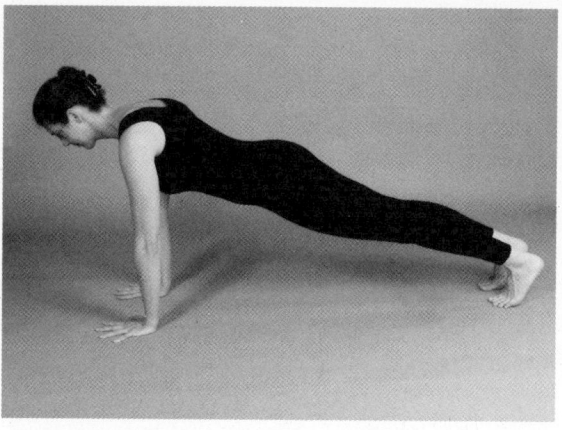 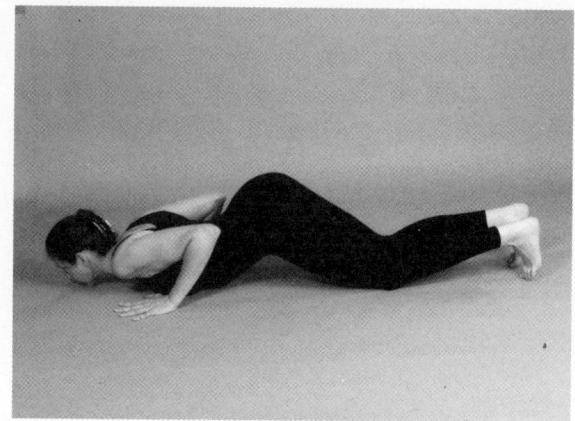

- Gehen Sie ausatmend in die BRETTHALTUNG.

- Gehen Sie ausatmend in die ACHT-PUNKTE-HALTUNG.

- Gehen Sie einatmend in die KOBRAHALTUNG.

- Ausatmend kehren Sie in den HUND MIT DEM GESICHT NACH UNTEN zurück. Verweilen Sie 3–5 Atemzüge lang in dieser Haltung.

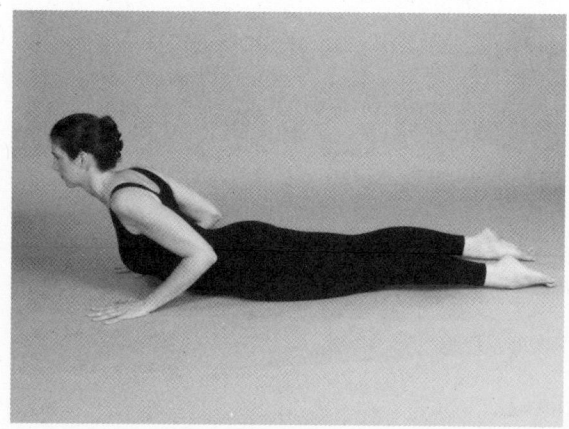 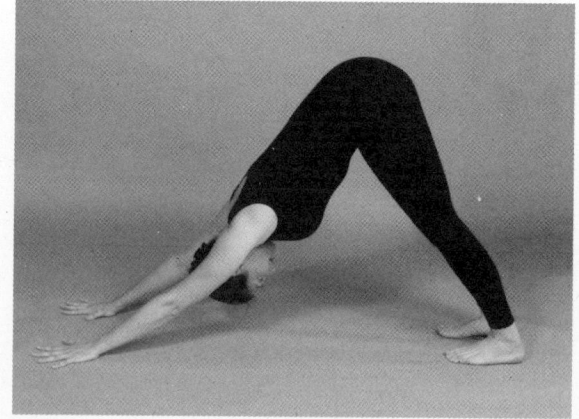

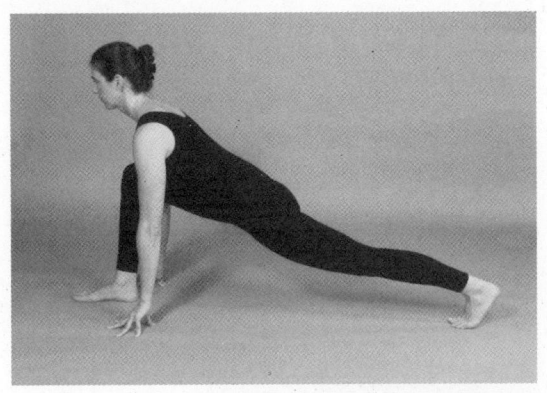

- Am Ende des letzten Ausatmens im HUND MIT DEM GESICHT NACH UNTEN machen Sie mit dem rechten Fuß einen Schritt nach vorn in den AUSSTELLSCHRITT.

- Atmen Sie ein, heben Sie die Brust, und strecken Sie sich bis in den linken Fuß.

- Ausatmend führen Sie den linken Fuß nach vorn in die STEHENDE VORBEUGE.

- Einatmend gehen Sie in die GESTRECKTE VORBEUGE.

- Sinken Sie mit dem nächsten Ausatmen in eine tiefe VORBEUGE.

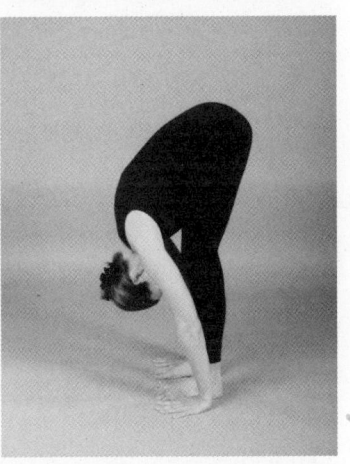

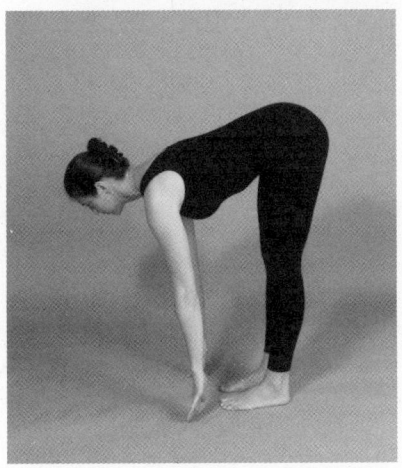

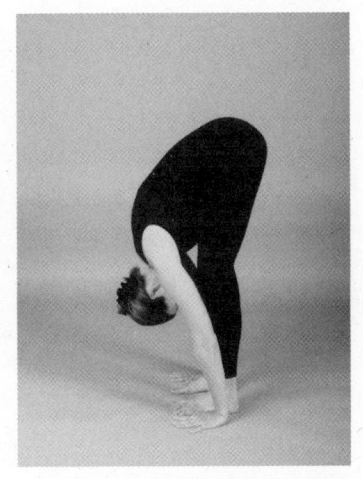

- Gehen Sie einatmend in die Umkehrung der STEHENDEN VORWÄRTSBEUGE. Führen Sie die Arme seitlich nach oben zur Decke.

- Ausatmend senken Sie die Arme seitlich zurück in die BERGHALTUNG.

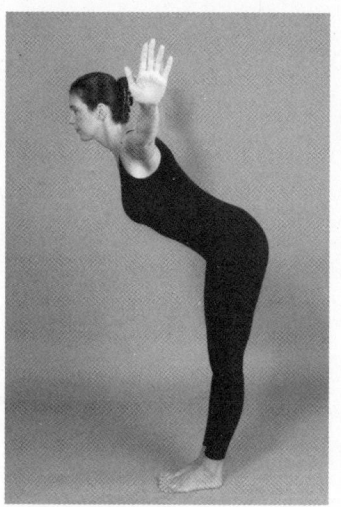 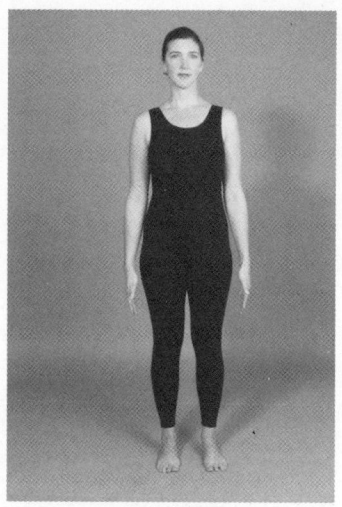

Wiederholen Sie den Gruß, indem Sie mit dem linken Bein einen Schritt nach hinten in den AUSSTELLSCHRITT machen und aus dem HUND MIT DEM GESICHT NACH UNTEN mit dem linken Fuß nach vorn in den AUSSTELLSCHRITT gehen.

15. Sonnengruß B

1–4 Wiederholungen

- BERGHALTUNG.

- Gehen Sie einatmend in die KRAFTVOLLE HALTUNG.

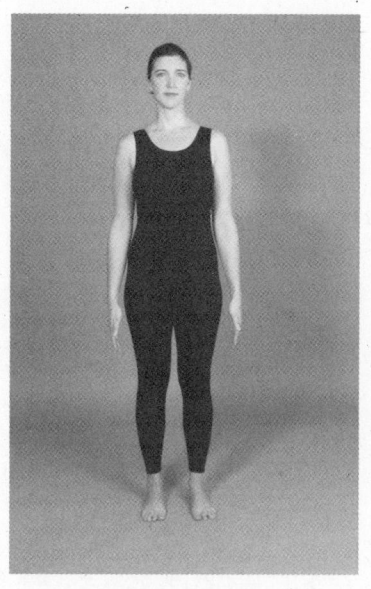 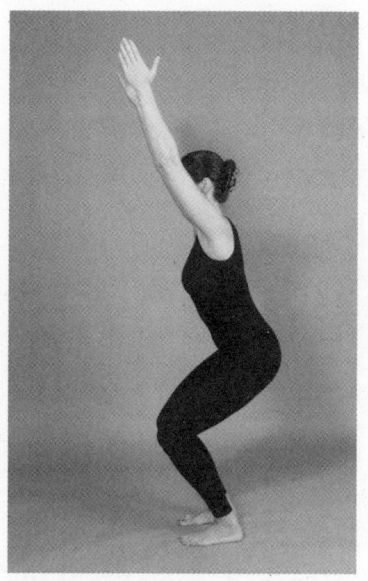

- Gehen Sie ausatmend in die STEHENDE VORBEUGE.

- Einatmen in die GESTRECKTE VORBEUGE.

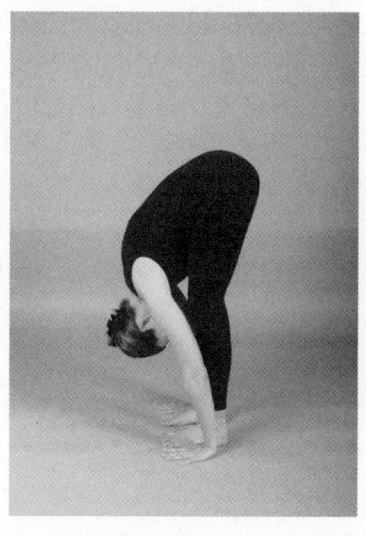 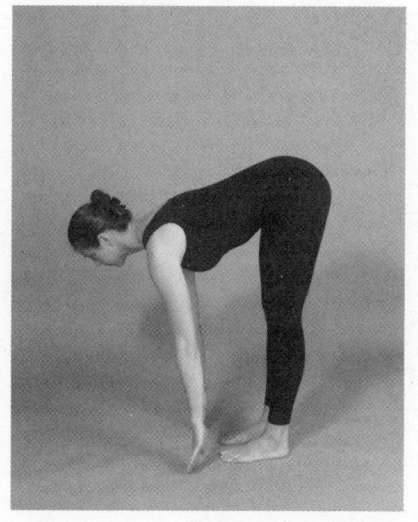

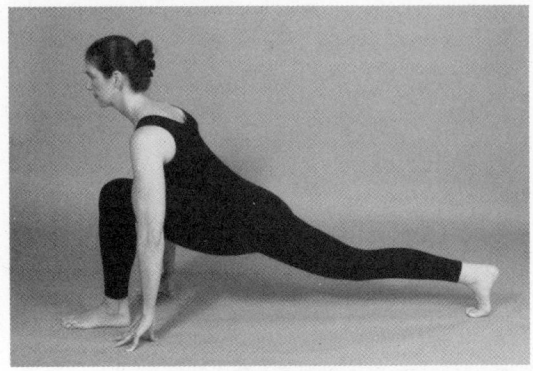

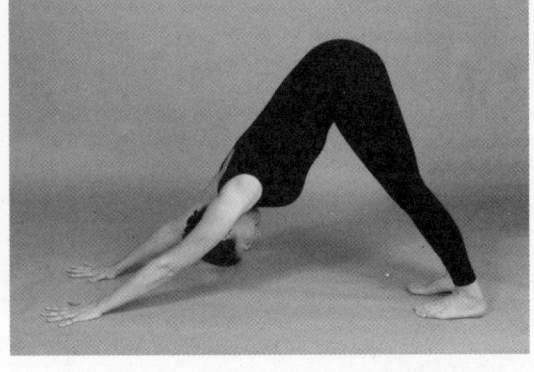

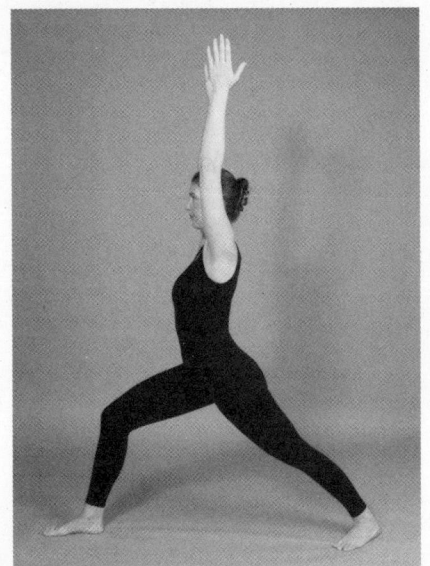

- Machen Sie ausatmend mit Ihrem rechten Bein einen Schritt nach hinten in den AUSSTELLSCHRITT.

- Einatmend heben Sie den Herzbereich an und strecken sich bis in den hinteren Fuß.

- Ausatmend nehmen Sie das linke Bein nach hinten in den HUND MIT DEM GESICHT NACH UNTEN.

- Einatmend bringen Sie den rechten Fuß nach vorn und drehen den linken Fuß, sodass Sie sich in die KRIEGERHALTUNG I aufrichten können. Verweilen Sie 5 Atemzüge lang in dieser Haltung.

- Am Ende des letzten Ausatmens machen Sie einen Schritt zurück in den HUND MIT DEM GESICHT NACH UNTEN.

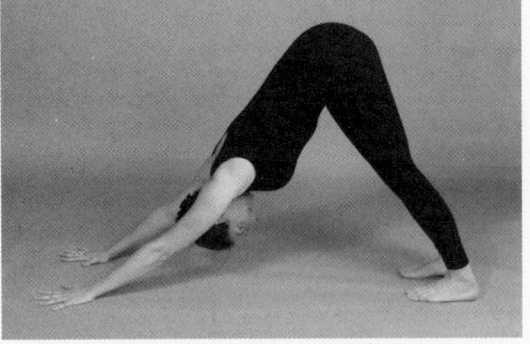

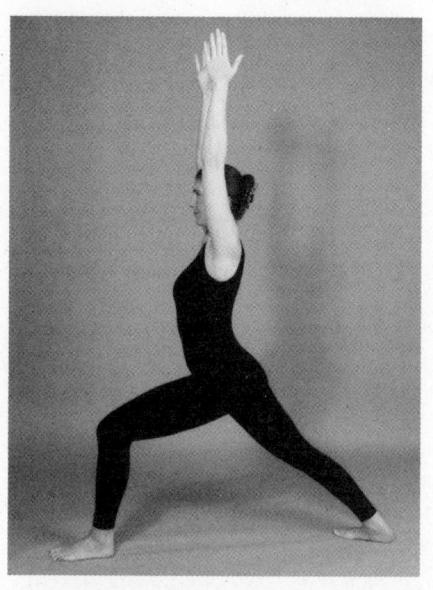

- Einatmend bringen Sie den linken Fuß nach vorn und drehen den rechten Fuß, sodass Sie sich in die KRIEGERHALTUNG I aufrichten können. Verweilen Sie 5 Atemzüge lang in dieser Haltung.

- Am Ende des letzten Ausatmens machen Sie einen Schritt zurück in den HUND MIT DEM GESICHT NACH UNTEN.

- Gehen Sie einatmend in die BRETTHALTUNG.

- Gehen Sie ausatmend in die ACHT-PUNKTE-HALTUNG.

- Rollen Sie sich einatmend in die KOBRAHALTUNG auf.

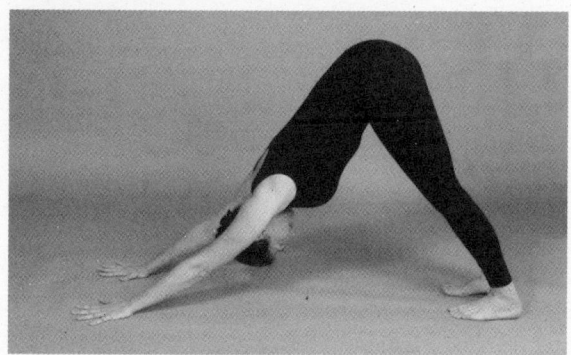
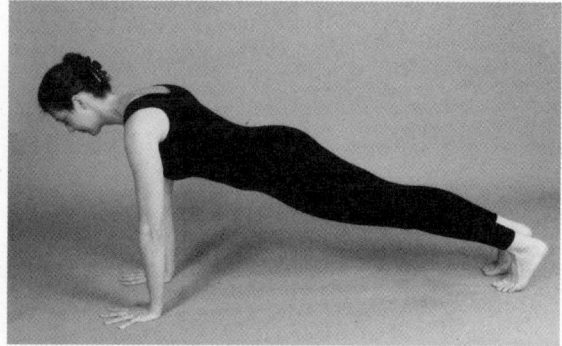
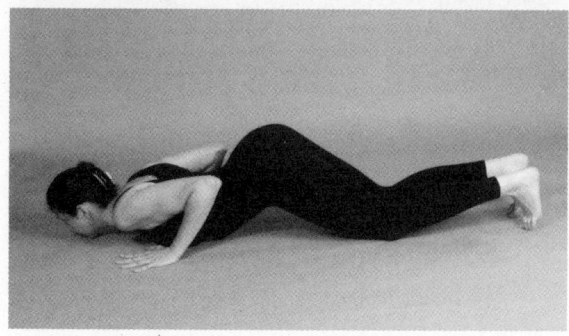
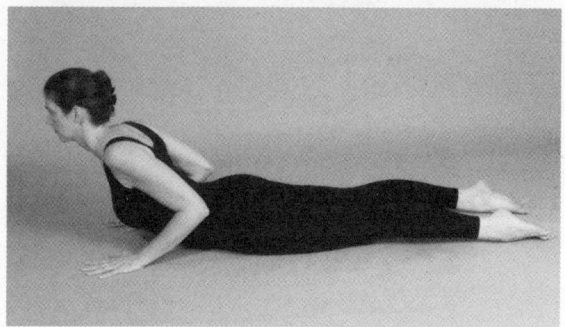

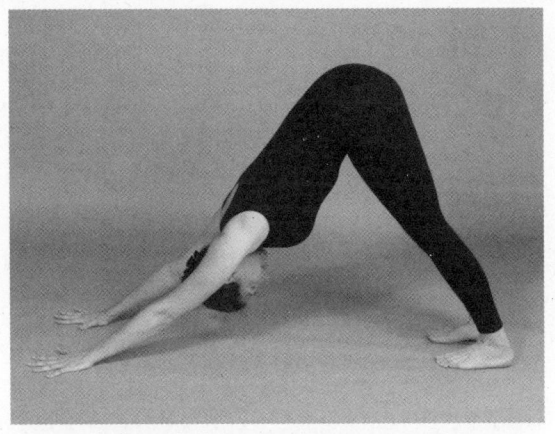

- Gehen Sie ausatmend in den HUND MIT DEM GESICHT NACH UNTEN. Verweilen Sie 5 Atemzüge lang in diesem vierten und letzten HUND dieser Reihe.

- Mit dem letzten Ausatmen machen Sie einen Schritt mit dem rechten Fuß nach vorn in den AUSSTELLSCHRITT.

- Atmen Sie ein, heben Sie die Brust, und strecken Sie sich bis in die linke Ferse.

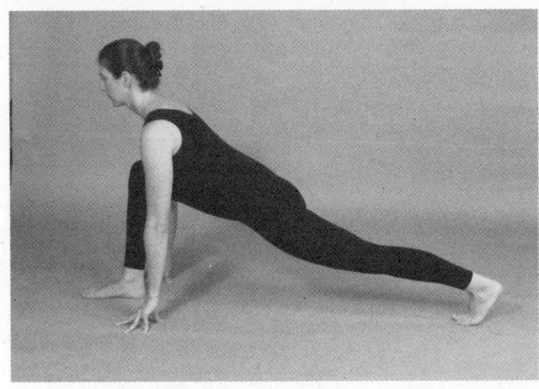

- Ausatmend führen Sie den linken Fuß nach vorn in die STEHENDE VORBEUGE.

- Einatmend gehen Sie in die GESTRECKTE VORBEUGE.

- Sinken Sie mit dem nächsten Ausatmen in eine tiefe VORBEUGE.

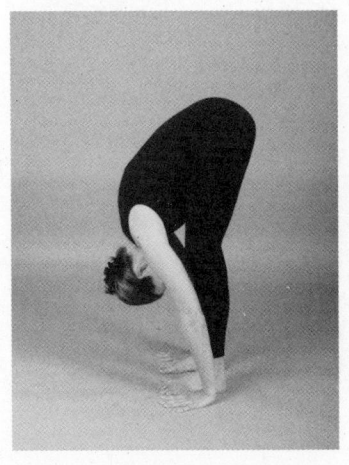 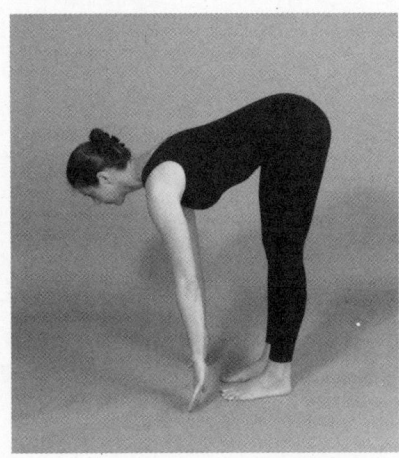 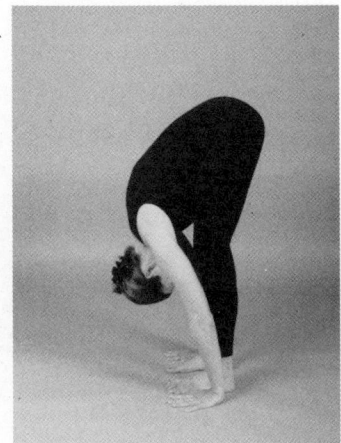

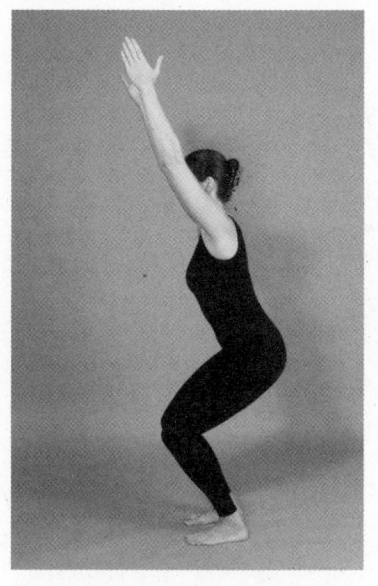 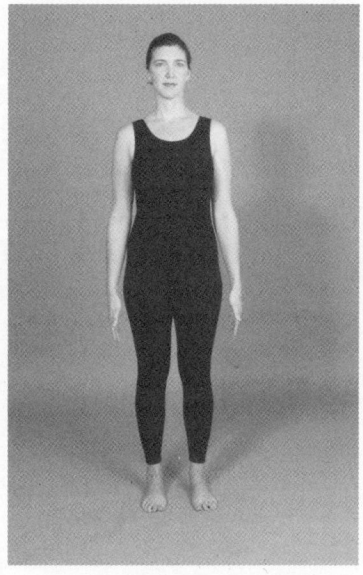

- Gehen Sie einatmend in die KRAFTVOLLE HALTUNG.

- Ausatmend strecken Sie die Beine, senken die Arme seitlich ab und enden in der BERGHALTUNG.

Wiederholen Sie den vollständigen Gruß, indem Sie immer mit dem linken Fuß beginnen.

16. Krieger-Vinyasa

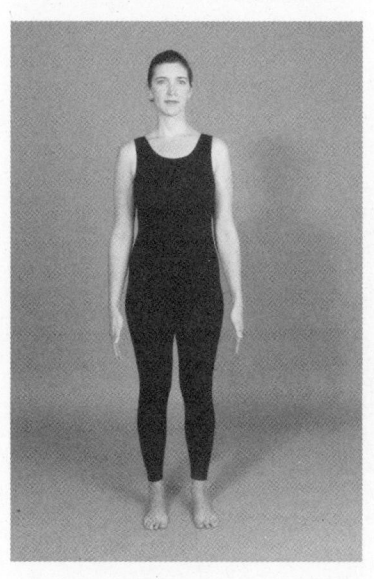 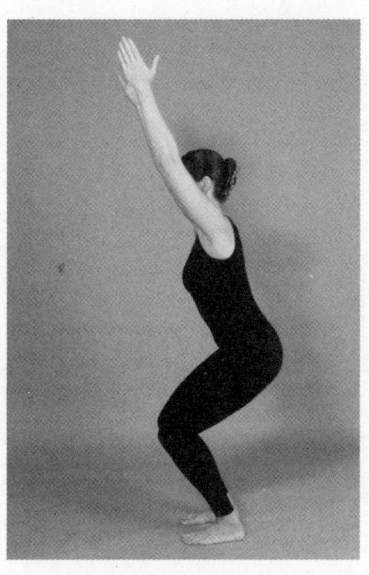

- BERGHALTUNG.

- Gehen Sie einatmend in die KRAFTVOLLE HALTUNG.

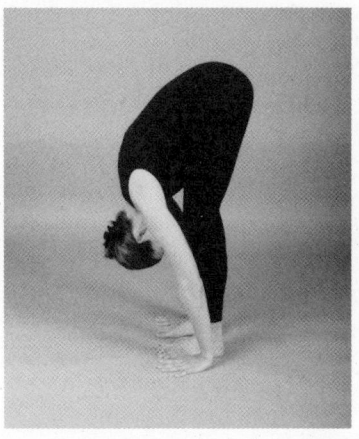 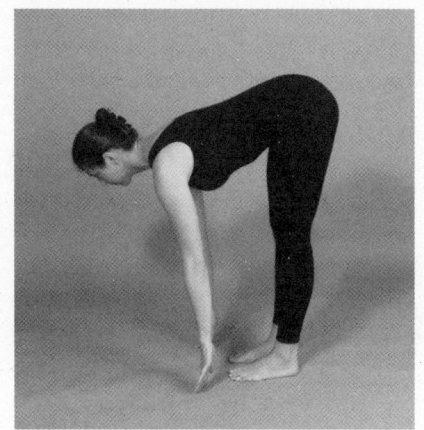

- Gehen Sie ausatmend in die STEHENDE VORBEUGE.

- Einatmen in die GESTRECKTE VORBEUGE.

- Machen Sie ausatmend mit Ihrem rechten Fuß einen Schritt nach hinten in den AUSSTELLSCHRITT.

- Einatmend heben Sie den Herzbereich an und strecken sich bis in die hintere Ferse.

- Machen Sie ausatmend mit Ihrem linken Fuß einen Schritt nach hinten in den HUND MIT DEM GESICHT NACH UNTEN.

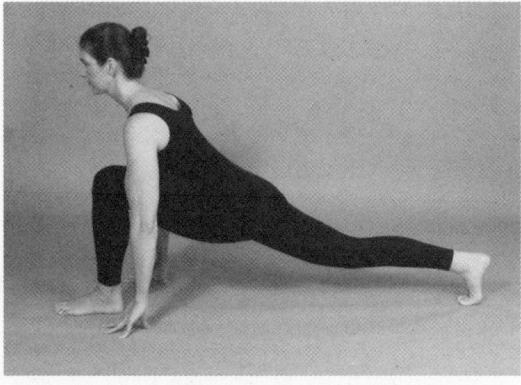 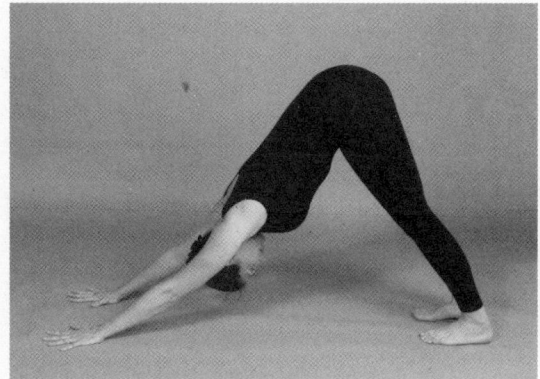

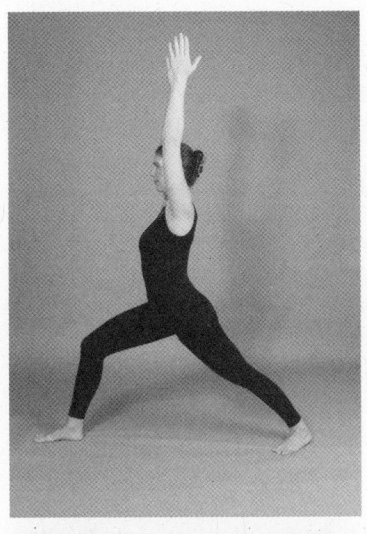
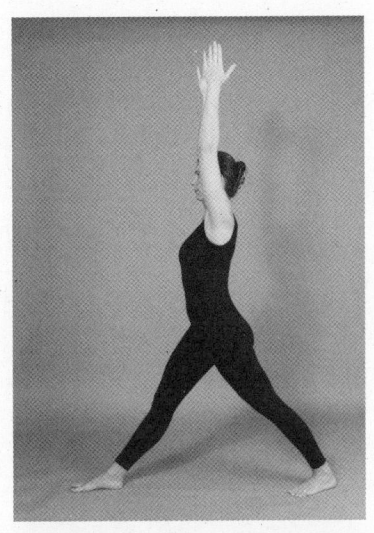
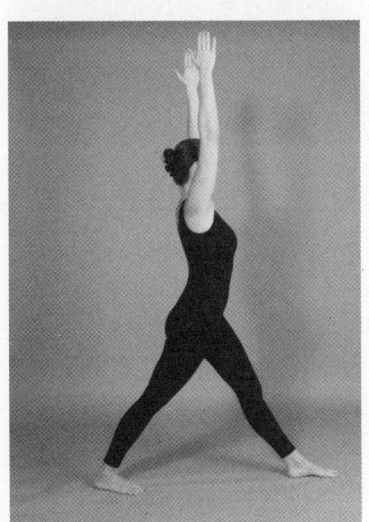
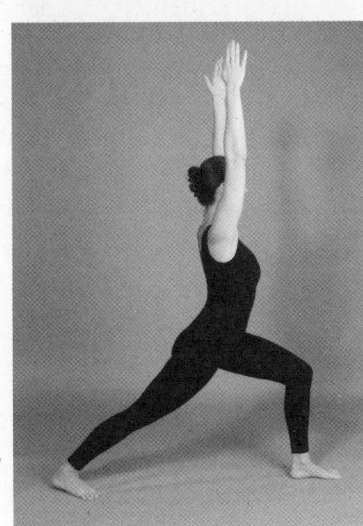

- Einatmend bringen Sie den rechten Fuß nach vorn und richten sich in die KRIEGERHALTUNG I auf. Verweilen Sie 10–15 Atemzüge lang in dieser Haltung. Machen Sie sich alles bewusst, was in Ihrem Körper und Geist geschieht. Versuchen Sie, jeden Widerstand gegen diese Haltung aufzugeben.

- Strecken Sie während des letzten Einatmens das rechte Bein. Drehen Sie die Füße, und rotieren Sie Becken und Oberkörper um 180° nach links, sodass Sie jetzt über das gestreckte linke Bein blicken.

- Ausatmend beugen Sie das linke Knie in die KRIEGER-HALTUNG I. Verweilen Sie hier 10–15 Atemzüge lang. Achten Sie vor allem darauf, ob der Geist die linke Seite mit der rechten vergleicht. Können Sie die Unterschiede einfach nur betrachten und erfahren, ohne sie zu bewerten? Erkennen Sie, dass jede Bewertung Sie von der gelebten momentanen Erfahrung abtrennt. Können Sie den fortlaufenden Kommentar in Ihrem Kopf loslassen?

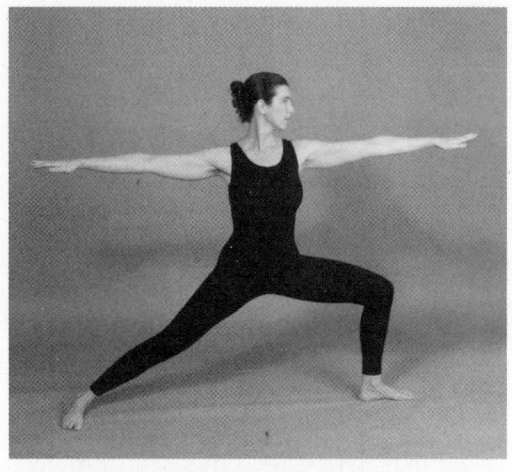

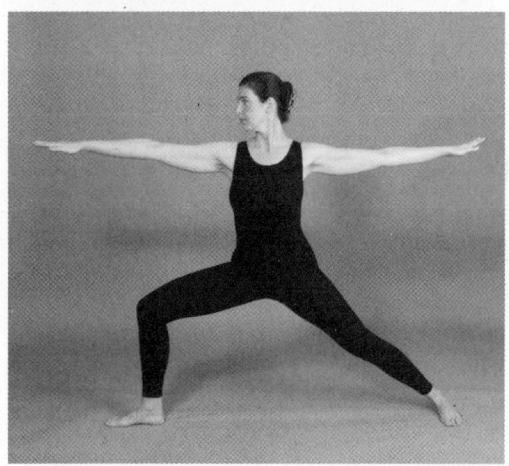

- Öffnen Sie während des letzten Einatmens Ihre rechte Hüfte, und senken Sie die Arme parallel zum Boden in die KRIEGERHALTUNG II. Verweilen Sie hier 10–20 Atemzüge lang. Während sich die Empfindungen in den Schultern (und an anderen Stellen, an denen Sie sie spüren) verstärken, sollten Sie darauf achten, wie sich der Geist von diesen Gefühlen abtrennt. Aus diesem geistigen Vorgang des Sich-Abwendens entsteht eine ganze Kette von Handlungen. Der Geist verwandelt die Empfindungen in eine „Sache", eine „Entität", die dann als bedrohlich erfahren wird. Durch diese Aufspaltung entsteht Dukkha. Vielleicht dauern der Schmerz und das Unbehagen an, doch wenn Sie den Widerstand und die Geschichten, die der Geist kreiert, aufgeben können, wird ein großer Teil des Leidens und des Schmerzes abfallen. Diese innere Haltung können Sie entwickeln, indem Sie wirklich in die Empfindungen gehen und erkennen, dass sie abhängig entstehen und leer von einem unabhängigen Selbst sind. Wenn wir die sich beständig verändernde Natur der Empfindungen aufmerksam verfolgen, werden wir sie nicht länger als ein „Ding" betrachten, dem wir uns widersetzen müssen. Dann werden Sie sich selbst nicht länger als ein „Selbst" betrachten, dem Sie sich widersetzen müssen. Alles wird so gesehen, wie es ist.

- Mit dem letzten Einatmen strecken Sie das linke Bein und drehen die Füße nach rechts. Halten Sie die Arme weiterhin parallel zum Boden.

- Ausatmend gehen Sie auf dieser Seite in die KRIEGERHALTUNG II. Stehen Sie weitere 10–20 Atemzüge lang, und setzen Sie Ihre Meditation über die Unbeständigkeit fort. Finden Sie heraus, ob Sie sich nicht von der direkten Erfahrung abtrennen, wenn Sie präsent bleiben und dem Atem folgen. Denken Sie daran: Sie entfernen sich von Ihrer Erfahrung, wenn Sie sich in eine Geschichte, in Widerstand oder eine Beurteilung verstricken. Sobald wir mit unserer Erfahrung eins sind, gibt es keinen Raum für Urteile und Vergleiche.

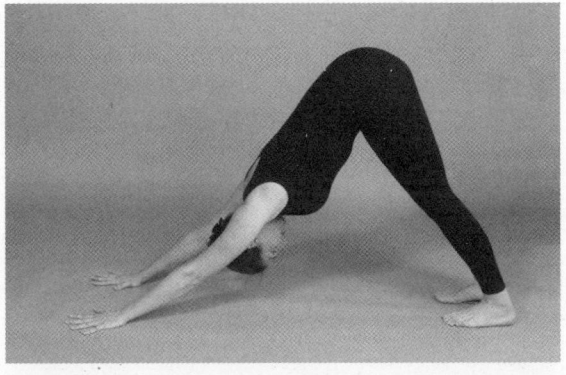

- Am Ende des letzten Ausatmens machen Sie einen Schritt zurück in den HUND MIT DEM GESICHT NACH UNTEN. Achten Sie während dieses Wechsels darauf, was mit den Empfindungen und den Eigenschaften Ihres Geistes geschieht. Lernen Sie von dieser Lektion in Unbeständigkeit. Will der Geist an der Freude über dieses Nachlassen der starken Empfindungen festhalten? Können Sie das genießen, ohne sich in Festhalten zu verstricken?

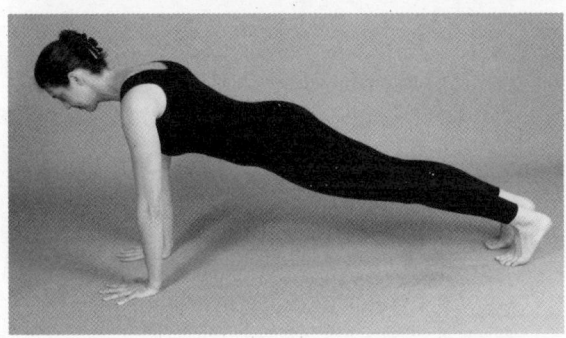

- Gehen Sie einatmend in die BRETTHALTUNG.

- Gehen Sie ausatmend in die ACHT-PUNKTE-HALTUNG.

- Gehen Sie einatmend in die KOBRAHALTUNG.

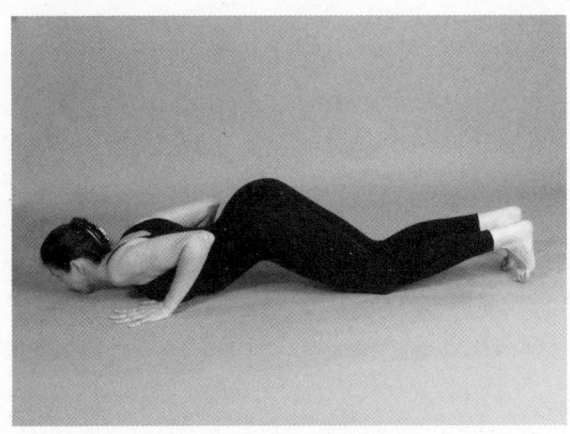

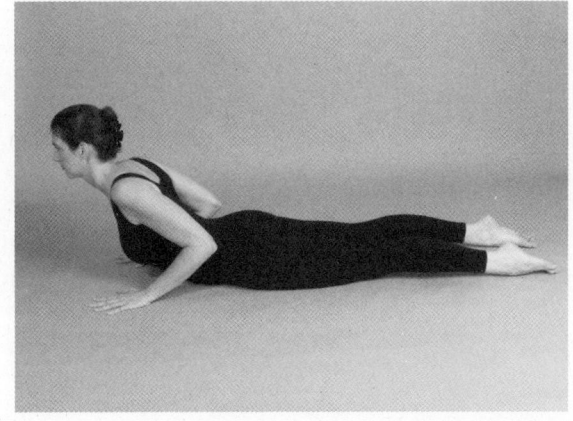

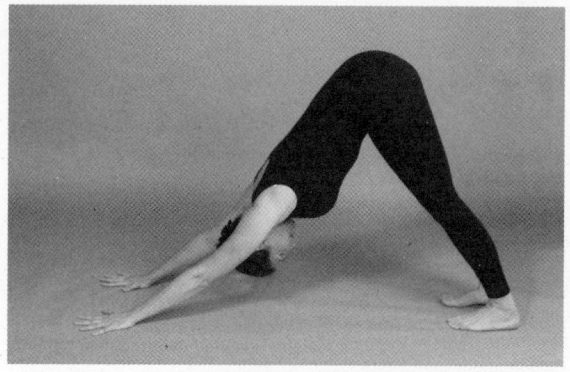
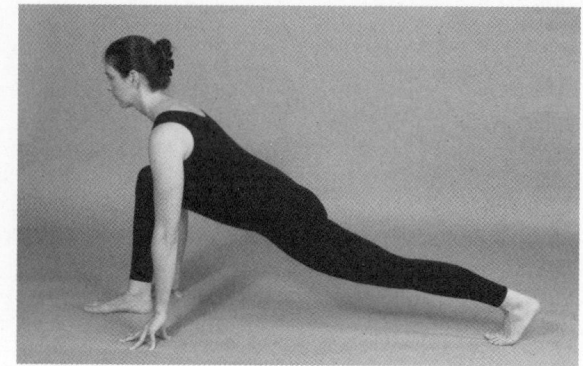

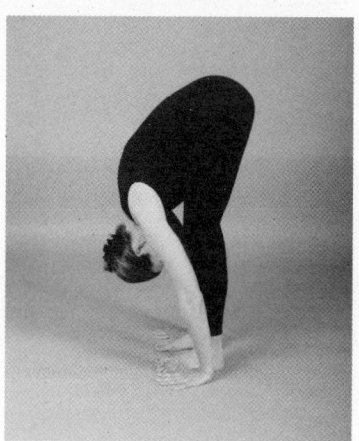

- Gehen Sie ausatmend in den HUND MIT DEM GESICHT NACH UNTEN. Verweilen Sie hier 5 Atemzüge lang.

- Mit dem letzten Ausatmen machen Sie mit dem rechten Fuß einen Schritt nach vorn in den AUSSTELLSCHRITT.

- Einatmend heben Sie den Herzbereich an und strecken sich bis in die linke Ferse.

- Gehen Sie ausatmend in die STEHENDE VORBEUGE.

- Gehen Sie einatmend in die GESTRECKTE VORBEUGE.

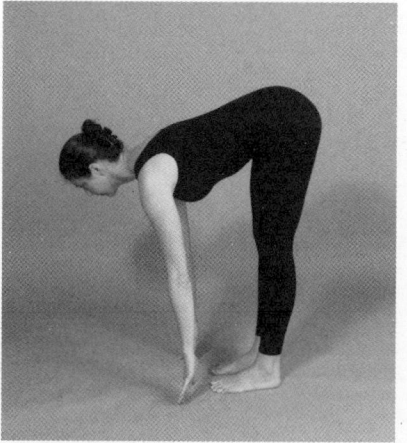

- Sinken Sie mit dem nächsten Ausatmen in eine tiefe VORBEUGE.

- Gehen Sie einatmend in die KRAFTVOLLE HALTUNG.

- Gehen Sie ausatmend in die BERGHALTUNG. Stehen Sie 10–20 Atemzüge lang, und machen Sie sich Ihren gesamten Körper und die Eigenschaften Ihres Geistes bewusst. Wohin sind die vielen Empfindungen verschwunden, mit denen Sie vielleicht zu „kämpfen" hatten?

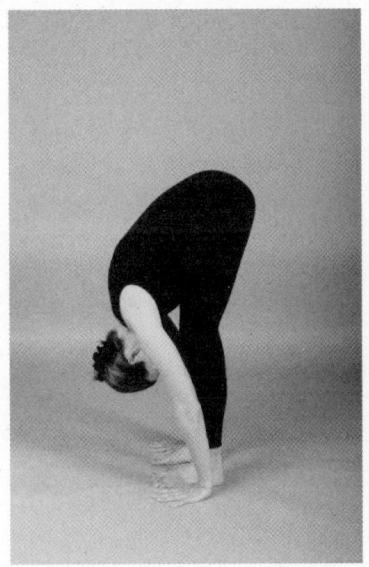 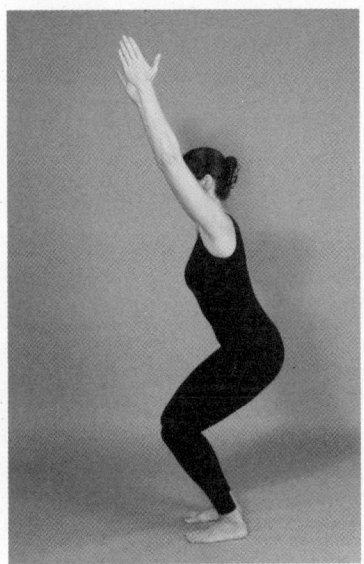 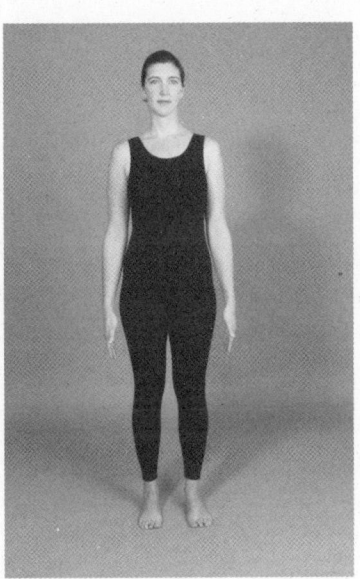

17. Die Baumhaltung

10–30 Atemzüge auf jedem Bein

Legen Sie in der BERGHALTUNG die Sohle des linken Fußes an die Innenseite des rechten Oberschenkels. Drücken Sie mit dem Fuß gegen den Oberschenkel und mit dem Oberschenkel gegen den Fuß. Legen Sie die Handflächen in Herzhöhe in *namaste* (*anjali*-Mudra) aneinander.

Um das Gleichgewicht zu halten, sollten Sie sich durch Ihren Fuß hindurch mit dem Boden verwurzeln und den Herzbereich heben und öffnen. Wenn Sie sich in Ihrer Balance sicher fühlen, können Sie die Arme über dem Kopf ausstrecken. Vermeiden Sie es, im unteren Rücken einzusinken, indem Sie sich vorstellen, Ihre Nieren „aufzublasen". Achten Sie auch darauf, dass der Brustkorb senkrecht steht und die Rippenmuskulatur entspannt bleibt.

Konzentrieren Sie sich in diesem Stand auf den Atem. Achten Sie darauf, ob Sie den Atem womöglich anhalten, als könnte Sie das im Gleichgewicht halten. Bitte denken Sie daran: Stabilität und Leichtigkeit charakterisieren die Asanas, doch das bezieht sich auf die Stabilität und Leichtigkeit *des Geistes*, auch wenn

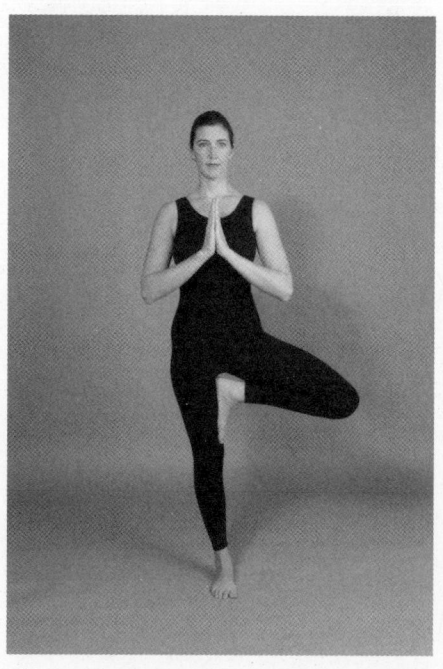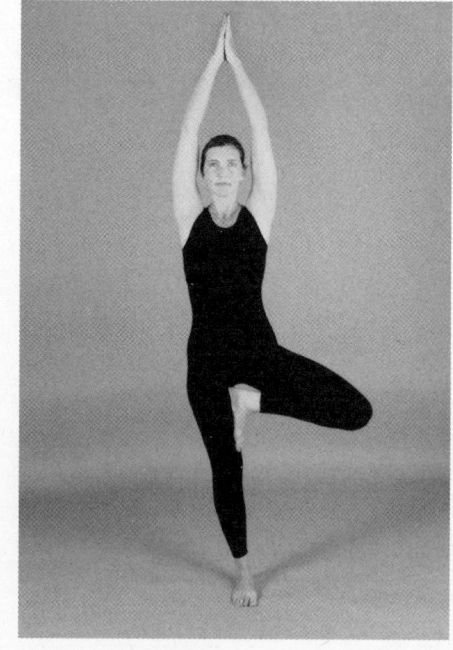

Die Praxis des Achtsamkeits-Yoga

der Körper sich nicht im Gleichgewicht fühlt! Beachten Sie, welche Bewegungen der Atem auslöst, während Sie wie ein Baum stehen. Verfolgen Sie mit konstanter Aufmerksamkeit alle Gefühle, die auftauchen. Erkennen Sie, dass die ständigen Angleichungen, die Ihr Standbein vornehmen muss, der dynamische Prozess des Gleichgewichts sind? Balance ist nichts anderes als dieser Prozess.

Wenn Sie bereit sind, die Haltung zu beenden, senken Sie die Hände in die Höhe der Herzgegend, bevor Sie den linken Fuß mit vollkommener Achtsamkeit langsam zu Boden sinken lassen, bis Sie sich wieder in der BERGHALTUNG befinden. Wenn Sie aus dem BAUM kommen, können in dem Fuß, auf dem Sie standen, unter Umständen starke Empfindungen auftauchen. Achten Sie darauf, wie dann ganz schnell der Wunsch entstehen kann, diese Gefühle zu vermeiden. Nehmen Sie sich in diesem Fall sofort wieder vor, alles, was geschieht, zu betrachten und zu empfinden, und kehren Sie zu Ihrem Atem zurück. Was geschieht dann mit den Empfindungen? Sie sind unbeständig, wie alle abhängig entstandenen Phänomene.

Wiederholen Sie die Übung auf dem anderen Bein.

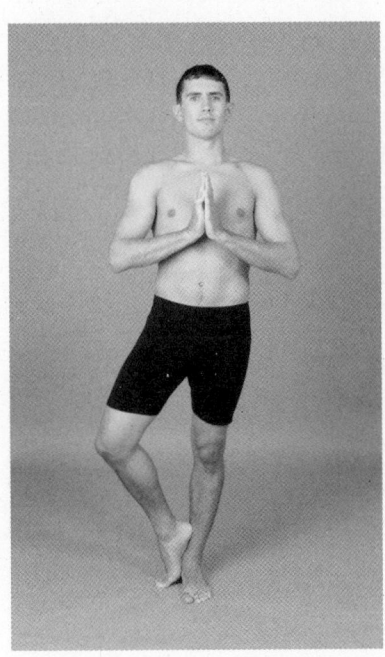 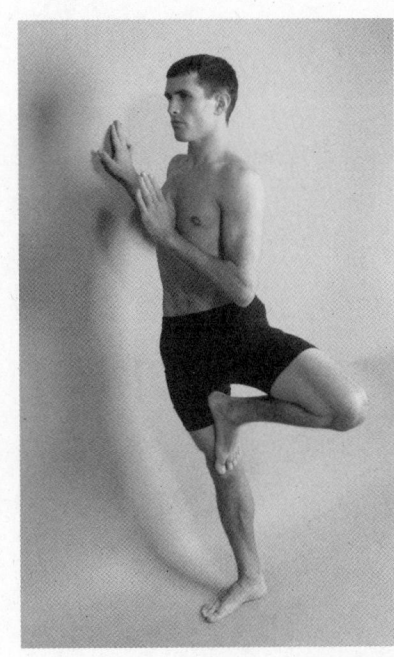

Variation 1
Wenn Sie etwas wacklig sind, können Sie den Fuß unterhalb des Knies gegen die Innenseite des Unterschenkels pressen. Um Ihre Balance noch mehr zu unterstützen, können Sie Ihre Zehen auch auf dem Boden lassen.

Variation 2
Üben Sie, indem Sie sich mit der rechten Hand an einer Wand abstützen. Benutzen Sie die Wand, um sich zu stabilisieren. Versuchen Sie, die linke Hand über den Kopf zu heben. Falls sich das gut anfühlt, können Sie auch noch die rechte Hand dazunehmen.

●●●● Achtsamkeits-Yoga: Die vierte Übungsreihe

18. Die Heuschrecke (Variante II und III)

6–10 Atemzüge in jeder Variante

Kommen Sie mit geschlossenen Beinen in die Bauchlage. Legen Sie Ihre Arme auf den Rücken und verschränken Sie die Finger.

Drücken Sie die Leisten, die Hüften und die Oberseite der Füße fest gegen den Boden, während Sie einatmend Oberkörper, Schultern und Kopf in einem Bogen nach oben aufrollen. Heben Sie die bis in die verschränkten Hände gestreckten Arme nach oben; drücken Sie dabei die Handgelenke aneinander. Betrachten Sie, während Sie in dieser Haltung weiteratmen, wie sich der Atem durch den Körper bewegt und wie er zugleich den Körper bewegt. Nach vier Atemzügen heben Sie die bis in die Füße gestreckten Beine vom Boden an. Atmen Sie in dieser Haltung, und lassen Sie sich durch den Atem in Ihrem Bemühen leiten. Erkennen Sie, wie die unterschiedlichen Empfindungen und Gedanken von Ihrem Körper und Atem abhängen. Machen Sie sich bewusst, wie sie sich verwandeln, sobald sich die Position des Körpers oder die Eigenschaften des Atems verändern.

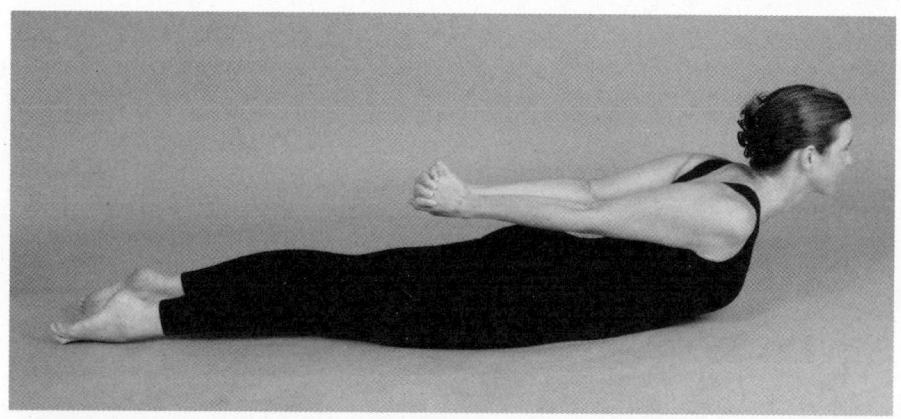

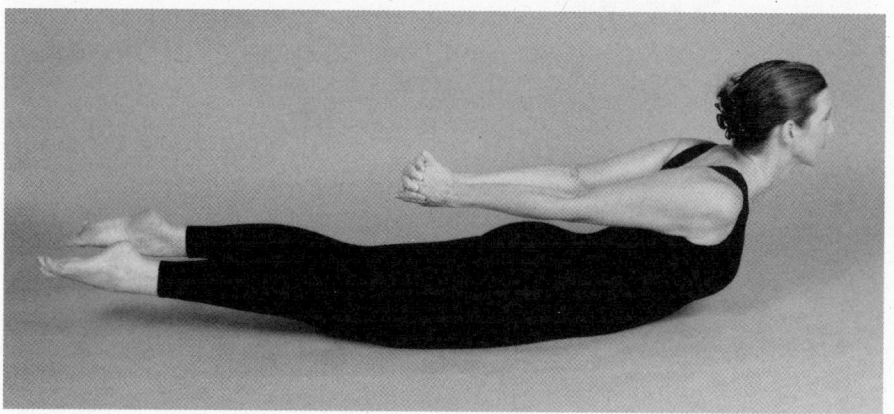

19. Die Bogenhaltung

6–12 Atemzüge; 1–3 Wiederholungen

Beugen Sie in der Bauchlage beide Beine, und umfassen Sie die Fußgelenke. Die Knie stehen hüftbreit auseinander. Entspannen Sie die Unterseite des Körpers. Öffnen Sie sich im unteren Rücken, indem Sie das Steißbein leicht nach unten sinken lassen.

Nun atmen Sie ein, drücken mit der Fußoberseite gegen die Hände und heben die Oberschenkel an. Unterstützen Sie mit dieser zweifachen Aktivität Ihrer Beine das Heben von Kopf, Schulter und Brust. Vermeiden Sie es, mit den Armen zu ziehen. Respektieren Sie Ihren Körper und seine Fähigkeiten. Heben Sie sich nur so weit vom Boden an, dass Sie keine Anspannung im unteren Rücken verspüren, und verlängern Sie sich von dort bis in Ihre Gesäßmuskeln. Wie verändert sich im Verlauf der Zeit die Erfahrung dieser Haltung?

Legen Sie sich ausatmend zurück auf den Boden.

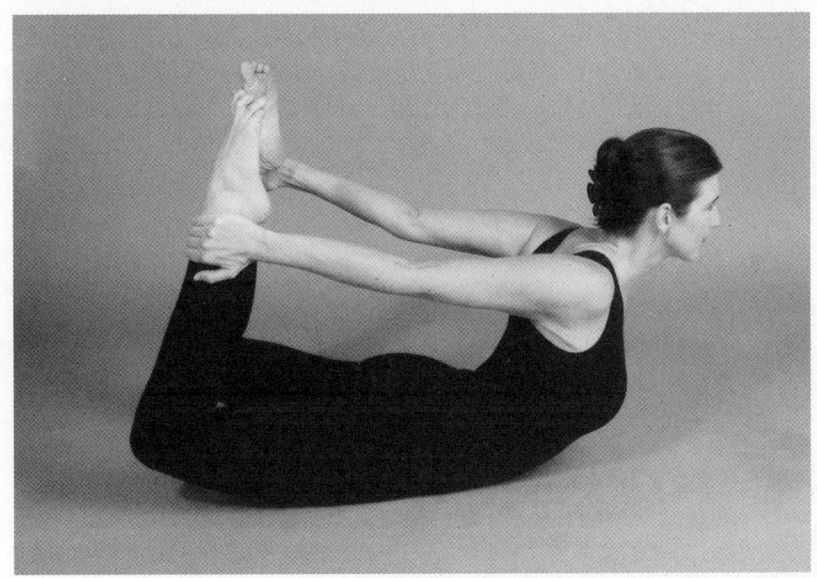

20. Die Embryohaltung

15–30 Atemzüge

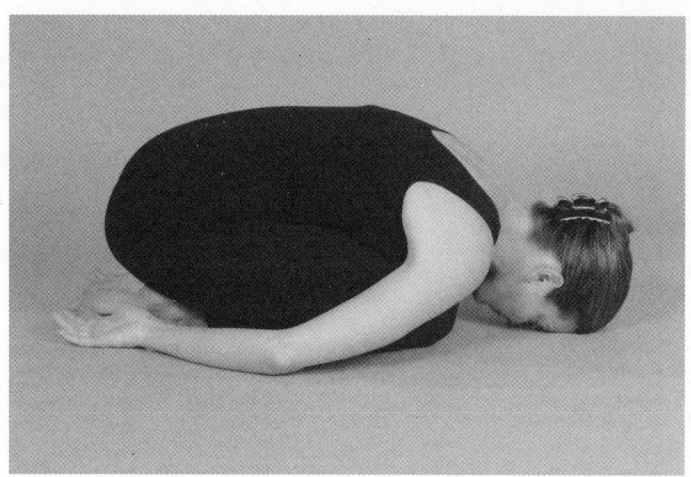

Heben Sie sich in die EMBRYOHALTUNG, und lassen Sie die Sitzbeine in die Fersen sinken. Die großen Zehen berühren sich, und die Knie liegen etwas auseinander. Lassen Sie den Oberkörper entspannt auf den Oberschenkeln ruhen. Legen Sie die Stirn auf den Boden und die Arme neben die Beine. Achten Sie darauf, Ihr Gewicht nicht auf den Kopf und den Nacken zu legen, sondern verlagern Sie es auf die Fersen, indem Sie den Abstand zwischen den Knien verändern. Bleiben Sie vollkommen entspannt in der Haltung, und atmen Sie ganz natürlich. Wo erfahren Sie den Atem? Bemerken Sie Veränderungen im Atem, während Sie hier verweilen? Indem Sie den Atem einfach nur so sein lassen, wie er ist, wird sich innere Sammlung einstellen, während Sie in der EMBRYOHALTUNG ruhen. Betrachten Sie die Eigenschaften Ihres geistigen Zustandes.

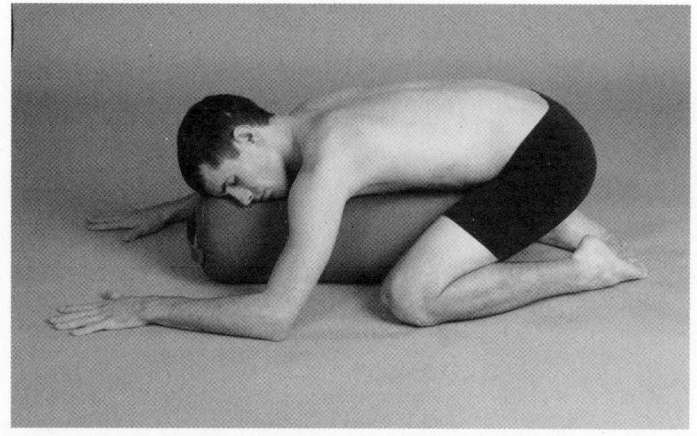

Variation

Wenn Sie mit den Hüften nicht auf die Fersen kommen und das meiste Gewicht im Oberkörper und Kopf spüren, sollten Sie Ihren Oberkörper auf eine Nackenrolle oder mehrere Decken legen. Dadurch wird er gestützt, und der Kopf kann in Hüfthöhe ruhen.

21. Die Diamanthaltung (Variante)

6–20 Atemzüge

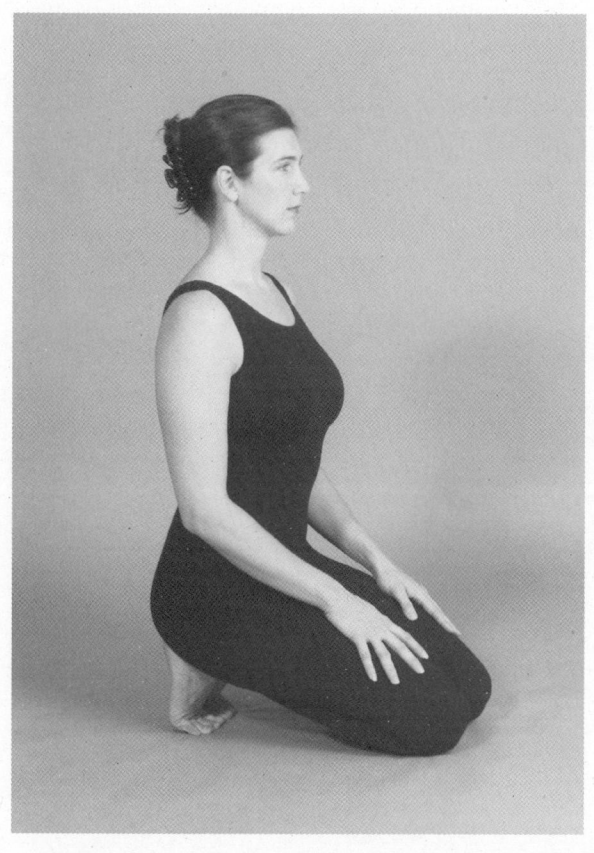

Legen Sie in der EMBRYOHALTUNG Knie und Fußgelenke aneinander, stellen Sie die Zehen auf, und setzen Sie sich auf die Unterschenkel. Versuchen Sie, die Fersen in den Raum zwischen den Sitzbeinen zu legen. Richten Sie die Wirbelsäule aus dem Beckenboden heraus vollständig auf. Verlängern Sie die Scheitelkrone. Schultern und Rücken sind entspannt, und der Brustbereich ist weit und angehoben.

Während Sie in dieser Haltung sitzen, können Empfindungen in den Knien und Fußgelenken, vor allem aber auch in den Zehgelenken auftauchen. Betrachten Sie achtsam ihre Eigenschaften. Versuchen Sie, mit unangenehmen Gefühlen umzugehen, und respektieren Sie tatsächlichen Schmerz. Achten Sie auf Ihre Reaktionen und Abneigungen, und kehren Sie mit dem Atem zur reinen Aufmerksamkeit gegenüber den Empfindungen zurück. Lassen Sie Ihr Skript los, und betrachten Sie einfach nur, was geschieht. Erfahren Sie Ihre Empfindungen in einer anderen Art und Weise, wenn Sie sich einige Atemzüge lang von der Anspannung Ihrer Abneigung und Ihres Widerstands frei machen können?

Konzentrieren Sie sich auch hier vor allem darauf, zu erkennen, dass die Empfindungen nicht gleich bleiben, sondern sich permanent verändern. Was geschieht, wenn Sie die Identifikation mit der Erfahrung tatsächlich loslassen und die Empfindungen einfach nur als abhängig entstandene Phänomene betrachten? Können Sie eine innere Haltung des Staunens und Fragens einnehmen, während Sie einfach nur das betrachten, was tatsächlich geschieht, ohne die Erfahrung mit irgendwelchen geistigen Konstrukten zu überlagern?

Beenden Sie die Haltung, indem Sie die Beine unter dem Körper hervorziehen.

22. Die Stockhaltung

6–15 Atemzüge

Sitzen Sie mit gestreckten, aneinander gelegten Beinen. Pressen Sie die Gesäß- und Unterschenkelmuskulatur sowie die Fersen gleichmäßig gegen den Boden. Strecken Sie die Beine über die Fersen weit in den Raum. Legen Sie Ihre Hände neben die Hüften, und drücken Sie fest gegen den Boden, während Sie den Brustkorb anheben. Diese statische Kontraktion des gesamten Körpers beeinflusst sehr stark, wo Sie den Atem empfinden, aber auch die Eigenschaft des Atems selbst. Betrachten Sie selbst, wo Sie den Atem spüren. Ist der Atem in dieser überraschend dynamischen Haltung eher weit oder eng?

Welche Veränderungen bemerken Sie, während Sie in der Haltung verweilen?

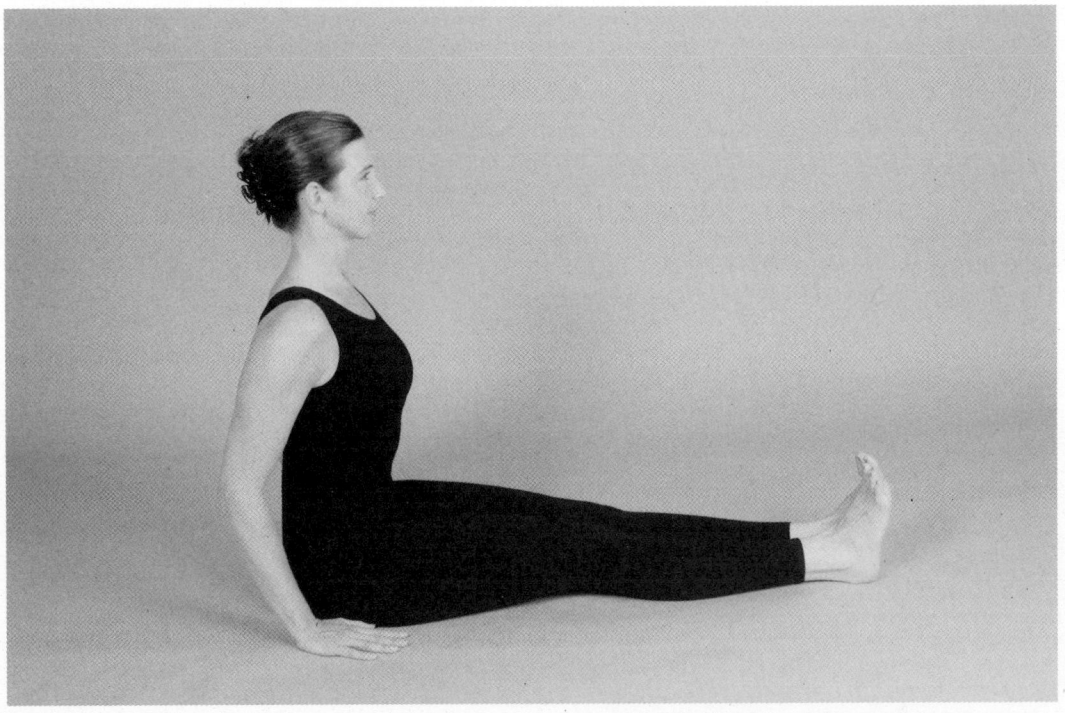

23. Die Vorbeuge über einem Bein

10–25 Atemzüge

Beginnen Sie in der STOCKHALTUNG (Seite 338). Beugen Sie das rechte Knie gerade nach oben, und gleiten Sie gleichzeitig mit der rechten Ferse so nahe wie möglich an das rechte Sitzbein. Dann lassen Sie Ihr rechtes Bein zur Seite absinken.

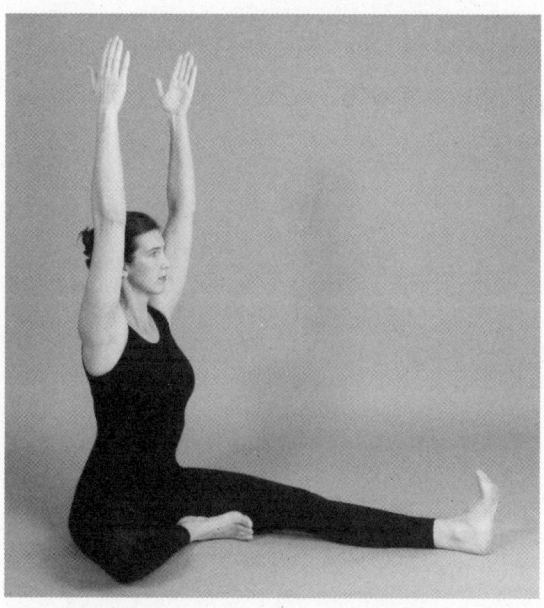 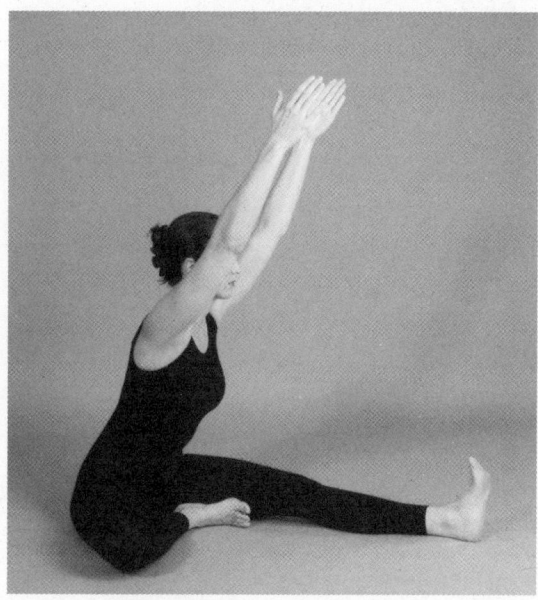

Strecken Sie die Arme über den Kopf, verlängern Sie den Oberkörper, beugen Sie sich entspannt nach vorn, und umfassen Sie das linke Schienbein oder den Fuß. Verankern Sie sich mit den Beinen im Boden, und wachsen Sie mit Ihrem Brustkorb weiter nach vorn über das linke Bein. Indem Sie das Becken nach vorn bringen und in den Hüften abknicken, spreizen sich Ihre Sitzbeine nach hinten und öffnen sich. Ziehen Sie nicht, aber gehen Sie bis an Ihre Grenze, und achten Sie auf den Widerstand, den Sie möglicherweise auf der Unterseite des gestreckten Beins empfinden. Sie müssen nirgendwo hingelangen, versuchen Sie jedoch, sich in Ihrem Widerstand zu entspannen und einfach *hier* zu sein. Während wir in diese Vorbeuge im Sitzen gehen, kann sich der Geist entweder in Fantasien verlieren oder in Kommentare hineinsteigern.

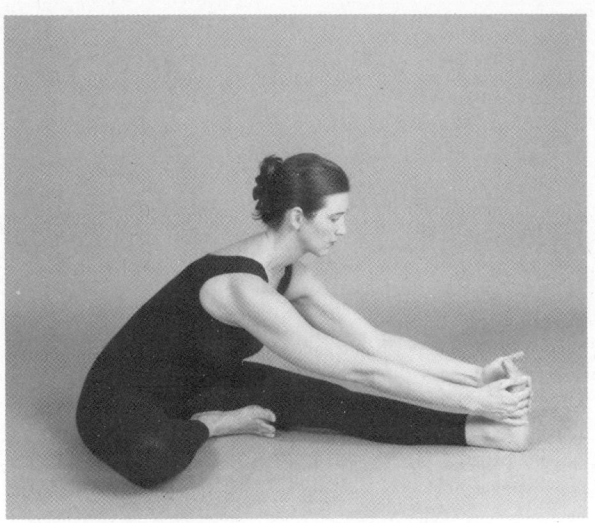
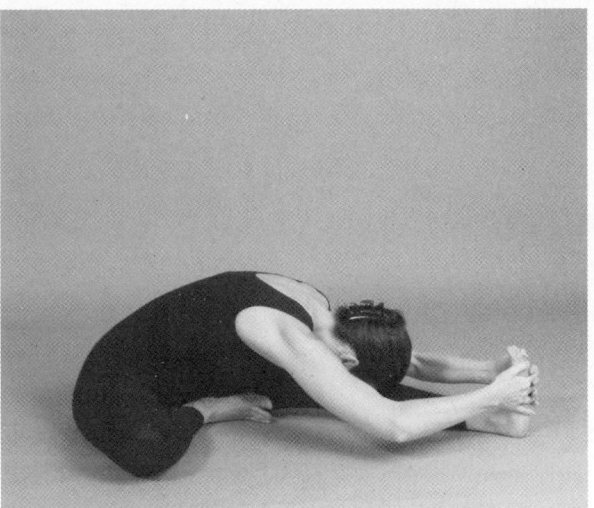

Betrachten Sie einfach nur, was geschieht. Fängt der Geist an, sich in natürlicher Weise zu entspannen und loszulassen, wenn Sie einfach nur achtsam bleiben und sich im Atem verankern?

Um die Haltung zu beenden, richten Sie sich mit dem Einatmen gestreckt auf. Ausatmend kehren Sie in die Ausgangsposition zurück.

Wiederholen Sie die Übung auf der anderen Seite.

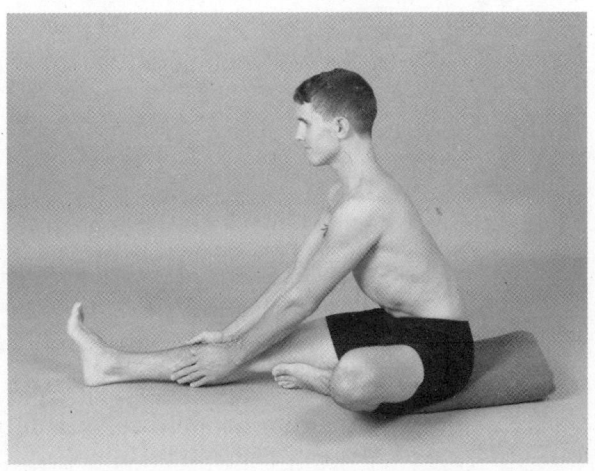

Variation

Wenn Sie zu sehr mit gebeugtem unteren Rücken und nicht aus den Hüften heraus in diese Vorbeuge gehen, sollten Sie eine oder zwei Decken unterlegen, damit Sie mit geradem Oberkörper auf das gestreckte Bein absinken können. Gehen Sie nicht tiefer, wenn Sie spüren, dass das Becken nach hinten rollt und der untere Rücken sich rundet. In diesem Fall können Sie zur Unterstützung mit den Händen sanft gegen den Unterschenkel drücken.

24. Der Drehsitz

10–15 Atemzüge auf jeder Seite

Bringen Sie das linke Bein in eine einfache Sitzhaltung mit gekreuzten Beinen, indem Sie es in Richtung der rechten Hüfte ziehen, bis sich die Ferse an die Außenseite der Hüfte anschmiegt. Nun stellen Sie den rechten Fuß über die linke Hüfte und verankern sich mit der Fußsohle fest im Boden. Legen Sie den linken Arm knapp unterhalb des Knies an das rechte Bein, und drücken Sie mit der rechten Hand hinter dem Rücken gegen den Boden. Das unterstützt Sie darin, die Wirbelsäule zu verlängern und gleichzeitig die Beine im Boden zu verankern. Drehen Sie sich langsam nach rechts; der linke Arm hilft Ihnen dabei, die linke Seite des Körpers nach rechts zu verlagern.

Um etwas mehr Druck auszuüben, können Sie den linken Arm an die Außenseite des rechten Beins legen, doch auch in diesem Fall sollten Sie die Drehung ganz natürlich aus dem Beckenboden aufsteigen lassen. Am Ende der Drehbewegung des Oberkörpers wendet sich auch der Kopf nach rechts. Dabei bleibt der Nacken entspannt, und Sie sollten darauf achten, dass Sie die Bewegung nicht mit dem Kinn einleiten.

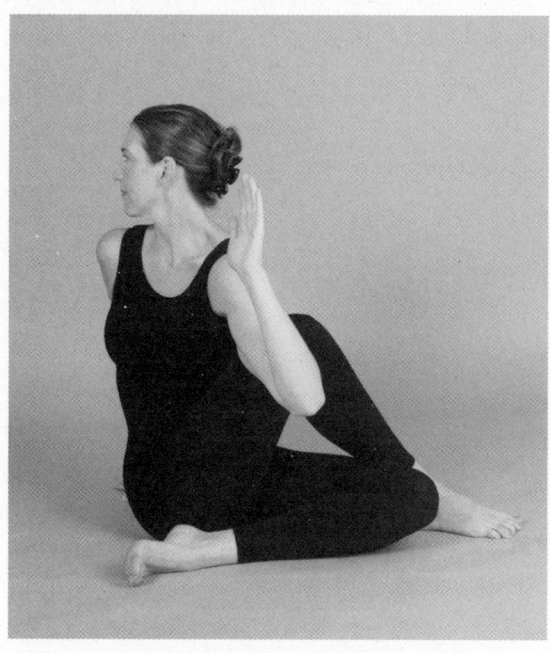 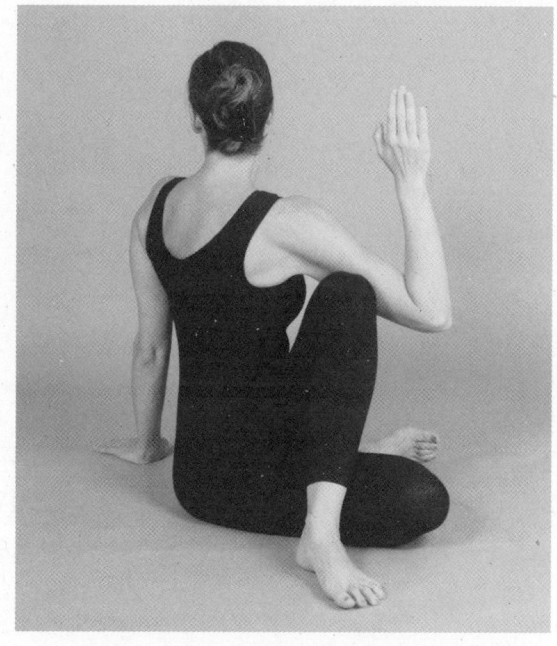

Bleiben Sie bei Ihrem Atem, der Sie in Ihrer Betrachtung der Unbeständigkeit unterstützt. Vielleicht spüren Sie, wie Sie tiefer in die Drehung gehen können, nachdem Sie mehrmals ausgeatmet haben. Oder aber es ist umgekehrt: Die Empfindungen werden intensiver, und Sie müssen etwas lockerer lassen. Denken Sie bitte daran, dass das „Halten" einer Asana nichts weiter als ein Konzept ist. In Wirklichkeit gibt es nichts zu halten, sondern alles ist in einem Prozess. Die Haltung erschaffen Sie jeden Moment neu.

Beenden Sie ausatmend die Haltung, indem Sie sich langsam aus der Drehung lösen.

Wiederholen Sie die Übung auf der anderen Seite.

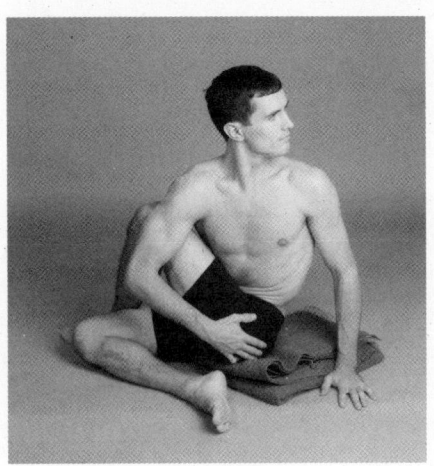

Variation

Falls Ihre Hüften nicht genügend gedehnt sind, werden Sie feststellen, dass Sie im Becken und im unteren Rücken absinken, wenn Sie die Beine kreuzen, um die Drehung einzuleiten. Versuchen Sie, in der Eingangsstellung die natürliche Krümmung der Wirbelsäule beizubehalten, indem Sie sich auf mehrere Decken setzen.

Sie sollten das Gefühl haben, aus dem Becken heraus aufwärts zu streben, während Sie die Wirbelsäule von unten nach oben schrauben. Wenn Sie die hintere Hand auf einen Holzblock legen, wird Ihnen das ebenfalls helfen, in dieser Haltung nicht einzusinken.

25. Die Vorbeuge über beide Beine

10–20 Atemzüge

Strecken Sie sich aus der STOCKHALTUNG nach vorn, und umfassen Sie die Füße oder die Unterschenkel. Entspannen Sie sich in der Leistenbeuge, sodass die Oberschenkel leicht nach innen rollen können und die Sitzbeine sich nach hinten wegspreizen und öffnen. Denken Sie eher daran, den Oberkörper nach oben und über die Beine zu strecken, und nicht so sehr, wie tief Sie in die Haltung gehen. Ihr Rücken wird sich runden, doch das sollte gleichmäßig geschehen und erst, nachdem Sie aus den Hüften heraus abknicken. Beugen Sie die Ellenbogen zur Seite, und ziehen Sie die Brust mit der Kraft Ihrer Arme über

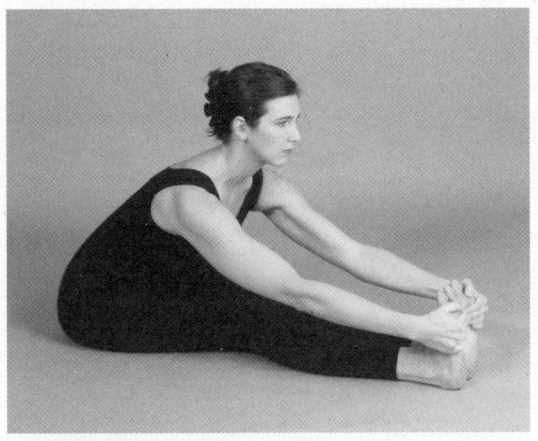

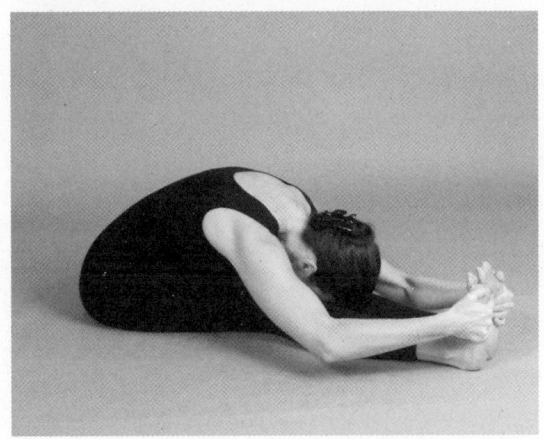

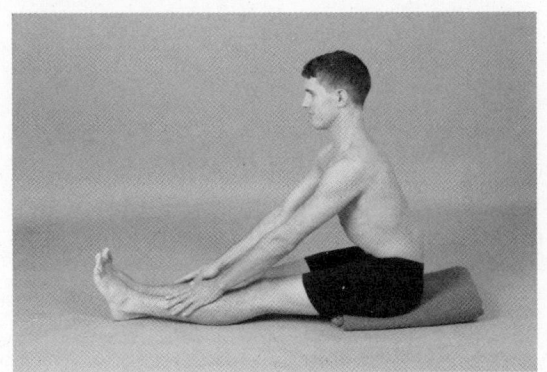

die Beine. Ihr Blick sollte auf die Zehen gerichtet sein, bis das Kinn auf den Schienbeinen ruht. Dann richten Sie den Blick nach innen oder auf Ihr „drittes Auge".

Konzentrieren Sie sich auf den Atem, während Sie sich der Haltung überlassen. Finden Sie das Gleichgewicht zwischen Anstrengung und Vertrauen in die Haltung. Verspannen Sie sich nicht. Was geschieht wirklich, während Sie in der Haltung verweilen? Kann es sein, dass der Geist in Tagträumen versinkt, während Sie immer vertrauter mit der Haltung werden? Oder aber Sie greifen bereits in die Zukunft vor und freuen sich in Erwartung der nächsten Sache darauf, sich aus der Haltung zu lösen. Kehren Sie zu dem zurück, was geschieht, genau hier, genau jetzt, und finden Sie Leichtigkeit und Stabilität da, wo Sie sind.

Atmen Sie ein, um die Vorbeuge zu beenden, und richten Sie den Herzbereich nach vorn oben auf. Kehren Sie ausatmend in die Ausgangsposition zurück.

Variation

Wir wollen diese Haltung aus einer Position ausführen, in der wir fest mit unseren Sitzbeinen verankert sind und uns aus der Hüfte heraus nach vorn beugen. Wenn Sie die natürliche Krümmung des unteren Rückens in der STOCKHALTUNG nicht beibehalten können und spüren, dass er sich rundet, sollten Sie eine oder zwei Decken unterlegen.

Halten Sie den Rücken gestreckt, kümmern Sie sich nicht so sehr darum, ob Sie mit dem Kopf die Beine erreichen, sondern gehen Sie bis an Ihre Grenze, und lassen Sie die Dehnung aus der Unterseite der Beine und den Hüften kommen.

26. Die umgekehrte Bretthaltung

4–8 Atemzüge

Legen Sie die Handflächen in der STOCKHALTUNG hinter die Hüfte, sodass die Fingerspitzen zu den Füßen oder von ihnen wegweisen (vielleicht üben Sie diese Varianten abwechselnd, da beide ihre Vorteile haben). Heben Sie einatmend das Becken nach oben, und strecken Sie die Fußsohlen so weit wie möglich zum Boden hin. Das Steißbein strecken Sie in Richtung der Füße. Achten Sie darauf, dass Ihre Arme gestreckt sind und die Handgelenke sich direkt unter den Schultern befinden. Das Kinn können Sie entweder zum Brustbein führen, oder Sie legen den Kopf entspannt in den Nacken, wo er von den Muskeln des oberen Rückens getragen wird.

In diese Haltung können manchmal große Widerstände auftauchen. Wenn dies der Fall ist, richten Sie Ihre Aufmerksamkeit einfach nur auf das, was den Widerstand verursacht, und schauen Sie, ob es nicht auch unbeständig ist, sich verändert und nicht wirklich etwas ist, womit Sie kämpfen müssten. Können Sie sehen, wie der Widerstand befreit und losgelassen wird?

Konzentrieren Sie sich auf den Atem, und kehren Sie ausatmend in die Ausgangsposition zurück, wenn Sie die Haltung beenden wollen.

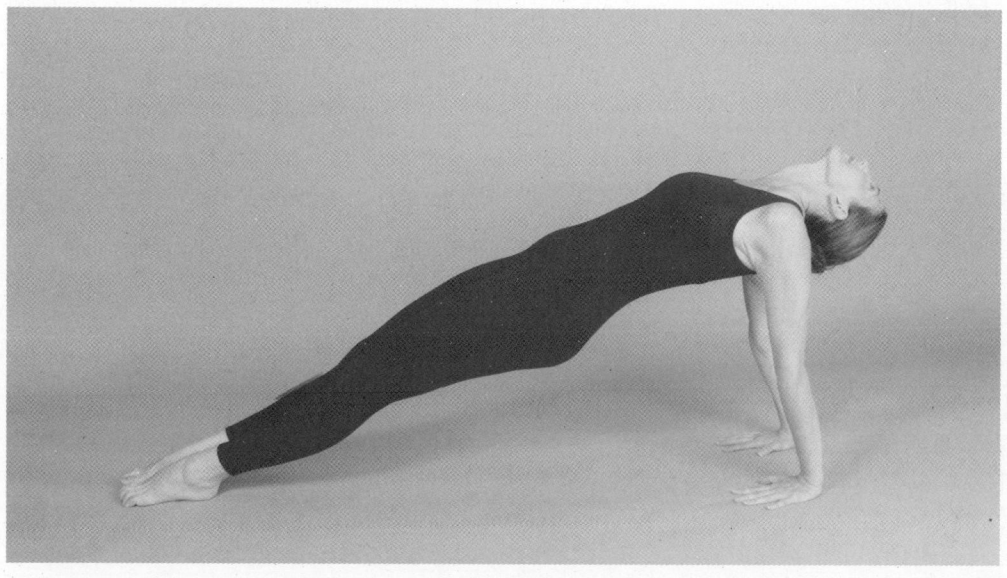

27. Die Totenhaltung

5–15 Minuten

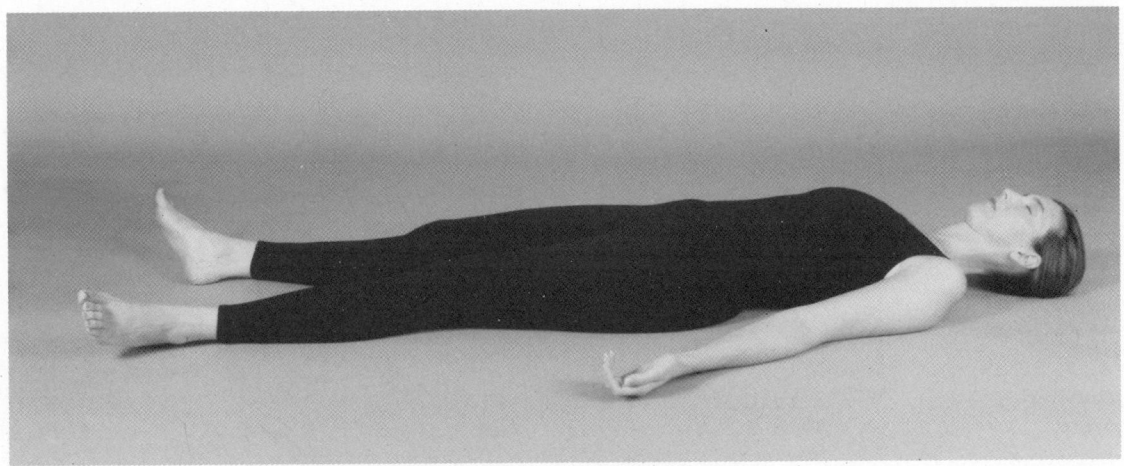

Legen Sie in der TOTENHALTUNG die Beine mit auswärts gedrehten Zehen 25–35 cm auseinander. Die Arme liegen mit den Handflächen nach oben einige Zentimeter neben dem Körper am Boden.

Verweilen Sie mit Ihrer Aufmerksamkeit zuerst an den Stellen des Körpers, wo Sie den Atem spüren. Denken Sie daran: Lassen Sie den Wunsch los, kontrollieren oder manipulieren zu wollen, und verfolgen Sie einfach nur, was gerade geschieht. Sie sollten Ihre Achtsamkeit immer genau dorthin lenken, wo Sie etwas empfinden.

Verweilen Sie bei der Empfindung des Atems, dem leichten Gefühl der Ausdehnung, wenn Sie einatmen, und dem Gefühl der Entspannung, wenn Sie ausatmen. Erweitern Sie Ihre Achtsamkeit nach einer Weile auf den gesamten Körper. Öffnen Sie sich für alle Empfindungen, die auftauchen, während Sie am Boden liegen, und nehmen Sie sie an. Achten Sie darauf, ob die Gefühlsqualität angenehm, unangenehm oder neutral ist. Erkennen Sie, ob Sie vielleicht an den angenehmen Erfahrungen festhalten, die unangenehmen zurückweisen, oder aber, ob sich Ihr Geist in der Abwesenheit besonders starker Empfindungen „ausblendet".

Richten Sie jetzt die Aufmerksamkeit auf sich selbst. Welche geistigen Zustände erkennen Sie? Denken Sie bitte daran, dass geistige Formationen nicht nur das umfassen, was wir normalerweise als Emotionen bezeichnen, sondern auch Fantasien, Dumpfheit, Achtsamkeit, logisches Denken und Urteilskraft.

Unsere Praxis besteht darin, ohne Abneigung oder Festhalten das zu verfolgen, was da ist. Indem wir tief in die geistigen Formationen schauen, befreien sie sich selbst, solange wir ihnen mit unserem Anhaften und Wegdrängen keine Nahrung geben.

Erkennen Sie, dass alles ein endloser Strom sich verändernder Phänomene ist. Was bleibt, wenn Körper und Geist abfallen?

28. Sitzmeditation

5–40 Minuten

Sitzen Sie in einer der Asanas mit gekreuzten Beinen. Finden Sie Ihre Mitte, indem Sie sich hin und her pendeln, und verlängern Sie den Oberkörper von den Hüften bis unter die Achseln. Achten Sie darauf, dass die Schulterblätter den oberen Rücken kraftvoll tragen und der untere Rücken seine natürliche Krümmung behält.

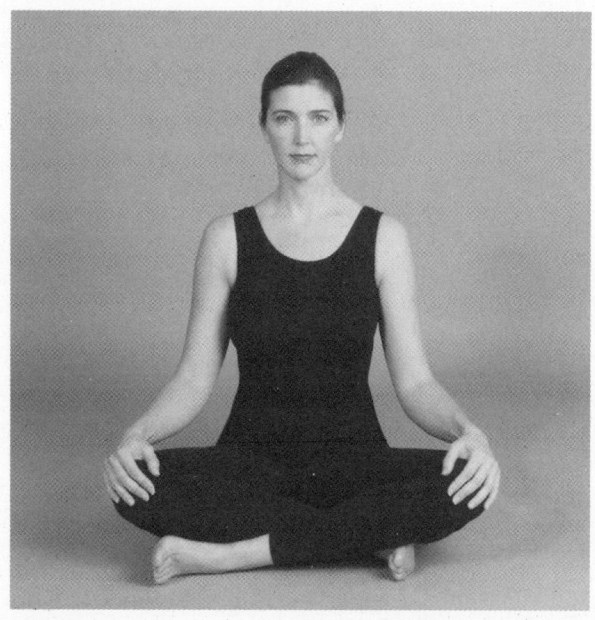 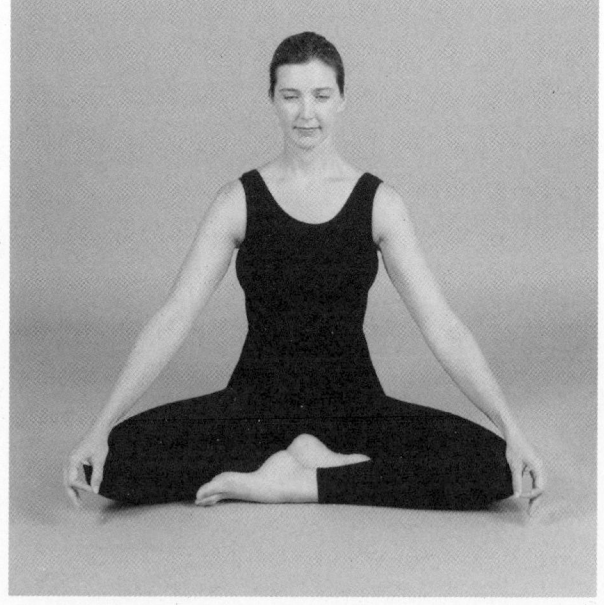

Beginnen Sie mit dem Atem, und verweilen Sie mit dem Geist im Aufsteigen und Fallen des Atems im Körper. Sobald der Geist ein wenig ruhiger geworden ist, öffnen Sie das Feld der Aufmerksamkeit, bis es alles umfasst, was auftaucht. Betrachten Sie einfach nur die unbeständige, sich unablässig wandelnde Natur aller Phänomene: Empfindungen, Gedanken, Gefühle, Emotionen, Bilder. Verweilen Sie einfach in Achtsamkeit.

Wenn die Praktizierende ein- oder ausatmet und dabei die grundlegende Unbeständigkeit oder die Auflösung allen Anhaftens oder die Befreiung oder das Loslassen betrachtet, so verweilt sie friedvoll bei der Beobachtung der Geistesobjekte in den Geistesobjekten, ist beharrlich und vollkommen wach, versteht klar ihren Zustand und ist über jedes Verlangen wie auch jedes Gefühl der Abneigung dem Leben gegenüber hinausgelangt. Diese Übungen des Atmens in voller Achtsamkeit gehören zur vierten Verankerung der Achtsamkeit: den Geistesobjekten.

Anhang A:
Die Sieben Faktoren des Erwachens

Die Sieben Faktoren des Erwachens, die im Pali als *sambhojjhanga* und auf Sanskrit als *sapta-bodhyanga* bekannt sind, umfassen Achtsamkeit, Dharma-Ergründung, Tatkraft, Freude, Leichtigkeit und Ruhe, Konzentration und Loslassen. Bodhyanga (Bhojjhanga) ist ein zusammengesetzter Begriff. „Bodhi" heißt „Erwachen" oder „Erleuchtung" und geht auf die Wurzel *buddh-* zurück, was „aufwachen" bedeutet. „Buddha" hat dieselbe Wurzel. „Anga" bedeutet wörtlich „Zweig", sodass die Sieben Faktoren des Erwachens deshalb auch als Sieben Zweige des Erwachens bezeichnet werden können.

Als Buddha unter dem Bodhi-Baum erwachte, entdeckte er, dass das Potenzial dieser sieben Faktoren bereits in jedem von uns existiert, aber wir erkennen das einfach noch nicht. Die Sieben Faktoren des Erwachens sind nicht nur eine Beschreibung der Eigenschaften oder Attribute des Erwachens, sondern sie verdeutlichen auch den Prozess des Erwachens. Wenn wir an die Zweige eines Baums denken, des Yoga-Baums, können wir erkennen, wie jeder Zweig immer länger und stärker wird und permanent neue Zweige aus ihm sprießen. Jeder einzelne Faktor des Erwachens wächst ununterbrochen. Deshalb dürfen wir sie uns nicht als einen statischen Seinszustand vorstellen. Erleuchtung selbst ist nichts, was sich ein für alle Mal ereignet, sondern auch sie ist ein Prozess, der sich mit der Zeit entwickelt und entfaltet.

Achtsamkeit ist der erste und zentrale Zweig des Yoga-Baums. Sie ist die Praxis, in der wir uns andauernd daran erinnern, präsent zu sein und nicht zu vergessen, wo wir sind, was wir tun und mit wem wir dies teilen. Achtsamkeit entsteht immer *in Beziehung* – zu uns selbst, einschließlich unseres Atems, der Körperbewegungen und Gefühle, und zu unserer Umgebung, zu allem, was wir körperlich, geistig und emotional erfahren.

Unsere gesamte Praxis, wie sie in diesem Buch dargestellt wird, zielt darauf ab, das Potenzial der Achtsamkeit in der Praxis der Asanas, also im Achtsamkeits-Yoga, zu entfalten. Durch das Atmen in voller Aufmerksamkeit, das die Grundlage unserer Achtsamkeit ist, praktizieren wir die Vier Verankerungen der Achtsamkeit und entwickeln dadurch die übrigen Faktoren des Erwachens.

Der zweite Faktor ist die Dharma-Ergründung (Skrt.: *dharma-pravichaya*; Pali: *dhamma-vicaya*). In diesem Zusammenhang bezeichnet der Begriff „Dharma" alle Phänomene. Und mit „allen Phänomenen" ist wiederum jeder Aspekt unserer gelebten Erfahrung gemeint. Nicht das Geringste wird zurückgewiesen. Das ist für uns alle wichtig, die wir der Ansicht sind, dass nur bestimmte Erfahrungen als spirituell gelten können und andere, Lust, Zorn, Angst und ähnliche Gefühle zum Beispiel, als unwürdig und wertlos unterdrückt werden müssen. Mit stabiler Achtsamkeit richten wir unsere Aufmerksamkeit auf alles, was geschieht, um dadurch ein tiefes, durchdringendes Verständnis der wahren Natur aller Phänomene und ihrer Ursachen und Bedingungen zu entwickeln.

Für unseren Achtsamkeits-Yoga bedeutet das, dass wir alle Phänomene des Körpers betrachten – vom Atem, über die Körperteile bis hin zu den Funktionen des Körpers. Wir betrachten seine Bewegungen und Positionen im Raum. Gründlich untersuchen wir alle Empfindungen und wie sie unsere Erfahrung der Welt bedingen. Unablässig betrachten wir die geistigen Phänomene – unsere Gedanken, Emotionen, Fantasien, Meinungen, Vorstellungen usw. Alle Dharmas – alle Dinge und Phänomene – werden erforscht, wobei es ganz wichtig ist, offen zu bleiben und den Phänomenen nicht mit Vorurteilen zu begegnen. Wir müssen vollkommen ehrlich mit uns sein und uns einen „Geist des Nicht-Wissens" bewahren, dann werden sich alle Dinge so zeigen, wie sie sind.

Tatkraft, der dritte Faktor (Skrt.: *virya*; Pali: *viriya*), umfasst Bemühen und Strebsamkeit oder Ausdauer. Vollkommenes Bemühen ist eines der acht Glieder des Edlen Achtfachen Pfades. Tatkraft wird in unserer Praxis durch Achtsamkeit und einen forschenden Geist entwickelt; sie gibt uns auch das Quäntchen Glaube, das notwendig ist, um uns mit der Praxis anfangen zu lassen. Zu glauben, dass das Leben einen Sinn hat, dass wir darin eine Aufgabe haben, ist eine wunderbare Quelle der Tatkraft. Aus diesem Grund wird im Buddhismus so viel Wert darauf gelegt, die Gelübde anzunehmen, denn wenn wir dies tun, lassen wir unsere Stimme in der Welt erklingen.

Bo Lozoff hat ein wunderbares Buch mit dem Titel *It's a Meaningful Life: It Just Takes Practice* geschrieben. Das Bodhisattva-Gelöbnis, zu praktizieren, um alle Wesen zur Erleuchtung zu führen, ist eine unglaubliche Quelle der Kraft, die uns ermutigt, selbst im Angesicht des Widerstands weiterzumachen.

In der Praxis der Asanas entwickeln wir eine ausgewogene Kraft oder Energie. Das Wort *hatha* suggeriert die Einheit und innere Balance der Energie von Sonne und Mond. Demnach ist Hatha-Yoga idealerweise die Vereinigung und Ausgewogenheit von heiß und kalt, von aktiven und empfangenden Energien, sodass sich unsere Kraft durch die Überbetonung einer Seite nicht verflüchtigt oder stagniert. Der richtige Einsatz unserer Energie ist ein wichtiges Element der Praxis. Die von Thich Nhat Hanh gelehrten „Fünf Übungen der Achtsamkeit" und andere Praktiken sind tiefgründige Mittel, die unsere Energie in einer wohltuenden Weise stärken, um sie für uns selbst und die Gesellschaft zum Einsatz zu bringen.

Der vierte Faktor oder Zweig des Erwachens ist Freude (Skrt.: *priti*; Pali: *piti*). Damit ist ausdrücklich die nichtsinnliche Freude des Dharma gemeint. Diese Freude können wir selbst dann entwickeln, wenn der Körper von Schmerzen und Krankheiten heimgesucht wird. Dazu sind wir in der Lage, wenn wir das berühren, was in und außerhalb unseres Körpers erfrischend und schön ist. In den Yoga-Klassen spüre ich immer wieder, wie Schülerinnen und Schüler sich anscheinend nur auf das konzentrieren, was ihrer Ansicht nach *falsch* ist. Es ist, als hätten sie eine Tunnelsicht. Sie sehen andere, die besser gedehnt sind als sie oder mehr körperliche Kraft besitzen, und dann benutzen sie das, um sich selbst schlecht zu machen. Wir entwickeln Freude, indem wir unsere Sicht auf alles öffnen, was „vollkommen" *(samyak)*, also ausgewogen, geschickt und heilsam ist. Diese weite und umfassende Sicht unterstützt uns darin, unsere Praxis mit Freude zu füllen.

Leichtigkeit oder Ruhe und Stille (Skrt.: *prashrabdhih*; Pali: *passaddhi*) ist der fünfte Faktor. Patanjali zählt Zufriedenheit *(samtosha)* zu den Niyamas, denn zu allen Zeiten der Geschichte haben Menschen das gekannt, was wir heute als Stress bezeichnen. In unserer Gesellschaft scheint der Stress erschreckende Ausmaße angenommen zu haben. Fast jeder Yoga-Praktizierende schwört auf den Stressabbau, den seine oder ihre Yoga-Praxis ihm schenkt. Ganz gleich, wie körperlich anstrengend oder entspannend unsere Praxis des Achtsamkeits-Yoga auch sein mag, meinen Schülerinnen und Schülern empfehle ich immer auch Übungen zur Tiefenentspannung und erholsame Yoga-Übungen als Teil einer ausgewogenen Praxis. Dies ist wahrscheinlich der zentrale Aspekt des Erwachens, der die „lichten und leichten" Eigenschaften der Erleuchtung entwickelt.

Konzentration (*samadhi* auf Sanskrit und Pali) ist der sechste Faktor des Erwachens. Damit ist die Sammlung unserer geistigen Kräfte gemeint, um sie auf ein Objekt zu richten. Die Entwicklung der Konzentration führt zur Einsgerichtetheit des Geistes. Achtsamkeit und Konzentration beeinflussen sich gegenseitig. Achtsamkeit weitet unsere Sicht, und Konzentration stärkt unsere Achtsamkeit, sodass sie sich nicht in Achtlosigkeit verflüchtigt. Konzentration ist an und für sich neutral. Auch ein Panzerknacker muss sich konzentrieren. Erst das *Objekt* macht Konzentration zu einem Faktor des Erwachens. Selbst viele Meditierende benutzen ihre meditative Konzentration, um sich von der Wirklichkeit abzuwenden und ihr Leiden nicht zu betrachten. Buddha erkannte, dass diese Art der meditativen Konzentration die unheilsamen Samen seines Leidens nicht verwandelte. Sie wurden dadurch nur für die begrenzte Zeitdauer seiner Meditation unterdrückt.

Vollkommene Konzentration ist der Einsatz meditativer Konzentration, um das Leiden und seine Ursachen zu beleuchten. Wenn wir unsere Konzentration in dieser Weise einsetzen, können wir immer tiefer in unser Erforschen der Wirklichkeit eindringen. Damit begeben wir uns in die Tiefe unseres Lebens und entwickeln Mitgefühl sowie eine befreiende Einsicht.

Gleichmut (Skrt.: *upeksha*; Pali: *upekkha*), also die Eigenschaft des Loslassens, ist der siebte Faktor. Gleichmut ist keine Gleichgültigkeit, denn wir müssen immer auch *metta* oder liebevolle Güte praktizieren. Als ich zum ersten Mal die folgenden Zeilen aus dem *Metta-Sutta* vernahm, waren meine Arme wie elektrisiert:

Wie eine Mutter mit ihrem Leben
Ihr Kind, ihr einziges Kind
Beschützt und behütet,
So öffne ich mein Herz für alle Wesen
Und durchstrahle die ganze Welt
In unbeschränkter liebevoller Güte:
Nach oben, nach unten
Und nach allen Seiten,
Von Herzensenge, Hass und Feindschaft frei.

Mit aufrichtigem Gleichmut begegnen wir anderen nicht gleichgültig, sondern sorgen uns um alle gleich. Wir lassen unser Anhaften los, nicht unsere Liebe und unser Mitgefühl. Als Elternteil eines einzigen Kindes hörte ich, dass wir eine Liebe für alle Wesen entwickeln sollen, die der Liebe gleicht, die eine Mutter für ihr einziges Kind empfindet. Das traf mich bis in die Knochen – aber ist das überhaupt möglich? Buddha bejahte dies eindeutig, aber ich zittere, wenn ich an die Erwartung denke, dass es eine solche Liebe wirklich geben kann. Ich kann nicht behaupten, dass ich diese Liebe im Moment in meinem Herzen trage, doch diese Lehre nährt unsere edelsten Absichten, sie verleiht ihnen Kraft, und sie unterstützt uns darin, die Energien und Formationen unserer Verhaltensweisen, die uns davon abhalten, diese Liebe zu verwirklichen, zu erkennen und zu verwandeln. Meine Ehrfurcht vor dem Leben ist in dieser Praxis deutlich gewachsen. Dafür bin ich wirklich dankbar.

Buddha hat uns Hinweise hinterlassen, wie wir Gleichmut entwickeln können. Wir können praktizieren, wenn wir unnachsichtige Worte hören, und wir können praktizieren, wenn wir lobende Worte hören. Beide, Buddha und Krishna in der *Bhagavad-Gita*, lehren, dass wir nicht niedergeschlagen sein sollen, wenn wir verurteilt werden, und nicht allzu freudig erregt, wenn man uns lobt. Wir können tief in unsere Beunruhigung, unsere Verärgerung, unsere Bitterkeit und unsere Niedergeschlagenheit blicken und erkennen, dass ihre Natur die des Nicht-Selbst ist.

Im Achtsamkeits-Yoga können wir sehen, wie schnell und unnachgiebig wir uns für unsere angeblichen Fehler kritisieren, aber auch, wie schnell wir uns auf den Schwingen des Erfolgs von unserem Stolz forttragen lassen. In all unseren Beziehungen können wir uns darauf besinnen, dass letztendlich jeder der Erbe seines oder ihres Karmas ist. Auf der Grundlage unserer Situation können wir das tun, was wir tun können – und das ist alles, was irgendjemand irgendwann tun kann.

Diese sieben Faktoren bilden einen Körper – einen Baum. Wenn wir mit Ausdauer vollkommene Achtsamkeit des Körpers, der Gefühle, des Geistes und der Dharmas entwickeln und pflegen, wird die Erforschung der Wirklichkeit mit der Zeit in die tiefsten Tiefen der Wirklichkeit vordringen. Unser ausgewogenes und kraftvolles vollkommenes Bemühen wird die Freude im Angesicht der Schönheit und des Mysteriums des Lebens nähren und uns die Leichtigkeit und Zufriedenheit eines stabilen, harmonischen Geistes verleihen. Auf dieser stabilen Grundlage entsteht aus vollkommener Konzentration vollkommene Einsicht. In vollkommener Einsicht überschreiten wir alle Vorstellungen, die uns trennen, aus denen heraus wir vergleichen und urteilen und die unsere Verhaltensmuster entstehen lassen – einschließlich unserer Vorstellungen davon, was „Überschreiten" ist oder beinhaltet –, und so verwirklichen wir vollkommenes Loslassen.

Anhang B:
Das Sutra des Bewussten Atmens

1. Abschnitt

So habe ich gehört. Zu jener Zeit weilte der Buddha in Savatthi, der Hauptstadt des Königreichs Kosala, im Östlichen Park, gemeinsam mit vielen wohl bekannten und vielseitig gebildeten Schülern. Unter ihnen waren Sariputta, Maha-Moggallana, Maha-Kassapa, Maha-Kaccayana, Maha-Kotthita, Maha-Kappina, Maha-Cunda, Anuruddha, Revata und Ananda. Die älteren Praktizierenden in der Gemeinschaft unterwiesen mit Eifer und Hingabe diejenigen, die noch nicht mit der Übung vertraut waren. Einige unterwiesen 10 Schüler, andere 20, einige 30 und andere 40; auf diese Weise machten die Praktizierenden, denen die Übung noch nicht so geläufig war, allmählich große Fortschritte.

In dieser Nacht war Vollmond, und die Gemeinschaft hielt die Pavarana-Zeremonie ab, um das Ende des Regenzeit-Retreats anzuzeigen. Der Buddha, der Erhabene, Vollerwachte, hatte unter freiem Himmel Platz genommen. Seine Schüler versammelten sich um ihn. Er blickte auf die friedvolle, stille Versammlung der Praktizierenden und begann zu sprechen:

„Ich bin erfreut, die Ergebnisse zu sehen, die ihr in eurer Übung bereits erzielt habt. Und ich weiß, dass ihr noch größere Fortschritte machen könnt. Was ihr bisher nicht erreicht habt, könnt ihr noch erreichen. Was ihr bisher nicht verwirklicht habt, könnt ihr noch verwirklichen. Um eure Bemühungen zu unterstützen, werde ich hier bleiben bis zum nächsten Vollmondtag."

Als sie hörten, dass der Buddha noch einen Monat in Savatthi bleiben würde, machten sich Praktizierende aus dem ganzen Land auf den Weg, um ihn zu hören und bei ihm zu lernen. Die älteren, fortgeschrittenen Praktizierenden fuhren fort, mit noch größerer Hingabe jene, die mit der Übung noch nicht vertraut waren, zu unterrichten. Dank dieser Hilfe gelang es den neuen Praktizierenden, allmählich in ihrem Verstehen voranzuschreiten.

Als nun der nächste Vollmondtag gekommen war, nahm der Buddha unter freiem Himmel Platz, blickte auf die Versammlung der Praktizierenden und sprach:

„Unsere Gemeinschaft ist rein und gut. In ihrem Innersten ist sie ohne nutzloses und überhebliches Gerede und ruht in der reinen Essenz des Dharma. So verdient sie es, Spenden und Gaben zu empfangen und als Feld der Verdienste betrachtet zu werden. Eine derartige Gemeinschaft gibt es selten, und jeder Pilger, der sie aufsucht, wie weit auch immer er oder sie zu reisen hat, wird ihre Achtbarkeit erkennen.

In dieser Versammlung gibt es Praktizierende, die bereits die Frucht der Arhatschaft verwirklicht haben, die jegliche Wurzeln des Leidens vernichtet, jegliche Last abgelegt und Vollkommenes Verstehen und Befreiung erlangt haben. Da gibt es auch Praktizierende, die bereits die ersten fünf inneren Fesseln, also die falsche Sicht eines Selbst, Zaudern, Aberglaube, Gier und Hass durchtrennt und die Frucht der Niemals-Wiederkehr in den Kreislauf von Leben und Tod verwirklicht haben.

Da gibt es Praktizierende, welche die ersten drei inneren Fesseln gelöst und die Frucht der Einmal-Wiederkehr erreicht haben. Sie haben die Wurzeln von Gier, Hass und Unwissenheit abgeschnitten und müssen nur noch einmal in den Kreislauf von Leben und Tod zurückkehren. Es gibt Praktizierende, welche die drei ersten Fesseln gelöst und die Frucht des Stromeintritts erlangt haben; sie steuern sicher dem Vollkommenen Erwachen zu. Da sind diejenigen, welche die Vier Verankerungen der Achtsamkeit üben. Da sind Praktizierende, welche die Vier Vollkommenen Bemühungen üben und andere, die die Vier Grundlagen des Erfolgs üben: Strebsamkeit, Tatkraft, vollständige Bewusstheit und klare Einsicht. Wir kennen Praktizierende, welche die Fünf Fähigkeiten: Vertrauen, Tatkraft, Achtsamkeit, Meditative Konzentration und Wahres Verstehen, üben und solche, die die gleichen Qualitäten als Fünf Kräfte üben. Andere wieder üben die Sieben Faktoren des Erwachens; manche üben den Edlen Achtfachen Pfad. Es gibt Praktizierende, welche sich in der Entfaltung der Liebenden Güte üben, solche, die sich in der Entfaltung des Mitgefühls üben, andere üben sich in der Entfaltung der Freude, wieder andere in der Entfaltung des Gleichmuts. Es gibt die Praktizierenden, welche die Neun Betrachtungen über die Verwesung eines Leichnams üben und andere, die die Beobachtung der Unbeständigkeit üben. Auch gibt es bereits Praktizierende, die sich darin üben, die Achtsamkeit auf den Atem zu richten.“

2. Abschnitt

„Die Methode, den Atem vollkommen bewusst wahrzunehmen, wird, wenn sie beständig entfaltet und geübt wird, reiche Früchte tragen und großen Nutzen bringen. Sie wird zum Erfolg in der Übung der Vier Verankerungen der Achtsamkeit führen. Wird die Methode der Vier Verankerungen der Achtsamkeit beständig entfaltet und geübt, so führt sie zum Erfolg in der Übung der Sieben Faktoren des Erwachens. Die Sieben Faktoren des Erwachens rufen, wenn sie beständig entwickelt und geübt werden, Verstehen und Befreiung des Geistes hervor.

Wie aber kann die Methode, den Atem vollkommen bewusst wahrzunehmen, beständig entwickelt und geübt werden, sodass die Übung reiche Früchte trägt und großen Gewinn bringt?

Das geschieht folgendermaßen:

Da begibt sich der oder die Praktizierende in den Wald, zum Fuße eines Baumes oder an einen anderen einsamen Ort, verweilt mit Stabilität und Leichtigkeit in den Asanas und übt folgendermaßen: ,Wenn ich einatme, weiß ich, dass ich einatme; und wenn ich ausatme, weiß ich, dass ich ausatme.'

[Die erste Gruppe: Der Körper]

1. Wenn ich lang einatme, weiß ich: ,Ich atme lang ein.'
    Wenn ich lang ausatme, weiß ich: ,Ich atme lang aus.'

2. Wenn ich kurz einatme, weiß ich: ,Ich atme kurz ein.'
    Wenn ich kurz ausatme, weiß ich: ,Ich atme kurz aus.'

3. Einatmend bin ich mir meines ganzen Körpers bewusst.
    Ausatmend bin ich mir meines ganzen Körpers bewusst.

4. Einatmend lasse ich meinen Körper ruhig und friedvoll werden.
    Ausatmend lasse ich meinen Körper ruhig und friedvoll werden.

[Die zweite Gruppe: Die Gefühle]

5. Wenn ich einatme, weiß ich: ,Ich empfinde ein Gefühl der Freude.'
    Wenn ich ausatme, weiß ich: ,Ich empfinde ein Gefühl der Freude.'

6. Wenn ich einatme, weiß ich: ,Ich empfinde ein Gefühl des Glücks.'
    Wenn ich ausatme, weiß ich: ,Ich empfinde ein Gefühl des Glücks.'

7. Einatmend bin ich mir der geistigen Formationen bewusst.
    Ausatmend bin ich mir der geistigen Formationen bewusst.

8. Einatmend lasse ich meine geistigen Formationen ruhig und friedvoll werden.
    Ausatmend lasse ich meine geistigen Formationen ruhig und friedvoll werden.

[Die dritte Gruppe: Der Geist]

9. Wenn ich einatme, nehme ich meinen Geist bewusst wahr.
    Wenn ich ausatme, nehme ich meinen Geist bewusst wahr.

10. Wenn ich einatme, lasse ich meinen Geist glücklich und leicht werden.
    Wenn ich ausatme, lasse ich meinen Geist glücklich und leicht werden.

11. Wenn ich einatme, sammle ich meinen Geist.
    Wenn ich ausatme, sammle ich meinen Geist.

12. Wenn ich einatme, befreie ich meinen Geist.
    Wenn ich ausatme, befreie ich meinen Geist.

[Die vierte Gruppe: Die Dharmas]

13. Wenn ich einatme, bin ich mir der unbeständigen Natur aller Dharmas bewusst.
    Wenn ich ausatme, bin ich mir der unbeständigen Natur aller Dharmas bewusst.

14. Wenn ich einatme, bin ich mir der Auflösung allen Anhaftens bewusst.
    Wenn ich ausatme, bin ich mir der Auflösung allen Anhaftens bewusst.

15. Wenn ich einatme, betrachte ich die vollkommene Befreiung.
    Wenn ich ausatme, betrachte ich die vollkommene Befreiung.

16. Wenn ich einatme, betrachte ich das Loslassen.
    Wenn ich ausatme, betrachte ich das Loslassen.

Wird die Methode des achtsamen Atmens in Übereinstimmung mit diesen Anweisungen beständig entwickelt und geübt, so trägt sie reiche Früchte und ist von großem Gewinn."

3. Abschnitt

„In welcher Weise nun entfaltet und übt man beständig die auf den Atem gerichtete Bewusstheit, um mit Erfolg die Vier Verankerungen der Achtsamkeit zu üben?

Wenn der Praktizierende lang oder kurz ein- oder ausatmet und dabei seinen Atem oder den ganzen Körper bewusst wahrnimmt, oder wenn er wahrnimmt, dass sein Körper dadurch ruhig und friedvoll wird, so verweilt er friedvoll bei der Beobachtung des Körpers im Körper, ist beharrlich und vollkommen wach, versteht klar seinen Zustand und ist über jedes Verlangen wie auch jedes Gefühl der Abneigung dem Leben gegenüber hinausgelangt. Diese Übungen des Atmens in voller Achtsamkeit gehören zur ersten Verankerung der Achtsamkeit: dem Körper.

Wenn der Praktizierende ein- oder ausatmet und dabei ein Gefühl der Freude oder des Glücks empfindet oder die geistigen Formationen bewusst wahrnimmt oder die geistigen Formationen dabei ruhig und friedvoll werden lässt, so verweilt er friedvoll bei der Beobachtung der Gefühle in den Gefühlen, ist beharrlich und vollkommen wach, versteht klar seinen Zustand und ist über jedes Verlangen wie auch jedes Gefühl der Abneigung dem Leben gegenüber hinausgelangt. Diese Übungen des Atmens in voller Achtsamkeit gehören zur zweiten Verankerung der Achtsamkeit: den Gefühlen.

Wenn der Praktizierende ein- oder ausatmet und dabei seinen Geist bewusst wahrnimmt, wenn er ihn durch den Atem glücklich und leicht werden lässt oder zu sammeln trachtet oder zu befreien sucht, so verweilt er friedvoll bei der Beobachtung des Geistes im Geist, ist beharrlich und vollkommen wach, versteht klar seinen Zustand und ist über jedes Verlangen wie auch jedes Gefühl der Abneigung dem Leben gegenüber hinausgelangt. Diese Übungen des Atmens in voller Achtsamkeit gehören zur dritten Verankerung der Achtsamkeit: dem Geist. Ohne die volle Bewusstheit des Atmens können meditative Stabilität und Verstehen nicht wachsen.

Wenn der Praktizierende ein- oder ausatmet und dabei die grundlegende Unbeständigkeit oder die Auflösung allen Anhaftens oder die Befreiung oder das Loslassen betrachtet, so verweilt er friedvoll bei der Beobachtung der Dharmas in den Dharmas, ist beharrlich und vollkommen wach, versteht klar seinen Zustand und ist über jedes Verlangen wie auch jedes Gefühl der Abneigung dem Leben gegenüber hinausgelangt. Diese Übungen des Atmens in voller Achtsamkeit gehören zur vierten Verankerung der Achtsamkeit: den Dharmas.

Wird die Übung, den Atem vollkommen bewusst wahrzunehmen, beständig entfaltet und geübt, so führt sie zur vollkommenen Verwirklichung in den Vier Verankerungen der Achtsamkeit."

4. Abschnitt

„Überdies können die Vier Verankerungen der Achtsamkeit, werden sie beständig entfaltet und geübt, zu vollkommenem Verweilen in den Sieben Faktoren des Erwachens führen. Wie ist dies möglich?

Wenn der Praktizierende in der Lage ist, ohne Ablenkung bei der Übung zu bleiben, den Körper im Körper zu beobachten, die Gefühle in den Gefühlen, den Geist im Geist, die Dharmas in den Dharmas, wenn er also beharrlich und völlig wach ist, klar seinen Zustand versteht und über jedes Verlangen wie auch jedes Gefühl der Abneigung dem Leben gegenüber hinausgelangt ist, er somit unerschütterlich, standhaft und unbeirrbar im gegenwärtigen Moment weilt, dann hat er den ersten Faktor des Erwachens erreicht, nämlich die Achtsamkeit. Ist dieser Faktor entfaltet, wird er zur Vollkommenheit gelangen.

Wenn der Praktizierende ohne Ablenkung mit seiner Aufmerksamkeit ganz im gegenwärtigen Moment verweilen kann und jedes Dharma, jedes Geistesobjekt, das sich im Bewusstsein erhebt, ergründen kann, dann wird in ihm der zweite Faktor des Erwachens geboren und entwickelt, der Faktor der Dharma-Ergründung. Wenn dieser Faktor entfaltet ist, wird er zur Vollkommenheit gelangen.

Wenn der Praktizierende ohne Ablenkung jedes Dharma in einer steten, beharrlichen und unerschütterlichen Weise beobachten und ergründen kann, so wird der dritte Faktor des Erwachens in ihm geboren und entwickelt, der Faktor der Tatkraft. Wenn dieser Faktor entfaltet ist, wird er zur Vollkommenheit gelangen.

Wenn der Praktizierende dauerhaft und unerschütterlich im Energiestrom der Übung verweilen kann, so wird der vierte Faktor des Erwachens in ihm geboren und entwickelt, der Faktor der Freude, der großen nicht-sinnlichen Freude, die von keinem Verlangen befleckt ist. Wenn dieser Faktor entfaltet ist, wird er zur Vollkommenheit gelangen.

Wenn der Praktizierende ohne Ablenkung im Zustand der Freude verweilen kann, empfindet er seinen Körper und Geist als vollkommen leicht und ruhig. Ist er hier angelangt, so wird der fünfte Faktor des Erwachens in ihm geboren und entwickelt, der Faktor der Leichtigkeit und Ruhe. Wenn dieser Faktor entfaltet ist, wird er zur Vollkommenheit gelangen.

Wenn sowohl Körper als auch Geist vollkommen leicht und ruhig sind, kann der Praktizierende mühelos in den Zustand der Konzentration eingehen. Ist er hier angelangt, so wird der sechste Faktor des Erwachens in ihm geboren und entwickelt, der Faktor der Konzentration. Wenn dieser Faktor entfaltet ist, wird er zur Vollkommenheit gelangen.

Wenn der Praktizierende vollkommen ruhig in Sammlung verweilt, unterscheidet und vergleicht er Subjekt und Objekt nicht länger. Ist er hier angelangt, so wird der siebte Faktor des Erwachens in ihm befreit, geboren und entwickelt, der Faktor des Loslassens. Wenn dieser Faktor entfaltet ist, wird er zur Vollkommenheit gelangen.

Auf diese Weise können die Vier Verankerungen der Achtsamkeit, wenn sie beständig entfaltet und geübt werden, zur vollkommenen Ausbildung der Sieben Faktoren des Erwachens führen."

5. Abschnitt

„Wie aber können die Sieben Faktoren des Erwachens, wenn sie beständig entfaltet und geübt werden, zur vollkommenen Ausbildung wahren Verstehens und vollständiger Befreiung führen?

Wenn der Praktizierende dem Pfad der Sieben Faktoren des Erwachens folgt, in Zurückgezogenheit lebt und sich der Beobachtung und Betrachtung des Erlöschens der Begierde widmet, wird er die Fähigkeit zum Loslassen entwickeln. Diese Fähigkeit verdankt er seinem Voranschreiten auf dem Pfad der Sieben Faktoren des Erwachens. Sie führt zur vollkommenen Ausbildung wahren Verstehens und zu vollständiger Befreiung."

6. Abschnitt

So sprach der Buddha, der Erhabene, der Vollerwachte, und alle Versammelten empfanden Dankbarkeit und Freude, diese Lehren gehört zu haben.

(*Majjhima Nikaya*, Sutta Nr. 118)

Anhang C:
Die Sitzhaltungen

Sitzhaltungen für die Meditation

Die Sitzhaltungen bestehen aus den klassischen Haltungen, die in der Sitzmeditation verwendet werden. Auf der körperlichen Ebene unterstützen sie die Öffnung der Hüften; gleichzeitig konzentrieren sie unsere Aufmerksamkeit auf unserer Mitte und bewirken eine Beruhigung des Geistes – was uns an die grundlegenden Prinzipien der Asanas erinnert. Für eine wirkliche Asana müssen wir Stabilität und Leichtigkeit entwickeln. Damit dies geschehen kann, müssen wir Körper und Geist entspannen, uns mit der Schwerkraft harmonisieren und alle Abneigungen und Anhaftungen loslassen.

In den klassischen Meditationshaltungen mit gekreuzten Beinen werden wir tatsächlich geerdet. Wir haben dann eine viel breitere Basis, die uns trägt, als im Stehen. Das erste Chakra, *muladhara* – was „Fundament" oder „Basis" bedeutet – liegt im Damm, zwischen dem Anus und den Geschlechtsteilen; es verbindet uns mit dem Erdelement und verleiht uns Stabilität und Festigkeit. Diese Stabilität des Erdelements hilft uns, Atem und Geist ins Gleichgewicht zu bringen.

Da wir im Westen meist auf Stühlen sitzen, bereiten vielen die Sitzhaltungen Probleme. Doch gerade weil wir auf Stühlen sitzen, haben wir eine ganze Reihe von Schwierigkeiten, von Rückenschmerzen bis zur Verstopfung. Ich möchte Sie anregen, jeden Tag zumindest für kurze Zeit mit diesen Haltungen zu arbeiten. Sie sollten versuchen, sie in Ihr tägliches Leben zu integrieren. Sitzen Sie so oft Sie können auf dem Boden, und schlagen Sie immer mal wieder die Beine unter, selbst wenn Sie auf einem Stuhl sitzen. Mit fortschreitender Praxis werden Sie feststellen, dass Ihre Hüften, Knie und Fußgelenke sich lockern und der Rücken kräftiger wird.

Einfache Sitzhaltung mit gekreuzten Beinen

Sitzen Sie mit gekreuzten Beinen, sodass Ihre Füße unter den Knien liegen. Machen Sie sich bewusst, welchen Unterschenkel Sie normalerweise über den anderen kreuzen, und wechseln Sie die Beine, wenn Sie praktizieren. Setzen Sie sich auf die vorderen Spitzen Ihrer Sitzbeine (vermeiden Sie es, das Becken nach hinten zu kippen und im unteren Rücken einzusinken). Legen Sie die Hände neben der Hüfte ab, und spüren Sie, wie die Sitzbeine in den Boden sinken, während der Scheitelpunkt des Kopfes gleichzeitig nach oben strebt und die Wirbelsäule sich streckt. Fühlen Sie, an welchen Stellen des Körpers Sie Ihr Gewicht spüren, während er in die Erde presst.

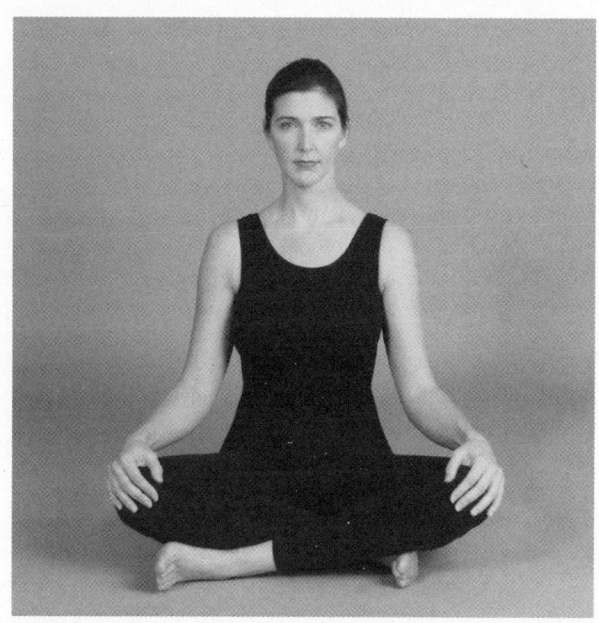

Jetzt legen Sie die Hände auf die Knie, schließen die Augen und spüren der Gefühlsqualität des „Einfach-nur-Sitzens" nach. Dann pendeln Sie mehrmals nach rechts und links und lassen sich von Ihrem Atem zeigen, wo Ihre Mitte ist. Dadurch wird der Atem entspannter und gleichmäßiger fließen, und eine Gefühlsqualität der Leichtigkeit stellt sich ein. Vielleicht spüren Sie, wie sich die Spannungen im oberen Rücken und in den Schultern lösen. Ohne äußere Kontrolle werden Körper und Atem Sie in Ihre Mitte führen. Machen Sie den Atem zu Ihrem Guru.

Wenn Sie sich dafür entscheiden, länger in dieser Haltung zu sitzen, sollten Sie eine Decke oder ein Kissen benutzen, damit Ihre Hüfte höher liegt als die Knie und Sie sich in den Leisten öffnen können. Wenn Sie möchten, können Sie auch ein Polster unter die Knie legen.

Der halbe Lotossitz

Im HALBEN LOTOS sind die Beine gekreuzt, aber nur ein Fuß ruht auf dem entgegengesetzten Oberschenkel, während der andere unter dem zweiten Oberschenkel auf dem Boden liegt. Diese Haltung ist asymmetrisch und deshalb nicht so stabil wie der VOLLE LOTOS. Wenn Sie diese Haltung benutzen, sollten Sie Ihr Kissen so arrangieren, dass es das Ungleichgewicht der Haltung ausgleicht. Die hier ab-

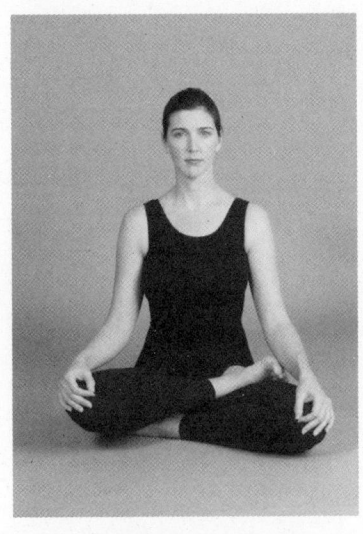
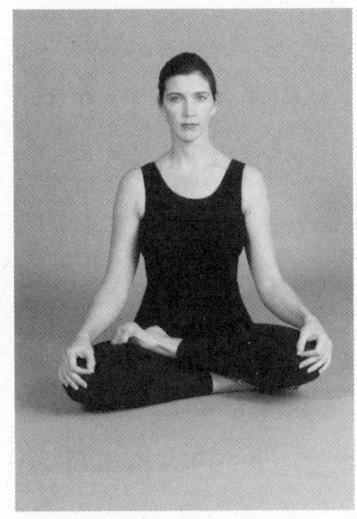

gebildete Mudra, die *chin*-Mudra, ist die Handhaltung des Bewusstseins. Sie ist eine der zwei grundlegenden Mudras, die in der Sitzmeditation im Hatha-Yoga verwendet werden. Die drei gestreckten Finger repräsentieren die drei Gunas – Sattva, Rajas, Tamas –, und der geschlossene Kreis von Daumen und Zeigefinger symbolisiert die Einheit, das Ziel yogischer Praxis.

Der volle Lotossitz

Er ist die klassische Meditationshaltung. Bitte zwingen Sie sich nicht in diese Haltung, wenn Sie dabei Schmerzen in den Knien oder in der Hüfte haben. Den meisten Menschen aus dem Westen fällt diese Haltung schwer, da wir so viel Zeit auf Stühlen verbringen. Wie in der EINFACHEN SITZHALTUNG MIT GEKREUZTEN BEINEN und in allen anderen Haltungen für die Sitzmeditation ist der wich-

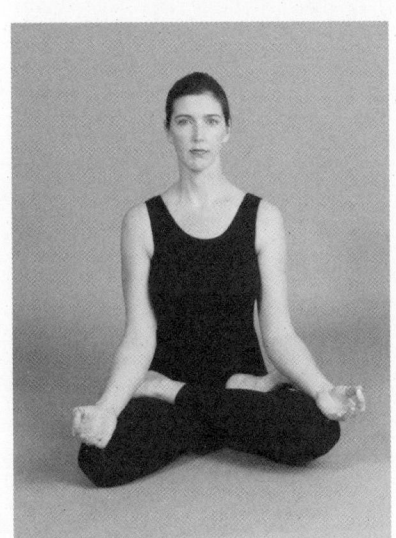

tigste Punkt der, dass wir eine gestreckte, aber entspannte Wirbelsäule beibehalten. Im VOLLEN LOTOS sind die Beine gekreuzt, wobei die Füße auf den jeweils entgegengesetzten Oberschenkeln ruhen. Wenn die Knie nicht auf dem Boden aufliegen, sollten Sie eine Decke oder ein Kissen unter das höher liegende Knie legen. Die Haltung ist mit der *jnana*-Mudra abgebildet, der Handhaltung des Wissens. Sie ist die zweite grundlegende Meditations-Mudra des Hatha-Yoga. Im Buddhismus ist sie als *vitarka*-Mudra bekannt, als Geste der Unterweisung, die in Höhe des Herzens gehalten wird. Sie symbolisiert das Wissen der Lehren.

Die burmesische Haltung

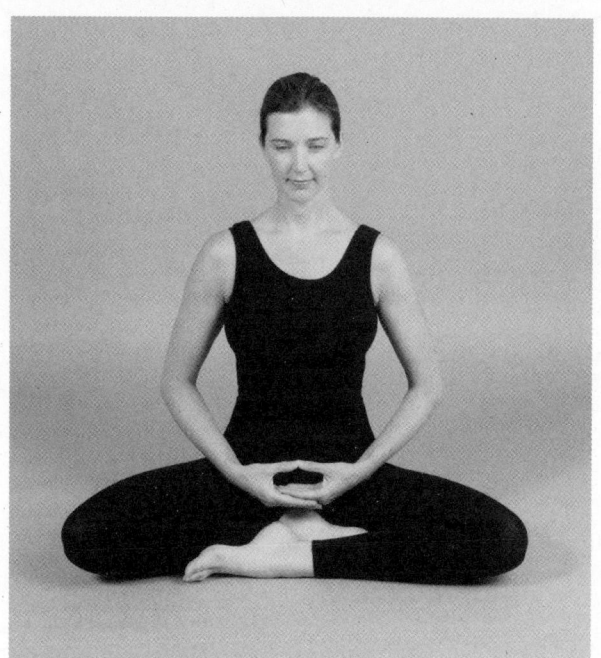

Wenn Ihre Hüften genügend geöffnet sind, sodass die Knie seitlich abgelegt werden können, ist dies eine der bequemsten Meditationshaltungen, da die Beine dabei nicht übereinander gekreuzt werden, was für viele eher schmerzhaft ist.

In der BURMESISCHEN HALTUNG werden die Oberschenkel so weit gespreizt, dass die Knie und Füße voreinander auf dem Boden aufliegen. Die Haltung ist hier mit der *dhyani*-Mudra abgebildet, der Handhaltung des Wissens, die auch als kosmische oder universelle Mudra bezeichnet wird.

Anhang D: Alphabetische Liste der Haltungen

Anmerkungen

Einführung

- Die folgenden Bücher las ich während meiner Zeit auf der Highschool: Alan Watts: *Vom Geist des Zen*, Basel 1984; D. T. Suzuki: *Zazen*, München 1988; *Outlines of Mahayana Buddhism*, New York 1956; *What is Zen?*, New York 1972; Christmas Humphreys: *Buddhismus als Lebensweise*, Stuttgart 1975; *Concentration and Meditation*, Baltimore 1968; was mich letztendlich in den Zendo führte, war: Shunryu Suzuki: *Zen-Geist, Anfänger-Geist*, Zürich 1975.
- Georg Feuersteins *Shambhala Encyclopedia of Yoga*, Boston 2000, und seine Schatztruhe des Wissens, *The Yoga Tradition*, Prescott, Arizona, 1998, sollten im Bücherregal jedes Yogis und jeder Yogini stehen. Ihr Einfluss auf dieses Buch wird insbesondere im ersten Teil deutlich.
- Ich zitiere aus Thich Nhat Hanh: *Unsere Verabredung mit dem Leben*, Zürich 1991.
- Viele Definitionen und Anmerkungen zum historischen Kontext basieren auf dem *Lexikon der Östlichen Weisheitslehren*, München 1986.
- Bücher und Videos über die verschiedenen Formen des Hatha-Yoga finden sich in der Liste der Materialien.

1. Buddhas Yoga

- Meine Forschungen über die frühe Indus / Sarasvati-Zivilisation beruhen auf Georg Feuerstein, Subhash Kak und David Frawley: *In Search of the Cradle of Civilization*, Wheaton 1995; sowie Feuerstein: *The Yoga Tradition*.
- Für die Lebensgeschichte Buddhas waren folgende Quellen äußerst hilfreich: Thich Nhat Hanh: *Alter Pfad – Weiße Wolken*, Zürich 1992; H. W. Schumann: *Der historische Buddha*, Köln 1982; John S. Strong: *The Buddha*, Oxford 2001; Bhikkhu Nanamoli: *The Life of the Buddha*, Kandy, Sri Lanka, 1992; Zitate Buddhas stammen aus: Nanamoli: ebd., S. 14, und Sherab Chodzin Kohn: *The Awakened One*, Boston 2000, S. 24–25.

- Weitere Informationen darüber, dass die Erfahrung des Nirvana möglicherweise bereits in unserem Bewusstsein angelegt ist, finden sich in Andrew Newberg: *Der gedachte Gott*, München 2003.
- Die psychologischen Aspekte der Einsichten Buddhas behandelt Mark Epstein: *Gedanken ohne Denker*, Frankfurt am Main 1996. Darüber, wie über Buddhas Erleuchtungs-Erfahrung nachgedacht werden kann, siehe H. W. Schumann: *Der historische Buddha,* und Stephen Batchelor: *Buddhismus für Ungläubige*, Frankfurt am Main 1998.
- S. N. Goenkas Bemerkung über den Unterschied zwischen der direkten Einsicht Buddhas und dem intellektuellen Verständnis der Wissenschaftler finden sich in S. N. Goenka: *The Discourse Summaries*, Dhammagiri, Igatpuri, Indien: Vipassana Research Institute, 1987, S. 14.
- Eine sehr gute Arbeit über Nagarjunas *Mulamadhyamakarika* ist Jay L. Garfield, *The Fundamental Wisdom of the Middle Way*, New York 1995.
- Shunryu Suzukis Zitat findet sich in *Erleuchtende Augenblicke mit dem großen Zen-Meister Shunryu Suzuki*, Frankfurt am Main, 2004.

2. Die Yoga-Praxis der Vier Edlen Wahrheiten

- Die Lehren über die vier Arten von Nahrung sind beeinflusst von Thich Nhat Hanh: *Das Herz von Buddhas Lehre*, Freiburg 2004.
- Die Verse 1–2 aus dem *Dhammapada* wurden von mir übersetzt. Übersetzungen, die mir gefallen, sind: Thomas Byron (Boston 1993) – deutsch: Ilse Fath-Engelhardt (Übers.): *Dhammapada*, München 1998 – und Balangoda Ananda Maitreya (Berkeley 1995).
- „Es genügt nicht zu leiden" ist der Titel des ersten Kapitels von Thich Nhat Hanh: *Innerer Friede, äusserer Friede*, Zürich 1987.

3. Die Achtfachen Pfade

- Die Praktiken über das vollkommene Denken sowie die Einsichten über die Vier Edlen Wahrheiten als Praxis stammen aus Thich Nhat Hanh: *Das Herz von Buddhas Lehre,* Freiburg 2004.
- Die Informationen über Patanjalis klassischen Yoga stammen aus Georg Feuerstein, *The Yoga Tradition*, sowie seiner kommentierten Übersetzung *The Yoga-Sutra of Patanjali*, Rochester 1979, und *Philosophy of Classical Yoga*, Rochester 1996.

- Li Pos Gedicht fand ich in Jon Kabat-Zinn: *Stark aus eigener Kraft*, München 1997. Die Quelle des Zitates Seiner Heiligkeit des Dalai Lama ist mir leider nicht bekannt.
- Äußerst hilfreich für meine Darstellung der fünf Übungen der Achtsamkeit war Thich Nhat Hanh: *Die fünf Pfeiler der Weisheit*, Bern 1995. Reiche Kost für das Nachdenken bot Philip Kapleau: *To Cherish All Life: A Buddhist Case for Becoming Vegetarian*, New York 1982.

4. Was ist Achtsamkeit?

- Thich Nhat Hanhs Bemerkung über „die Bedeutung dieser beiden Sutras" stammt aus: *Das Wunder des bewussten Atmens*, Berlin 2000, seiner wunderbaren kommentierten Übersetzung des *Anapanasati-Sutta*.
- Die Anekdote über Ichus „Gewahrsein" ist eine alte Lehrgeschichte des Zen, die Charlotte Joko Beck in *Einfach Zen*, München 1995, nacherzählt.
- Die Gata aus dem *Bhaddekaratta-Sutta* stammt aus Thich Nhat Hanh: *Unsere Verabredung mit dem Leben*, und die Zen-Geschichte über den Mann und das Pferd erzählt er in *Das Herz von Buddhas Lehre*.
- Dieses Kapitel ist ebenfalls sehr beeinflusst von Henepola Gunaratana: *Die Praxis der Achtsamkeit*, Heidelberg 1996.

5. Wie beginnen wir mit der Achtsamkeits-Meditation?

- Die Vorschläge für die Entwicklung einer Praxis der Achtsamkeits-Meditation beruhen auf meiner eigenen Erfahrung und meinen Studien mit vielen Lehrern. Gewisse Einzelheiten in diesem Kapitel stammen aus Henepola Gunaratana: *Die Praxis der Achtsamkeit*, und Thich Nhat Hanh: *Das Wunder der Achtsamkeit*, Zürich 1988.
- Das Zitat des Buddha stammt aus Thich Nhat Hanh: *Das Wunder des bewussten Atmens*.

6. Eine Einführung in die Sutras

- Die drei Übersetzungen und Kommentare zum *Anapanasati-Sutta*, auf die ich mich hier und im Folgenden beziehe, sind Thich Nhat Hanh: *Das Wunder des bewussten Atmens*; Buddhadasa Bhikkhu:

Anapanasati – Die sanfte Heilung der spirituellen Krankheit, München 2002, und Larry Rosenberg: *Mit jedem Atemzug: Buddhas Weg zu Achtsamkeit und Einsicht*, Freiamt 2002.

- Die beiden Übersetzungen und Kommentare zum *Satipatthana-Sutta*, die ich beim Schreiben des Buches zu Rate zog, sind Thich Nhat Hanh: *Umarme deine Wut: Sutra der Vier Verankerungen der Achtsamkeit*, Zürich 1992, und U Shilananda: *The Four Foundations of Mindfulness*, Boston 1990.

7. Der Körper im Körper

- Die Auffassung, dass der gesamte Körper – und nicht nur der „Atem-Körper" – des Praktizierenden in den Übungen 3 und 4 betrachtet wird, stammt aus Thich Nhat Hanh: *Das Wunder des bewussten Atmens*.
- Es gibt viele wunderbare Übersetzungen von Laotses *Tao-te-king*. Besonders gefällt mir Jerry O. Dalton: *Backward Down the Path*, New York 1994. Eine deutsche Übersetzung: Li Er / Laotse: *Tao-te-king – Das Buch vom Sinn und Leben*, München 2005.
- Thich Nhat Hanhs Gata für die Gehmeditation findet sich in *The Long Road Turns to Joy*, Berkeley 1996.
- Für ein Beispiel der Kritik eines Zen-Lehrers an der Praxis der langsamen Bewegung siehe Charlotte Joko Beck: *Einfach Zen*.
- Alle Zitate Buddhas aus dem *Satipatthana-Sutta* entstammen Thich Nhat Hanh: *Umarme deine Wut*.

8. Die Gefühle in den Gefühlen

- Alle Zitate aus dem *Satipatthana-Sutta* entstammen Thich Nhat Hanh: *Umarme deine Wut*.
- In *Das Herz von Buddhas Lehre*, seinen Betrachtungen über die fünf Skandhas (Form, Empfindung, Wahrnehmung, geistige Formationen und Bewusstsein), vergleicht Thich Nhat Hanh diese mit einem Strom.
- Thich Nhat Hanhs Vorschlag, dass wir die Freude der „Nichtzahnschmerzen" empfinden sollen, findet sich in *Innerer Friede, äusserer Friede*.

9. Achtsame Betrachtung des Geistes: Der Geist im Geist

- Jon Kabat-Zinns *Gesund durch Meditation*, München 1994, enthält sein Programm, das die Achtsamkeits-Meditation zur Schmerzlinderung und zum Stressabbau einsetzt.
- Unsere Schmerzen und unser Unwohlsein als „schreiendes Baby" zu betrachten empfiehlt Thich Nhat Hanh in *Das Herz von Buddhas Lehre*.
- Meine Darstellung der vier Gruppen von Anhaftungen verdanke ich größtenteils Larry Rosenberg: *Mit jedem Atemzug*.
- Charlotte Joko Becks Einsicht, dass scharfkantige Felsblöcke Edelsteine sein können, findet sich in *Einfach Zen*.

10. Die Dharmas in den Dharmas

- S. N. Goenka betont die Betrachtung der Unbeständigkeit in *Discourse Summaries*.
- Thich Nhat Hanh erläutert die zwei Arten der Unbeständigkeit in *Das Wunder des bewussten Atmens*.
- Richard Rosen, der Pranayama-Lehrer in der Lehrerausbildung des Yoga Research and Education Center (YREC), stellt die Frage: „Wer ist der Atmende?" in *The Yoga of Breath*, Boston 2002.
- Die vier Ebenen der „Zügelung" werden erklärt in Georg Feuerstein: *The Philosophy of Classical Yoga*, Rochester 1996.
- Das *Sutra über die Lehren, die an die Kranken gerichtet sind* findet sich im *Plum Village Chanting Book*, zusammengestellt von Thich Nhat Hanh und den Mönchen und Nonnen von Plum Village, Berkeley 2000.
- Das Zitat von Rumi findet sich in Coleman Barks (Hrsg.) mit John Moyne (Übers.): *The Essential Rumi*, New York 1995.

Anhang A: Die Sieben Faktoren des Erwachens

- Ich erwähne Bo Lozoff: *It's a Meaningful Life: It Just Takes Practice*, New York 2000, wegen ihrer Ausführungen zur wechselseitigen Abhängigkeit von Praxis und Lebenssinn.
- Der Ausschnitt aus dem *Metta-Sutta* stammt aus Sharon Salzberg: *Metta-Meditation*, Freiamt 2003.

Dank

Versuchen Sie einmal, ein Buch zu schreiben, wenn Sie an der Wirklichkeit der Verbundenheit zweifeln! Es ist unmöglich, alle Ursachen und Bedingungen anzuführen, die dieses Buch hervorgebracht haben, aber ich hoffe, ich kann zumindest einige Menschen erwähnen, die mit ihren unterstützenden Worten und Ratschlägen, ihrer Großzügigkeit und Freundlichkeit oder einfach nur dadurch, dass sie in meinem Leben sind, wesentlich dazu beigetragen haben.

Kurz vor Weihnachten 2001 klingelte das Telefon, und die Stimme am anderen Ende der Leitung fragte mich, ob ich je daran gedacht hätte, ein Buch zu schreiben. Sie gehörte Josh Bartok, der den Samen pflanzte und ihn danach zwei Jahre lang hegte und pflegte. Jeder seiner Vorschläge hat den Text stärker gemacht. Außerdem nahm mir seine beruhigende Stimme die Angst davor, ein noch unbekannter Autor zu sein: Mehr als einmal erinnerte sie mich daran, zu „atmen"! Mein Dank geht auch an Gopa und Ted2 sowie an den Produktionsleiter von Wisdom, Tony Lulek, für das schöne Design, an unsere Modelle Gabrielle Long und Robbie Gemmel, an die Fotografen von Piemonte, insbesondere David Stotzer, und an Rod Meade Sperry, der das Projekt bekannt machte. Ich habe nicht einen Moment daran gezweifelt, dass das Team von Wisdom hundertprozentig hinter dem Buch stand. Josh hätte jedoch niemals von mir gehört, wäre er nicht auf meine Website gestoßen (damals gab es sie gerade mal zwei Monate); Fortune Elkins, eine Schülerin, die zu einer Dharma-Freundin geworden ist, hat sie gestaltet und mir zum Geschenk gemacht.

Fortune war in einer meiner Klassen am Energy Center in Brooklyn aufgetaucht. Dessen Direktorin und die Familie von Lehrern und Schülern haben meine Praxis fast das ganze Jahrzehnt lang, das ich nun schon dort lehre, maßgeblich unterstützt. Besonders möchte ich mich bei *allen* Schülerinnen und Schülern bedanken, die es mir erlaubten, mit ihnen zu „experimentieren", während ich an dem Buch schrieb, und mir großzügig und freundlich ihre Rückmeldungen gaben, selbst wenn ich sie fünf Minuten lang in der KRIEGERHALTUNG II stehen ließ! Ganz besonders möchte ich Liza Toft erwähnen, die Teile des Manuskripts gelesen hat, und Emily Timberlake, Mary Flinn, Adrienne Urbanski und Victoria Langley, die ihre Zeit, Kraft und materielle Unterstützung zur Verfügung stellten. Wie jeder Filmemacher bestätigen kann, sind die Schnipsel auf dem Boden des Schneideraums ebenso wichtig für den Erfolg eines Films wie der Schnitt selbst. Gina Bassinette und Ami Jayaprada Hirschstein, die Direktorinnen des Jai Ma Yoga Center in New Paltz, New York, und meine Schülerinnen und Schüler dort gewährten mir ebenfalls ihre Unterstützung und machten wertvolle Vorschläge.

Worte reichen nicht aus, um die Dankbarkeit zu beschreiben, die ich für die Lehren selbst und gegenüber all jenen empfinde, die sie durch die Jahrtausende lebendig erhalten haben und ihnen dadurch ihren Sinn gaben. Selbstverständlich schulde ich Thay Nhat Hanh besonderen Dank, der mich in Buddhas Lehre von *anapanasati* – dem bewussten Atmen – und den Vier Verankerungen der Achtsamkeit einführte. Sie waren genau die Medizin, die ich in einer schwierigen Zeit meines Lebens brauchte, und sie verwandeln mein Leben, meine Praxis und mein Lehren bis heute. Ich bin dankbar dafür, dass er in dieser Welt weilt. Ich verneige mich auch vor Lyn Fine und Anh Huong, die im Orden des Interseins lehren und mir Vorbilder eines achtsamen Lebens sind.

Samu Sunim, bei dem ich die vergangenen vier Jahre studiert habe, bringt mich immer wieder dazu, dass ich hinterfrage, was ein Leben der Praxis ist oder sein kann. Ich bin ihm zutiefst dankbar für sein Verständnis, dafür, dass er immer da war, trotz seiner Verantwortung für drei Tempel und eine wachsende Gemeinschaft in Mexiko, und für die Geduld, die er mir entgegenbrachte, während ich an diesem Buch schrieb. In seine Richtung werfe ich mich neun Mal nieder.

Meine Wertschätzung und Dankbarkeit gilt Georg Feuerstein für seine vielen Jahre des Forschens und des Praktizierens. Seine Integrität, Lebendigkeit und Hingabe sind eine große Inspiration. Seine Unterstützung für dieses Buch, die sich in seinem Vorwort ausdrückt, ist mir sehr wichtig, und ich fühle mich geehrt, dass er mich als seinen Dharma-Bruder betrachtet.

Andere Lehrer, die mich durch persönliche Unterweisungen, Bücher oder einfach nur durch ihre Anwesenheit auf dem Pfad geleitet haben, sind Swami Sada Shiva Tirtha, John Daido Loorie, Geoffrey Shugen Arnold, Pema Chödrön, Joseph Goldstein, Sharon Salzberg, Meister Sheng-yen, Alan Bateman, Erich Schiffmann, John Friend, Beryl Bender Birch, Claude Anshin Thomas, Rodney Yee, Patricia Walden, S. N. Goenka, David Frawley, Robert Svoboda, Judith Lasater, Richard Freeman, Janice Gates und natürlich Shunryu Suzuki.

Das bringt mich zu meinen vielen Dharma-Geschwistern, mit denen ich in den unterschiedlichen Sanghas praktizieren durfte: meinen Heimat-Sangha am Energy Center; die weitere Community of Mindfulness; den Orden des Interseins; The Buddhist Society of Compassionate Wisdom, insbesondere die Dharma-Schülerinnen und -Schüler, mit denen ich die Ausbildung am Maitreya Seminary durchlief; den Sangha des Mountain and River Order im Zen Mountain Monastery und die Maha-Kula der ersten Lehrerausbildung am Yoga Research and Education Center. Es wäre nachlässig von mir, wenn ich in dieser letzten Gruppe nicht vor allem Lissa O'Malley, Maureen Clyne und Sandra Pleasants für ihre hilfreichen Vorschläge danken würde. Mögen wir noch lange in Freude miteinander praktizieren.

Anderen Gemeinschaften, denen ich für ihr Engagement in der Praxis danken möchte, sind The One Spirit Interfaith Seminary, The New Seminary und The Long Island Yoga Association. Darüber hinaus möchte ich meine Dankbarkeit gegenüber dem Farm Sanctuary ausdrücken, das es sich zum Ziel gesetzt hat, missbrauchte Nutztiere, fühlende Wesen wie wir alle, zu retten und zu pflegen, die Öffentlichkeit über die Gräueltaten der industriellen Landwirtschaft aufzuklären und sich für ein Ende missbräuchlicher landwirtschaftlicher Praktiken gegenüber Tieren einzusetzen.

Insbesondere möchte ich all jene erwähnen und ihnen danken, die einen andauernden und großen Einfluss auf mein Leben hatten und haben: Joanne Politis, Donnah Hartz, Janette O'Sullivan, Mary Mullaly, Maria Bonilla, Pat Conaty, Sam Harrison, Dawn D'Arcy, Stuffy Shmitt, Sheila McGurk, Susan Chaney, Danette Koke, Roberta Wall und San'ga Monica Weinheimer.

Meine tiefe Dankbarkeit und Wertschätzung gilt meinen Eltern, Theresa und Louis Boccio, die mir immer ihre selbstlose Liebe und Unterstützung geschenkt haben. Ich bin mir sicher, dass es in meinem Leben viele Phasen gab, in denen sie nicht mehr verstanden, was ich tat, sie entzogen mir jedoch niemals ihre Liebe und Unterstützung. Genau das Gleiche empfinde ich für meine Tochter, Janah Terese, die mich mit großer Geduld lehrte, Vater zu sein, und mir die Chance gab zu spüren, wie es sich anfühlt, selbstlos zu lieben. Dankbarkeit und Respekt empfinde ich auch für meine Frau, Paula Hanke, eine groß-artige Sängerin und wunderbare Yoga-Lehrerin, eine gute Freundin, der ich auch dafür danke, dass sie so viele Hausarbeiten übernahm, während ich an diesem Buch schrieb. Außerdem ist sie eine wirklich gute Köchin! Ich liebe euch alle.

Zuletzt möchte ich noch sagen, dass die zur Schau gestellte Bescheidenheit vieler Autoren, die für alle guten Sachen immer anderen danken und alle Fehler auf sich nehmen, mir immer verdächtig war. Jetzt, da ich selbst ein Buch geschrieben habe, erkenne ich, dass sie einfach nur die Wahrheit sagten. Alles, was in diesem Buch gut und nützlich ist, kommt aus dem Dharma, der niemandem gehört und den niemand für sich beanspruchen kann. Alles, was falsch, ungeschickt oder unklar ist, liegt einzig und allein in mei-ner Verantwortung.

Möge jeglicher Verdienst, den dieses Werk bewirkt, gleichermaßen von allen Wesen in dieser Welt geteilt werden.

Om Tat Sat.

Frank Jude Boccio
Tillson, New York
Winter 2004

Materialien

Bücher

Batchelor, Stephen, *Buddhismus für Ungläubige*, Frankfurt am Main 1998.

Birch, Beryl Bender: *Power Yoga*, Bern 1996.

Buddhadasa, Bhikkhu: *Heartwood of the Bodhi Tree: The Buddha's Teaching on Voidness*, Boston 1994.

–, *Anapanasati – Die sanfte Heilung der spirituellen Krankheit*, München 2002.

Chödrön, Pema: *Wenn alles zusammenbricht: Hilfestellung für schwierige Zeiten*, Hamburg 1998.

Cleary, Thomas: *Buddhist Yoga*, Boston 1995.

De Mello, Anthony: *Der springende Punkt*, Freiburg 2002.

Desikachar, T. K. V: *The Heart of Yoga*, Rochester, Vermont, 1995.

Feuerstein, Georg: *The Yoga-Sutra of Patanjali*, Rochester, Vermont, 1989.

–, *The Philosophy of Classical Yoga*, Rochester, Vermont, 1996.

–, *Tantra: The Path of Ecstasy*, Boston 1998.

–, *The Yoga Tradition*, Prescott, Arizona, 1998.

–, *The Shambhala Encyclopedia of Yoga*, Boston 2000.

–, und Jeanine Miller: *The Essence of Yoga*, Rochester, Vermont, 1998.

–, Subhash Kak und David Frawley: *In Search of the Cradle of Civilization*, Wheaton 1995.

Flickstein, Matthew: *Swallowing the River Ganges*, Boston 2001.

Frawley, David: *Das große Handbuch des Yoga und Ayurveda*, Aitrang 2001.

–, und Sandra Summerfield Kozak: *Yoga für Ihren Typ: das große Yoga-Praxisbuch*, Aitrang 2003.

Gannon, Sharon und Life, David: *Jivamukti Yoga*, New York 2002.

Gethin, Rupert: *The Foundations of Buddhism*, Oxford 1998.

Goldstein, Joseph: *Vipassana-Meditation: Die Praxis der Freiheit*, Freiamt 1999.

Goleman, Daniel: *Wege zur Meditation*, München 1997.

Gunaratana, Henepola: *Die Praxis der Achtsamkeit*, Heidelberg 1996.

Hagen, Steve: *Buddhismus kurz und bündig: Prinzipien und Praxis*, München 2000.

Harvey, Peter: *An Introduction to Buddhism*, Cambridge 1990.

Hewitt, James: *The Complete Yoga Book*, New York 1977.

Iyengar, B. K. S: *Der Baum des Yoga*, Bern 2001.

Kabat-Zinn, Jon: *Gesund durch Meditation*, München 1994.

–, *Stark aus eigener Kraft: Im Alltag Ruhe finden – das umfassende Meditationsprogramm für alle Lebenslagen*, Bern 1995.

Khalsa, Shakta Kaur: *Kundalini Yoga as Taught by Yogi Bhajan*, New York 2001.

Khema, Ayya: *Die Ewigkeit ist jetzt*, Bern 1998.

Lasater, Judith: *Living Your Yoga*, Berkeley, California, 2000.

Lexikon der Östlichen Weisheitslehren, München 1986.

Maitreya, Ananda: *The Dhammapada*, Berkeley, California, 1995.

Nanamoli, Bhikkhu: *The Life of the Buddha*, Kandy, Sri Lanka, 1992.

Newberg, Andrew, Eugene D'Aquili und Vince Rause: *Der gedachte Gott*, München 2003.

Nhat Hanh, Thich: *Das Wunder der Achtsamkeit*, Zürich 1988.

–, *Innerer Friede, äusserer Friede*, Zürich 1987.

–, *Umarme deine Wut: Sutra der vier Verankerungen der Achtsamkeit*, Zürich 1992.

–, *Unsere Verabredung mit dem Leben*, Zürich 1991.

–, *Alter Pfad – Weiße Wolken*, Zürich 1992.

–, *Die fünf Pfeiler der Weisheit*, Bern 1995.

–, *The Long Road Turns to Joy*, Berkeley, California, 1996.

–, *Das Wunder des bewussten Atmens*, Berlin 2000.

–, *Das Herz von Buddhas Lehre*, Freiburg 2004.

Nyanasobhano, Bhikkhu: *Landscapes of Wonder*, Boston 1998.

Paramananda, Swami: *Srimad Bhagavad Gita*, Cohasset, Massachusetts, 1981.

Radhakrishnan, S: *The Principal Upanishads*, London 1953.

Rosenberg, Larry: *Mit jedem Atemzug: Buddhas Weg zu Achtsamkeit und Einsicht*, Freiamt 2002.

Salzberg, Sharon: *Ein Herz so weit wie die Welt*, Freiamt 1999.

Schiffmann, Erich: *Yoga: The Spirit and Practice of Moving Into Stillness*, New York 1996.

Schumann, H. W: *Der historische Buddha*, Köln 1982.

Silva, Mira, und Shyam Mehta: *Yogagymnastik für Entspannung, Energie und Wohlbefinden*, München 1991.

Swenson, David: *Ashtanga Yoga: The Practice Manual*, Sugar Land, Texas, 1999.

Tigunait, Rajmani: *Seven Systems of Indian Philosophy*, Honesdale, Pennsylvania, 1983.

U Silananda, Venerable: *The Four Foundations of Mindfulness*, Boston 1990.

Yee, Rodney: *Yoga: The Poetry of the Body*, New York 2002.

CDs/Hörbücher

Feuerstein, Georg: *The Lost Teachings of Yoga*, Boulder 2003.
Freeman, Richard: *The Yoga Matrix*, Boulder 2001.
Friend, John: *Anusara Yoga 101*, Spring, Texas, 2002.
Nhat Hanh, Thich: *The Art of Mindful Living*, Boulder 1991.
Houston, Vyaas: *Yoga Sutras of Patanjali*, Warwick, New York, 1996.
Rea, Shiva: *Yoga Sanctuary*, Boulder 1999.
Young, Shinzen: *The Science of Enlightenment*, Boulder 1997.

Videos

Freeman, Richard: *Yoga with Richard Freeman*, Boulder 1993.
Friend, John: *Yoga for Meditators*, Spring, Texas, 1997.
–, *Yoga: Alignment and Form*, Spring, Texas, 1994.
MacGraw, Ali, mit Erich Schiffmann: *Yoga*, Düsseldorf 1994.
Nhat Hanh, Thich: *Mindful Movements*, Boulder 1998.
Swenson, David: *Yoga: Short Forms*, Houston, Texas, 1997.
–, *Yoga: The Practice, First Series*, Houston, Texas, 1995.
Waiden, Patricia: *Yoga Journal's Yoga Practice for Flexibility*, Broomfield, Colorado, 1992.
–, *Yoga Journal's Yoga Practice for Relaxation*, Broomfield, Colorado, 1992.
Yee, Rodney: *Yoga Journal's Yoga Practice for Energy*, Broomfield, Colorado, 1995.
–, *Yoga Journal's Yoga Practice for Strength*, Broomfield, Colorado, 1992.

Im Internet

www.yrec.com   Homepage des Yoga Research and Education Center mit einer Fülle von Artikeln (viele von Georg Feuerstein) über Geschichte, Philosophie und Praxis. Außerdem Nachrichten aus der Yoga-Welt und interessante Links.
www.yogajournal.com   Homepage der amerikanischen Zeitschrift *Yoga Journal*. Viele Artikel, eine Liste von Yoga-Lehrern und Schulen sowie Bestellmöglichkeiten für Yoga-Artikel, Videos usw.

www.yimag.org   Homepage der Zeitschrift *Yoga International* des Himalayan Institute. Sehr gute Artikel, Verzeichnisse und Links.

www.ascentmagazine.com   *Ascent* ist die erste kanadische Yoga-Zeitschrift, die sich durch eine ungewöhnliche Sicht auf Yoga und Spiritualität auszeichnet.

www.shambalasun.com   Die Homepage der Zeitschrift *The Shambhala Sun* enthält Artikel buddhistischer Lehrer aller Traditionen.

www.tricycle.org   Auf der Homepage der Zeitschrift *Tricycle* äußern sich viele buddhistische Lehrer zu unterschiedlichen Aspekten des Dharmas. Viele hilfreiche Links.

www.iamhome.org   Homepage der Community Of Mindful Living mit Informationen über Thich Nhat Hanh und den Orden des Interseins. Viele unverzichtbare Links.

www.plumvillage.org   Homepage von Thich Nhat Hanhs Gemeinschaft in Frankreich. Mitschriften seiner Dharma-Vorträge; Informationen über seine Arbeit und die der Unified Buddhist Church.

www.mindfulnessyoga.net   Meine eigene Homepage mit den „Karuna Notes" über Yoga, Dharma und Ayurveda. Informationen zu Workshops, Kursen und Retreats.

www.theenergycenter.com   Das Energy Center ist eine Oase für Yoga, Heilen und spirituelles Wachstums in Brooklyn. Ich lehre dort, wenn ich in New York bin.

www.jmyoga.com   Ich lehre ebenfalls am Jai Ma Yoga Center in New Paltz, New York, das sehr schön im Tal des Hudson liegt.

Weitere Literatur aus dem Arbor Verlag

Sarah Powers: Insight Yoga –
Die Synthese von Yoga, Meditation und traditionellem chinesischem Heilwissen

Insight Yoga erschließt das Potential dreier mächtiger Heilsysteme.
In seltener Klarheit vereint Sarah Powers traditionelles Yoga mit den Meridianen der traditionellen chinesischen Medizin und der Praxis buddhistischer Meditation.

Scheinbar mühelos gelingt es ihr, die Essenz der drei Weisheitstraditionen transparent und dicht miteinander zu verweben. So wird das komplexe Zusammenspiel der drei Disziplinen in unserer täglichen Yogapraxis erfahrbar: Passive und dynamische Yoga-Abfolgen, Atemübungen, Achtsamkeitsmeditation, Selbsterforschung und Stille-Phasen nehmen uns mit auf eine inspirierende Reise.

Eine optimale Mischung, die nicht nur positiven Einfluss auf unsere Muskeln, Organe, Sehnen und Gelenke hat, sondern auch zu geistiger und emotionaler Klarheit beiträgt.

Insight Yoga erklärt uns leicht verständlich und kompakt Hintergründe und Techniken und gibt uns ein reichhaltiges Übungsrepertoire an die Hand, das durch klare Anleitungen und viele Bilder zum Nachmachen einlädt.

270 Seiten, ISBN 978-3-86781-067-8

Stephen Cope: Das große Werk deines Lebens –
Die Weisheit der Bhagavad Gîtâ neu entdecken

In dieser schnelllebigen Zeit und den vielen Anforderungen unseres Alltags fragen wir uns oft, wie wir unsere wahre Lebensaufgabe erkennen können. Um ein erfüllendes Leben zu führen, ist es laut Stephen Cope unumgänglich, unsere Berufung zu entdecken, die tief in unserem Innersten verborgen liegt.

In seinem Buch beschreibt er, wie man diese einzigartige Möglichkeit, die jeder menschlichen Seele innewohnt, entschlüsseln kann. Das Geheimnis, versichert Cope, findet sich in dem zweitausend Jahre alten Klassiker Bhagavad Gîtâ – einer Allegorie über den Weg zu unserem wahren Selbst, die sich im zeitlosen Dialog zwischen dem legendären Bogenschützen Arjuna und seinem göttlichen Mentor Krishna entfaltet.

Cope nimmt uns mit auf eine Reise durch diese uralte Erzählung. Um ihre Prinzipien für uns heutige Leser zugänglicher zu machen, verdeutlicht er sie anhand von Lebensgeschichten berühmter Persönlichkeiten, wie etwa Henry David Thoreau, Walt Whitman, John Keats, Ludwig van Beethoven oder Mahatma Gandhi. Copes Buch enthält auch alltägliche Geschichten über den Weg zu unserer Berufung, die die erstaunliche Aktualität und Umsetzbarkeit dieser klassischen Yoga-Erzählung für unsere heutige Zeit aufzeigen.

Wenn Sie auf der Reise Ihres Lebens nach Orientierung suchen, dann kann Ihnen dieses Buch Antworten auf die drängenden Fragen liefern und Ihnen helfen, Ihre Berufung zu finden und zu leben. Es beleuchtet die theoretischen und praktischen Aspekte der meditativen Praxis, kombiniert mit Anleitungen, die zu einer unmittelbaren Erfahrung dieser Aspekte führen. So gilt dieses nützliche und hilfreiche Werk bereits seit Jahren als eines der Standardwerke der Vipassana-Meditation.

344 Seiten, ISBN 978-3-86781-103-3

Stephen Cope: Yoga – Die Suche nach dem wahren Selbst

Millionen von Menschen kennen Yoga als eine hervorragende Praxis und kraftvolle Quelle der Ruhe in ihrem von Stress geplagten Leben. Wenige aber sind sich bewusst, dass Yoga ein 4000 Jahre alter praktischer Weg der Befreiung ist – auch für die Bedürfnisse des modernen Suchenden im Westen.

Der Psychotherapeut und erfahrene Yogalehrer Stephen Cope nimmt uns mit auf eine wunderbar anschauliche und „respektlose Pilgerreise". Er befreit die Philosophie, Psychologie und Praxis des Yoga von ihrem geheimnisvollen Nimbus und zeigt ihre Beziehung zu unseren menschlichen Konflikten auf.

Statt irgendwelcher transzendenter Gefilde wird unser Alltag selbst zum Weg der Befreiung. Durch Überwindung der Selbstentfremdung kann Yoga uns zu einem neuen Lebenssinn und einem tieferen, befriedigenderen Leben führen.

496 Seiten, ISBN 978-3-86781-102-6

Carol Krucoff: Heil-Yoga – Bei Beschwerden im Nacken- und Schulterbereich

Alltägliche Verrichtungen, wie Computerarbeit, Autofahren oder sogar wenn wir es uns mit einem guten Buch gemütlich machen, können zu Verspannungen in Nacken und Schultern führen.

Zahlreiche Menschen leiden unter solchen Beschwerden – auch die Autorin selbst litt jahrelang unter chronischen Nackenschmerzen. Diese führten sie zum Yoga und sie entwickelte ein einfaches und äußerst wirkungsvolles Programm zur Selbsthilfe – wie es dieser reich illustrierte und leicht zu befolgende Leitfaden zeigt. Heil-Yoga gibt Ihnen die nötigen Werkzeuge an die Hand, um eigenständig daran zu arbeiten, sich Ihres Körpers und Ihrer Seele bewusster zu werden. Sie erlernen Strategien, beides zu kräftigen, innere Stärke und Flexibilität aufzubauen und Spannungen und Stress abzubauen.

184 Seiten, ISBN 978-3-86781-093-7

Jon Kabat-Zinn: Achtsamkeit für Anfänger

In seinem neuesten Buch zeigt uns Jon Kabat-Zinn, wie wir die Praxis der Achtsamkeit in unser Leben integrieren können. Mit seinen begleiteten Übungen und Meditationen bietet Achtsamkeit für Anfänger einen Einstieg für all jene, die mit der Achtsamkeitspraxis noch wenig oder gar keine Berührung hatten. Doch auch den Freunden seiner Arbeit und den Teilnehmern von MBSR-Kursen vermag dieses grundlegende CD-Buch ein täglicher Begleiter auf dem Weg der Achtsamkeitspraxis zu sein.

Die beigefügte Audio-CD lädt uns ein, die Praxis der Achtsamkeit zu entfalten und im Moment zu verweilen. Genau hier, genau jetzt – um so das wahre Potential unseres Menschseins auszuloten.

Wer praktisch in die Welt der Achtsamkeit eintauchen will, findet in diesem Einführungsprogramm alles was er braucht. Das Basiswerk für alle, die sich für Achtsamkeit interessieren.

„Achtsamkeit für Anfänger" ist seit Jahren eines der meistverkauften Bücher im Arbor Verlag. Nun erscheint es in komplett neuer Ausgabe – grundlegend überarbeitet, umfangreich erweitert und neu eingesprochen von Lienhard Valentin. Als Geschenk an seine deutsche Leserschaft spricht Jon Kabat-Zinn die einführende Essmeditation in deutscher Sprache. 184 Seiten, ISBN 978-3-86781-100-2

Jon Kabat-Zinn: Die MBSR-Yogaübungen

Die MBSR-Yogaübungen sind ein unverzichtbarer Bestandteil der Stressbewältigungspraxis nach Jon Kabat-Zinn. Wir freuen uns sehr, nun die Originalübungen erstmals in deutscher Sprache zu veröffentlichen. Bearbeitet und gesprochen von Heike Born.

Buch mit CD, ISBN 978-3-86781-033-3

Seminare, Fortbildungen und Kontakte

Wenn Sie sich für Achtsamkeits-Seminare bzw. Fortbildungen mit Jon Kabat-Zinn und anderen erfahrenen Referenten zu den Themen Stressbewältigung und Achtsamkeit interessieren, finden Sie Informationen unter:

Arbor-Seminare gGmbH, Alice-Salomon-Straße 4, 79111 Freiburg
info@arbor-seminare.de
www.arbor-seminare.de

Buddhistische Zentren im deutschsprachigen Raum (eine Auswahl)

Seminarhaus Engl e.V., Verein für buddhistisches Leben und Handeln, Engl 1, D-84339 Unterdietfurt
info@seminarhaus-engl.de; www.seminarhaus-engl.de

Haus der Stille e.V., Mühlenweg 20, D-21514 Roseburg
info@hausderstille.org; www.hausderstille.org

Waldhaus am Laacher See, Heimschule 1, D-56645 Nickenich
budwest@t-online.de; www.buddhismus-im-westen.de

Buddha-Haus, Uttenbühl 5, D-87466 Oy-Mittelberg
info@buddha-haus.de; www.buddha-haus.de

Meditationszentrum Beatenberg, CH-3803 Beatenberg
info@karuna.ch; www.karuna.ch

Kloster Dhammapala, Am Waldrand, CH-3718 Kandersteg
info@dhammapala.ch; www.dhammapala.ch

Buddhistisches Zentrum Scheibbs, Ginselberg 12, A-3270 Scheibbs/Neustift
bz.scheibbs@gmx.at; www.bzs.at

Online

Umfangreiche Informationen zu unseren Themen,
ausführliche Leseproben aller unserer Bücher,
einen versandkostenfreien Bestellservice und unseren
kostenlosen Newsletter. All das und mehr finden Sie auf
unserer Website.

www.arbor-verlag.de

Mehr von Frank Boccio

www.arbor-verlag.de/frank-boccio

Seminare

Die gemeinnützige *Arbor-Seminare gGmbH* organisiert
regelmäßig Seminare und Weiterbildungen mit führenden
Vertretern achtsamkeitsbasierter Verfahren.
Nähere Informationen finden Sie unter:

www.arbor-seminare.de